中国呼吸内镜

介入治疗
典型病例集锦

第二卷

主编 ◎ 王洪武

U0348886

科学技术文献出版社
SCIENTIFIC AND TECHNICAL DOCUMENTATION PRESS

·北京·

图书在版编目（CIP）数据

中国呼吸内镜介入治疗典型病例集锦. 第二卷 / 王洪武主编. —北京：科学技术文献出版社，2020. 2（2024.7重印）

ISBN 978-7-5189-6122-1

Ⅰ.①中… Ⅱ.①王… Ⅲ.①呼吸系统疾病—内窥镜—介入性治疗—病案—汇编 Ⅳ.① R560.5

中国版本图书馆 CIP 数据核字（2019）第 223621 号

中国呼吸内镜介入治疗典型病例集锦(第二卷)

策划编辑：帅莎莎　　责任编辑：帅莎莎　程　寒　　责任校对：王瑞瑞　　责任出版：张志平

出　版　者	科学技术文献出版社	
地　　　址	北京市复兴路15号　　邮编　100038	
编　务　部	(010) 58882938，58882087（传真）	
发　行　部	(010) 58882868，58882870（传真）	
邮　购　部	(010) 58882873	
官方网址	www.stdp.com.cn	
发　行　者	科学技术文献出版社发行　全国各地新华书店经销	
印　刷　者	北京虎彩文化传播有限公司	
版　　　次	2020 年 2 月第 1 版　2024 年 7 月第 2 次印刷	
开　　　本	787×1092　1/16	
字　　　数	610 千	
印　　　张	39.5	
书　　　号	ISBN 978-7-5189-6122-1	
定　　　价	298.00元	

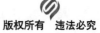

编 委 会

主　编

王洪武　北京中医药大学东直门医院

副 主 编

陈良安　中国人民解放军总医院

赖国祥　中国人民解放军联勤保障部队第九〇〇医院

金发光　空军军医大学第二附属医院

白　冲　海军军医大学第一附属医院（上海长海医院）

编写秘书

高　鸿　应急总医院

编　者（按姓氏拼音排序）

安小庆　山东省胸科医院

蔡志刚　河北医科大学第二医院

曹艺巍　青岛大学附属医院

陈成水　温州医科大学附属第一医院

程　超　安徽省胸科医院

迟　晶　重庆医科大学附属第一医院

崔世超　青岛大学附属医院

戴栃湾　重庆医科大学附属第一医院

邸庆国　河北沧州中心医院

房延凤　空军军医大学第二附属医院

傅雅雯　中国人民解放军联勤保障部队第九〇〇医院

高永平　　应急总医院

谷　雷　　中国人民解放军联勤保障部队第九〇〇医院

郭述良　　重庆医科大学附属第一医院

何　林　　重庆医科大学附属第一医院

黄海东　　海军军医大学第一附属医院（上海长海医院）

黄景陶　　天津市南开医院

黄勤淼　　福建医科大学附属第二医院

贾　玮　　天津市胸科医院

姜文青　　青岛市海慈医疗集团

金旭如　　温州医科大学附属第一医院

孔晋亮　　广西医科大学第一附属医院

李　乐　　青岛市海慈医疗集团

李　雯　　浙江大学医学院附属第二医院

李　娴　　重庆医科大学附属第一医院

李　鑫　　重庆医科大学附属第一医院

李春梅　　空军军医大学第二附属医院

李冬妹　　应急总医院

李王平　　空军军医大学第二附属医院

李小丽　　应急总医院

李幸彬　　河北省胸科医院

李一诗　　重庆医科大学附属第一医院

李月川　　天津市胸科医院

李振生　　河北省胸科医院

梁　杰　　深圳市龙华区人民医院

林　炽　　中国人民解放军联勤保障部队第九〇〇医院

林　全　　温州医科大学附属第一医院

林昌建　　福建省立医院

林存智　　青岛大学附属医院

林桂阳　　福建省立医院

林俊其　　深圳市龙华区人民医院

刘　伟　　空军军医大学第二附属医院

刘欣欣	海军军医大学第一附属医院（上海长海医院）/ 河南省胸科医院
吕莉萍	安徽省胸科医院
马礼兵	桂林医学院附属医院
穆德广	浙江省人民医院
潘 蕾	空军军医大学第二附属医院
秦 芳	应急总医院
任 杰	喀什地区第一人民医院
邵方淳	浙江省人民医院
申长兴	上海市第十人民医院
沈观乐	深圳市龙华区人民医院
沈夏平	海军军医大学第一附属医院（上海长海医院）
宋小莲	上海市第十人民医院
孙文逵	江苏省人民医院／南京医科大学第一附属医院
唐 飞	安徽省胸科医院
陶梅梅	应急总医院
王 辉	应急总医院
王 可	广西医科大学第一附属医院
王昌惠	上海市第十人民医院
王继旺	江苏省人民医院／南京医科大学第一附属医院
王书方	应急总医院
王晓平	山东省胸科医院
王智娜	应急总医院
魏胜全	宝鸡市人民医院
文 文	中国人民解放军联勤保障部队第九〇〇医院
邬盛昌	浙江省人民医院
夏 旸	浙江大学医学院附属第二医院
谢宝松	福建省立医院
谢栓栓	上海市第十人民医院
徐 栗	山东省胸科医院
杨 健	南京医科大学附属江宁医院

杨　震	中国人民解放军总医院
杨立信	海军军医大学第一附属医院（上海长海医院）
杨晓萍	青岛市海慈医疗集团
杨志刚	河南省人民医院
叶　嘉	中国人民解放军联勤保障部队第九〇〇医院
叶　民	温州医科大学附属第一医院
叶　伟	安徽省胸科医院
殷　彬	青岛市海慈医疗集团
郁昊达	海军军医大学第一附属医院（上海长海医院）/ 无锡市人民医院
曾奕明	福建医科大学附属第二医院
查显奎	安徽省胸科医院
张　力	天津市胸科医院
张　楠	应急总医院
张　涛	天津市南开医院
张必利	海军军医大学第一附属医院（上海长海医院）
张国良	上海市第十人民医院
张华平	福建医科大学附属第二医院
张群成	河南省人民医院
张仲卫	天津市南开医院
赵玉达	应急总医院
郑冠英	福建省立医院
周云芝	应急总医院
朱　强	中国人民解放军总医院
朱　颖	南京医科大学附属江宁医院
邹　珩	北京中医药大学东直门医院
祖育娜	郑州市中心医院

王洪武，博士，教授，主任医师，国务院政府特殊津贴专家。现任北京中医药大学东直门医院呼吸病中心主任（原应急总医院副院长，医院学术委员会主任委员、首席专家，兼呼吸内科主任、肿瘤内科主任、职业病科主任）。上海交通大学医学院附属瑞金医院特聘教授，山西医科大学特聘教授，中国科学院合肥研究院特聘研究员，华北理工大学硕士研究生导师。

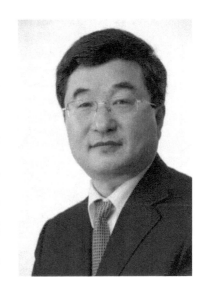

社会兼职：世界内镜医师协会呼吸内镜协会会长，世界冷冻协会秘书长，亚洲冷冻治疗学会副主席，中华人民共和国国家卫生健康委员会呼吸内镜专家委员会委员，中国抗癌协会肿瘤光动力治疗专业委员会主任委员，北京健康促进会呼吸及肿瘤介入诊疗联盟主席，中国医学著作网介入肺脏医学专家编委会主任委员，中国研究型医院学会常务理事，中华医学会呼吸病学分会介入呼吸病学组常务委员，北京抗癌协会介入治疗委员会副主任委员，北京医学会呼吸病学分会常务委员，北京激光学会常务委员。

从事呼吸系统疾病及肿瘤临床工作35年，连续三届被评为"全国十佳呼吸介入治疗专家"。多年临床经验表明双靶区治疗是患者的最佳治疗方案，采取物理或生物靶区（局部治疗）与分子靶区（全身治疗）相结合的方法可兼顾局部与全身治疗；对不能手术的患者可行微创靶区治疗，如靶区物理治疗（冷热消融治疗、内镜下介入治疗），靶区放射治疗、靶区化学治疗、靶区血管介入治疗；对不能外放疗的患者还可施行近距离放疗，对不能耐受全身化疗的患者可行局部药物注射或缓释化疗药物植入。

首次提出肺脏介入医学体系的"123"创新理论：①建立一套完整的现代介入治疗体系；②倡导双靶区治疗理念；③遵循"三定"原则，采取适宜治疗方案。倡导肺脏介入医学体系应包括呼吸内镜技术、影像引导下的经皮穿刺和血管介入治疗技术，这一理念近年来得到国内外专家的广泛认可，并在应急总医院建立了专用的气管镜手术室、CT介入治疗室和导管室。应急总医院在国内最早成立呼吸道梗阻急诊抢救绿色通道，每年接收全国各地的患者近千人。

遵循"三定"原则是指治疗前需确定肿瘤的部位、性质和分期。不同的部位需采取不同的治疗手段。在国内最早提出"海—陆—空"联合作战的方案，对气道内肿瘤通过气道（陆）进行内镜介入治疗，对富血管的肿瘤或有血管堵塞时通过血管（海）进行介入治疗，而对发生肺内或其他部位转移的实体肿瘤采用影像引导下的经皮穿刺（空）进行治疗。最早提出中央型气道的八分区方法和四分型方法，便于气道内肿瘤的准确定位（类似气道内的GPS），且通过大数据发现气道的不同部位有不同的好发肿瘤，并创新应用"王氏硬质镜插入法"，可在5秒内快速插入硬质镜，大大简化了操作流程，为患者的抢救赢得了时间，现已在全国推广应用。临床上特别注重"三位一体"的治疗方法，如气管内与气管外、血管内与血管外、胸腔内与胸腔外的整合治疗。提出加速康复支气管镜（ERAB）和区块链技术在肺脏介入治疗中的应用，亦颇有见地。

近年来获部属医疗成果奖一等奖2项、二等奖8项；发表论文230余篇；主编专著20部，参编专著22部；专利20余项。

2018 年上半年，在科学技术文献出版社的帮助下，我们已顺利出版《中国呼吸内镜介入治疗典型病例》第一卷。当时汇集了 2016 年全国 31 家医院的 100 多个病例，有近百位一线临床医师参加编写，资料真实可靠，出版后深受欢迎。大家参阅病例，对照自己的患者，找到了很多共同处，对指导临床有很重要的现实意义，许多医师表示，从书中学到了很多教科书中学不到的东西。

为了积极推广呼吸内镜介入诊治技术，加强同行间的交流与学习，许多医院的专家踊跃推荐病例，把自己宝贵的经验无私地奉献出来。因此，本系列丛书第二卷又收集了 2017 年全国 100 多位临床一线医师的近 100 个典型病例。经过专家组认真把关，从中挑选出有一定意义的病例，便于大家交流和学习。本书特别注重新技术的应用和疑难危重病例的救治，这其中，有许多支气管镜导航技术在肺部周围型小结节诊治中的应用，彰显传统技术与现代技术的融合发展，如快速现场评估（ROSE）和二代测序技术（NGS）在肺部感染性疾病和肿瘤性疾病中的应用，提高了诊断效率和准确性。硬质镜的广泛应用，也大大提高了危重气道疾病的抢救成功率，使原本令人望而生畏的严重气道狭窄性疾病成为可治的普通疾病。还有许多既往要靠手术甚至手术无法解决的良性气道狭窄，经支气管镜介入治疗可达治愈效果，如良性气道肿瘤可轻松摘除，不需开刀手术。医源性气道狭窄（如气管切开后狭窄、气管插管后狭窄及手术后狭窄）不再成为顽症，经球囊扩张及冷冻等处理后可治愈，大多数可避免放置支架，也没必要手术，也使许多长期气管切开不能拔管的患者拔除了气管插管，恢复讲话功能，大大提高了患者的生存质量。

这些病例都是医院的真实病例，读起来很有亲切感，犹如自己亲身经管患者，会从中悟出很多道理、吸取很多经验。

希望本书能成为中国呼吸内镜介入治疗的年鉴。感谢各位编者的辛苦劳动和无私奉献，也感谢科学技术文献出版社对我们的大力支持。

由于编者众多，写作风格迥异，书中错误在所难免，望读者批评指正。

王洪武

2020.4.16

目录 Contents

第二篇　恶性气道肿瘤

目
录

V

第四篇　气道内异物

第一篇　良性气道疾病

第一章　良性气道肿瘤

▍病例 1　支气管内错构瘤（中央型气道Ⅶ区，削瘤）

病历摘要

基本信息

患者男性，63 岁。

主诉：咳嗽、咳痰、气促 2 年，加重伴发热 1 月余。

现病史：入院前 2 年无明显诱因出现夜间咳嗽，以凌晨为著，为非刺激性咳嗽，痰量多，色白，尚易咳出，伴有气促，无畏寒、发热，无胸闷、心悸，无鼻塞、流涕、咽痛，无午后潮热、夜间盗汗、咯血，无腹痛、腹泻，无恶心、呕吐，无脱发、口腔溃疡，无关节酸痛，于当地医院诊治，以抗感染等对症处理（具体不详）后症状可缓解，但反复。1 月余前无明显诱因出现上述症状加重，伴发热，最高时体温 38.5 ℃，予对症处理后（具体不详），症状无明显缓解，遂至"福州某医院"诊治，行胸部 CT 示：①左主支气管腔内异物并左肺阻塞性炎症，纵隔内淋巴结肿大；②右肺可疑弥漫性病灶，尘肺不除外；③主动脉稍增宽；④左侧少量胸腔积液。住院期间，多次行支气管镜检查提示左主支气管阻塞，予抗感染、止咳后症状有所改善，但不明显，今为进一步诊治，就诊本院，门诊以"左主支气管异物"收住院。

既往史：既往体健，其他无特殊。

个人史：吸烟40年，每天1包，否认酒嗜好。无冶游史。

婚育史：配偶及其子女体健。

家族史：家族中无遗传病史。

体格检查

体温37.7 ℃，脉搏80次/分，呼吸21次/分，血压114/86 mmHg，神志清楚，精神疲乏，全身浅表淋巴结未触及肿大，口唇无发绀，咽无充血，颈软，气管稍左偏，颈静脉无怒张。桶状胸，双肺呼吸音低，以左肺为著，双肺可闻及少许喘鸣音，未闻及痰鸣音、胸膜摩擦音。心率80次/分，律齐，未闻及病理性杂音。腹平软，无压痛，无反跳痛，未触及包块，肝脾肋下未触及，墨菲征阴性，移动性浊音阴性，肠鸣音4次/分。双下肢无水肿。

辅助检查

血常规：WBC 10.8×10^9/L，N% 71.3%，HB 123 g/L，PLT 376×10^9/L；凝血全套：D-二聚体 0.97 μg/mL；痰涂片检出 G^+ 球菌，G^- 球菌，G^- 杆菌，未检出霉菌；血气分析：pH 7.45，PaO_2 86 mmHg，$PaCO_2$ 36.5 mmHg；床边心电图窦性心律，左室高电压，2014年12月26日肌钙蛋白、BNP正常，（2014年12月28日）生化：GLB 37 g/L，ALT 52 IU/L，CHO 5.56 mmol/L；床边心电图未见明显 ST-T 改变，2014年12月29日肺部CT平扫+增强（图1-1）：①左主支气管异物并左肺阻塞性炎症；②左侧胸腔积液；③左肺门及纵隔小淋巴结。（2015年1月2日）肺部CT：①左主支气管高密度影今未见明确显示；并左肺阻塞性炎症较前有所吸收变少；②左侧胸腔积液大致同前；③左肺门及纵隔小淋巴结大致同前。（2015年1月5日）左主支气管异物病理：符合支气管内错构瘤。

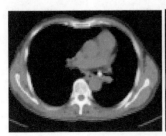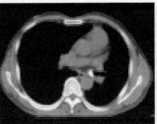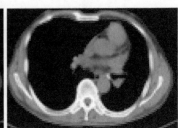

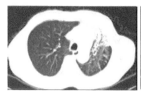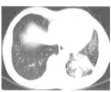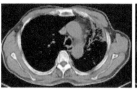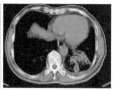

左主支气管内高密度影，并见左上肺及左下肺阻塞性肺炎影像。

图 1-1　胸部 CT 表现

初步诊断

左主支气管异物并阻塞性肺炎。

确定诊断

支气管内错构瘤（Ⅷ区）。

鉴别诊断

（1）支气管异物：支气管异物可追问出较明显的异物吸入史，常伴刺激性咳嗽。胸部 CT 提示支气管腔内高密度影。

（2）支气管错构瘤：支气管内错构瘤边缘光滑，胸部 CT 常显示斑点状钙化及脂肪改变。支气管壁未见受累，如肿物堵塞管腔明显可引起其远端肺叶的阻塞性肺炎。

（3）支气管结核：常有咳嗽、咳痰或咯血病史，症状典型可有结核中毒症状。支气管结核 CT 多表现为支气管壁不规则增厚扭曲，范围较广，支气管腔狭窄与扩张相间隔，支气管壁内斑点状改变较常见。

（4）支气管肺癌：常有咳嗽、咳痰或痰中带血病史。胸部 CT 常显示肿瘤多向壁外侵犯，呈结节或团块状，边缘常伴毛刺、分叶等，增强后呈不均匀明显强化，常伴纵隔淋巴结肿大、转移灶等。

治疗

治疗原则：通畅气道，明确病理。

患者入院后完善相关检查，予"头孢美唑"抗感染，"沐舒坦"化痰，于 2014 年 12 月 30 日行"硬质支气管镜下左主支气管肿物（Ⅷ区）摘除术"（图 1-2），手术顺利，术后患者症状明显改善，病理回报提示支气管内错构瘤（图 1-3）。

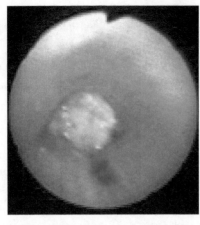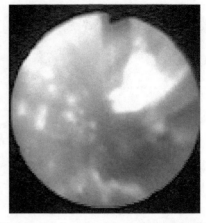

2014年12月30日支气管镜下见左主支气管内骨性肿物（左），并在硬质支气管镜下摘除肿物。

图1-2 支气管镜下表现

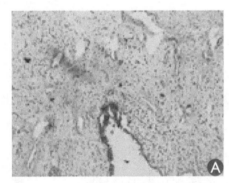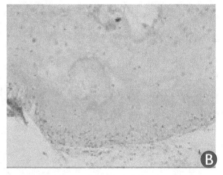

2015年1月5日病理回报示符合支气管内错构瘤（A：HE染色×400；B：HE染色×1000）

图1-3 病理表现

复诊

2015年1月19日在电子支气管镜下复查见左主支气管基本通畅，见少量肉芽组织增生，予冷冻处理（图1-4）。

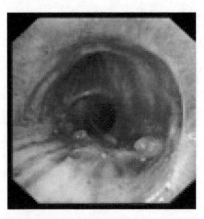

图1-4 左主支气管（2周后电子支气管镜复诊）

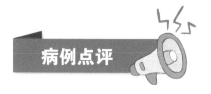

病例分析

　　肺错构瘤是最常见的肺部良性肿瘤，占全部肺肿瘤的 1.5% ~ 3.0%，国内文献报道最高为 8%，支气管内错构瘤仅占肺错构瘤的 1.4% ~ 10.0%。支气管内型与肺内型错构瘤是相同的肿瘤，均来源于支气管黏膜下未分化间叶组织。根据构成组织不同，支气管内型错构瘤分为软骨性、结缔组织性、平滑肌性等类型，其中软骨性较常见。发病年龄多见于 40 ~ 60 岁，男性比女性多见，男女比例为（2 ~ 4）：1，右侧多见。本病病因还不清楚，主要有 4 种观点：先天畸形、真正肿物、正常组织增生和炎性病变。

　　支气管内错构瘤由于肿瘤呈息肉或结节状突入支气管腔内，刺激局部支气管黏膜，还可以阻塞支气管，造成阻塞性肺炎或肺不张，临床症状明显，多表现为咳嗽、咳痰、胸闷、气短、胸痛、发热、咯血等症状。影像学检查 CT 多见支气管腔内软组织密度结节，增强多无明显强化，部分病灶内可见单个或多个小点状钙化。支气管镜下常见病灶在段支气管开口水平，为白色或淡红色息肉样新生物，内膜光滑平整，可呈分叶，有蒂与管壁相连，活组织检查时质硬韧，易渗血，难与支气管内肺癌或息肉相鉴别，镜下活检病理诊断率低。支气管内型错构瘤早期较小的病变可以选择在支气管镜下行肿瘤切除术，但是对于较大的病变内镜切除困难、内镜下切除复发或肺部已有实变者，手术切除是首选。多数患者手术治疗后预后较好。

病例点评

　　患者胸部影像学提示气道内高密度影，经增强 CT 如能排除非血管性肿物后最重要的检查是经支气管镜检查（包括硬质或软镜），往往能得到确诊。支气管内错构瘤是一种罕见病。由于本病临床上常表现为阻塞性炎症、肺不张引起咳嗽、咳痰、气喘等，缺乏特异性，影像学多表现为支气管不同程度阻塞后的继发性改变，与肺癌等其他病变引起支气管阻塞后的改变极为相似，因此误诊率很高。本病例 CT 提示左主支气管内高密度影，且伴典型的阻塞性肺炎影像，因此在病理确诊前我们都误认为是支气管异物。本病主要应与支气管肺癌、支气管结核、支气管异物、肺炎等鉴别。虽然支气管内错构瘤的误诊率仍较高，但只要充分利用我们呼吸科支气管镜的优势，获得标本或清除肿瘤，依靠病理确诊，一定会大大提高支气管内错构瘤的诊断率。

参考文献

1. 刘迎春 . 支气管内型错构瘤的临床分析 . 中国实用医药，2012，7（3）：199.

2. GLEESON T，THIESSEN R，HANNIGAN A，et al. Pulmonary hamartomas：CT pixel analysis for fat attenuation using radiologic-pathologic correl-ation. J Med Imaging Radiat Oncol，2013，57（5）：534-543.

3. 谢冬，尤小芳，谢惠康，等 . 18 例支气管内型错构瘤的诊治 . 中华心胸血管外科杂志，2012，38（3）：167-168.

（黄勤森　张华平　曾奕明）

病例 2 支气管平滑肌瘤（中央型气道 V 区，削瘤）

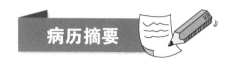

病历摘要

基本信息

患者女性，49 岁。

主诉：反复咳嗽、咳痰 5 年，发现支气管肿物 20 余天。

现病史：患者于入院前 5 年出现咳嗽，接触刺激性物质易诱发，伴咳痰，痰白量多，晨起明显，剧烈咳嗽后出现气促，无发热、畏冷，无头晕、头痛，无咯血、胸闷等不适。多次就诊于当地医院，予以药物治疗后（具体不详），上诉症状未见明显缓解。2017 年 4 月就诊于当地医院，查"肺功能示：轻度混合性通气功能障碍，支气管激发试验可疑阳性。胸部 CT 平扫示：双肺野纹理增强、紊乱模糊，考虑支气管炎；心膈未见异常。"予药物治疗后（具体不详），咳嗽、咳痰稍好转。20 余天前就诊于"解放军福州总医院"呼吸科门诊，查"胸部 CT 增强示：①右中肺少许陈旧性病灶；②右下肺肺大泡。"门诊医师阅片后见右主支气管腔内距隆突约 1 mm 可见一软组织样密度影，直径约 1 cm，拟"支气管肿物待查"收住入院。患者目前精神状态良好，体力正常，食欲正常，睡眠正常，体重无明显变化，大便正常，排尿正常。

既往史：3 年前于南平市某医院行"子宫肌瘤切除术"，手术顺利。

个人史：无烟酒嗜好。

婚育史：适龄结婚，育有 2 男，配偶及儿子均体健。

月经史：13 岁初潮，月经周期 3 ～ 6 天，经期 29 ～ 31 天，末次月经时间是 2017 年 9 月 10 日，经量正常，颜色正常，无痛经，经期规则。

家族史：家族中无传染病及遗传病史。

体格检查

体温 36.9 ℃，脉搏 80 次 / 分，呼吸 16 次 / 分，血压 134/86 mmHg。神志清醒。全身浅表淋巴结无肿大及压痛。呼吸运动正常，肋间隙正常，语颤正常。叩诊清音，呼吸规整，右肺呼吸音粗，左肺呼吸音弱，未闻及干、湿啰音和胸膜摩擦音。心、腹、神经系统查体未见异常。

辅助检查

2017 年 8 月 22 日胸部 CT 增强示右主支气管腔内（Ⅴ区）距隆突约 1 cm 可见一软组织样密度影，直径约 1 cm（图 2-1）。

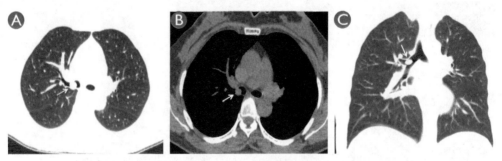

右主支气管腔内（Ⅴ区）可见一软组织样密度影（白色箭头）。

图 2-1　2017 年 8 月 22 日胸部 CT 增强

初步诊断

右主支气管肿物待查（Ⅴ区）（肿瘤？异物？）。

确定诊断

原发性支气管平滑肌瘤。

鉴别诊断

（1）肺恶性肿瘤：多发生于 40 岁以上人群，多有大量吸烟史，中央型肺癌由于肿瘤压迫导致支气管狭窄或伴发感染时，可出现喘鸣或类似哮鸣样呼吸困难，肺部可闻及哮鸣音。但肺癌的呼吸困难及喘鸣症状进行性加重，常无诱因，咳嗽可有血痰，痰中可找到癌细胞，胸部 X 线片检查、CT 检查或 MRI 检查或支气管镜检查可明确诊断。该患者为中年女性，应警惕肺部继发性恶性肿瘤，可行全身 PET/CT、胸部 CT 增强、支气管镜检查 BALF 病理细胞学涂片等检查进一步明确诊断。

（2）气管异物：临床表现与异物的类型、大小、所在位置、时间的长短、患者的年龄和状态等因素相关，安静期时刺激性小，患者可有轻微咳嗽而无其他症状，常被忽视，支气管镜检查是诊断气管异物的金标准。

治疗

治疗原则：解除气道阻塞、通畅气道、改善症状，进一步明确诊断。

2017 年 9 月 18 日行支气管镜检查，声门闭合可，气管通畅，隆突锐利。左主支气管及左侧各叶、段支气管通畅。右主支气管末端见一息肉状新生物

（图 2-2A、图 2-2B），绕过新生物可见右上叶支气管及右上叶各段支气管通畅，右中间支气管通畅，右中、下叶支气管及所属各段支气管通畅（图 2-2C）。用电圈套器套取右主支气管新生物（图 2-3），并用活检钳清理新生物基底部（图 2-2D、图 2-2E）。所套取新生物直径约 1 cm，予送病理。病理与其他部位的平滑肌瘤相同，由成束的平滑肌细胞相互交织构成，免疫组 SMA、Desmin、Caldesmon、Ki-67 阳性，S-100、CD117、CD34、CD68 阴性，支持平滑肌瘤。

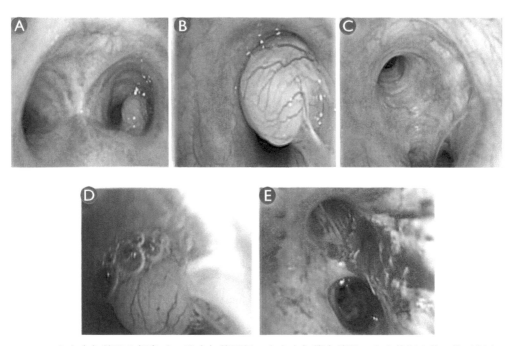

A、B：左主支气管及左侧各叶、段支气管通畅。右主支气管末端见一息肉状新生物，绕过新生物可见右上叶支气管及右上叶各段支气管通畅，右中间支气管通畅；C：右中、下叶支气管及所属各段支气管通畅；D、E：用电圈套器套取右主支气管新生物，并用活检钳清理新生物基底部。

图 2-2　支气管镜下表现及治疗过程

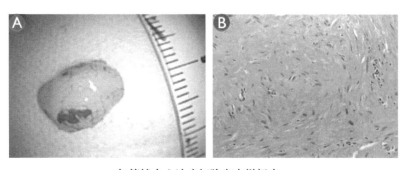

气管镜介入治疗切除息肉样标本。

图 2-3　大体标本及病理

患者出院后定期于某医院呼吸内科门诊随访，末次随访时间是 2018 年 3 月 5 日，无特殊不适，胸部 CT 平扫未见明显异常（图 2-4）。

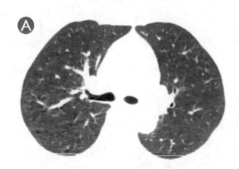
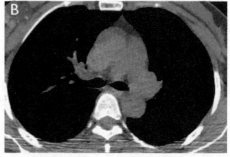

图 2-4　2018 年 3 月 5 日胸部 CT 平扫示未见明显异常。

病例分析

支气管平滑肌瘤罕见，据报道约占肺部良性肿瘤的 2%。好发于气管后壁膜部。根据生长位置可分为以下 4 型：肺实质型、肺血管内型、气管内型和支气管内型，其中，肺实质型及支气管内型较多见。肺实质型及肺血管内型临床上无特异性表现，常为体检发现。气管内型、支气管内型随着瘤体的增大逐渐阻塞气管腔，当阻塞气管腔＞50% 时，可出现干咳、气喘、呼吸困难、胸痛等临床表现。影像学方面，正位 X 线胸片难以发现，有时可发现肺实质或肺门区的类圆形团块影或阻塞性肺气肿、肺炎、肺不张等间接征象。CT 及气道三维重建可以清楚地显示肿瘤位置、大小、形态、边缘及密度，还可了解瘤体与周边组织的关系。肺实质型、气管内型及支气管内型在 CT 上常表现为类圆形结节灶，基底较小，边界清楚，边缘光滑，密度均匀，增强扫描呈均匀或不均匀强化，瘤体较大阻塞管腔时亦可见远侧阻塞性肺气肿、肺炎及肺不张。最终诊断还需依靠病理。鉴别诊断上，注意与恶性肿瘤及肺良性转移性平滑肌瘤病进行鉴别。恶性肿瘤在 CT 上多表现为不规则结节，常见分叶征、毛刺征、棘突征、胸膜牵拉征、血管集束征等，呈浸润性生长，可侵犯邻近组织。对于有子宫肌瘤病史，特别是子宫肌瘤手术史的育龄期女性，若出现双肺多发随机分布实性结节，应首先考虑肺良性转移性平滑肌瘤病。肺良性转移性平滑肌瘤病大体和镜下特征与支气管平滑肌瘤无明显区别，免疫组化雌激素受体及孕激素受体均阳性，可用来判断是否由子宫平滑肌瘤转移至气管。治疗原则为完整切除肿瘤，主要包括手术切除及纤维支气管镜介入治疗。肺实质型及肺血管内型支气管平滑肌瘤可选择手术切除。气管内型及支气管内型支气管平滑肌瘤可首选支气管镜介入治疗，包括激光、电烧灼、冷冻或套扎等。支气管镜介入治疗创伤小、并发症少，费用低廉，相对手术治疗具有更大的临床应用价值，需注意的是，基底部较宽者仍应考虑手术切除。本病预后良好。

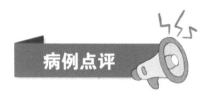

病例点评

（1）支气管平滑肌瘤临床表现不典型，起病隐匿，临床上易误诊为支气管哮喘、慢性阻塞性肺疾病等，临床工作上遇到反复咳嗽、咳痰的患者应想到气道占位病变的可能，及时完善胸部 CT，必要时行支气管镜检查。此患者被多次漏诊，主要为医生阅片不仔细。

（2）对于基底小的气管内型及支气管内型支气管平滑肌瘤，支气管镜介入治疗是首选，可根据肿瘤实际情况灵活选择激光、电烧灼、冷冻或套扎等。

参考文献

1. 蔡昊旻，谢冬，谢惠康，等. 18 例肺原发性平滑肌瘤的诊治. 中华胸心血管外科志，2017，（7）：435-436.

2. 王妍敏，韩锋锋，彭娟，等. 原发性气管平滑肌瘤一例诊治分析. 临床误诊误治，2016，29（9）11-13.

3. 王汉萍，施举红，张力. 肺良性转移性平滑肌瘤病七例临床分析. 中华内科杂志，2017，56（7）：490-494.

（傅雅雯　叶　嘉）

病例 3　支气管平滑肌瘤（中央型气道Ⅶ区，削瘤）

病历摘要

基本信息

患者女性，79 岁。

主诉：发热伴咳嗽、喘憋半月余。

现病史：患者于半月余前因左侧大面积脑梗死住院，期间出现发热，伴咳嗽、咳痰，不易咳出，伴喘憋、嗜睡，给予头孢唑肟抗感染及沐舒坦化痰治疗，效果不显著，病情进展，出现意识不清，双侧瞳孔不等大，头颅 CT 提示中线明显右偏，考虑脑疝，给予头孢吡肟加强抗感染、脱水、利尿等处理后双侧瞳孔等大，脑疝缓解，但患者仍呈嗜睡状态至浅昏迷，伴发热、喘憋症状，转至呼吸科，行胸部 CT 提示左主支气管内新生物堵塞管腔，左下叶不张，双肺渗出并胸腔积液，行气管镜检查提示左主支气管内（Ⅶ区）新生物将管腔堵塞约 90%，为进一步诊治转入笔者所在医院。患者自发病以来，神志不清，气管插管呼吸机辅助通气，鼻饲流食，大小便正常。

既往史：有冠心病、房颤病史 10 年余，高血压病史 8 年，无糖尿病病史。

个人史：生于原籍，未及疫区，无粉尘接触史。有吸烟史，无嗜酒史。

婚育史：已婚，有 3 子 1 女，配偶及子女均体健。18 岁月经初潮，月经周期 3 ~ 7 天，经期 28 天，50 岁绝经。

家族史：父母已逝，死因不详，否认家族中有高血压病、糖尿病、冠心病等病史记载。

体格检查

入院后查体：体温 37.4 ℃，呼吸 13 次 / 分，脉搏 88 次 / 分，血压 156/95 mmHg，mMRC 评分 3 分，浅昏迷，精神差，喘息貌，口唇无发绀。颈静脉无充盈。浅表淋巴结未触及肿大。咽无充血，双侧扁桃体不大。左下肺呼吸音低，双下肺可闻及湿啰音，未闻及胸膜摩擦音。心率 68 次 / 分，心律齐，各瓣膜区未闻及杂音。腹软，无压痛及反跳痛，肠鸣音 3 次 / 分，双下肢无明显水肿。

辅助检查

胸片（图3-1）：左肺下叶不张，气管左移。胸部CT提示左主支气管内（Ⅶ区）新生物堵塞管腔，左肺不张，双肺渗出并胸腔积液，行气管镜检查提示左主支气管内新生物将管腔堵塞约90%。

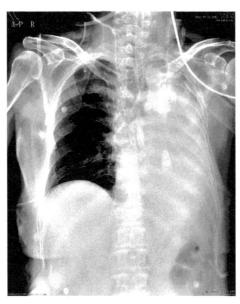

左肺下叶不张，气管左移。

图 3-1　胸部 X 线片

初步诊断

左主支气管占位，左肺不张，双侧肺炎，双侧胸腔积液，脑梗死，高血压病，冠状动脉粥样硬化性心脏病，稳定性心绞痛，心房颤动，心功能Ⅲ级。

确定诊断

左主支气管平滑肌瘤，左肺不张，双侧肺炎，双侧胸腔积液，脑梗死，高血压病，冠状动脉粥样硬化性心脏病，稳定性心绞痛，心房颤动，心功能Ⅲ级。

鉴别诊断

（1）气道良性肿瘤：如血管瘤、平滑肌瘤、纤维瘤等，但多无肿瘤病史，肿物光滑，行气管镜检查及病理检查进一步鉴别。

（2）气道恶性肿瘤：如鳞癌、腺样囊性癌，肿瘤不光滑，呈不规则生长。患者有肺癌病史，需除外恶性病变，行气管镜下表现及病理检查进一步鉴别。

（3）淀粉样变：呈气道弥漫性病变，患者有肿瘤病史，可继发淀粉样变，但影像学特点不支持，行气管镜检查及病理检查进一步除外。

治疗

治疗原则：予气管镜检查进一步明确病理诊断。气管镜下削瘤解除气道阻塞、通畅气道、改善症状。

2017年8月14日行气管镜检查（图3-2）：全麻下经口插入硬镜，经硬镜进软镜，耗时7秒。气管管腔通畅，隆突锐利，右主支气管及分支各叶、段支气管管腔通畅，黏膜光滑，未见新生物。左主支气管内（Ⅶ区）可见圆形新生物，表面光滑，肿瘤呈管内型，几乎将管腔完全堵塞，镜身（外径：5.9 mm）不能通过。给予圈套器套取、硬镜铲切、活检钳钳取削瘤，予取石网篮将肿物取出，管腔较前明显增宽，狭窄约10%，在肿物基底部予CO_2多点冻融治疗。新生物送检病理及ROSE检查，左支气管分支各叶、段支气管管腔通畅，黏膜光滑，未见新生物。术中出血，予冰盐水局部喷洒及氩气刀电凝止血后血止，术后无活动性出血。病理回报为左主支气管平滑肌瘤。

2017年8月16日复查气管镜检查，全麻下经口插入软镜，会厌、声门正常。气管内有大量白色分泌物，予充分吸引清除并留取痰液行细菌学检查。隆突锐利，右主支气管及分支各叶、段支气管管腔通畅，黏膜光滑，未见新生物。左主支气管内可见新生物生长，形状不规则，表面被覆少量坏死物，狭窄约10%，镜身（外径：5.9 mm）可顺利通过。予活检钳清理坏死物后再予CO_2多点冻融治疗。左支气管分支各叶、段支气管管腔通畅，黏膜光滑，未见新生物。术中出血，予冰盐水局部喷洒及氩气刀电凝止血后血止，术后无活动性出血。

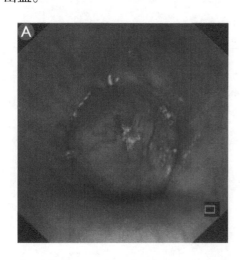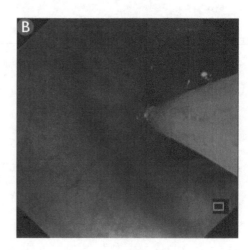

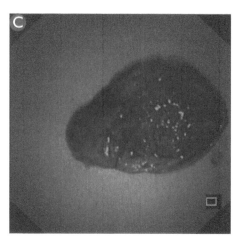
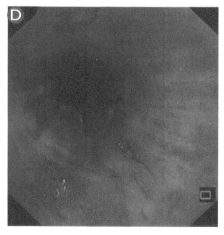

A：左主支气管内可见圆形新生物；B：圈套器套取肿物；
C：套取下的肿物；D：左主支气管治疗后通畅

图 3-2　支气管镜下表现

复诊

患者未复诊。

病例分析

　　原发气管肿瘤比较少见，且 90% 是恶性病变，气管平滑肌瘤不足气管肿瘤的 1%，约占肺部良性肿瘤的 2%。平滑肌瘤为少见肿瘤，多发生于子宫及消化道，发生于肺的甚少。肺部平滑肌瘤按照发病部位不同，分为四型：肺实质型、支气管内型、气管内型和肺血管内型。其中以肺实质型最为多见，其次为支气管内型。气管镜下主要表现为：球状或息肉状肿物，表面光滑，呈粉红色，病变底部与管壁之间呈窄蒂状相连或呈宽基底状连接，瘤体质地韧。组织学上，肿瘤由分化良好、排列成交错状的梭状细胞束构成。多见于成人，偶尔见于儿童，女性比男性多见，发病年龄无特殊性。1955 年 Dorenbusch 首次报道了气管平滑肌瘤。症状与肿瘤部位及大小有关，肿瘤位于肺外周者常无症状；位于主支气管叶段支气管者可出现刺激性干咳，当肿瘤阻塞管腔超过 75% 或管腔直径 < 1 cm 时才出现气道阻塞症状，发生气促、喘鸣、呼吸困难，但症状缺乏特异性，易误诊为支气管哮喘、慢性支气管炎等慢性阻塞性肺疾病。气管镜介入治疗，包括支气管镜直视下圈套器切割配合冷冻（CO_2）、激光、

氩等离子体凝固或高频电凝消融等操作方便，可以成功治愈大部分位于大气道的原发性平滑肌瘤，对患者损伤小，费用相对较低且可以达到根治目的。本例患者为左主支气管平滑肌瘤，气管镜介入治疗效果好。然而，对于一些宽基底病变，气管镜介入治疗可能不能将病变组织完全清除，可能出现术后复发。因此，对大气道宽基底的平滑肌瘤或小气道内、肺实质内的病变可考虑行外科手术治疗。

病例点评

（1）支气管平滑肌瘤为肺部良性肿瘤，亦为少见肿瘤，预后较好。

（2）气管镜介入治疗，包括支气管镜直视下圈套器切割配合冷冻（CO_2）、激光、氩等离子体凝固或高频电凝消融等操作方便，可以成功治愈大部分位于大气道的原发性平滑肌瘤。

参考文献

1. 王洪武，李冬妹，等. 经气管镜电圈套器联合 CO_2 冷冻及氩等离子体凝固等治疗77 例气道内肿瘤和息肉. 中国肺癌杂志，2013，16（6）：295-298.

2. 苏柱泉，魏晓群，钟长镐，等. 良性气管狭窄 158 例病因及介入治疗疗效分析. 中华结核和呼吸杂志，2013，36（9）：651-654.

（秦　芳　周云芝）

病例 4　支气管平滑肌瘤（中央型气道Ⅴ区，动脉栓塞＋削瘤）

病历摘要

基本信息

患者女性，44 岁。

主诉：咳嗽、痰中带血 20 余天。

现病史：患者无明显诱因于 20 余天前出现咳嗽，偶有痰中带血丝，无发热、盗汗、乏力，无胸痛、晕厥，无喘憋等其他不适，于当地医院行胸部 CT 可见右主支气管开口腔内结节；气管镜检查：右主支气管开口见肉芽样肿物阻塞管腔，肿物与右主支气管外侧壁相连，血管丰富，触之易出现，未行活检及刷检。为进一步诊治于 2017 年 10 月 17 日收入本院。

既往史、个人史：均无特殊。

婚育史：适龄结婚，育 1 子 1 女，爱人及子女均体健。13 岁月经初潮，月经周期 5 ～ 7 天，经期 28 ～ 30 天，2007 年 10 月 1 日末次月经。

家族史：父亲罹患胃癌，母亲去世多年，死因不详。

体格检查

入院后查体 KPS 评分 100 分，气促评分 0 分，周身浅表淋巴结未触及肿大，口唇无发绀，双肺呼吸音清，未闻及干、湿啰音，心率 74 次 / 分，律齐，腹软，肝脾未触及，双下肢无水肿。

辅助检查

气管镜检查：右主支气管开口见肉芽样肿物阻塞管腔，肿物与右主支气管外侧壁相连，血管丰富，触之易出血，未行活检及刷检。

初步诊断

中央型气道Ⅴ区肿物性质待查。

确定诊断

中央型气道Ⅴ区平滑肌瘤。

鉴别诊断

（1）气管鳞状上皮癌：多发生于气管的下 1/3 段，占原发性气管恶性肿瘤的 30% ~ 40%，可表现为定位明确的突起型病变，亦可为溃疡型，呈浸润性生长，易侵犯喉返神经和食管，在气管内散在的多发性鳞状上皮癌偶可见到，表面溃疡型鳞状上皮癌亦可累及气管全长。大约 1/3 的原发性气管鳞状上皮癌患者在初诊时已有深部纵隔淋巴结和肺转移，气管鳞状上皮癌的播散常先到邻近的气管旁淋巴结，或直接侵犯纵隔结构。气管鳞癌的预后差。

（2）气管腺样囊性癌：占原发性气管恶性肿瘤的 30% ~ 40%，多发生于女性，约 2/3 发生于气管下段，靠近隆突和左右主支气管的起始水平。肿瘤起源于腺管或腺体的黏液分泌细胞，可呈息肉样生长，但多沿气管软骨环间组织呈环周性浸润性生长，阻塞管腔，亦可直接侵犯周围淋巴结。突入管腔内的肿瘤一般无完整的黏膜覆盖，但很少形成溃疡，表面血管极其丰富。

（3）气管神经纤维瘤：是神经鞘的良性肿瘤，常为孤立性，有包膜、质硬，肿瘤可带蒂突入气管腔内。气管镜下，可见气管壁上圆形、质硬、表面光滑的肿物。在组织学上，梭形细胞和黏液样基质交替，神经鞘细胞排列成典型的栅栏状。气管内神经纤维瘤可经内镜摘除或气管切开摘除。入院后行气管镜检查，取组织送病理明确诊断。

治疗

治疗原则：予气管镜下削瘤，明确肿物性质，解除气道阻塞、通畅气道。

2017 年 10 月 19 日行靶动脉栓塞治疗（图 4-1）：DSA 显示右肺门结节状肿物，呈中等强度染色，局部血流灌注增加，血供来源于右侧支气管动脉分支，血管迂曲增粗，紊乱堆积，部分成包绕分布，以右侧支气管动脉分支为靶血管，微导管超选择插管，位置准确后

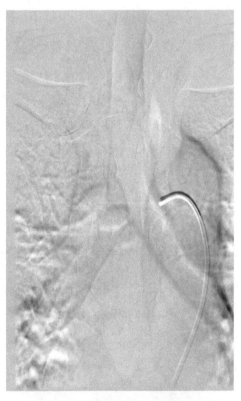

右侧肺门中等强度染色，局部血流灌注增加，血供来源于右侧支气管动脉分支，血管迂曲增粗，紊乱堆积。

图 4-1　支气管动脉造影

予适量栓塞微粒行栓塞治疗，过程顺利，安返病房。

2017 年 10 月 24 日行气管镜下检查及治疗（图 4-2）：全麻下经口插入硬镜，经硬镜进软镜，气管管腔通畅，未及新生物，隆突锐利，中央型气道 V 区可见管腔内新生物，形状规则，表面光滑，血管丰富，肿瘤呈管内型，NBI 显像肿瘤表面血管显露明显，管腔狭窄约 60%，肿瘤长约 1.5 cm，镜身（外径：5.9 mm）可通过，给予圈套器套取削瘤，肿瘤完整削除，所取组织送 ROSE 及病理，治疗后管腔通畅，左主支气管及分支各叶、段支气管管腔通畅，黏膜光滑，未及新生物。右上叶、中下叶及分支支气管管腔通畅，黏膜光滑，未及新生物，术中有少许出血，予氩气刀烧灼、冰盐水局部喷洒后血止，术中无活动性出血。

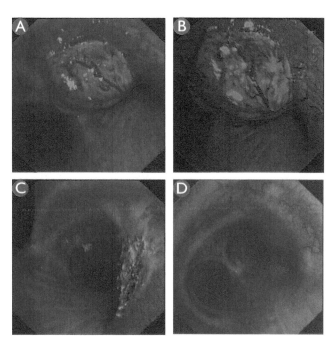

A：中央型气道 V 区可见新生物，形状规则，表面光滑，血管丰富；B：右主开口肿物 NBI 提示血管丰富；C：右主开口治疗后管腔通畅；D：隆突治疗后右主管腔通畅。

图 4-2　支气管镜下表现

患者气管镜后无不适，予以出院，气管镜下肿物病理为：平滑肌瘤。

病例分析

本例患者以咳嗽、痰中带血为主要表现，外院气管镜检查可见右主支气管开口肉芽样肿物阻塞管腔，肿物与右主支气管外侧壁相连，血管丰富，触之易出血，未行活检及刷片。故中央型气道 V 区肿物诊断明确，但性质未明，此次入院的目的即明确肿物性质并予进一步治疗。肿物血供丰富，如直接行气管镜下活检或削瘤治疗发生大出血的可能性大，故予气管镜前靶动脉栓塞治疗。经气管镜下削瘤治疗后将肿物完整切除。

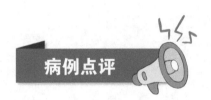

病例点评

（1）气管镜下削瘤治疗的主要措施为全麻下硬质气管镜结合电子支气管镜，应用电圈套器、CO_2冻取、氩等离子体凝固术等综合治疗解除气道梗阻。具体采用哪种方法最合适需要考虑内镜技术的熟练程度、已有的设备条件等。对于有蒂或瘤体较长的肿瘤适合用电圈套器或光学活检钳将肿瘤直接切除；对于瘤体表面较脆、易出血的肿瘤则适宜先用APC封闭血管，再结合冷冻将肿瘤冻取；对于瘤体较弥漫、不易出血的肿瘤，亦可直接用冻取的方法，必要时结合APC。

（2）硬质镜操作需要熟练的麻醉科医师密切配合，辅助性机械通气要求保留患者的部分自主呼吸，特别是气道堵塞严重、呼吸困难的患者更应掌握剂量，以免引起心脏功能抑制和血压下降。控制性机械通气是将患者的自主呼吸完全控制，一般辅以肌松剂，适用于身体状况较好、气道反射性很强的患者。停止静脉麻醉药，待患者自主呼吸完全恢复，血氧饱和度维持在95%以上时方可将硬质镜拔出。

参考文献

1. 王洪武，李冬妹，张楠，等. 气管镜治疗187例次因恶性肿瘤引起的阻塞性肺不张的临床分析. 中国肺癌杂志，2011，14（8）：653-659.

2. 何滨，周兆刚. 纤维支气管镜下183例肺不张病因诊断及治疗. 临床肺科杂志，2009，14（12）：1668.

（王　辉　张　楠）

病例 5　气管神经鞘瘤（中央型气道Ⅰ区，削瘤）

病历摘要

基本信息

患者女性，77 岁。

主诉：吞咽困难 1 月余。

现病史：患者 1 月余前无明显诱因出现吞咽困难，可进流食，食量未见明显下降，无咳嗽、咳痰，无发热，无咯血，无胸闷、气短，就诊于当地医院，行胃镜检查：食管：距门齿 20 cm 见一约 0.6 cm × 0.6 cm 的黏膜隆起，表面光滑透亮。诊断：食管黏膜隆起（脂肪瘤？）。2017 年 11 月 14 日行颈部和胸部 CT 提示气管肿物，2017 年 11 月 16 日行喉镜检查，声门下可见新生物。2017 年 11 月 21 日颈部 CT 增强：气管后壁软组织影，建议其行外科手术治疗，患者及其家属拒绝。2017 年 12 月 5 日气管镜检查：进声门约 1 cm 处可见一表面光滑圆形肿物突出管腔，表面可见毛细血管分布，建议其就诊于本院行气管镜下治疗。自发病以来，精神、饮食、睡眠差，体重减少近 2.5 kg。

既往史：2017 年 9 月发现高血压，口服美托洛尔、硝苯地平对症治疗。否认其他病史。

个人史、婚育史：无特殊。

家族史：患者父母及兄弟姐妹无肿瘤病史，无与患者类似疾病者。

体格检查

入院后查体：KPS 评分 80 分，气促评分 1 分，神志清楚，口唇无发绀，呼吸平静，双肺呼吸音清，未闻及干、湿啰音，心率 73 次 / 分，心律齐，腹软，肝脾未触及，双下肢未见水肿。

辅助检查

2017 年 11 月 16 日喉镜检查，鼻腔：鼻腔、鼻咽部未见异常。咽部：咽部舌根淋巴滤泡增生，未见新生物。会厌：会厌黏膜未见肿胀，抬举良，未见新生物。室带：双侧室带未见肥厚。声带：双侧声带光滑，未见新生物，双侧声带闭合尚可，声门下可见新生物。

2017 年 11 月胸部 CT：双肺下叶慢性炎症，建议治疗后复查，右肺上叶、双肺下叶结节，部分钙化，陈旧性病变？建议随诊，主动脉粥样硬化，胸椎退行性变，胃腔高密度影，请结合临床。

2017 年 11 月颈部 CT 增强：气管后壁软组织影，双侧会厌谷显示欠清，梨状窝变浅，舌根左侧钙化灶。

2017 年 12 月 5 日气管镜检查：声门活动自如，进声门约 1 cm 处可见一表面光滑圆形肿物突出管腔，表面可见毛细血管分布，隆突锐利，主气管、左主支气管及上下叶分支未见狭窄及新生物，黏膜未见出血点，右上叶支气管、中叶支气管及下叶支气管未见狭窄及新生物，黏膜未见出血点。

初步诊断

气管肿物性质待查，高血压病。

确定诊断

气管（Ⅰ区）神经鞘瘤，高血压病。

鉴别诊断

（1）气管鳞状上皮癌：多发生于气管的下 1/3 段，占原发性气管恶性肿瘤的 30% ~ 40%，可表现为定位明确的突起型病变，亦可为溃疡型，呈浸润性生长，易侵犯喉返神经和食管，在气管内散在的多发性鳞状上皮癌偶可见到，表面溃疡型鳞状上皮癌亦可累及气管全长。大约 1/3 的原发性气管鳞状上皮癌患者在初诊时已有深部纵隔淋巴结和肺转移，气管鳞状上皮癌的播散常先到邻近的气管旁淋巴结，或直接侵犯纵隔结构。气管鳞癌的预后差。

（2）气管腺样囊性癌：占原发性气管恶性肿瘤的 30% ~ 40%，多发生于女性，约 2/3 发生于气管下段，靠近隆突和左右主支气管的起始水平。肿瘤起源于腺管或腺体的黏液分泌细胞，可呈息肉样生长，但多沿气管软骨环间组织呈环周性浸润性生长，阻塞管腔，亦可直接侵犯周围淋巴结。突入管腔内的肿瘤一般无完整的黏膜覆盖，但很少形成溃疡，表面血管极其丰富。

（3）气管类癌：起源于气管支气管黏膜的 Kulchitsky 细胞，细胞内含有神经分泌颗粒，病理上分为典型类癌和非典型类癌。类癌好发于主支气管及其远端支气管。临床症状与肿瘤发生的部位有关，发生在主支气管的类癌可引起反复肺部感染、咯血丝痰或咯血。

治疗

治疗原则：解除气道阻塞、通畅气道、改善症状，明确病理，指导下一步治疗。

入院后查颈部 CT（2017 年 12 月 8 日）：鼻咽、口咽及喉咽腔所示各段管壁光滑、完整，管腔形态尚可，未见明显狭窄、闭塞。会厌左前可见钙化影，双侧梨状窝未见异常，声带未见明显异常。双侧腮腺、颌下腺及甲状腺未见明显异常密度影。约颈 7 水平气管上段后壁可见类圆形结节，直径约 9 mm，CT 值约 18 HU，后方环状软骨显示欠完整。颈部多个小淋巴结影。双侧颈总动脉分叉部附壁钙化。2017 年 12 月 11 日颈部增强 CT（图 5-1）：约颈 7 水平气管上段后壁结节呈中度强化改变，双期 CT 值 70 HU、77 HU，直径约 1 cm；余颈部未见异常强化影。

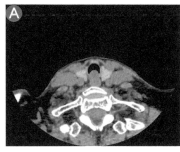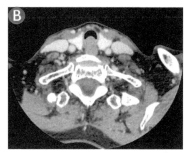

A：颈 7 水平气管上段后壁结节；B：颈 7 水平气管上段后壁结节（增强）。

图 5-1　颈部 CT 表现

2017 年 12 月 12 日气管镜检查（图 5-2）：全麻下经口进硬镜，经硬镜进软镜，气管 Ⅰ 区可见肿物，肿物表面光滑，管腔狭窄 70%，给予电切针切开肿物，行 CO_2 冻取肿物，肿瘤基本削除，管腔较前明显增宽，狭窄约 20%。气管 Ⅱ 区、Ⅲ 区通畅，黏膜光滑，隆突锐利，左、右主支气管及分支各叶段支气管管腔通畅，黏膜光滑，未见新生物，术中少量出血，予局部注射血凝酶，氩气刀电凝止血后血止，术后无活动性出血。病理：气管 Ⅰ 区神经鞘瘤。

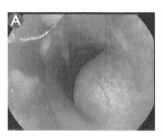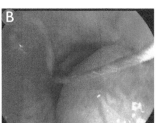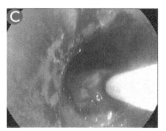

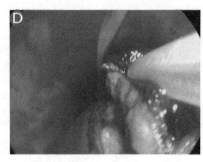
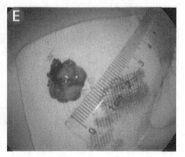

A：气管Ⅰ区肿物；B：电切针切开肿物；C、D：CO_2 冻取；E：取出的肿物。

图 5-2　支气管镜下表现

患者术后吞咽困难消失。复查颈部 CT（2017 年 12 月 14 日）（图 5-3）：气管肿物治疗后，与 2017 年 12 月 8 日片相比：鼻咽、口咽及喉咽腔所示各段管壁光滑、完整，管腔形态尚可，未见明显狭窄、闭塞。双侧梨状窝未见异常，声带未见明显异常。双侧腮腺、颌下腺及甲状腺未见明显异常密度影。约颈 5 ~ 颈 7 气管上段后壁增厚同前，会厌左前可见钙化影，颈 7 水平气管上段后壁原类圆形结节区软组织影减小，前后径厚约 4 mm，气管前后直径约 8 mm，CT 值约 28 HU，后方环状软骨显示欠完整。颈部多个小淋巴结影。双侧颈总动脉分叉部附壁钙化。

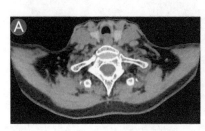
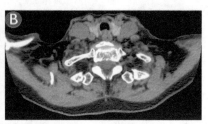

A、B：颈 7 水平气管上段后壁原类圆形结节区软组织影减小。

图 5-3　颈部 CT 表现

2017 年 12 月 15 日气管镜（图 5-4）：全麻下经口进软镜，会厌、声门结构正常，气管Ⅰ区可见黏膜粗糙，表面被覆少许坏死物，管腔狭窄 20%，给予活检钳钳取坏死物，原肿瘤根部予 CO_2 冻融。气管Ⅱ、Ⅲ区通畅，黏膜光滑，隆突锐利，左、右主支气管及分支各叶段支气管管腔通畅，黏膜光滑，未见新生物，术中、术后无活动性出血。患者病情稳定出院，嘱随诊颈部 CT 及支气管镜。之后未发现复发。

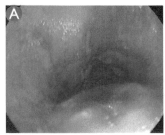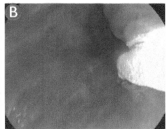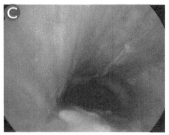

A：气管Ⅰ区可见黏膜粗糙，表面被覆少许坏死物，管腔狭窄20%；
B：肿瘤根部予 CO_2 冻融；C：气管Ⅰ区较前通畅。

图 5-4　支气管镜下表现

病例分析

　　神经鞘瘤是一种起源于神经鞘膜细胞的肿瘤，女性常见，病理常见有完整包膜，内部结构由排列有序、细胞丰富的束状区（Antoni，A区）和疏松黏液样的网状区（Antoni，B区）组成。免疫组化染色 S-100（+）有确诊价值。肿瘤可发生于头、颈、舌、面、胃肠、腹膜、纵隔、颅内及椎管内等多种部位。多位于头颈部和四肢的同侧。发生于气道者较罕见。症状以呼吸困难最常见，可与体位有关，瘤体较小时，常无症状而致漏诊，只有肿瘤堵塞管腔＞70%或管腔直径＜1.0 cm 时才会出现呼吸道阻塞症状。其次为咳嗽，多为干咳，偶有咯血，可发生大咯血。发生于支气管者可有阻塞性肺不张或阻塞性肺炎的表现。本例患者的首发症状为吞咽困难，较少见，考虑和肿瘤的位置、大小及占位效应有关。影像学检查是诊断气管肿瘤的首选方法，但常规胸片敏感性不高，特别是气管下段的病变常被掩盖，胸部 CT 和 MRI 检查对评估气管肿瘤的部位、程度及是否累及纵隔很有帮助。肺功能检查是很有价值的无创性检查方法。F-V 曲线出现特征性变化。支气管镜检查是诊断该病最有效的方法。确诊神经鞘瘤最终需要组织病理学检查。需要与气管鳞癌、腺样囊性癌等恶性肿瘤及脂肪瘤、软骨瘤、平滑肌瘤、血管瘤、淋巴管瘤、神经纤维瘤等良性肿瘤鉴别。治疗方法包括手术切除和气管镜下电切、激光切除或冷冻切除。手术切除是最有效的治疗方法，对无手术禁忌证的患者应积极手术。对无包膜者，手术范围应适当扩大。对较大肿瘤或血管丰富者建议手术或应用硬质支气管镜切除，以避免操作过程中发生窒息。内镜下气管肿瘤切除后病变部位可被正常黏膜覆盖。但肿瘤可复发。因此，单纯肿瘤切除后需要长期随访。

病例点评

（1）做 CT 或磁共振成像对诊断及指导治疗有很大的帮助，可测出气管肿瘤的精确位置、范围、浸润程度和纵隔的关系。

（2）瘤体较小，可直接用支气管镜切除。但对气管梗阻严重的患者行支气管镜检查会影响通气，有窒息死亡的危险。对肿瘤占据气管腔大部分者行支气管镜下活检有出血窒息的危险，是否活检可根据镜下观察情况决定，最好应用硬质支气管镜。

（3）手术切除是治疗气管肿瘤最有效的方法。外科开胸手术切除肿瘤及气管并行气管成形术仍作为首选。手术应以安全性为主，同时兼顾根治性。

（4）与外科手术相比，支气管镜技术既是一种有效检查方法，又是一种可行性较高的治疗手段，可应用高频电凝、氩气刀、冷冻治疗的综合介入治疗。对于管腔内肿瘤的治疗，需要根据肿瘤的生长部位、与周围组织关系、有无管壁浸润、术者对某种技术的熟练程度及临床经验综合考虑选择哪种或哪几种治疗手段。

参考文献

马芸，回淑英，刘豹，等．经支气管镜治疗气管内神经鞘瘤 1 例报告并文献复习．中国内镜杂志，2013，19（2）：221-223.

（王书方　周云芝）

病例 6   气管原发涎腺型混合瘤（中央型气道Ⅲ区，削瘤）

病历摘要

基本信息

患者女性，49 岁。

主诉：气短、咳嗽、痰中带血 1 个月。

现病史：患者于 1 个月前无明显诱因出现气短、咳嗽、咳痰、痰中带血，色暗红，量少，有低热，未测体温。在当地诊所给予抗感染、对症治疗 10 天后症状无好转，未予重视，随后出现痰中带血较前加重，在院外行胸部 CT 提示气管中段新生物，给予抗感染、止血对症治疗，咯血较前有所好转。2 天前复查胸部 CT 病变无明显变化，为进一步诊疗，笔者所在医院门诊以"气管内新生物"收入院。病后精神可，食欲可，大小便如常，体重无明显变化。

既往史：体健。曾有过敏，过敏原不详。

个人史、婚育史：均无特殊。

家族史：患者父母及兄弟姐妹无肿瘤病史，无与患者类似疾病者。

体格检查

入院后查体：体温 36.6 ℃，脉搏 78 次 / 分，呼吸 18 次 / 分，血压 135/80 mmHg，体重 57.5 kg。神志清，精神可，全身皮肤和巩膜无黄染、皮疹及出血点，浅表淋巴结未触及肿大。颈部无抵抗、颈静脉无怒张。气管居中，甲状腺不大。胸廓无畸形，双侧呼吸动度一致，语颤对称，双肺叩诊清音，气管中段可闻及喘鸣音，两肺呼吸音粗，两肺未闻及干、湿啰音。心率 78 次 / 分，各瓣膜未闻及病理性杂音。腹软，无压痛及反跳痛，双下肢不肿，病理征（－）。

辅助检查

入院后检查：血常规：WBC 3.59×10^9/L，N% 47.4%，EO% 11.4%，MONO% 10.0%，PLT 179×10^9/L，HGB 125 g/L。肝功、肾功、电解质、心肌酶谱正常。凝血系列：D- 二聚体 1.386 μg/mL，FDP 13.68 μg/mL，余正常。PCT：正常。B-HCG：正常。催乳素：33.35 ng/mL。梅毒、艾滋、肝炎系列阴性。T-SPOT-TB 阴性。血

沉 5.0 mm/h。肿瘤标志物正常。空腹血糖 5.34 mmol/L。血清人绒毛膜促性腺激素 0.66 mIU/mL；女性激素：催乳素 33.35 ng/mL，余项正常。

动脉血气分析正常。肺功能：肺通气功能正常，弥散功能正常。心电图正常。心脏彩超：二维超声心动图大致正常，肺动脉瓣轻度关闭不全。腹部 B 超：胆囊大小正常，胆囊壁胆固醇结晶析出，腔内图像考虑泥沙样结石并胆汁淤积，肝胰脾双肾大小正常，图像未见异常，双侧肾上腺区未见明确异常。妇科超声：子宫略小，宫颈囊肿，双侧附件区未见异常。

头颅磁共振：双侧侧脑室旁点状脱髓鞘；右侧上颌窦、筛窦炎；颈椎间盘突出（颈 3～颈 4、颈 4～颈 5、颈 5～颈 6）。

初步诊断

气管（Ⅲ区）新生物，气管原发恶性肿瘤？气管原发良性肿瘤？气管转移瘤？胆结石，颈椎间盘突出。

确定诊断

①气管（Ⅲ区）原发良性肿瘤（涎腺型混合瘤）；②胆结石；③颈椎间盘突出。

鉴别诊断

患者入院后无其他部位肿瘤表现，仅胸部 CT 影像提示气管内新生物，考虑气管（Ⅲ区）原发肿瘤可能性大。气管原发肿瘤可分为恶性、低度恶性及良性肿瘤，其预后及治疗原则各不相同。恶性肿瘤表现为浸润性生长，呈菜花样，血供丰富，质地表现不一；低度恶性肿瘤亦可表现为浸润性生长，但表面相对光滑，质地较软，血供可表现为丰富或一般；良性肿瘤镜下多表现为表面光滑，与周围组织结构相对较清晰，浸润性改变不明显，质地根据性质表现不一，血供少或一般。该患者肿瘤标志物完全正常，需考虑气管良性肿瘤可能，但气管低度恶性肿瘤不能排除，需进一步依据病理组织学进行鉴别。

治疗

治疗原则：解除气道阻塞、通畅气道、改善症状，抗肿瘤治疗。

2016 年 12 月 26 日行支气管镜下介入治疗：全麻下经口插入硬镜，经硬镜进软镜，气管中段（Ⅲ区）右前壁可见一宽基底、表面光滑、质地较硬新生物，气道狭窄约 60%（图 6-1A），先给予电圈套切除部分新生物（图 6-1B），然后使用冷冻黏附取出（图 6-1C），后采用针形电刀自基底部进行切割（图 6-1D），冷冻取出切割下的新生物（图 6-1E），氩气刀对新生物基底部进行烧灼（图

6-1F），治疗后管腔通畅（图6-1G），隆突锐利，双侧支气管管腔通畅，黏膜光滑，镜下未见新生物。

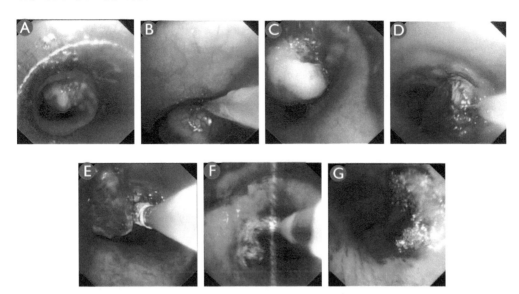

A：气管中段前壁可见一宽基底、表面光滑、质地较硬新生物；B：给予电圈套器进行套切；
C：冷冻黏附取出套切下的新生物；D：针形电刀自基底部进行切割；E：冷冻取出切割下的
新生物；F：氩气刀烧灼新生物基底部；G：治疗后气管通畅，隆突锐利。

图6-1　支气管镜表现

术后病理结果回报：涎腺来源肿瘤，现有组织学特点及免疫学表型特征提示可多考虑为多形性腺瘤，部分细胞增生活跃，且局部呈侵袭性生长。免疫组化：Vimentin（＋），CK7（＋），CK（＋），CK 低（＋），CK 5/6（＋），p63（＋），p40（＋），CK1（＋＋＋＋），Ki-67（＋），CD10（＋），SM-actin（＋），EMA（＋），TTF-1（－）。

复诊

2017年1月6日入院复诊，颈部＋涎腺超声示：双侧颈部可见淋巴结；双侧腮腺、颌下腺大小正常；双侧锁骨上窝未见肿大淋巴结。

2017年1月9日复查支气管镜（图6-2）：全麻下经喉罩进镜，见气管下段原肿瘤生长部位残留基底，表面可见坏死（图6-2A），再次活检（图6-2B），活检后氩气刀病变部位局部烧灼（图6-2C），治疗后所见（图6-2D）。

术后病理结果提示（外院）：（气管右侧壁活检）小块黏膜表面鳞状上皮高度异型增生，间质内可见巢团状癌细胞浸润，提示考虑鳞状细胞癌可能性大。两次病理再送交大一附院疑难病理会诊中心汇报：黏膜涎腺型混合瘤。

2017年1月13日复查胸部CT提示（图6-3）：气管下段局部管壁增厚，余肺内未见异常。

2017年2月15日再次复查支气管镜（图6-4）：气管下段右侧壁原病灶处见坏死物覆盖（图6-4A），吸引后坏死物脱落，其基底部黏膜欠光滑（图6-4B），病变总长约3 cm，病变下缘位于隆突上第二软骨环处，荧光下可见品红改变（图6-4C），未予镜下治疗。

2017年2月15日复查胸部CT并三维重建提示（图6-5）：胸部CT未见明确病变。

2017年6月27日复查头、胸部CT提示（图6-6）：胸部CT未见明确病变（图6-6A冠状位、图6-6B横断位）。

2017年6月28日再次复查支气管镜（图6-7）：气管下段原病变部位可见小结节，表面光滑，周围可见少许瘢痕形成。

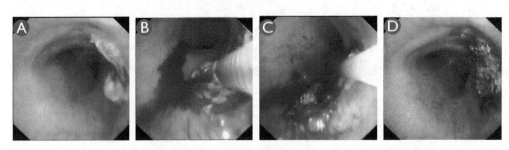

A：气管下段原肿瘤生长部位残留基底，表面可见坏死；B：病变部位坏死清除后再次活检；
C：氩气刀病变局部烧灼；D：氩气刀烧灼后。

图6-2 复查支气管镜

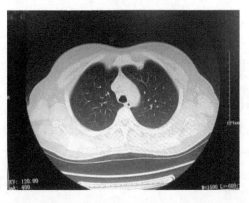

图6-3 胸部CT（横断位）气管下段局部管壁增厚

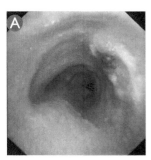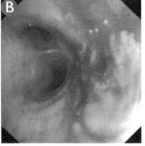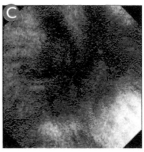

A：气管下段右侧壁原病灶处见坏死物覆盖；B：吸引后坏死物脱落，
其基底部黏膜欠光滑；C：荧光下可见品红改变。

图 6-4　2017 年 2 月 15 日复查支气管镜

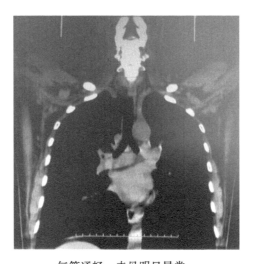

气管通畅，未见明显异常。

图 6-5　胸部 CT（冠状位）

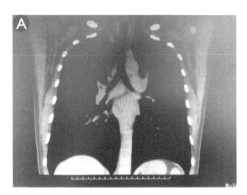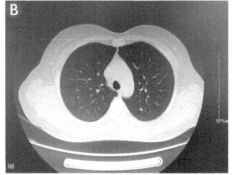

A：胸部 CT（冠状位）：气管通畅，未见明显异常；B：胸部 CT（横断位）：气管通畅，未见
明显异常。

图 6-6　胸部 CT

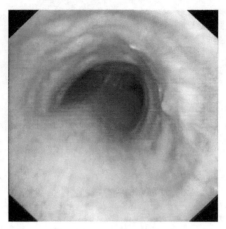

气管下段原病变部位可见小结节，表面光滑，周围可见少许瘢痕形成。

图6-7　支气管镜

　　该患者气道下段新生物，表面光滑，可见瘤体表面血管增生，其底部呈宽基底改变，且侵犯范围长的质中实性病变，通过电圈套切的方式无法将其一次性切除。因此本例治疗中先采取了电圈套切部分腔内肿瘤后，再使用针形电刀自基底部向腔内方向进行"十字形"切割，然后用冷冻的方式将其取出，三种方法联合使用，增强了治疗效果，最后采用氩气刀烧灼的方式对其广泛的基底部进行烧灼。后期随访中因病理结果回报良性肿瘤，因此采取氩气刀烧灼其基底部，并尽可能覆盖病灶的边缘部，减少其复发可能，但在烧灼靠近气管壁表面的位置时一定要把握氩气刀探头与病变的距离，防止烧灼过深。

　　良、恶性肿瘤的治疗原则完全不同。对于气道的原发恶性肿瘤，在能行外科手术的情况下，仍然首选外科手术治疗。对于病变范围广，不具备外科手术条件的，可以通过支气管镜下治疗的方式维持气道通畅，并根据病变性质及病理类型、基因类型进行相应的传统治疗或分子靶向治疗、抗血管生成及肿瘤免疫治疗等。而对于气道良性肿瘤，可通过支气管镜镜下治疗达到完全缓解或治愈的目的。

涎腺混合瘤是发生在大涎腺和小涎腺的一种良性肿瘤。因发生于外、中胚叶，肿瘤内含有上皮组织、结缔组织、肌肉组织及黏液瘤样组织等，故称其为混合瘤，亦称多形性腺瘤。混合瘤并非绝对良性，属低度恶性的肿瘤，也称临界瘤。涎腺混合瘤 80% 以上发生在腮腺、颌下腺等部位。气管及支气管涎腺混合瘤占肺部肿瘤的 1%。本例患者因气短、咳嗽、痰中带血就诊，出现明显症状仅 1 个月。就诊期间进行 2 次病理活检，首次活检为大块组织，行免疫组化后报多形性腺瘤，由于考虑到本病的潜在恶性，因此，在第 2 次治疗时于病变基底部再次活检，常规病理检查回报鳞状细胞癌可能，遂将 2 次组织切片再次会诊，最终结果报涎腺型混合瘤，说明了该疾病多来源的特点。由于该病的潜在恶性，因此，在第 3 次支气管镜复查时，测量了病变长度，以评估外科手术的可能性。镜下病变黏膜侵及长度达 3 cm，请胸外科会诊后，建议随诊观察。复查时使用荧光支气管镜对局部黏膜进行观察，发现轻度品红改变，考虑到前期镜下治疗创伤，后建议随诊。4 个月后复查，气管下段原病变部位局部见小结节及少许瘢痕，未见病变复发表现，目前继续随访中。

参考文献

1. 李多，王文军，郭庆喜. 支气管多形性腺瘤一例诊疗分析并文献复习. 中国全科医学，2018，21（3）：354-359.

2. FALK N，WEISSFERDT A，KALHOR N，et al. primary pulmonary salivary gland-type tumors：a review and update. Adv Anat Pathol，2016，23（1）：13-23.

（李王平）

第二章 创伤后气道狭窄

病例 7 气管插管后气管狭窄（中央型气道Ⅰ区，球囊导管扩张 +CO_2 冷冻冻融 + 局部注射曲安奈德）

病历摘要

基本信息

患者女性，40 岁。

主诉：反复喘憋 2 月余，加重 10 余天。

现病史：患者 2 个月前出现喘憋，多为活动后出现，未做特殊处理。10 余天前出现喘憋，胸闷突然加重，喉中响鸣，稍动即感胸闷气促，伴有咳嗽，咳少许白痰，不易咳出，无发热，无寒战、无出汗，就诊于当地医院诊断为"支气管哮喘急性发作期（重度）"，给予"沙丁胺醇 + 普米克令舒"雾化吸入，"信必可 164.5 μg"1 吸 bid，静脉应用"多索茶碱、甲泼尼龙"平喘，但效果不佳，其喘憋呈逐渐加重趋势，当地医院建议转入 ICU 救治，为求进一步诊治遂来本院门诊，后收入院，近期无体重下降。

既往史：3 个月前因糖尿病高渗昏迷由内分泌科转入 ICU 治疗，期间气管插管治疗约 3 天后拔管；发现糖尿病 3 个月，目前应用门冬胰岛素 30 早晚各 15 U 皮下注射治疗，否认其他病史。

个人史、家族史及婚育史无特殊。

体格检查

气促评分 3 分，喘憋貌，不能平卧，查体欠合作。口唇发绀，咽部无充血，扁桃体无肿大，颈静脉无充盈，颈动脉无异常搏动，气管居中，甲状腺未触及肿大，胸廓对称，无畸形，无隆起，无塌陷，肋间隙正常，三凹征阳性，呼吸动度两侧对称，节律规则，触诊无胸膜摩擦感，语音震颤对称，叩诊清音，听诊双肺呼吸音低，吸气相及呼气相均可闻及哮鸣音。心前区无隆起，心界无扩大，心率80次/分，律齐，各瓣膜听诊区未闻及病理性杂音。

辅助检查

血常规：WBC 7.42×10^9/L，N% 75.85%，EOS% 2.1%，RBC 3.7×10^{12}/L，HB 113 g/L，LYM% 14.6%。

生化：ALB 35 g/L，TP 65 g/L，肝肾功能大致正常。

肿瘤标志物：CEA 0.52 ng/mL，CA12-5 2.1 U/mL，CYFRA21-1 0.2 ng/mL，铁蛋白 20 ng/mL。

血气分析：pH 7.37，$PaCO_2$ 42.7 mmHg，PaO_2 76 mmHg。

随机血糖：10 mmol/L。

心电图：大致正常。

胸部CT检查提示：气管上段（Ⅰ区）狭窄（图7-1）。

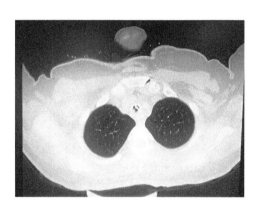

图 7-1　胸部 CT 提示气管上段狭窄

初步诊断

喘憋原因待诊，气管插管术后，2型糖尿病。

确定诊断

气管插管术后气管（Ⅰ区）狭窄（PITS），2型糖尿病。

鉴别诊断

病情明确无须鉴别。

治疗

治疗原则：解除气道狭窄、通畅气道、改善症状。

2017年3月21日安排气管镜检查，局部麻醉下经鼻进镜，见声带启闭正常，气管黏膜充血，近声门3~4cm（Ⅰ区）处可见气管狭窄，肉芽组织增生，狭窄约 90%（图 7-2）。予反复生理盐水灌洗，反复冷冻冻取及钳取，但患者过度紧张，强烈要求停止手术。建议择期静脉麻醉下手术。

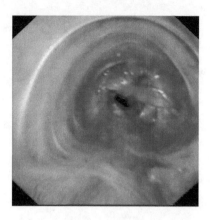

图 7-2 气管 I 区狭窄，约 90%

2017 年 3 月 23 日患者于静麻下经喉罩行支气管镜下检查及治疗。声带启闭正常，气管黏膜充血，近声门 3～4 cm（I 区）处可见气管狭窄、瘢痕及肉芽组织增生，狭窄约 90%。予反复生理盐水灌洗，针形电刀于狭窄环处放射样切开，高频电刀圈套器套取部分肉芽组织增生组织，后应用 CO_2 多点冻融，后予球囊扩张 2 次（型号：10 mm×40 mm，压力为 2 bar×30 s，3 bar×60 s），治疗后管腔狭窄约 70%，镜身（4.9 mm）仍无法挤过，术中轻度出血，给予肾上腺素稀释后注入止血。

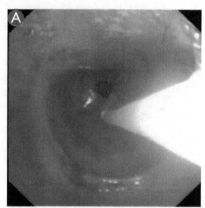

复诊

2017 年 3 月 28 日患者于静麻下经喉罩行支气管镜下治疗。近声门 3～4 cm 处可见气管瘢痕及肉芽组织增生，气管狭窄。予反复冷冻冻取异物及部分肉芽组织增生组织，予球囊扩张（型号：10 mm×40 mm，压力为 3 bar×60 s）后应用 CO_2 多点冻融，气道狭窄较前好转，狭窄 50%（图 7-3）。

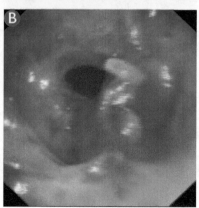

A：CO_2 冻融；B：球囊导管扩张后。

图 7-3 复诊

2017 年 4 月 4 日患者已无明显气促，于静麻下经喉罩行支气管镜下检查及治疗。经喉罩进镜，镜下见狭窄明显缓解，约 50% 狭窄，无明显新生肉芽生长，见局部治疗后表面坏死物，给予钳取及冻取坏死物，予球囊扩张（型号：10 mm × 40 mm，压力为 3 bar × 60 s）后应用 CO_2 多点冻融，气道狭窄较前好转，狭窄 20%，镜身（4.9 mm）可以通过，曲安奈德 40 mg 稀释后经 6 部位分别镜下注射（图 7-4）。

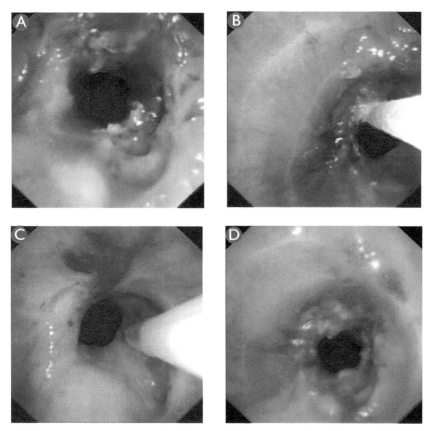

A：气管 I 区狭窄，黏膜表面可见坏死物；B：CO_2 冻融；C：气管 I 区注射；D：气管 I 区狭窄本次治疗后。

图 7-4　支气管镜下检查及治疗

2017 年 4 月 11 日患者于静麻下行支气管镜下经喉罩检查及治疗。镜下见狭窄明显缓解，20% 狭窄，无明显新生肉芽生长，见局部治疗后表面少量坏死物，给予钳取及冻取坏死物，冷冻冻融周边部位，曲安奈德 40 mg 稀释后经 6 部位分别镜下注射。

2017 年 4 月 18 日患者于静麻下行支气管镜下经喉罩检查及治疗。声带启闭正常，气管黏膜充血，近声门 3 ~ 4 cm 处气管见经介入治疗后改变，狭窄明显缓解，10% 狭窄，无明显新生肉芽生长，给予多点冷冻冻融治疗。

2017 年 5 月 30 日复诊镜下见狭窄约 20%（图 7-5），未行特殊处理退镜。复查胸部 CT（图 7-6）可见狭窄明显缓解。

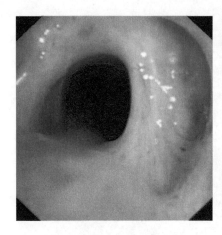
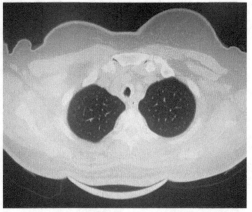

图 7-5　气管 I 区狭窄约 10%　　　　图 7-6　复查胸部 CT 气管狭窄明显缓解

病例分析

气道创伤性瘢痕性狭窄是指气道壁受到创伤性损害后导致管腔内瘢痕增生使气道变窄，其常见原因为气管插管或气管切开术、气管外伤、烧伤、化学或者物理损伤、手术、腔内热消融治疗后，其临床常见症状表现为咳嗽、喘息，起初往往误诊为支气管哮喘，本例患者即是如此，所以本病主要依靠胸部 CT 联合气管镜检查明确诊断。

临床上根据 McCaffrey 系统高位气管狭窄部位和长度将该疾病分为 4 级。I 级：病变局限于声门下或累及气管，但长度 < 1 cm。II 级：声门下狭窄长度 > 1 cm，但在环状软骨之内，未扩展至声门或气管。III 级：声门下狭窄扩展至上气管但未累及声门。IV 级：病变累及声门。另外依据管径的狭窄程度（%）进行分级（Myer-Cotton）：管径的狭窄程度 = 狭窄的管径 / 正常的管径 ×100%，I 级 ≤ 25%；II 级 26% ~ 50%；III 级 51% ~ 75%；IV 级 76% ~ 90%；V 级 91% ~ 100%。一般认为，I 级为轻度狭窄，可有轻度咳嗽等症状；II、III 级为中度狭窄，可有咳嗽、气短等症状；IV 级、V 级为重度狭窄，则有严重的胸闷、呼吸困难等。

结合本案，气道狭窄病因为气管插管，其可能的发生机制是，患者因病进入 ICU，当气管插管气囊压力大于气管黏膜毛细血管灌注压的时候会引起缺血性黏膜损伤，由于气管软骨环主要由黏膜下血管供血，因此插管气囊导致了软骨环缺血，随后出现炎性改变进而坏死区域修复愈合，导致瘢痕性狭窄。需要注意的是本患者是糖尿病患者，有国内研究显示，糖尿病患者较其他患者容易发生气管狭窄，其可能的因素是，该类患者伤口愈合不良，其细胞正常的需氧代谢得不到充足的糖能量供应，伤口成纤维细胞功能减退，上皮增生时胶原纤维沉积减少和伤口的抗张强度不足，导致愈合延期，另外糖尿病患者容易合并感染，体液和细胞免疫功能减弱，创面出现细菌过分生长，导致肉芽组织生成，瘢痕组织增生。本案例根据气道三维重建，患者声门下 2 cm 处气道直径约 3 mm，长度约 5 mm，在成年患者中，气管直径 3 mm 通常代表管腔直径狭窄 > 76%，Myer-Cotton 分级为 Ⅳ 级，属于气道严重狭窄。

治疗方面，我们与患者共同期望是能够永久性恢复通畅的气道并改善症状，但是也担心气管镜下治疗是否会使狭窄的病变进一步恶化，因此主要面临两个问题的选择：①如何选择介入治疗方式；②患者术中一旦如需气管插管，由于狭窄位置靠近声门且管腔异常狭窄，如气管插管不能通过，患者随时面临窒息可能。如何选择麻醉方式并保证通气？

针对第一个问题有如下考虑。

第一，单纯腔内的热消融是不能够选择的，虽然可使气道快速畅通，但是此项技术可刺激黏膜最终导致肉芽组织增生使气道再狭窄。

第二，CO_2 冷冻冻融技术，起效慢，需要反复多次才能见效，但是能够延长复发时间甚至最终治愈。

第三，球囊导管扩张应是最先想到的治疗方法，是良性气道狭窄及瘢痕性狭窄的主要治疗手段；北京煤炭总医院联合全国 9 家医院的一项临床前瞻性研究，探讨良性气道狭窄包括气道创伤性瘢痕狭窄的最佳治疗方法显示，球囊扩张联合 CO_2 冷冻治疗疗效优于单纯气道扩张。

第四，镜下注射治疗，曲安奈德是合成的长效糖皮质激素，具有强而持久的抗感染、抗过敏作用，能有效抑制白细胞和巨噬细胞移行至血管外，对抗皮损局部过敏及炎症等不良反应，并对成纤维细胞 DNA 有直接抑制作用，抑制肉芽组织及瘢痕形成。采用局部注射治疗能使药物直接作用于靶部位，曲安奈德抑制病理性瘢痕生长的机制在于它能抑制成纤维细胞增生，减少胶原合成，同时可增加胶原酶活性，加速胶原纤维及基质降解。目前曲安奈德用于皮肤科美容、食道及直肠狭窄、治疗眼科疾病等方面的瘢痕防治已取得了显著的效果。故在治疗良性气道瘢痕狭窄中可以选择曲安奈德进行局部注射。

针对第二个问题有两个选择，即喉罩或气管插管。与喉罩相比，气管插管的通气更为稳定且易于控制而且不存在声门水肿的问题，因此对于声门下 7 cm 以下的病变，包括气管下段、隆突及左右主支气管的病变一般均采用气管插管的方法。对于声门下 7 cm 以内的病变，包括气管中、上段及声门下病变，可以采用喉罩。当然，如有硬质镜，可不必在意狭窄部位。

综合以上考虑我们选择在静脉麻醉下经喉罩进镜，应用球囊导管扩张＋电刀放射性切开＋圈套及反复多次 CO_2 冷冻冻融为主，辅以局部注射曲安奈德的治疗方案。

病例点评

支气管镜介入技术可针对狭窄进行处理，但需要注意的是相关技术可能诱发再狭窄，所以如何合理地选用支气管镜介入技术，有效避免再狭窄的发生是临床医师需要考虑的重要问题。在此我们的经验是仅使用单一的介入方法疗效较差，我们需要多种方法的联合，如①球囊导管扩张联合 CO_2 冷冻，即先用球囊导管扩张气道，再用 CO_2 冷冻冻融狭窄环处以抑制肉芽组织增生；②球囊导管扩张联合 CO_2 冷冻、气管镜下注射药物，即本例患者所使用的方法；③球囊导管扩张联合 CO_2 冷冻、支架置入，对于反复出现的瘢痕性狭窄可加用支架治疗。建议使用硅酮支架，因为硅酮支架对气道黏膜刺激较小，不易出现肉芽组织增生。

结合本例患者特点我们选择的联合治疗方法取得了非常好的治疗效果，经随访一年气道狭窄未再复发。

参考文献

王洪武 . 支气管镜介入治疗 . 北京：人民卫生出版社，2017.

（姜文青 殷 彬 李 乐 杨晓萍）

病例 8　气管插管后气管狭窄（中央型气道Ⅰ区，球囊扩张＋冷冻及硅酮支架置入）

病例摘要

基本信息

患者女性，64 岁。

主诉：气管插管拔出后 3 月余，声音嘶哑、喘憋 2 月余。

现病史：患者于 2017 年 2 月 27 日晚误食"农药"（具体不详），于当地医院住院行气管插管治疗 12 天，拔除气管插管后，患者咳嗽、咳痰，痰多，为黄色脓臭痰，不易咳出，伴声音嘶哑、喘憋，活动后加重，无发热、咯血，无胸闷、胸痛，给予抗感染、雾化等对症治疗，效果欠佳，喘憋逐渐加重，行胸部 CT：双肺间质性炎症？主气管局限性狭窄变细。2017 年 4 月 14 日于当地医院行支气管镜检查：经鼻进镜，声门开启自如，气管上段可见较多肉芽组织增生，局部中度狭窄。给予针形电切、氩气刀、球囊扩张及冷冻治疗，治疗过程中及术后患者无不适感觉，术程顺利。此后反复行气管镜下冷冻、球囊扩张、曲安奈德注射治疗 9 次，效果欠佳。于 2017 年 5 月 9 日复查胸部 CT：左肺上叶炎症并部分肺不张，气管壁局部增厚。患者目前仍咳嗽、咳痰，为黄白色痰，不易咳出，伴喘憋、声音嘶哑，无发热，需高枕卧位。为进一步诊治入本院。患者发病以来神志清，精神可，睡眠、食欲欠佳，大小便正常。

既往史：冠心病 20 余年，糖尿病 2 年，口服格列苯脲 2.5 mg bid 餐前治疗，血糖控制可。

个人史：生于原籍，久居当地，未到过疫区及牧区，无毒物接触史，无吸烟、饮酒史。

婚育史：已婚，育 2 子 2 女，配偶及子女均体健。

家族史：父亲已故，死因不详，母亲体健，否认家族中高血压、糖尿病及肿瘤等病史记载。

体格检查

入院后查体：KPS 评分 60 分，气促评分 3 分，喘息貌，口唇无明显发绀，双肺可闻及吸气相哮鸣音和喉鸣音，未闻及湿啰音和胸膜摩擦音，心率95次/分，律齐，心音正常，各瓣膜区未闻及杂音和心包摩擦音。腹软，无压痛及反跳痛，双下肢无凹陷性水肿。

辅助检查

2017年4月12日胸部CT：双肺间质性炎症？肝内多发钙化灶，主气管局限性狭窄变细。4月14日气管镜下检查：气管上段可见较多肉芽组织增生，局部中度狭窄。

初步诊断

中央型气道Ⅰ区狭窄（气管插管后），双侧肺炎，冠状动脉粥样硬化性心脏病，2型糖尿病。

确定诊断

中央型气道Ⅰ区狭窄（气管插管后，瘢痕+肉芽+塌陷），双侧肺炎，冠状动脉粥样硬化性心脏病，2型糖尿病，低蛋白血症，高脂血症。

鉴别诊断

（1）支气管结核：患者常有顽固性咳嗽、咳痰，偶有午后低热、盗汗等结核中毒症状，PPD试验可以帮助诊断，痰找抗酸染色杆菌阳性可以确诊。该患者临床表现不相符，暂予排除，气管镜检查进一步除外。

（2）支气管哮喘：常年幼发病，为反复发作性喘憋，每于气温突变、接触可疑过敏原后激发，经抗过敏、抗感染、平喘等治疗可迅速缓解，支气管舒张试验阳性。该患者病史与此不相符，患者无反复发作性气喘病史，有明确气管插管史，气管镜检查有发现肉芽组织增生，故可以排除。

（3）气管腺样囊性癌：此病患者亦可出现咳嗽及喘憋不适，镜下可见气管内肿物，活检病理可明确诊断。本例患者未发现气管内肿物，故暂不考虑此诊断。

治疗

治疗原则：支气管镜检查进一步明确诊断。气管镜下给予扩张气道、改善症状。给予抗感染、化痰、解痉、平喘等对症治疗。

胸部CT（图8-1）：双肺下叶见少量渗出，胸膜略厚，气管于甲状腺水平至胸锁关节水平管壁增厚，管腔狭窄，主动脉硬化。

颈部CT：颈椎增生，气管于甲状腺水平以下气管中段管壁增厚，管腔狭窄。

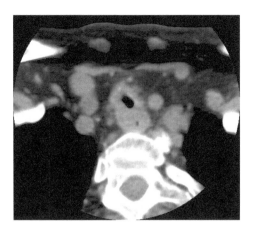

图 8-1 胸部 CT 表现，气管上段气管狭窄

2017 年 6 月 5 日支气管镜检查（图 8-2），全麻下经口进软镜，会厌、声门结构正常。中央型气道 I 区可见不规则瘢痕狭窄、肉芽组织增生及坏死物、气管塌陷，McCaffey 分级 III 级。狭窄位于声门下 1 cm，狭窄长度约 2.5 cm，管腔狭窄 70%，镜身（外径：5.9 mm）可勉强挤过，给予球囊扩张（型号：12-55 mm，4.5 bar×60 s×1 次，6.0 bar×60 s×1 次）治疗，管腔较前明显增宽至 50%。隆突锐利，左、右主支气管及分支各叶、段支气管管腔通畅，黏膜光滑，未见新生物。

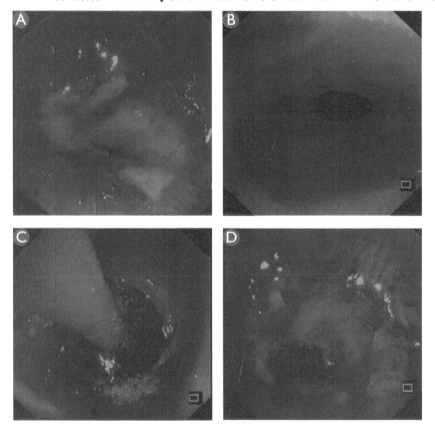

A：中央型气道 I 区可见不规则瘢痕狭窄、肉芽组织增生及坏死物；B：中央型气道 I 区气管塌陷；C：球囊扩张；D：中央型气道 I 区治疗后。

图 8-2 支气管镜下表现（2017 年 6 月 5 日）

2017 年 6 月 9 日患者喘憋较前有所加重，痰液不易咳出，查体：KPS 评分 60 分，气促评分 4 分，神志清，喘息貌，口唇无明显发绀，双肺可闻及吸气相哮鸣音和喉鸣音。支气管镜检查（图 8-3），全麻下经口进硬镜，经硬镜进软镜。中央型气道Ⅰ区可见不规则形瘢痕狭窄、肉芽组织增生及坏死物、气管塌陷，McCaffey 分级Ⅲ级。狭窄位于声门下 1 cm，狭窄长度约 3 cm，管腔狭窄 80%，使用硬镜扩张狭窄处，予活检钳清理坏死组织，在气管狭窄处放置沙漏形硅酮支架（规格：ST 14-12-14 mm，L 15-20-15 mm），放置顺利，支架位置及释放良好。

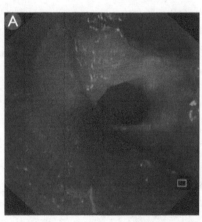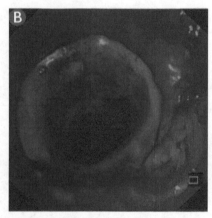

A：中央型气道Ⅰ区可见不规则形瘢痕狭窄、肉芽组织增生及坏死物、
气管塌陷；B：沙漏形硅酮支架置入。

图 8-3　支气管镜下表现（2017 年 6 月 9 日）

2017 年 6 月 12 日复查支气管镜（图 8-4）：全麻下经口进软镜，右侧声门见一米粒大小息肉，中央型气道Ⅰ区、Ⅱ区处见一沙漏形硅酮支架（规格：ST 14-12-14 mm，L 15-20-15 mm），支架释放良好，支架上缘炎性反应（＋），肉芽组织增生（＋），支架内分泌物 1 级，支架下缘炎性反应（＋），肉芽组织增生（＋＋），予以活检钳钳取坏死物及肉芽组织。退出软镜，更换硬镜，调整支架位置下移约 1 cm（隆突上约 2 cm），予以圈套器套取、活检钳钳取支架上缘肉芽组织。

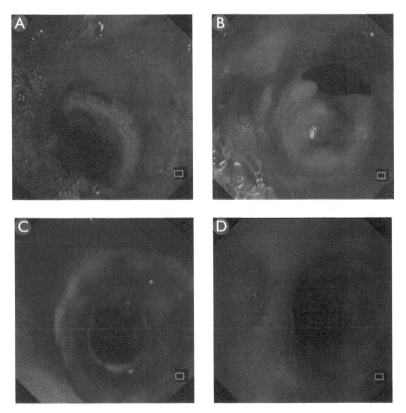

A：硅酮支架上缘，炎性反应（＋），肉芽组织增生（＋）；B：硅酮支架下缘，炎性反应（＋），
肉芽组织增生（＋＋）；C：硅酮支架上缘（治疗后）；D：硅酮支架下缘（治疗后）。

图 8-4 支气管镜下表现（2017 年 6 月 12 日）

2017 年 6 月 15 日复查支气管镜检查（图 8-5），全麻下经口进软镜，右侧声门见一米粒大小息肉，中央型气道Ⅰ、Ⅱ区（声门下 1 cm）处见一沙漏形硅酮支架（规格：ST 14-12-14 mm，L 15-20-15 mm），支架释放良好，支架上缘炎性反应（＋），肉芽组织增生（＋＋），支架内分泌物 2 级，予以保护性毛刷刷检送细菌学检查后充分吸引清除，活检钳钳取、CO_2 冻取清除肉芽及坏死物组织。支架下缘炎性反应（＋），肉芽组织增生（＋＋）。退出软镜换硬镜，进镜顺利，硬镜钳夹取硅酮支架后随硬镜一起撤出，再置入硬镜，经硬镜进软镜，见原支架上缘肉芽组织增生，黏膜充血，予以 CO_2 冷冻冻融治疗。退出硬镜麻醉复苏后患者呼吸困难明显，再次经口进软镜，中央型气道Ⅰ区狭窄，管壁肉芽组织增生，黏膜水肿，予气管镜引导下气管插管。后复查气管镜给予拔出气管插管，继续行 CO_2 冷冻及球囊扩张治疗。

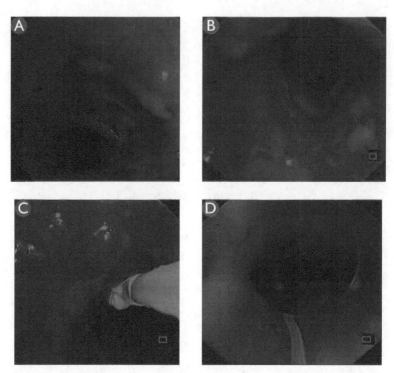

A：硅酮支架上缘，炎性反应（+），肉芽组织增生（++）；B：硅酮支架下缘，炎性反应（+），肉芽组织增生（++）；C：取出支架后在原支架上缘给予 CO₂ 冷冻冻融治疗；D：气管插管后。

图 8-5　支气管镜下表现（2017 年 6 月 15 日）

　　2017 年 6 月 16 日复查支气管镜（图 8-6）：全麻下经口进软镜，会厌、声门结构正常。中央型气道 I 区、II 区可见不规则瘢痕狭窄伴塌陷、肉芽组织增生及坏死物、气管塌陷，McCaffey 分级 III 级。狭窄位于声门下 1 cm，狭窄长度约 2.5 cm，管腔狭窄 70%，镜身（外径：5.9 mm）可勉强挤过，给予球囊扩张 2 次（型号：15-55 mm，5 bar × 60 s × 1 次，6 bar × 60 s × 1 次）、活检钳钳取坏死物，管腔增宽至 40%。隆突锐利，左、右主支气管及分支各叶、段支气管管腔通畅，黏膜光滑，未见新生物。术中、术后无活动性出血。

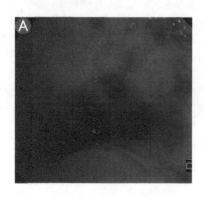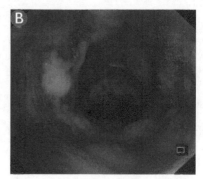

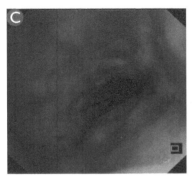
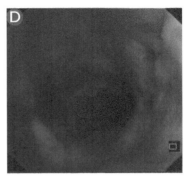

A：拔出气管插管后中央型气道Ⅰ区可见不规则瘢痕狭窄伴塌陷、肉芽组织增生；B：拔出气管插管后中央型气道Ⅱ区可见不规则瘢痕狭窄伴塌陷、肉芽组织增生；C：中央型气道Ⅰ区（治疗后）；D：中央型气道Ⅱ区（治疗后）。

图 8-6　支气管镜下表现（2017 年 6 月 16 日）

复诊

定期行支气管镜下球囊扩张及 CO_2 冷冻治疗。

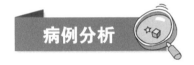

　　患者中年女性，误食"农药"后行气管插管，以气管插管拔出后 3 个月余，声音嘶哑、喘憋 2 个月余为主诉入院。入院后完善胸部 CT：双肺下叶见少量渗出，胸膜略厚，气管于甲状腺水平至胸锁关节水平管壁增厚，管腔狭窄。支气管镜检查提示中央型气道Ⅰ区可见不规则瘢痕狭窄、肉芽组织增生及坏死物、气管塌陷，McCaffey 分级Ⅲ级。狭窄位于声门下 1 cm，狭窄长度约 2.5 cm，管腔狭窄 70%。给予球囊扩张治疗，管腔较前明显增宽至 50%。故中央型气道Ⅰ区狭窄（气管插管后，瘢痕 + 肉芽 + 塌陷）诊断成立。需注意与支气管结核、支气管哮喘、气管腺样囊性气道恶性肿瘤等引起咳嗽、气促的疾病相鉴别，病史、支气管镜下表现及病理检查可鉴别。治疗上因患者气管塌陷明显，给予放置沙漏硅酮支架，后因肉芽组织增生明显取出支架，给予气管插管短期支撑，后反复行球囊扩张及 CO_2 冷冻治疗，效果可维持。

病例点评

在我国，支气管结核在良性气道狭窄病因中占首位。随着气管插管及机械通气更多的应用于临床，由此而造成的气道狭窄逐渐上升到良性气道狭窄的第二位病因。气管插管是良性气管狭窄常见的原因。外科切除狭窄段和端端缝合术是治疗气管狭窄的经典方法。但若狭窄范围过长、狭窄段接近声门或伴有复杂的基础疾病等因素则不适合手术治疗，且术后的吻合口也有再狭窄的可能。随着近年介入性肺脏病学的快速发展，使用支气管镜下的综合介入治疗，包括球囊扩张、CO_2 冷冻治疗、氩气刀、激光消融及气管支架置入等可迅速、安全的缓解呼吸困难，改善患者的生活治疗。对于有气道塌陷的患者需考虑放置气管支架，但会出现肉芽组织增生、支架移位、痰液潴留等问题，必要时需取出支架，可选择球囊扩张、CO_2 冷冻联合激光蚀刻等治疗手段，坚持治疗，方可取得好的疗效。

参考文献

1. 苏柱泉，魏晓群，钟长镐，等 . 良性气管狭窄 158 例病因及介入治疗疗效分析 . 中华结核和呼吸杂志，2013，36（9）：651-654.

2. NANDAKUMAR R，JAGDISH C，PRATHIBHA C B，et al. Tracheal resection with end-to-end anastomosis for post-intubation cervical tracheal stenosis：study of 14 caes. J Laryngol Otol，2011，125（9）：958-961.

3. ZHANG J，WANG T，WANG J，et al. Effect of three interventional bronchoscopic methods on tracheal stenosis and the formation of ganulation tissuees in dogs. Chin Med J（Eng1），2010，123（5）：621-627.

4. WAHIDI M M，HERTH F J，ERNST A. State of the art：interventional pulmonology. Chest，2007，131（1）：261-274.

5. RYU Y J，KIM H，YU C M，et al. Use of silicone stents for the management of post-tuberculosis tranheobronchial stenogis. Eur Respir J，2006，28（5）：1029-1035.

（秦　芳　周云芝）

病例 9　气管插管后气管狭窄（中央型气道 I 区，球囊扩张 +CO₂ 冷冻）

病历摘要

基本信息

患者女性，39 岁。

主诉：间断咳嗽、气喘 1 年余。

现病史：患者 2 年余前（2016 年 2 月 24 日）车祸后下颌骨骨折、肩胛骨骨折，后呼吸困难，给予气管插管呼吸机机械通气，1 周后拔除气管插管，3 月 3 日行下颌骨手术，4 月 12 日出现咳嗽、咳痰伴气喘，胸部 CT 提示气管狭窄，4 月 18 日于当地医院放置气管支架，12 月 26 日取出支架。于 2017 年 1 月 12 日突然咳嗽、喘憋加重，就诊于当地医院，2017 年 1 月 15 日行气管镜下球囊扩张术，同时给予抗感染、平喘等治疗后好转出院，后多次（平均 2 周一次）行气管镜下（球囊扩张、CO₂ 冷冻）治疗，患者仍有活动后气短，为进一步诊治于 2017 年 6 月 14 日收入院。

既往史、个人史：均无特殊。

婚育史：已婚，育 1 子 1 女，爱人及子女体健。14 岁月经初潮，月经周期 5 ~ 6 天，经期 28 ~ 30 天。

家族史：父母体健。

体格检查

入院后查体：气促评分 1 分，KPS 评分 90 分，神志清，精神可，胸廓无畸形，双肺呼吸音对称，未闻及干、湿啰音，未闻及胸膜摩擦音，双肺语音传导对称等。心率 78 次 / 分，律齐，心音正常，无心音亢进、分裂。各瓣膜区未闻及杂音和心包摩擦音。

辅助检查

2017 年 6 月 7 日气管镜：气管上段（I 区）可见瘢痕形成及薄层肉芽组织增生，以及少许片状坏死黏膜组织，管腔扭曲狭窄，气管镜（外径：5.9 mm）不能通过，予以 12 mm 球囊扩张气管，分别以（3 bar、4 bar、5 bar，各 10 s），扩张后气管镜可进入，予活检钳钳取肉芽组织及坏死组织，并在气管肉芽组织内注射曲安奈德 40 mg。

初步诊断

中央型气道（Ⅰ区）狭窄（瘢痕＋肉芽）；气管插管后；气管支架取出后。

确定诊断

中央型气道（Ⅱ、Ⅲ区）狭窄（瘢痕＋肉芽）；气管插管后；气管支架取出后。

鉴别诊断

患者诊断明确，无须鉴别。

治疗

治疗原则：解除气道阻塞、通畅气道、改善症状。

2017 年 6 月 16 日行气管镜下检查及治疗（图 9-1）：全麻下经口进软镜，会厌、声门结构正常，中央型气道Ⅰ区管腔不规则狭窄（瘢痕＋肉芽），狭窄长度约 2 cm，狭窄程度约 50%，气管镜（外径：5.9 mm）顺利通过，在狭窄处予球囊扩张 1 次（规格：20-55 mm，压力 3 bar，60 s），后给予 CO_2 多点冻融治疗，治疗后管腔狭窄约 30%，隆突锐利，左右主支气管及分支各叶、段支气管管腔通畅，黏膜光滑，未见明显异常。后多次在气管镜下行狭窄段球囊扩张联合 CO_2 冻融治疗，患者喘憋较前明显减轻。

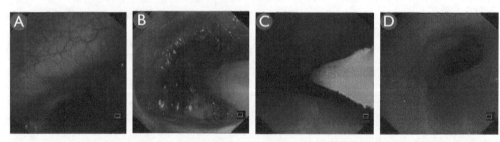

A：中央型气道Ⅰ区治疗前不规则狭窄（瘢痕＋肉芽），狭窄程度约 50%；B：球囊扩张；C：CO_2 多点冻融；D：中央型气道Ⅰ区治疗后管腔狭窄约 30%。

图 9-1　支气管镜下表现（2017 年 6 月 16 日）

复诊

患者之后分别于 2017 年 6 月 30 日（图 9-2）、2017 年 7 月 18 日（图 9-3）、2017 年 8 月 25 日（图 9-4）、2017 年 9 月 20 日（图 9-5）、2017 年 11 月 23 日（图 9-6）反复复查气管镜，给予球囊扩张、CO_2 冷冻治疗，治疗后患者病情稳定出院。

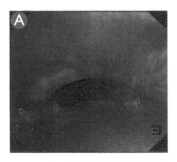
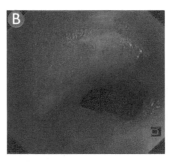

A：中央型气道Ⅰ区治疗前；B：中央型气道Ⅰ区治疗后。

图 9-2　支气管镜下表现（2017 年 6 月 30 日）

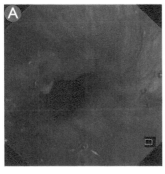
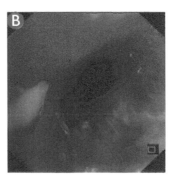

A：中央型气道Ⅰ区治疗前；B：中央型气道Ⅰ区治疗后。

图 9-3　支气管镜下表现（2017 年 7 月 18 日）

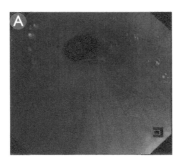
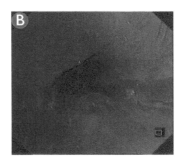

A：中央型气道Ⅰ区治疗前；B：中央型气道Ⅰ区治疗后。

图 9-4　支气管镜下表现（2017 年 8 月 25 日）

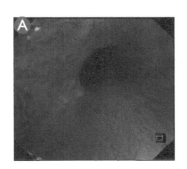
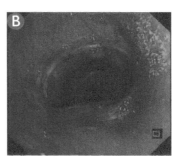

A：中央型气道Ⅰ区治疗前；B：中央型气道Ⅰ区治疗后。

图 9-5　支气管镜下表现（2017 年 9 月 20 日）

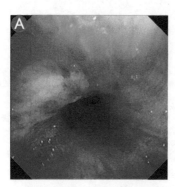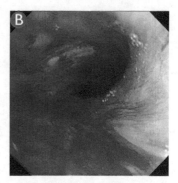

A：中央型气道Ⅰ区治疗前；B：中央型气道Ⅰ区治疗后。

图9-6　支气管镜下表现（2017年11月23日）

病例分析

　　本例患者存在明确气管插管病史，拔管后出现喘憋，外院胸部CT可见气管狭窄，放置气管支架后将支架取出，患者再次出现喘憋，外院气管镜下治疗效果欠佳。气管镜下治疗主要包括：球囊扩张、CO_2冷冻、硬镜铲切、激光、电切针电切、内支架等。因患者气管狭窄程度为中度，放置支架移位的可能性大。故反复给予球囊扩张 $+CO_2$ 冷冻冻融治疗使气管管腔增宽，减轻瘢痕组织、肉芽组织增生使病变黏膜逐渐稳定。球囊扩张尤其适用于环周形瘢痕狭窄，联合冷冻治疗效果好的原因为冷冻治疗削除炎症，改善胶原的合成，使瘢痕性成纤维细胞向正常的成纤维细胞分化，促进纤维化过程，从而提高了疗效。

病例点评

　　（1）气管插管后气囊压力过高（气囊压力超过30 cmH$_2$O）、未定时放气致使气管壁长时间受压导致黏膜水肿坏死、溃疡形成及软骨坏死，进而导致肉芽组织增生、纤维组织增生和（或）气管塌陷而形成气管狭窄。

　　（2）气管插管18小时即可出现气道狭窄，插管6～10天，气道狭窄发生率为5%，插管11天，气道狭窄发生率为12%。出现气道狭窄的典型症状是拔管后 2 ~ 24 周，狭窄大于管腔的 30% 即可出现症状。

（3）瘢痕狭窄目前的介入治疗方法主要是通过机械（活检钳、硬镜前端斜面及球囊）、热凝切（激光、电凝或氩气刀、电刀）及冷冻的方法将瘢痕切除。通常需要两种或两种以上的方法联合治疗，球囊扩张联合 CO_2 冷冻是最主要的治疗方法。

（4）球囊扩张操作简便、并发症少、可重复进行、效果良好。治疗的优势是治疗后无明显的狭窄段延长，有利于维持气道复张的疗效，是良性气管狭窄的首选手段之一。但应注意避免过度的气道撕裂伤，故应选择合适的球囊，从小压力逐渐增大。反复球囊扩张联合 CO_2 冷冻冻融使气道黏膜逐渐趋于稳定。

参考文献

1. 苏柱泉，魏晓群，钟长镐，等. 良性气管狭窄 158 例病因及介入治疗疗效分析. 中华结核和呼吸杂志，2013，36（9）：651-654.

2. NANDAKUMAR R，JAGDISH C，PRATHIBHA C B，et al. Tracheal resection with end-to-end anastomosis for post-intubation cervical tracheal stenosis：study of 14 caes. J Laryngol Otol，2011，125（9）：958-961.

3. ZHANG J，WANG T，WANG J，et al. Effect of three interventional bronchoscopic methods on tracheal stenosis and the formation of ganulation tissuees in dogs. Chin Med J（Engl），2010，123（5）：621-627.

4. 张杰，王娟，王婷，等. 经支气管镜治疗良性瘢痕增生性气道狭窄方法的比较. 中华结核和呼吸杂志，2011，34（5）：334-338.

（王　辉　张　楠）

病例 10 气管插管后气管狭窄（中央型气道 I 区，激光 + 球囊扩张）

病历摘要

基本信息

患者男性，69 岁。

主诉：咳嗽、气急 3 个月。

现病史：患者于 3 个月前曾有胸部外伤及多次气管插管病史。后有咳嗽、咳痰，量可，不易咳出，伴气急喘息。患者于 2016 年 10 月 31 日就诊于当地医院，胸部影像学检查提示两肺炎症，左侧少量气胸，左侧胸腔积液，胸段气管于胸骨柄上缘水平气管环破碎伴软组织增厚，管腔狭窄。予抗感染、平喘治疗，未见明显好转，遂于 2016 年 11 月 16 日全麻下行气管镜下激光切除瘢痕，并行球囊扩张，术后患者咳嗽较前好转，有痰，白色黏液，较少，不易咳出，出院后症状未见明显缓解。后于 2016 年 11 月 29 日和 2016 年 12 月 23 日分别于本院行气管镜下激光切除瘢痕，并行球囊扩张术，术后患者症状有所缓解出院，近 1 周来患者自觉咳嗽症状明显加重，有痰，无法咳出，伴气急且喘息明显。现为进一步诊治，拟"气管瘢痕狭窄"入院。病程中，无发热，无咯血，无夜间阵发性呼吸困难，无盗汗，无寒战，无鼻塞，无流涕。

发病以来，精神可，食欲、睡眠欠佳，二便如常，无明显体重增减。

既往史：10 年前阑尾切除术；10 年前因外伤左踝关节及胸椎骨折，行外固定术；2 个月前因车祸后某医院右股骨切开复位内固定术及右膝关节置换术；输血 2 次；否认其他病史。

个人史：否认吸烟、喝酒，无其他特殊。

婚育史、家族史：无特殊。

体格检查

入院后查体：气促评分 3 分。神志清，精神可，血压 122/77 mmHg，巩膜、皮肤无黄染，无淋巴结肿大，两肺呼吸音粗，左肺闻及干啰音，右下肺可闻及少量湿啰音。心率 140 次 / 分，各瓣膜未闻及病理性杂音，腹软，无压痛及反跳痛，双下肢不肿，病理征（－）。

辅助检查

入院暂缺。

初步诊断

气管（Ⅰ区）狭窄（瘢痕狭窄）。

确定诊断

气管（Ⅰ区）狭窄（瘢痕狭窄）。

鉴别诊断

患者诊断明确，无须鉴别。

治疗

治疗原则：解除气道阻塞、通畅气道、改善症状，止咳、化痰、解痉、抗感染。

2017年1月11日入院完善检查行支气管镜下介入治疗：气管镜进入见距声门下2 cm（Ⅰ区）气管狭窄（图10-1），狭窄处管径约5 mm，于该处激光切除瘢痕，并行球囊（型号：5031）扩张（2个大气压、2.5个大气压、3个大气压各1分钟），管口扩至10 mm大小，并于狭窄口行激光、冷凝治疗。左右侧支气管管腔通畅，黏膜光滑，未见新生物，未见出血。

结论：声门下2 cm气管狭窄，行激光、冷凝治疗。

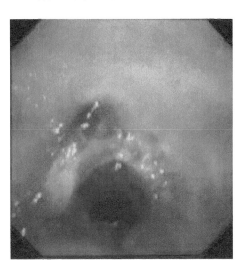

图10-1　气管镜下表现：声门下2 cm气管狭窄，瘢痕增生

复诊

2017 年 2 月 11 日胸部 CT：两侧肺纹理增重、紊乱，左肺上叶舌段、右肺中叶及两肺下叶见散在渗出模糊影，以右肺下叶前基底段为著，见斑片实变影，边界不清；颈段气管局限狭窄，管腔直径约 0.4 cm；诸支气管通畅，两肺门不大；纵隔区内未见明显占位性病灶及肿大淋巴结；两侧胸腔内无异常。结论：两肺散在炎症；颈段气管局限狭窄。

病例分析

引起气道良性狭窄的原因有很多，如气管支气管结核、肺移植或袖状切除术后、气管内插管、异物、创伤等。国内报道支气管结核为最常见原因。支气管镜下介入治疗良性气道狭窄方法有很多，包括 Nd：YAG 激光切割、高频电切割及电凝、氩等离子体凝固、球囊扩张气道成形术、支架置入、外科手术切除狭窄段支气管。外科手术风险高、难度大，难以在临床上广泛开展。Nd：YAG 激光技术操作要求高，病变累及气道范围越小，其疗效越好，且易穿孔。球囊扩张始于 20 世纪 90 年代，90 年代中期逐渐被人们所接受并广泛用于临床。近期疗效可达 100%，远期疗效 80% ~ 90%。

本例患者为创伤引起的支气管狭窄，对于狭窄是由于瘢痕组织过度增生的，需要配合高频电凝、激光等治疗后再行扩张。气管、支气管软化者多不能获得持久疗效，可根据狭窄部位、狭窄范围、程度，选择支架置入。

通过我们的临床实践，此项操作成功的关键是：①选择好病例及适应证，选择长度及直径合适的球囊；②压力及时间控制；③直视下监控；④合理处理并发症；⑤术后严密观察。此项操作具备如下优点：①大多数可在局部麻醉下完成，易于被患者接受；②操作简便，创伤小、并发症少，相对安全性大；③所需设备为各种球囊和枪泵，成本低，医疗费用低，便于临床广泛开展。

病例点评

（1）近端良性气道（气管、支气管）狭窄是长期困扰呼吸内科和胸外科医师的一大临床难题，传统的手术治疗方法常由于其创伤程度大、围手术期并发症多及术后功能恢复时间长等原因，使其临床应用受到了很大限制。

（2）对于狭窄较为明显的患者若不进行及时、有效的针对性治疗，患者也经常会因气道的阻塞、分泌物排出不畅而反复产生肺部感染、活动后胸闷、气急、呼吸困难，甚至部分肺功能丧失的痛苦。目前对良性气道狭窄的患者进行治疗，往往能收到良好的效果。

（3）球囊扩张气道成形术的适应证主要包括各种良性气道狭窄和部分恶性气道狭窄。在我国由于肺结核患病率较高，由内膜结核引起的气管支气管瘢痕增生性狭窄占各种原因的首位；近年来，由于吸烟、环境污染、不良生活方式等各种原因导致肺部肿瘤的发病率越来越高，肺部肿瘤也逐渐成为气道狭窄的重要病因。

（4）支气管镜下球囊扩张术安全、见效快，可作为各种病变所致的良性瘢痕性中心气道狭窄的首选治疗。

参考文献

1. 李王平，潘蕾，傅恩清，等.315例瘢痕狭窄型支气管结核的临床分析.中华肺部疾病杂志（电子版），2016，1：5-9.

2. 李王平，金发光，傅恩清，等.支气管球囊扩张术治疗支气管结核气道狭窄的疗效.中华肺部疾病杂志（电子版），2015，8（3）：14-18.

（谢栓栓　张国良　宋小莲）

病例 11　气管切开后气管狭窄（气管Ⅰ区，硅酮支架置入＋取出，冷冻＋球囊扩张）

基本信息

患者男性，71 岁。

主诉：气管插管后 8 个月，气促 6 个月。

患者于 8 个月前因脑梗死昏迷出现肺部感染，呼吸衰竭在当地医院予以多种抗生素（抗生素最高升级至泰能加利奈坐胺），并给予气管插管人工机械通气治疗，气管插管 1 周后进行气管切开，共进行治疗半个月病情逐渐好转，后撤机并拔管。拔管 60 天后逐渐出现气喘、胸闷、呼吸困难。在当地医院气管镜检查见气管上端近声门处肉芽组织增生伴气管狭窄。于 4 个月前在气管上段置入硅酮支架。术后患者胸闷症状改善。于入院前 10 天再次出现胸闷、呼吸困难症状，在当地医院支气管镜检查见支架内黏稠分泌物，支架上下缘见肉芽组织增生，使气管狭窄。患者呼吸衰竭状态再次行气管插管由救护车转来本院治疗。

体格检查

体温 36.5 ℃，脉搏 81 次 / 分，呼吸 20 次 / 分，血压 160/65 mmHg。

神志清楚，精神萎靡，全身皮肤、黏膜无出血点、无黄染，双侧瞳孔等大等圆、对光反射良好。口唇无发绀，口腔可见气管插管（未接机械通气），颈静脉无怒张。双侧胸廓呈桶状，肋间隙增宽，两肺叩诊呈过清音，两肺呼吸音低，未闻及干、湿啰音。心前区无隆起，心界不大，心率 81 次 / 分，律齐，各瓣膜听诊区未闻及病理性杂音。腹软，无压痛，肝脾肋下未触及。脊柱四肢无畸形，活动不受限，双下肢无水肿。

辅助检查

胸部 CT：①慢性支气管炎伴肺部感染，肺气肿；②气管支架置入术后，气管支架上端声门裂及声门下狭窄，伴黏膜增厚，支气管壁环形增厚。

血气分析：pH 7.43，PaO_2 86 mmHg，$PaCO_2$ 51 mmHg。

入院诊断

气管狭窄（瘢痕＋肉芽），气管切开后，气管支架置入术后，双侧肺炎，慢性阻塞性肺疾病急性加重期（acute exacerbation of COPD，AECOPD），脑梗死后，高血压病。

确定诊断

气管狭窄（瘢痕＋肉芽），气管切开后，气管支架置入术后再狭窄，双侧肺炎，AECOPD，脑梗死后，高血压病。

鉴别诊断

诊断上尚需与以下疾病鉴别。

（1）恶性肿瘤所致的气管狭窄，气管恶性肿瘤气管镜下可见肿瘤恶性生长黏膜浸润样改变，活检病理检查可以明确诊断。

（2）气管结核有结核中毒症状如低热、盗汗，胸部 X 线检查肺部大多能发现病灶，气管镜下亦可见充血糜烂坏死肉芽组织增生及瘢痕狭窄，痰中或灌洗液中找见抗酸杆菌及结核性肉芽肿的病理均可确诊。

（3）其他少见良性气管狭窄，如气管淀粉样变、气管骨化症等，气管镜下有比较特征性的改变、鉴别诊断不难。

治疗

治疗原则：改善气道狭窄，通畅气道。

患者于 2017 年 1 月 6 日转入本院 ICU，予头孢噻肟舒巴坦抗感染治疗并应用激素（甲泼尼龙）、多索茶碱、雾化吸入等治疗呼吸衰竭，纠正呼吸衰竭后拔除气管插管。2017 年 1 月 8 日支气管镜检查：见声门下方气管 I 区硅酮支架上、下缘肉芽组织增生致支气管狭窄、声门水肿。于 2017 年 1 月 15 日全麻下行经硬镜硅酮支架取出术（图 11-1、图 11-2）。

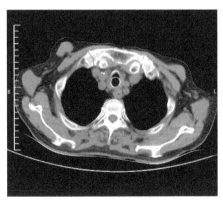 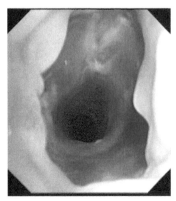

图 11-1　胸部 CT：气管 I 区硅酮支架　　图 11-2　支气管镜：气管 I 区硅酮支架上缘肉芽组织增生

术后 1 周检查见气管上段（气管 I 区）瘢痕组织伴轻度狭窄，气管无塌陷管壁增厚水肿（图 11-3、图 11-4）。

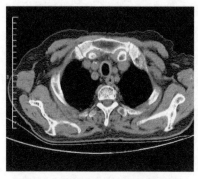 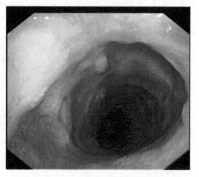

图 11-3　取出支架 1 周后复查　图 11-4　取出支架 1 周后复查支气管镜，
CT，气管无塌陷，管壁增厚水肿　　　气管 I 区轻度狭窄，见瘢痕组织

复诊

2017 年 4 月 7 日胸部 CT 检查：来本院复查支气管镜见气管 I 区距声门 15 mm 气管扭曲伴环状狭窄，局部见瘢痕组织，狭窄直径约 8 mm（图 11-5）。予针型电刀放射状切开狭窄段，球囊扩张导管（JHY-BD-12-40-90-A）扩张（4 bar×60 s，4 bar×60 s，5 bar×60 s）三次。狭窄处环形冷冻治疗，患者未再发生呼吸困难症状，电话回访半年正常生活不受限。

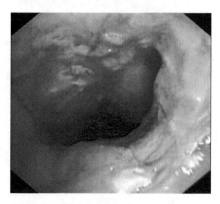

图 11-5　支架取出 3 个月后复查支气管镜，气管 I 区环形狭窄伴瘢痕组织

病例分析

随着呼吸危重症的发展，气管插管 / 切开等抢救技术的普及，临床上气道良性狭窄有日益增多的趋势，研究显示气管插管 / 切开是良性气道狭窄的最常见原因。对于气道良性狭窄的处理目前主要有以下几种方法。

（1）气管内支架置入术是治疗气道狭窄最重要的方法，应用最广泛。主要分为金属支架和非金属支架。

1）金属支架又分为裸支架和覆膜支架。裸支架由于可刺激肉芽组织增生、支架移位、支架断裂，且绝大多数支架取出过程非常困难而被禁用于良性气道狭窄。覆膜支架虽然管壁内不会出现肉芽组织生长，但容易出现分泌物排出不畅，在支架的上下缘会出现摩擦致使肉芽组织增生逐渐出现气管再次狭窄、气管出血、瘘口等症状，使接下来的处理更加复杂和棘手。在介入治疗领域就有"放易取难"的说法。

2）非金属支架主要是硅酮支架，作用与金属覆膜支架类似，对于肉芽组织的刺激作用更小，能够随时取出，但需要在硬镜下进行，对手术者的要求更高。

（2）热消融治疗。热消融容易刺激肉芽组织增生，使良性狭窄愈加严重。消融的范围愈小愈好。一般上来说应用针型电刀激光等切开牵拉的纤维条索或瘢痕组织，然后再施以球囊扩张、冷冻等治疗。

（3）球囊扩张成形术。球囊扩张的近期疗效可以很好，而要获得远期疗效需要反复扩张治疗，至于需要扩张的次数目前还没有统计数据，临床上一般至少扩张 4 次以上。球囊扩张成形术是一种安全、简单、快速有效、可重复的治疗方法，目前多与热消融治疗针型电刀、激光、冷冻等介入治疗方法配合使用。球囊扩张成形术的主要并发症是气道撕裂，在实施球囊扩张过程中缓慢增加压力，多次扩张逐渐增加球囊直径可减少撕裂的风险。

（4）冷冻治疗。在良性气道狭窄中主要以冻融为主，可导致冷冻区细胞的结构破坏、缺血和坏死，控制肉芽组织增生，避免瘢痕纤维组织增生，减轻或延缓气道再狭窄的发生。

对于在良性气道狭窄放置支架后何时取出的问题，有两个方面的考虑：一是出现严重并发症如大咯血、重症感染、支架移位阻塞气道等危及患者生命，此时必须取出支架选择非支架置入的方法。二是气管再塑成型，取出支架后气管不再塌陷。这种情况的估计比较难，临床上目前没有指南和专家共识，一般是以影像学上支架与气管之间的空隙大小作为评判标准，两者之间有较大的空隙，说明气管有较强的支撑力取出后气管塌陷的机会就小，反之就大。目前临床治疗恶性气道狭窄放置的时间至少 3 个月以上。

具体到这个患者以上两个方面的考虑都有，首先这个患者出现了严重的并发症，肉芽组织在支架上下缘增生致气管狭窄，分泌物不能排出，出现呼吸衰竭需要气管插管机械通气，必须及时取出支架，减少支架异物对气道的刺激从而根本上减少产生肉芽组织增生的原因。其次是胸部 CT 发现支架和气管之间有间隙（图 11-1），估计气道已经有一定的支撑力，取出支架以后不会有气道塌陷的情况发生。即使取出支架后仍有气道狭窄，可以应用球囊扩张、针型电刀、冷冻等方法进行治疗，等待气管再塑成型。

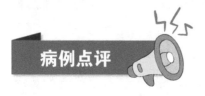

病例点评

在良性气道狭窄特别是气管插管/切开和结核所导致的气道狭窄，目前短期内最行之有效的治疗方法是球囊扩张成形术。球囊扩张成形术联合热消融冷冻等多种技术在多次治疗效果不佳的情况下，方可进行放置支架。放置支架时就要考虑取出的问题，如果没有取支架的设备和技术就不要尝试在良性气道狭窄中放置支架。放置支架以非金属支架（硅酮）为主，杜绝放置金属裸支架。

参考文献

1. 王洪武. 复杂疾病呼吸内镜介入治疗——临床思维及实例分析. 北京：科学出版社，2017：7-8.

2. 苏栓泉，魏晓群，钟长镐，等. 良性气管狭窄 158 例病因及介入治疗疗效分析. 中华结核和呼吸杂志，2013，36（9）：651-654.

3. FORTIN M，MACEACHERN P，Hergott C A，et al. Self-expandable metallic stents in nonmalignant large airway disease. Can Respir J，2015，22（4）：235-236.

4. 阿曼·恩斯特，菲力克斯 J F 赫斯. 介入呼吸病学理论与实践. 李强，译. 天津：天津科技翻译出版有限公司，2017：344-347.

5. 王洪武. 严格掌握气管支架适应症，及时处理并发症. 中华结核和呼吸杂志，2014，3（3）：37.

（朱　颖　杨　健）

病例 12　气管切开后气管狭窄（中央型气道Ⅰ区，电针切割 +CO₂ 冷冻 + 药物注射）

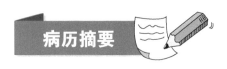

病历摘要

基本信息

患者女性，25 岁。

主诉：主因"气管切开术后 3 个月，呼吸困难 1 月余。"于 2017 年 12 月 4 日入住本院。

现病史：患者于 3 个月前（2017 年 9 月）乘车时车辆发生侧翻致头部及全身多处外伤，诊断为：创伤性休克、创伤性凝血病、脑疝形成、硬膜下血肿、硬膜外血肿、脑挫裂伤、蛛网膜下隙出血、颅骨骨折、双肺创伤性湿肺、右侧气胸、胸 12、腰 1 ~ 腰 2 椎体骨折，皮肤软组织裂伤。于 2017 年 11 月 3 日行气管切开术，给予去骨瓣减压硬膜外血肿清除术，术后脱水、利尿、化痰、抗感染、营养脑细胞、止血等治疗后，患者症状好转，于 1 个月余前拔除气切套管，拔除后患者出现气促，活动后加重，伴咳嗽、咳少量白痰，无发热，外院行胸部 CT（图 12-1）示气管上段狭窄，喉镜未见异常，就诊于本院。

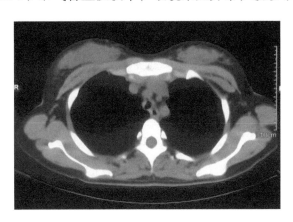

图 12-1　胸部 CT 表现气管上段狭窄，管壁增厚

既往史：左下肢输液致静脉炎，现左下肢可见直径 10 cm × 20 cm 破损。否认高血压、糖尿病、冠心病、慢性肾病等疾病，否认肝炎、结核病史，有输血史，否认食物、药物过敏史。

个人史：生于原籍，久居本地，未到过疫区及牧区，无烟酒嗜好。

家族史：无特殊。

体格检查

体温 36.5 ℃，脉搏 70 次 / 分，呼吸 20 次 / 分，血压 140/90 mmHg，气促评分 3 分，神志清，自动体位，双肺呼吸音清，未闻及干、湿啰音，未闻及胸膜摩擦音。心律齐，心音正常，无心音亢进、分裂。各瓣膜区未闻及杂音和心包摩擦音。腹软，无压痛及反跳痛，双下肢无水肿。左下肢可见直径 10 cm×20 cm 破损，表面结痂，局部有渗液。

辅助检查

2017 年 12 月 1 日外院颈部 + 胸部 CT：气管中段狭窄，长度约 1 cm，狭窄处管腔直径约 8 mm（正常管径约 1.5 cm）。

初步诊断

气管狭窄，气管切开术后，肺炎。

确定诊断

中央型气道 I 区狭窄（瘢痕型），气管切开术后，肺炎。

鉴别诊断

（1）气管肿瘤：青年患者无咯血病史，外院胸部 CT 未见明显占位，气管镜未见肿瘤表现，可进一步行气管镜检查明确气道病变，必要时行活检。

（2）气管淀粉样变：本病为良性增生性病变，气管黏膜弥漫增生，呈铺路石样改变，病理可见淀粉样变性、PAS 染色阳性等。与本例特点不符。

（3）复发性多软骨炎：患者无系统性软骨软化表现，胸部 CT 及支气管镜未见软骨环消失表现，与本病不符。

治疗

入院后完善检查，未见明显手术禁忌证，于 2017 年 12 月 6 日行气管镜检查，可见中央型气道 I 区狭窄约 80%（图 12-2A），镜身（外径 6.2 mm）不能通过，予电针放射状多点切割瘢痕（图 12-2B）、切除肉芽组织、硬镜扩张、地塞米松 10 mg 予切口处多点注射，后予 CO_2 多点冻融治疗，经上述治疗后管腔狭窄约 40%（图 12-2C），中央型气道 II、III 区管腔通畅，黏膜光滑，隆突锐利，左右主支气管及分支各叶段支气管管腔通畅，黏膜光滑，未见新生物，术中、术后无活动性出血。患者狭窄段 < 4 cm，可选择手术治疗，向患者家属告知手术可能性及风险，家属表示继续气管镜下治疗，不行外科手术治疗。

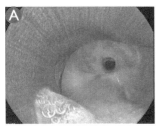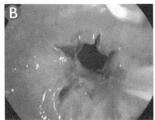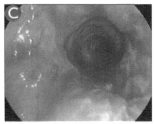

A：中央型气道Ⅰ区狭窄约80%；B：中央型气道Ⅰ区电针放射状切开；C：中央型气道Ⅰ区球囊扩张后狭窄40%。

图 12-2　支气管镜下表现

于 2017 年 12 月 11 日复查气管镜：中央型气道Ⅰ区狭窄约 50%，局部可见少许肉芽组织增生，镜身（外径 6.2 mm）可通过，予活检钳钳取肉芽组织，于狭窄处球囊扩张（型号：12-15 mm，6 bar × 60 s，1 次），CO_2 多点冻融治疗，地塞米松 10 mg 多点黏膜下注射，经上述治疗后管腔狭窄约 30%。2018 年 2 月 6 日复查胸部 CT（图 12-3）可见原狭窄段管腔较前扩宽。

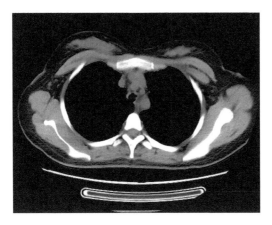

图 12-3　治疗后胸部 CT 显示气管上段较前扩宽

病例分析

良性气管狭窄病变长度＜ 4 cm 者可选择外科手术切除狭窄段，行端端吻合术，但外科手术难度大，且存在术后吻合口再狭窄的可能，且家属拒绝行外科手术治疗，故选择气管镜下治疗扩宽气道。气管镜下治疗主要包括：球囊扩张、CO_2 冷冻、硬镜铲切、激光、电切针电切、内支架等。

病例点评

　　患者瘢痕明显，先给予电切针切割去除部分瘢痕组织，再结合球囊扩张、CO_2冷冻冻融治疗，黏膜下还可注射曲安奈德抑制瘢痕形成，此例患者注射地塞米松也达到良好效果。

（高永平　周云芝）

病例 13　气管切开后气管狭窄（中央型气道Ⅰ区，球囊扩张＋冷冻）

病历摘要

基本信息

患者男性，45 岁。

主诉：车祸气管插管及气管切开后一年半，喘憋 3 个月。

现病史：患者 2016 年 7 月因车祸发生多发伤，术后气管插管、呼吸机辅助呼吸，10 天后拔管脱机。2016 年 8 月无明显诱因出现胸闷、气短，床上轻微活动后症状加重，休息后可缓解，就诊于当地医院，行气管镜示大气道瘢痕狭窄，气管镜不能通过，行气管切开，喘憋明显减轻，2016 年 9 月行气管镜检查示气管套管上方管腔闭塞，镜身无法通过，经气管套管进镜，可见双侧各级支气管管腔通畅，未见新生物。为进一步治疗于 2016 年 10 月来本院。

既往史：既往体健。

个人史：无特殊。

婚育史：已婚，爱人体健。

家族史：父母体健。否认家族早发性心脑血管疾病病史，否认家族遗传病史。

体格检查

KPS 评分 70 分，气促评分 1 分，颈部可见气切套管。双肺呼吸音粗，未闻及干、湿啰音，未闻及胸膜摩擦音。心音清，心率 78 次/分，律齐，各瓣膜听诊区未闻及病理性杂音，腹软、无压痛、反跳痛及肌紧张，肠鸣音正常。双下肢无水肿。

初步诊断

气管狭窄（Ⅰ区），气管插管及气管切开后，双下肢截肢术后。

鉴别诊断

患者外院气管镜检查提示声门下气管切开上方，气管Ⅰ区管腔狭窄。此诊断明确，无须鉴别。

治疗

治疗原则：尽量恢复气管通畅，拔除气切套管，改善生活质量。

2016 年 11 月 5 日气管镜：全麻下经口进镜，会厌、声门结构正常。气管 Ⅰ区管腔呈锥形狭窄约 90%（图 13-1A），气管镜不能通过。给予球囊扩张 2 次（型号：直径 40 mm，6 bar×60 s）。治疗后管腔明显增宽，气管镜顺利通过狭窄段。气管套管上方黏膜肉芽组织增生，予 CO_2 冷冻冻取肉芽组织并予局部冻融治疗。治疗后气管 Ⅰ区狭窄约 30%（图 13-1B）。气管镜可见气管套管远端气管及双侧主支气管及各叶段支气管通畅。

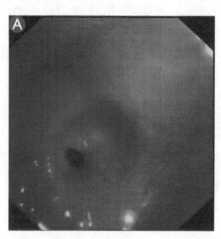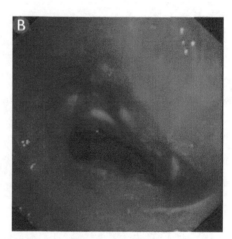

A：气管Ⅰ区管腔狭窄 90%；B：气管Ⅰ区球囊扩张治疗后管腔较前明显扩宽。

图 13-1　支气管镜下表现

术后患者封堵气切套管无明显气短，可正常发声。给予堵管训练。

多次予支气管镜下球囊扩张＋冷冻治疗，1 次 / 周 ×7 次，气管镜检查提示病变较稳定，于 2016 年 11 月 20 日拔除气管套管，仍每周行气管镜下球囊扩张联合 CO_2 冷冻冻融治疗。自 2016 年 12 月 23 日改为 1 次 /2 周 ×3 次，患者无明显气短。

2017 年 2 月 9 日气管镜检查提示气管 Ⅰ区狭窄约 60%（图 13-2），行支气管镜下球囊扩张及 CO_2 冷冻治疗，术后狭窄约 20%。

2017 年 5 月 13 日复查气管镜提示气管 Ⅰ区狭窄约 30%。

2018 年 5 月 24 日气管镜检查提示气管 Ⅰ区狭窄约 30%（图 13-3）。患者无气短症状。KPS 评分 90 分，气促评分 0 级。

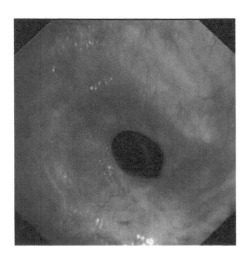

图 13-2　气管 I 区狭窄约 60%（2017 年 2 月 9 日）

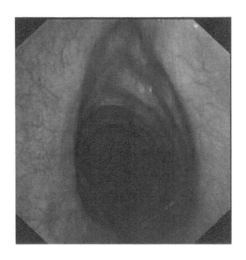

图 13-3　气管 I 区狭窄约 30%（2018 年 5 月 24 日）

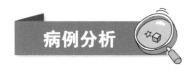

气管插管、气管切开后气管狭窄多发生于气管切开后数周至数月，狭窄类型多为瘢痕型、肉芽组织增生型或混合型，如软骨损伤严重者可表现为气管塌陷。外科手术治疗是良性气道狭窄的经典治疗，目前很多患者因顾虑术后再狭窄、手术创伤等问题拒绝外科手术治疗。近年随着呼吸介入技术的发展，经支气管镜治疗中央型气道狭窄的疗效和安全性已得到普遍的肯定。

本患者为瘢痕型气管狭窄，多采用球囊扩张联合 CO_2 冷冻冻融治疗，尽量避免使用氩气刀，避免局部刺激肉芽组织增生，另可采用内支架等气管镜介入治疗方法。如病变反复、不易控制，则可考虑外科手术治疗。

对于内镜治疗方案的选择，目前没有明确标准，可根据狭窄长度、管腔直径、软骨环是否受累等进行选择。病变长度及是否为环周病变是影响内镜疗效的因素。一般认为病变长度 < 3 cm 的患者内镜治疗成功率约 96%，但长度 > 3 cm 的病变，内镜治疗成功率降至 20%。内镜治疗效果不佳者，如条件允许建议行外科手术治疗。

病例点评

（1）肉芽组织增生和气管软骨破坏塌陷是插管后气管狭窄的两个重要因素。插管后气管狭窄主要危险因素是插管套囊压力、插管时间、导管型号大小等。本例主要是气管切开，需分析原因。

（2）呼吸内镜介入治疗方法可选择：球囊扩张联合 CO_2 冷冻，另可选择硅酮支架置入术，对狭窄部位高的病变，可行 T 形硅胶管置入术治疗扩宽气道。2005 年美国 FDA 提出在良性气道狭窄中，金属支架置入只能在应用其他治疗方法无效后才能选择，不推荐其作为过渡性治疗手段。

参考文献

1. 李冬妹，王洪武. 中央型气道良性狭窄的狭窄类型分析及气管镜介入治疗. 国际呼吸杂志，2013，33（22）：1700-1703.

2. 李时悦，苏柱泉. 插管后气管狭窄的危险因素及其处理. 中华结核和呼吸杂志，2014，37（8）：561-562.

3. ONO S，MAEDA K，BABA K，et al. Balloon tracheoplasty as initial treatment for neonates with symptomatic congenital tracheal stenosis. Pediatric Surgery International，2014，30（9）：957-960.

（李冬妹　张　楠）

病例 14　气管切开后气管狭窄（中央型气道Ⅰ区，高频电刀＋球囊扩张＋硬质镜扩张＋CO_2 冷冻＋药物注射）

病历摘要

基本信息

患者男性，44 岁。

主诉：外伤半年，气促加重半个月。

现病史：患者半年前受外伤后导致"脑出血、锁骨骨折、多发肋骨骨折、多发腰椎骨折、右上肢骨折、左下肢骨折"，给予气管切开、右上肢骨折内固定、左下肢骨折内固定等治疗，遗留意识恍惚、四肢肌力下降等，生活不能自理，一直卧床。2 个月前已拔管，气切处愈合。半个月前患者逐渐出现气促，呈进行性加重。伴咳嗽，无明显咳痰，无痰中带血，无胸痛、心悸。2018 年 4 月 7 日于外院完善胸部 CT 检查提示两侧胸廓不对称，右肺体积略小，较前未见明显变化；左肺下叶炎性纤维化较前未见明显变化；两侧胸膜肥厚，粘连、钙化较前未见明显变化；两肺下叶感染较前略吸收；右腋窝结构紊乱，密度欠均匀，较前略缓解；甲状腺左叶及邻近软组织密度不均匀；甲状腺左叶形态不规整，邻近气管变窄。2018 年 4 月 10 日行电子支气管镜示：主气管Ⅰ区狭窄。气管切开处气管壁病理示：肉芽组织，伴急、慢性炎症反应。为进一步诊疗，于 2018 年 4 月 27 日入笔者所在医院。

既往史：否认其他病史。

个人史：吸烟史 20 年，5 ~ 10 支 / 日，戒烟半年，偶尔饮酒，无其他特殊。

婚育史：无特殊。

家族史：患者父母健在，父亲患"高血压病"，否认家族肿瘤病史。

体格检查

入院后查体：KPS 评分 70 分，气促评分 3 分。神志清楚，查体欠配合。颈部、右上肢、左下肢可见手术瘢痕。双肺呼吸音低，未闻及干、湿啰音。心律齐，未闻及病理性杂音。左侧肢体肌力Ⅳ级，右侧肢体肌力Ⅲ级，肌张力未见明显异常。

辅助检查

2018 年 4 月 7 日胸部 CT：两侧胸廓不对称，右肺体积略小，较前未见明显变化；左肺下叶炎性纤维化较前未见明显变化；两侧胸膜肥厚，粘连、钙化较前未见明显变化；两肺下叶感染较前略吸收；右腋窝结构紊乱，密度欠均匀，较前略缓解；甲状腺左叶及邻近软组织密度不均匀；甲状腺左叶形态不规整，邻近气管变窄。

2018 年 4 月 10 日支气管镜示气管 I 区狭窄。气管切开处气管壁病理示肉芽组织，伴急、慢性炎症反应。

初步诊断

中央型气道 I 区狭窄（瘢痕 + 肉芽型），气管切开术后，脑出血后遗症，多发骨折，肺部感染。

确定诊断

中央型气道 I 区狭窄（瘢痕 + 肉芽型），气管切开术后，脑出血后遗症，多发骨折，肺部感染。

鉴别诊断

患者诊断明确，无须鉴别。

治疗

治疗原则：解除气道阻塞、通畅气道、改善症状。

患者 2018 年 4 月 27 日入住我科，因呼吸困难明显，紧急行胸部 CT（图 14-1）见中央型气道 I 区狭窄，遂紧急行支气管镜检查（图 14-2）：全麻下经口进软镜，会厌、声门结构正常。声门下 1.0 cm 气道 I 区管腔狭窄（瘢痕 + 肉芽），狭窄约 80%，镜身（外径 5.9 mm）不能通过，于狭窄部位予圈套器套取、CO_2 冻取肉芽组织，电针切割狭窄处瘢痕组织后，予球囊扩张（15 ~ 55 mm，3 bar × 60 s × 1 次，4 bar × 40 s × 1 次，6 bar × 60 s × 1 次），并于肉芽组织处给予 CO_2 多点冻融治疗，治疗后管腔狭窄约 60%，镜身（外径 5.9 mm）可挤过，中央型气道 II ~ III 区黏膜光滑，管腔通畅，隆突锐利。左右主支气管及分支各叶、段支气管管腔通畅，黏膜光滑，未见新生物。术中少量出血，术后无活动性出血。结论：中央型气道 I 区狭窄（瘢痕 + 肉芽型）球囊扩张，CO_2 冷冻、圈套器、电针。术后患者呼吸困难明显缓解，气促评分 0 分。

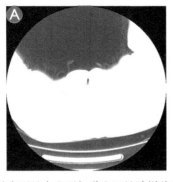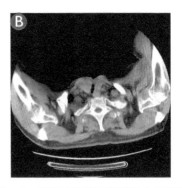

A：胸部 CT 肺窗可见中央型气道 I 区缝隙样狭窄；B：胸部 CT 纵隔窗可见中央型气道 I 区缝隙样狭窄。

图 14-1　胸部 CT

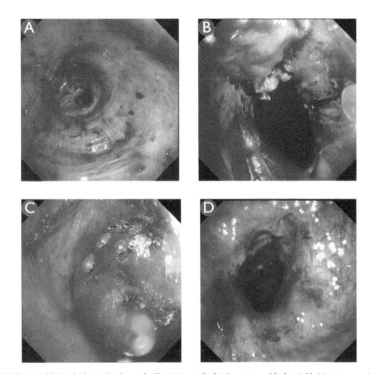

A：中央型气道 I 区管腔狭窄（瘢痕 + 肉芽型），狭窄约 80%，镜身（外径 5.9 mm）不能通过；
B：电切针放射状切开；C：球囊扩张治疗；D：中央型气道 I 区治疗后管腔狭窄约 60%，
镜身（外径 5.9 mm）可挤过。

图 14-2　支气管镜下表现（2018 年 4 月 27 日）

随后 2018 年 5 月 2 日，2018 年 5 月 8 日，2018 年 5 月 14 日及 2018 年 5 月 17 日患者行气管镜下治疗，使用电针切割、CO_2 冷冻、球囊扩张、曲安奈德药物注射等方法，最后一次 2018 年 5 月 27 日支气管镜（图 14-3）见声门下 1.0 cm 中央型气道 I 区管腔狭窄 40%（瘢痕 + 肉芽），镜身（外径 5.9 mm）顺利通过，

予 CO_2 多点冻融治疗后患者病情平稳出院。

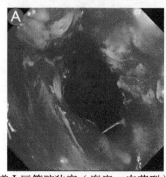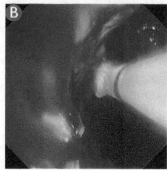

A：中央型气道Ⅰ区管腔狭窄（瘢痕+肉芽型），狭窄约40%，镜身（外径5.9 mm）顺利通过；
B：中央型气道Ⅰ区管腔狭窄环处 CO_2 多点冻融治疗。

图14-3　支气管镜下表现（2018年5月27日）

复诊

2018年6月20日患者因出现喉鸣及轻度呼吸困难再次返院治疗，2018年6月20日行支气管镜（图14-4）：全麻下经口进软镜，会厌、声门结构正常。声门下 1.0 cm 气道Ⅰ区管腔狭窄（瘢痕+肉芽），狭窄约80%，镜身（外径5.9 mm）可勉强通过，予球囊扩张（型号：15-55 mm，3 bar×60 s×1 次，5 bar×40 s×1 次），并于肉芽组织处给予 CO_2 多点冻融治疗，治疗后管腔狭窄约

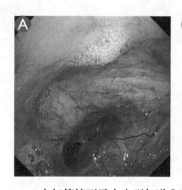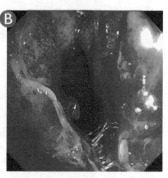

A：支气管镜下示中央型气道Ⅰ区管腔狭窄（瘢痕+肉芽型），狭窄约80%，镜身（外径5.9 mm）勉强通过；B：支气管镜示治疗后管腔狭窄约60%。

图14-4　支气管镜下表现（2018年6月20日）

60%，镜身（外径5.9 mm）可挤过。

随后患者于2018年6月22日（图14-5）再次行全麻下经口进硬镜，声门下 1.0 cm 中央型气道Ⅰ区管腔狭窄（瘢痕+肉芽），狭窄约60%，镜身（外径5.9 mm）可通过，给予硬镜扩张，予 CO_2 冻取增生瘢痕及肉芽组织，于狭窄处多点冻融，管腔明显增宽，狭窄约30%。于狭窄处黏膜注射曲安奈德 40 mg。隆突锐利，左右主支气管及分支各叶、段支气管管腔通畅，黏膜光滑，未见新

生物。术中少量出血，术后无活动性出血。随后患者病情平稳后出院。

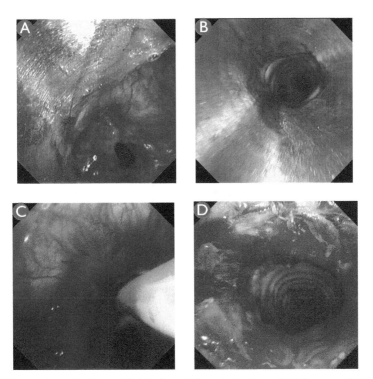

A：支气管镜下示中央型气道Ⅰ区管腔狭窄（瘢痕＋肉芽型），狭窄约60%，镜身（外径5.9 mm）可通过；B：支气管镜下示硬镜扩张；C：支气管镜下示药物注射曲安奈德；D：支气管镜下示治疗后管腔狭窄约30%。

图14-5　支气管镜下表现（2018年6月22日）

病例分析

本例患者存在明确气管切开病史，随后拔管后气切处愈合，考虑喘憋主要原因为气管切开所致气管狭窄。患者狭窄段距离声门较近，外科手术难度大，且存在术后吻合口再狭窄的可能，患者拒绝行手术治疗，故选择气管镜下治疗扩宽气道。气管镜下治疗主要包括：球囊扩张、硬质镜扩张、CO_2冷冻、硬镜铲切、激光、电切针电切、气道支架等。气道良性狭窄的首选治疗方法是气道扩张术包括球囊扩张及硬质镜扩张，随后在狭窄环处予多点CO_2冷冻治疗（削除炎症，改善胶原的合成，使瘢痕性成纤维细胞向正常的成纤维细胞分化）。其次，对于复杂性或难治性气道狭窄患者目前本院采用高频电刀行放射状切割、松解瘢痕，再行球囊扩张及CO_2冷冻，最后于瘢痕切割处行黏膜下曲安奈德药物注射治疗，部分患者获得了受益，再住院时间明显延长。因患者病变距离声门近，支架置入固定困难，支架移位的可能性大，且目前治疗方案疗效尚可，故未考虑气道支架置入。

病例点评

（1）气管切开后，切口愈合过程中，可导致肉芽组织增生、纤维组织增生和（或）气管塌陷而形成气管狭窄。如气切过程中损伤气道软骨环，CT可见软骨环成三角形（非正常C型），而气管镜下表现为瘢痕位于12点处附近，且该处瘢痕更厚、更易回缩，肉芽组织增生更明显，治疗更困难。

（2）瘢痕狭窄目前的介入治疗方法主要是通过机械扩张（活检钳、硬镜前端斜面及球囊）、热凝切（激光、电凝或氩气刀、电刀）及冷冻的方法将瘢痕切除。通常需要两种或两种以上的方法联合治疗，球囊扩张联合CO_2冷冻是最主要的治疗方法。

（3）球囊扩张操作简便、并发症少、可重复进行、效果良好。治疗的优势是治疗后无明显的狭窄段延长，有利于维持气道复张的疗效，是良性气管狭窄的首选手段之一。但应注意避免过度的气道撕裂伤，故应选择合适的球囊，从小压力逐渐增大。反复球囊扩张联合CO_2冷冻冻融使气道黏膜逐渐趋于稳定。

（4）由于局部组织不断增生、修复和瘢痕形成，极易发生再狭窄，因此需反复治疗。曲安奈德是合成的长效糖皮质激素，具有强而持久的抗感染和抗过敏作用，采用局部注射方法可使药物直接作用于靶部位。注射曲安奈德可一直局部肉芽组织增生及瘢痕形成，延迟再狭窄时间，延长临床稳定时间。笔者所在医院目前小样本病例研究发现，对部分难治性瘢痕采用电针切割及球囊扩张患者如联用曲安奈德局部治疗，疗效更好。

1. 苏柱泉，魏晓群，钟长镐，等 . 良性气管狭窄 158 例病因及介入治疗疗效分析 . 中华结核和呼吸杂志，2013，36（9）：651-654.

2. NANDAKUMAR R，JAGDISH C，PRATHIBHA C B，et al. Tracheal resection with end-to-end anastomosis for post-intubation cervical tracheal stenosis：study of 14 caes. J Laryngol Otol，2011，125（9）：958-961.

3. ZHANG J，WANG T，WANG J，et al. Effect of three interventional bronchoscopic methods on tracheal stenosis and the formation of ganulation tissuees in dogs. Chin Med J（Eng1），2010，123（5）：621-627.

4. 张杰，王娟，王婷，等 . 经支气管镜治疗良性瘢痕增生性气道狭窄方法的比较 . 中华结核和呼吸杂志，2011，34（5）：334-338.

5. 陈愉，李时悦 . 局部注射曲安奈德结合常规介入方法治疗难治性良性中央型气道狭窄的疗效和安全性研究 . 广州：2011 中华医学会呼吸病学年会，2011.

（王智娜　张　楠）

病例 15 气切后气管狭窄（中央型气道Ⅰ区，CO_2 冷冻 + 球囊扩张 + 圈套器）

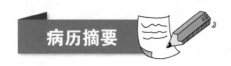

基本信息

患者女性，43 岁。

主诉：车祸致意识不清、气管切开 1 年余，发现气道狭窄 1 周。

现病史：患者 1 年余前（2016 年 10 月 3 日）骑电动车与汽车相撞后，头颅 CT 提示：蛛网膜下腔出血。于 2016 年 10 月 5 日气管切开，好转后于 2017 年 2 月 27 日转入笔者所在医院行康复治疗，1 周前，患者气管试堵管后气促明显，考虑为气道狭窄所致，遂予支气管镜检查提示气管上段肉芽生长堵塞管腔，气管下段少许肉芽生长，气管支气管少许分泌物蓄积予吸除。为求进一步诊治，于 2017 年 11 月 27 日转入笔者所在科室。病来神志如上述，留置鼻胃管，小便尿不湿外接，大便开塞露辅助，近期体重较前减轻，具体不详。

既往史：18 岁时机器伤及左手 4 ~ 5 指肌腱，曾于当地行肌腱缝合手术，遗留左手 4 指、5 指活动不利。

个人史：否认饮酒习惯，否认吸烟习惯。

婚育史：无特殊。

家族史：患者父母及兄弟姐妹无肿瘤病史，无与患者类似疾病者。

体格检查

入院后查体：KPS 评分 30 分，气促评分 1 分，PS 评分 1 分。脉搏 88 次 / 分，呼吸 23 次 / 分，血压 110/75 mmHg，体温 37.4 ℃，神志欠清，左侧瞳孔直径 4 mm 光反射消失，右侧瞳孔直径 3 mm 光反射迟钝，双眼可见水平眼震，口角右偏，伸舌不能配合，咽反射不配合，口唇无明显发绀，皮肤、巩膜无黄染，双侧锁骨上淋巴结未触及肿大，气管切开后，气管居中，双肺听诊呼吸音粗，未闻及干、湿啰音，未闻及哮鸣音，四肢肌力、深浅感觉检查不能配合，四肢腱反射对称，左侧巴氏征阳性。独自坐立不能。

辅助检查

2017 年 11 月 14 日支气管镜检查示经鼻入镜，见声带活动正常，气管Ⅰ区近声门（气管导管上方）可见肉芽生长，管腔堵塞80%（图15-1A）。从气管导管进镜，气管导管位置良好，气管Ⅲ区少许肉芽生长（图15-1B），管腔基本通畅，隆突锐利，搏动存在。余气管管腔通畅。

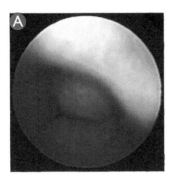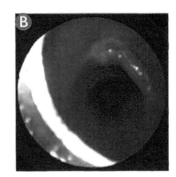

A：气管Ⅰ区近声门（气管导管上方）可见肉芽生长，管腔堵塞80%；B：气切管下方，气管Ⅲ区少许肉芽生长。

图 15-1　支气管镜下表现（1）

初步诊断

气管（Ⅰ区）狭窄（气管切开术后），颅脑外伤，心肺复苏术后，双侧偏瘫，缺氧缺血性脑病，中枢性面神经麻痹，骨折术后（右髋臼、耻骨、骨盆、右股骨头、股骨、左第五掌骨、右腓骨）尾骶部压疮。

确定诊断

气管（Ⅰ区）狭窄（气管切开术后），颅脑外伤，心肺复苏术后，双侧偏瘫，缺氧缺血性脑病，中枢性面神经麻痹，骨折术后（右髋臼、耻骨、骨盆、右股骨头、股骨、左第五掌骨、右腓骨）尾骶部压疮。

鉴别诊断

患者诊断明确，无须鉴别。

治疗

治疗原则：解除气道阻塞、抑制肉芽生长。

2017年12月6日行支气管镜介入治疗：静脉全麻下，拔除金属套管，从气切瘘口插入6.5 mm气管导管通气。经鼻入镜，通过声门，见气管Ⅰ区肉芽组织形成，几乎堵塞管腔（图15-2A），分别予针形电刀、电圈套器、冷冻切除大部分肉芽组织，并以异物钳取出，管腔扩大至15 mm以上，管腔通畅（图15-2 B）。沿气切管外周进镜，见气管中下段少许肉芽（图15-2C）。隆突黏膜肿胀增宽，左、右各级支气管黏膜肿胀、粗糙，腔内见分泌物，给予吸出。再次以冷冻治疗气切口上段，环形冷冻后予王氏穿刺针分点于狭窄部局部注射甲强龙针约 40 mg，并给予 15-16.5-18 mm CRE 球囊分级扩张。术中及术后患者生命体征稳定，术后予更换 8.0 mm 塑料气切套管。复苏后送回病房，继续观察病情。术后气促评分 1 分，KPS 评分 30 分。

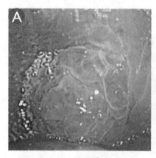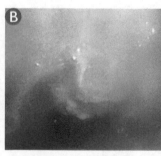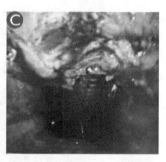

A：气管 I 区肉芽组织增生，几乎堵塞管腔；B：予针形电刀、电圈套器、冷冻切除大部分肉芽组织、并以异物钳取出，管腔扩大至 15 mm 以上，管腔通畅；C：气切管周围气管中下段少许肉芽。

图 15-2　支气管镜下表现（2）

复诊

2017 年 12 月 12 日复查支气管镜：经鼻入镜，气切管上方气管前壁见白色坏死物及肉芽生长，堵塞 50% 管腔（图 15-3A），给予钳夹及冷冻治疗后（图 15-3B），管腔较前明显通畅，仍有少量肉芽生长（图 15-3C）。后经气切管入镜，隆突锐利，搏动存在。更换气切套管为金属管，支气管镜观察气管中段（气切瘘口）少许肉芽生长，未见明显管腔狭窄等。术后气促评分 1 分，KPS 评分 30 分。

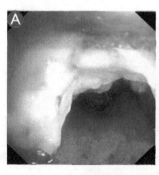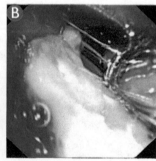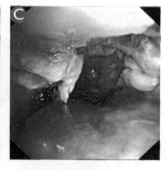

A：气管套管上方气管前壁见白色坏死物及肉芽生长，堵塞 50% 管腔；
B：钳夹及冷冻治疗；C：管腔较前明显通畅，仍有少量肉芽生长。

图 15-3　支气管镜下表现（3）

2017 年 12 月 26 日复查支气管镜：经鼻入镜，气切套管口上方，气管 I 区气管前壁见半球形肉芽组织增生，阻塞 40% 管腔（图 15-4A）。经气切套管入镜，套管下方气道基本通畅，少许肉芽生长（图 15-4B），黏膜粗糙、肿胀，较多分泌物，隆突锐利，搏动存在。

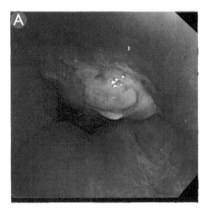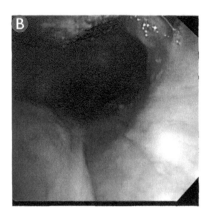

A：气管Ⅰ区，气管前壁见半球形肉芽组织增生，阻塞 40% 管腔；
B：气切套管入镜，气切管下方气管Ⅲ区基本通畅，少许肉芽生长。

图 15-4　支气管镜下表现（4）

2018 年 1 月 16 日复查支气管镜：经鼻入镜，气切套管口上方，气管Ⅰ区气管前壁见半球形肉芽组织增生，阻塞 50% 管腔（图 15-5A）。经气切套管入镜，套管下方气道基本通畅，少许肉芽生长（图 15-5B），黏膜粗糙、肿胀，较多分泌物，隆突锐利，搏动存在。

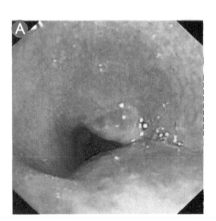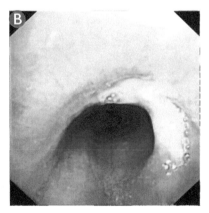

A：气管Ⅰ区气管前壁见半球形肉芽组织增生，阻塞 50% 管腔；
B：气切管下方气道基本通畅，气管Ⅲ区少许肉芽生长。

图 15-5　支气管镜下表现（5）

2018 年 3 月 20 日复查气管镜：经鼻入镜，气切套管口上方，气管Ⅰ区气管前壁见半球形肉芽组织增生，阻塞 70% 管腔（图 15-6A）。经气切套管入镜，气管Ⅲ区套管下方气道基本通畅，未见明显肉芽生长（图 15-6B），黏膜粗糙、肿胀，较多分泌物，隆突锐利，搏动存在。

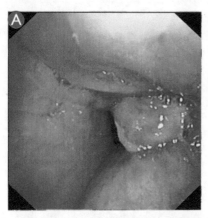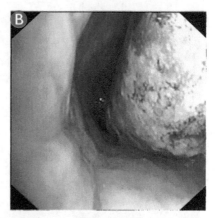

A：气切套管口上方，气管 I 区气管前壁见半球形肉芽组织增生，阻塞 70% 管腔；
B：套管下方气管 III 区气道基本通畅，未见明显肉芽生长。

图 15-6　支气管镜下表现（6）

2018 年 5 月 23 日气管镜下介入治疗：患者全麻下行气切导管通气，经导管入镜见气管下段通畅，未见明显新生物等。经鼻及声门入镜，见患者气管 I 区上段（气切导管上方）局部息肉生长，管腔约 70% 狭窄（图 15-7A），予冷冻探头、电圈套器及 APC 分别切除息肉（图 17-7B），并于局部黏膜注射甲强龙针 40 mg，术后患者气管 I 区明显通畅（图 15-7C）。

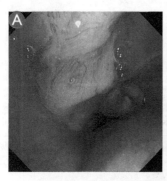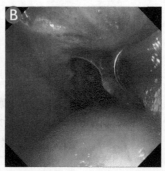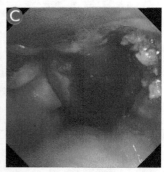

A：气管 I 区上段（气切导管上方）局部息肉生长，管腔约 70% 狭窄；B：冷冻探头、电圈套器
及 APC 分别切除息肉；C：术后患者气管 I 区明显通畅。

图 15-7　支气管镜下表现（7）

2018 年 5 月 29 日复查支气管镜：经鼻顺入气道，气管 I 区（套管上方）少许肉芽生长（图 15-8A），管腔基本通畅，气管套管位置良好，气管 III 区管腔通畅（图 15-8B），隆突锐利，搏动存在。

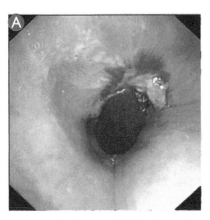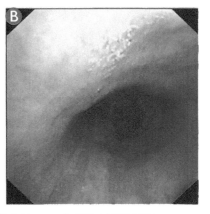

A：气管Ⅰ区（套管上方）少许肉芽生长；B：气管Ⅲ区管腔通畅。

图 15-8　支气管镜下表现（8）

根据复查气管镜下的情况，考虑患者目前仅少许肉芽生长，管腔通畅度达 80%。于 2018 年 6 月 1 日试堵管，患者生命体征平稳，氧合稳定，无明显胸闷气急。遂于 2018 年 6 月 3 日顺利拔除气切套管。

2018 年 6 月 29 日复查支气管镜：顺入气道，气管Ⅰ区管腔略狭窄，通畅度约 80%（图 15-9A），气管Ⅲ区少许肉芽生长（图 15-9B）。

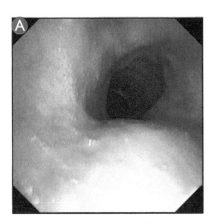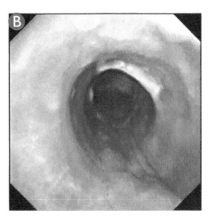

A：气管Ⅰ区管腔略狭窄，通畅度约 90%；B：气管Ⅲ区少许肉芽生长。

图 15-9　支气管镜下表现（9）

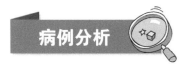

病例分析

良性中心气道狭窄是指气管、左右主支气管及有中间段支气管因各类良性病变引起的气道狭窄，可导致患者在临床上出现不同程度的呼吸困难甚至窒息死亡。因这类患者生存期较长，患者及家属期望值较高，近期、远期并发症难以接受，处理更为困难，更易出现远期并发症。良性气道狭窄病因国外最常见气管插管、气管切开术后；国内除上述病因外，最常见为结核。本例患者正是气切术后引起的气道狭窄。良性气道狭窄可以根据狭窄部位、狭窄类型、狭窄程度与长度进行多层次分类。本例患者气道属于气管内结构性狭窄，狭窄程度达到4级，狭窄长度达到2级。

　　良性中心性气道狭窄治疗可分为外科治疗和经支气管镜介入治疗。以往外科手术切除及手术重建是主要的治疗方式。现在随着介入肺脏病学的发展，球囊扩张、高频电刀、冷冻、支架等各种治疗方式综合应用成为支气管镜下良性中心性狭窄治疗的主要方式。选择何种治疗方式更合适，取决于患者气道狭窄的类型。本例患者属于结构性气管狭窄，以肉芽生长为主要方式，软骨结构存在，未存在塌陷等因素。故该例患者治疗成败，在于肉芽消融后肉芽生长是否能被抑制，管腔结构是否能稳定。对于该类患者可先试用各种介入治疗方法综合治疗，进而观察肉芽生长及管腔情况；如治疗效果不佳，再决定是否行支架置入。而这类患者支架以硅酮支架或可回收覆膜金属支架为主，同时需警惕长期并发症。除上述介入治疗外，局部应用药物可起到抑制瘢痕肉芽组织增生的作用，目前可选用药物包括糖皮质激素、丝裂霉素、曲尼斯特等。本例患者前后经过9次支气管镜检查，其中包括3次支气管镜下介入治疗，采用包括球囊扩张、冷冻、高频电刀等多种方法并配合局部甲强龙的使用，在未使用支架情况下，最终帮助患者成功拔除气切套管。

病例点评

　　本例患者为气切后肉芽组织增生导致气管狭窄。针对此种类型的良性气道狭窄，最大的困难是治疗后肉芽组织再生，再发气道狭窄。在镜下治疗中，热消融中的氩气刀、高频电刀可以快速削除肉芽组织，解除气道堵塞，但肉芽很容易再生，甚至造成更严重的堵塞狭窄。热消融中的电圈套切、针形电刀刺激肉芽组织增生作用小。冷消融中的冻融、冻切治疗具有抑制肉芽组织再生的作用。本例患者对于生长入气道内的肉芽采用针形电刀、电圈套切快速解除堵塞，病变基底部给予冷冻治疗，管壁黏膜给予激素注射，可以起到抑制肉芽再生的作用。该患者经治疗后，肉芽组织有再次增生情况，后面给予多次热、冷消融结合治疗，最终肉芽组织增生不是非常严重，成功解除气道梗阻，顺利拔管。结合此病例，总结如下。

（1）良性中心型气道狭窄，因患者生存时间长，患者及家属预期较高，是支气管镜介入治疗的难点。

（2）对于良性中心型气道狭窄患者需要根据不同狭窄类型决定治疗的方式。而采用的治疗一定是各种介入治疗方法一起的综合治疗。

（3）良性中心型气道狭窄治疗周期较长，患者及介入医师都需要必须保持耐心，本例患者经过 9 次气管镜，历时 7 个月余终于达到治疗目标。

参考文献

1. PLOJOUX J，LAROUMAGNE S，Vandemoortele T，et al. Management of benign dynamic "A-shape" tracheal stenosis：a retrospective study of 60 patients. Ann Thorac Surg，2015，99（2）：447-453.

2. 中华医学会呼吸病学会. 良性中心气道狭窄经支气管镜介入诊疗专家共识. 中华结核和呼吸杂志，2017，40（6）：408-418.

3. KLEISS I J，VERHAGEN A F，HONINGS J，et al. Tracheal surgery for benign tracheal stenosis：our experience in sixty three patients. Clin Otolaryngol，2013，38（4）：343-347.

4. DALAR L，KARASULU L，ABUL Y，et al. Bronchoscopic Treatment in the Management of benign tracheal stenosis：choices for simple and complex tracheal stenosis. Ann Thorac Surg，2016，101（4）：1310-1317.

5. PRASANNA KUMAR S，RAVIKUMAR A，Senthil K，et al. Role of Montgomery T-tube stent for laryngotracheal stenosis. Auris Nasus Larynx，2014，41（2）：195-200.

（邬盛昌　穆德广）

病例 16　气管切开后气管狭窄（中央型气道 II 区，球囊扩张 +CO₂ 冷冻）

 病历摘要

基本信息

患者男性，25 岁。

主诉：气管切开后 1 个月，间断气喘 1 周。

现病史：患者 1 个月前（2017 年 5 月 1 日）双上肢及颜面烧伤后行气管切开术，2017 年 5 月 15 日拔除气切套管，2017 年 5 月 24 日开始出现活动后气短，后气喘逐渐加重，稍动即喘，伴间断咳嗽、咳痰，白色黏痰，无咯血，无发热，无胸痛，就诊于北京某医院查胸 CT 示气管狭窄，气管镜提示声门下 5 cm 气管狭窄，肉芽组织增生，为行气管镜下治疗收入本院。患者自发病以来，神志清，精神、食欲可，大小便如常。

既往史：既往体健。无高血压、冠心病及糖尿病病史，否认肝炎、结核等传染病病史，无外伤手术史，无输血史，无药物过敏史。

个人史：生于原籍，久居当地，未到过疫区及牧区，无毒物接触史，吸烟史 10 年，平均 10 ~ 20 支 / 天，无饮酒史。

婚育史：已婚，育 2 女，配偶及 2 女均体健。

家族史：父母体健。否认家族中高血压、糖尿病及肿瘤等遗传相关病史。

体格检查

气促评分 3 分，神志清，精神可，颈部可见气管切开后瘢痕形成，胸廓无畸形，双肺呼吸音粗，可闻及散在哮鸣音，心律齐，各瓣膜听诊区未闻及杂音，腹软，无压痛，双下肢无水肿。

辅助检查

2017 年 5 月 31 日胸部 CT 示气管狭窄。气管镜提示声门下 5 cm 气管狭窄，肉芽组织增生。

入院诊断

气管 II 区狭窄，气管切开后，II 度烧伤，肺部感染。

确定诊断

气管Ⅱ区狭窄，气管切开后，Ⅱ度烧伤，肺部感染。

鉴别诊断

（1）支气管内膜结核：患者常有顽固性咳嗽、咳痰，偶有午后低热、盗汗等结核中毒症状，PPD试验可以帮助诊断，痰找抗酸染色杆菌阳性可以确诊。与该患者不相符，暂予排除，气管镜检查进一步明确。

（2）支气管哮喘：常年幼发病，为反复发作性喘憋，每于气温突变、接触可疑过敏原后激发，经抗过敏、抗感染、平喘治疗可迅速缓解，支气管舒张试验阳性。该患者病史与此不相符，气管镜检查有发现肉芽组织增生，故可以排除。

（3）气管腺样囊性癌：此病患者亦可出现咳嗽及喘憋不适，镜下可见气管内肿物，活检病理可明确诊断。本例患者未发现气管内肿物，故暂不考虑此诊断。

治疗

治疗原则：减轻气道狭窄，缓解呼吸困难。

入院后2017年6月2日气管镜（图16-1）：术中示全麻下经口进软镜，会厌、声门结构正常，气管Ⅰ区黏膜正常，气管Ⅱ区（声门下约5 cm）管腔狭窄（瘢痕+肉芽），狭窄约60%，镜身（外径5.9 mm）可通过，予以球囊扩张（型号：20-55 mm，3 bar×60 s×1次）、CO_2多点冻融治疗，治疗后管腔狭窄约30%，气管Ⅲ区正常，隆突锐利，左右主支气管及分支各叶段支气管管腔通畅，黏膜光滑，未见新生物。术中、术后无活动性出血。后于2017年6月5日、2017年6月9日、2017年6月16日行气管镜下球囊扩张及CO_2冷冻治疗。患者气喘好转出院。

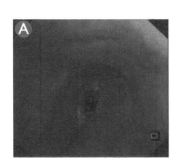
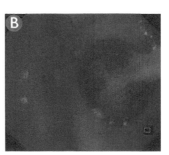

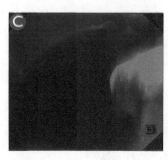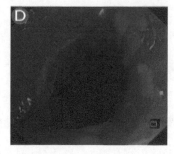

A：气管Ⅱ区（声门下约5 cm）管腔狭窄（瘢痕＋肉芽）；B：气管Ⅱ区球囊扩张中；C：气管Ⅱ区 CO_2 冷冻中；D：气管Ⅱ区治疗后狭窄30%。

图16-1　支气管镜下表现（1）

复诊

2周后2017年6月30日复查支气管镜（图16-2）：全麻下经口进软镜，会厌、声门结构正常，气管Ⅰ区黏膜正常，气管Ⅱ区（声门下约5 cm）管腔狭窄（瘢痕＋肉芽），狭窄约40%，镜身（外径5.9 mm）可通过，于狭窄部位予以球囊扩张（型号：20-55 mm，3 bar×60 s×1次），再予 CO_2 多点冻融治疗，治疗后管腔狭窄约20%，气管Ⅲ区正常，隆突锐利，左右主支气管及分支各叶段支气管管腔通畅，黏膜光滑，未见新生物。术中、术后无活动性出血。

患者无喘憋，病情稳定。

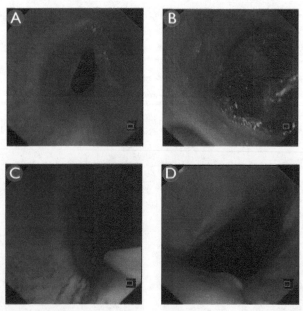

A：气管Ⅱ区（声门下约5 cm）管腔狭窄（瘢痕＋肉芽）；B：气管Ⅱ区球囊扩张中；C：气管Ⅱ区 CO_2 冷冻中；D：气管Ⅱ区治疗后管腔扩宽，狭窄20%。

图16-2　支气管镜下表现（2）

目前经支气管镜介入治疗良性气道狭窄的方法主要是通过热消融（激光、氩气刀、电刀）、冷冻及机械（球囊、硬质支气管镜前端斜面）的方法解除气道狭窄。通过局部应用抑制瘢痕肉芽组织的药物或采用局部放射性治疗减少或防止介入治疗后气道再狭窄的发生。对于最终不能够维持稳定气道通畅的气道狭窄或软化可以放置气道支架。球囊扩张是治疗瘢痕性气道狭窄的最主要技术，球囊放射状扩张狭窄的支气管尤其适用于环周形瘢痕狭窄。球囊扩张术具有以下特点：①操作简单、快捷：球囊持续膨胀时间为单次保持约 1 分钟，治疗总耗时 ≤ 30 分钟；②疗效较好：扩张术后气道直径立即增大；③严重并发症少：严重并发症有气道黏膜严重撕裂、大出血、纵隔气肿、皮下气肿、气胸、气道软化、支气管 – 胸膜瘘及气管 – 食管瘘等。操作时应准确判断狭窄程度和范围，选择型号合适的球囊，避免选择超过狭窄段正常生理直径的球囊，当狭窄程度较重、气道开口较小、目测不好判断狭窄程度及球囊能否顺利进入时，可先以探针试探并估计狭窄程度，扩张时从小压力逐渐扩张及增加维持时间，避免压力突然增加导致气道黏膜严重撕裂。在扩张过程中应注意保持主气道通畅；扩张严重狭窄的支气管时，球囊膨胀持续时间每次 30 秒，应持续吸氧，并进行心电图、血压及血氧饱和度等监护，发生低氧血症时及时增加给氧，必要时人工气囊按压辅助呼吸；扩张左、右主支气管近端狭窄时，球囊张开后不要长时间阻塞气管及对侧主支气管。如果初次扩张的治疗效果不佳，可换用较大号气囊，采用定期、适时、多次、反复、渐进的扩张模式。治疗的优势是其治疗后无明显的狭窄段延长，狭窄复发时再狭窄的程度比热消融治疗后轻得多，有利于维持气道复张的疗效。CO_2 冻融治疗不促进肉芽组织增生，可削除炎症，改善胶原的合成，使瘢痕性成纤维细胞向正常的成纤维细胞分化，促进纤维化过程，从而提高了疗效。通常在热消融或球囊扩张后采用冻融治疗处理剩余病变，有利于减轻瘢痕再狭窄发生的速度与程度。此外，与热消融相比，冷冻不易导致软骨的损伤，因此冷冻治疗很少发生气道软化、塌陷的并发症。故选择球囊扩张联合 CO_2 冷冻治疗。

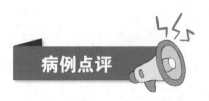

病例点评

　　创伤及医源性因素导致的狭窄是最常见的原因。而气管切开术和气管插管后气道狭窄在医源性气道损伤中最常见。对于气管瘢痕狭窄患者球囊扩张联合CO_2冷冻治疗是基本且有效的治疗手段。

参考文献

　　1. 王婷，张杰，王娟，等. 气管插管或气管切开后气管狭窄的内镜诊疗. 中华结核和呼吸杂志，2015，38（8）：627-629.

　　2. 陈延伟，金发光，李王平，等. 我国近五年成人良性中心气管狭窄的病因及类型现状. 中华结核和呼吸杂志，2013，36（3）：221-223.

（李小丽　周云芝）

病例 17 气管切开后气管狭窄（中央型气道Ⅰ区，硅酮支架置入）

病历摘要

基本信息

患者男性，53 岁。

主诉：气管插管、气管切开 4 月余，咳痰、喘憋 3 个月，加重 1 周。

现病史：患者于 2017 年 4 月 17 日发生车祸，于当日就诊于山西某医院，行胸部 CT 检查示，左侧锁骨骨折，多处多根肋骨骨折，骨盆骨折，左侧胫骨骨折，行 "右小腿清创缝合术"，术中出现失血性休克，立即入 ICU 行气管插管，外接呼吸机辅助呼吸，1 周后撤机拔管。2017 年 5 月 3 日行 "左侧锁骨切开复位内固定 + 骨盆骨折联合分离术"，术中行气管插管，术后拔管。2017 年 5 月 7 日患者出现吸气性呼吸困难，伴咳痰费力，无发热、咯血，无声嘶及吞咽困难，考虑为肺部感染，积极予头孢类、替加环素等抗感染对症治疗 6 天后，上述症状有所缓解。2017 年 6 月 4 日再次出现呼吸困难，静息状态可闻及喘鸣，不能平卧，无发热、咯血及声嘶等症状，2017 年 6 月 7 日就诊于某中心医院，行 CTPA、双下肢血管彩超等考虑可能存在肺栓塞，积极静点氨溴索、甲强龙、头孢类，口服华法林钠片、皮下注射低分子肝素钠等治疗后，呼吸困难症状较前无明显改善。2017 年 6 月 18 日转诊于山西某医院，予头孢哌酮钠唑巴坦钠、甲泼尼龙琥珀酸钠抗感染、平喘等对症支持治疗。2017 年 6 月 19 日行喉镜检查示双侧声带外展良好，闭合差，颈段气管有环形狭窄。颈胸部 CT 检查示颈部 CT 未见异常；左肺下叶斑片及实变影，炎性改变可能，肺挫伤后改变；左侧锁骨骨折并固定术后改变；左侧肋骨多发骨折，部分边缘骨痂形成。2017 年 6 月 20 日行气管镜示声门下 5 ~ 10 mm 处管腔明显狭窄（可见肉芽、瘢痕组织），狭窄部位约 3 mm × 5 mm 大小。2017 年 6 月 21 日出现呼吸困难，颜面及口唇发绀，行气管切开术，并插入塑料气切套管（7.5#），并转入 ICU，呼吸机辅助呼吸，期间积极予抗感染、维持电解质酸碱平衡及营养支持等治疗。2017 年 6 月 28 日行颈胸部 CT（图 17-1）示气管切开术后改变；左肺上叶舌段及左肺下叶斑片状密度增高影，考虑肺不张，合并炎症不除外；左侧锁骨骨折固定术后改变，左侧第3～第9肋骨骨折。因患者尝试堵管后出现呼吸困难，并不能发音。分别于2017年7月4日、2017年7月21日于山西某医院行气管镜下治疗，术中针对声门下方气管上段管腔狭窄，肉芽组织增生，行高频电刀放射状切开，再予球囊扩张治疗。治疗后患者最初声音能增大，但2、3天后再次转小。期间出现咳嗽、咳痰费力，行走时感气短，以吸气性呼吸困难为主。近1周上述症状明显加重，无发热、咯血及吞咽困难。为进一步治疗于2017年8月11日收入肿瘤内科。

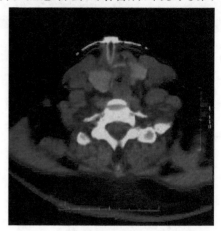

图 17-1　颈胸部 CT 见气切管上方管腔狭窄

既往史： 体健。

个人史： 吸烟史20余年，10支/日，偶尔饮酒。

家族史： 否认肿瘤家族史。

体格检查

入院后查体：神志清，精神可，KPS评分70分，PS评分2分，气促评分2分，呼吸平稳，全身皮肤无黄染，全身未触及明显肿大淋巴结。颈部可见气切造瘘口，其内有塑料气切套管。双侧呼吸动度对称，双侧触觉语颤对称，双肺叩诊呈清音。左肺呼吸音低，右肺呼吸音略粗，未闻及干、湿啰音，未闻及胸膜摩擦音。心率95次/分，律齐，各瓣膜听诊区未闻及病理性杂音。腹软，腹壁无压痛、无反跳痛，未触及包块、未触及异常搏动。肝脾肋下未触及。左侧下肢可见手术瘢痕，愈合良好。双下肢无水肿。

辅助检查

2017年6月19日喉镜检查示双侧声带外展良好，闭合差，颈段气管有环形狭窄。

颈胸部CT示颈部未见异常；左肺下叶斑片及实变影，炎性改变可能，肺挫伤后改变；左侧锁骨骨折并固定术后改变；左侧肋骨多发骨折，部分边缘骨痂形成。

2017年6月20日气管镜检查示声门下5～10mm处（Ⅰ区）管腔明显狭窄（可见肉芽、瘢痕组织），狭窄部位约3mm×5mm大小。

2017 年 6 月 28 日颈胸部 CT 示气管切开术后改变；左肺上叶舌段及左肺下叶斑片状密度增高影，考虑肺不张，合并炎症不除外；左侧锁骨骨折固定术后改变，左侧第 3 ~ 第 9 肋骨骨折。

初步诊断

气管切开后气管狭窄（中央型气道Ⅰ区，肉芽＋瘢痕性），肺部感染，右小腿清创缝合术后，左侧锁骨切开复位内固定＋骨盆骨折联合分离术后，左侧胫骨平台骨折切开复位内固定术后。

确定诊断

气管切开后气管狭窄（中央型气道Ⅰ区，肉芽＋瘢痕性），肺部感染，右小腿清创缝合术后，左侧锁骨切开复位内固定＋骨盆骨折联合分离术后，左侧胫骨平台骨折切开复位内固定术后。

鉴别诊断

（1）气管腺样囊性癌：此病亦可表现为呼吸困难，气管内可发现肿物，但表面血管丰富，活检病理示腺样囊性癌。而本例患者有明确气管插管病史，气管镜下示气管瘢痕狭窄＋肉芽组织增生，目前考虑此病可能性不大。

（2）气管内膜结核：此病亦可出现呼吸困难及气管内肉芽，但多有午后低热、乏力、盗汗等症状，活检病理可见抗酸杆菌。而本例患者有明确气管插管病史，气管镜下示气管瘢痕狭窄＋肉芽组织增生，可进一步行气管镜下活检病理除外此病。

（3）气管鳞癌：此病可表现为呼吸困难，气管镜下可见肿物，增强 CT 示肿物有强化，活检病理示鳞癌，肿瘤标志物可升高。而本例患者有明确气管插管病史，气管镜下示气管瘢痕狭窄＋肉芽组织增生，可进一步行气管镜下活检病理除外此病。

治疗

治疗原则：解除气道阻塞，通畅气道，改善患者症状。

患者入院当晚 21：40 突发呼吸困难，吸气费力，经气切套管送入吸痰管困难，给予解痉平喘、提高吸氧浓度等对症治疗效果差。喘憋进行性加重，端坐呼吸，口唇及颜面青紫，急查血气分析示 pH 7.27、$PaCO_2$ 66 mmHg、PaO_2 30 mmHg、SaO_2 47%，拔除塑料气切套管，可见套管内被痰痂完全堵塞，给予患者经窦道吸痰，经气切窦道处置入气管插管，深度 10 cm，给予妥善固定，间断给予简易呼吸器辅助呼吸，间断吸痰，血氧逐步升至 92% 以上，患者诉喘憋较前明显好转。22：00 行气管镜检查，麻醉状态下拔除气管插管，经气切造瘘口放入金属气切套管（9#）（图 17-2），经气切套管进镜，可见气管Ⅱ区（气切套管下缘）有少许肉芽，管腔狭窄约 10%，气管Ⅲ区管腔通畅，黏膜轻度充血，未见新生物。隆突锐利，双侧主支气管及其分支支气管管腔通畅，未见新生物。术毕安返病房，生命体征平稳，血氧饱和度为 100%，神志清楚，无明显喘憋。

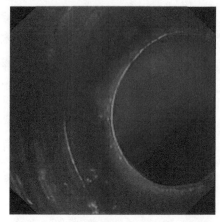

图 17-2 气管镜更换为金属气切套管

待完善相关检查后，于 2017 年 8 月 15 日行气管镜下治疗（图 17-3），术中全麻下经口进软镜，声门、会厌未见异常，声门下 1.5 cm 可见气管Ⅱ区狭窄（瘢痕＋肉芽）约 95%，镜身外径 5.9 mm 不能通过，予以电针切开后予以球囊扩张 1 次（规格：10 ~ 55 mm，3 bar，30 s），予以电针切割、活检钳钳取、CO_2 冻取切肉芽及瘢痕组织，治疗后狭窄约 50%，狭窄长度约 2 cm，气管切开处可见肉芽生长及坏死物，予以圈套器套取、CO_2 冻取新生物，可见金属套管。拔除气管切开套管，全麻下经口插入硬镜，经硬镜进软镜，经硬镜通过狭窄部，在狭窄处置入沙漏状硅酮支架（型号：ST 16-14-16 mm，L 15-20-15 mm），支架上缘释放不全，予以球囊扩张，过程顺利，支架位置及释放良好，经气管前壁予以缝合固定支架，气管 2 ~ 3 区，管腔通畅，黏膜光滑，未见新生物；隆突锐利，左、右主支气管及分支各叶段支气管管腔通畅，黏膜光滑，未见新生物。安返病房，咳嗽无明显加重，可自行咳出少量白痰，恢复发音，可正常对话。复查颈胸部 CT 示未见气胸征象（图 17-4）。气管内支架位置及释放良好。于 2017 年 8 月 18 日复查气管镜示全麻下经口进软镜，会厌、声门结构正常。声门下见一沙漏状硅酮支架（规格 ST16-14-16 mm，L 15-20-15 mm），支架位置及释放良好，支架上下缘有少许坏死物，炎性反应 1 级，钳取清除。支架内较多分泌物，吸引清除。气管下段管腔通畅，黏膜光滑，未见新生物。隆突锐利，双侧主支气管及其分支支气管管腔通畅，未见新生物。治疗后患者喘憋完全缓解，恢复正常发音，咳嗽无明显加重，可自行咳痰。病情好转于 2017 年 8 月 22 日出院。

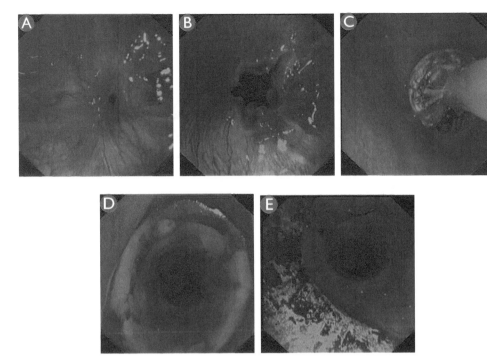

A：气切口上方管腔狭窄；B：电切针切开瘢痕组织；C：球囊扩张；
D：硅酮支架上缘；E：支架内缝线固定。

图 17-3　气管镜

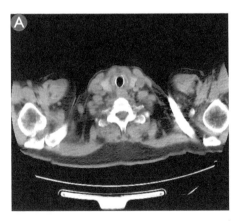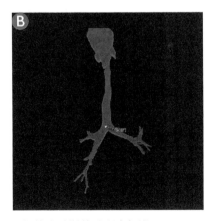

A：气管内见支架影；B：三维重建可见气管内沙漏状硅酮支架影。

图 17-4　颈胸部 CT

复诊

2017 年 9 月 26 日患者再次返院复查气管镜（图 17-5），术中经口进镜，会厌、声门结构正常。声门下见一沙漏状硅酮支架（规格 ST16-14-16 mm，L 15-20-15 mm），支架位置及释放良好，支架上下缘有少许坏死物，炎性反应 1 级，钳取清除。支架内较多白色黏性分泌物，吸引清除。气管下段管腔通畅，黏膜光滑，未见新生物。隆突锐利，双侧主支气管及其分支支气管管腔通畅，未见新生物。

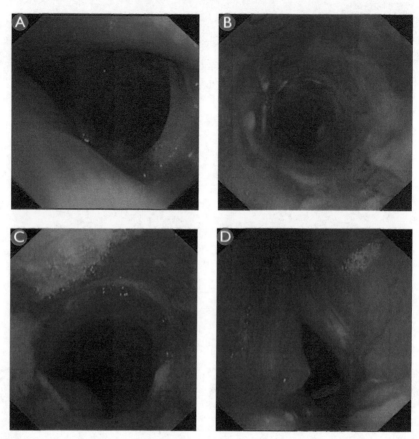

A：支架上缘；B：支架内；C：支架下缘；D：声门可闭合。

图 17-5　复查气管镜

2017 年 11 月 2 日患者再次返院复查气管镜（图 17-6），术中经口进镜，会厌、声门结构正常。声门处有一肉芽组织增生，予硬镜铲切肉芽组织，声门下见一沙漏状硅酮支架（规格 ST16-14-16 mm，L 15-20-15 mm），支架释放良好，应用硬镜将硅酮支架略向下移动，支架位置良好。支架上下缘有少许坏死物，炎性反应 1 级，钳取清除。支架内较多白色黏性分泌物，吸引清除。气管下段管腔通畅，黏膜光滑，未见新生物。隆突锐利。双侧主支气管及其分支支气管管腔通畅，未见新生物。

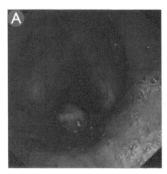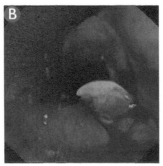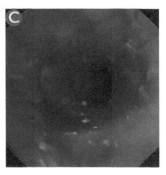

A：声门处肉芽组织增生；B：硬镜将硅酮支架下移；C：支架内。

图 17-6　再次复查气管镜

病例分析

对于良性疾病引起的严重气道狭窄，外科手术将病变气管、支气管切除并行气管吻合术是传统的治疗方法。但开胸手术创伤大，术后可能出现吻合口狭窄、破裂、漏气等并发症，或因全身情况差根本无法耐受手术，使得外科手术治疗受到一定的限制。近年来，气道腔内介入技术逐渐成为气道疾病的重要治疗方法，而气道支架是介入肺脏病学的重要治疗手段之一。对于无法手术的良性气道狭窄患者首先要考虑激光、高频电刀、微波、CO_2 冷冻以及球囊扩张等介入技术。对上述治疗策略失败或存在管腔塌陷、软骨破坏的患者需要考虑气道支架置入。目前应用在临床的主要有金属覆膜支架、硅酮支架，国外已报道3D 打印生物可吸收支架，但均为小样本报道。支架置入可出现一些近期及远期并发症，如支架相关性感染、支架移位、局部肉芽组织增生、支架破裂及气道再狭窄等。

患者属于难治性中央型气道Ⅰ区狭窄，为瘢痕狭窄及肉芽组织增生，且狭窄部位距离声门较近，可先规律行球囊扩张 + 冷冻治疗，如疗效欠佳，考虑硅酮支架置入。如支架置入困难，必要时可考虑气管切开 + 金属套管置入或 T 形管置入治疗。从目前随访情况看，本例患者对硅酮支架耐受性良好，无明显支架相关的并发症产生。至于有无塑形成功，有待将来取出支架后再行评估。

病例点评

（1）对于良性中心气道狭窄患者有多种治疗手段，可根据患者良性中心气道狭窄的不同分型选择不同的治疗策略。

（2）对于距离声门近的难治性气道狭窄治疗棘手，因支架易出现支架移位、支架相关性感染及刺激肉芽组织增生等并发症，故能不放置支架的尽量不放置支架。本例患者经规律球囊扩张＋冷冻治疗后，管腔维持不住，缩窄明显，故放置硅酮支架，近期疗效良好，远期疗效有待进一步随访。本患者目前随访半年未出现支架并发症。

参考文献

1. 黄锐，柯明耀，吴雪梅. 球囊扩张与临时性金属支架置入治疗良性气道狭窄的疗效分析. 临床肺科杂志，2014，19（7）：1179-1181.

2. 申楠，季洪健，冯建聪. 气道内支架在良性气道狭窄中的应用进展. 介入放射学杂志，2016，25（4）：367-370.

（邹　珩　王洪武）

病例 18 气管切开后气管狭窄（中央型气道 Ⅲ 区，球囊扩张 +CO_2 冷冻）

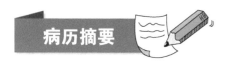

病历摘要

基本信息

患者男性，33 岁。

主诉：气管切开 6 个月，气短 5 个月，加重 1 个月。

现病史：入院前 6 个月，患者因右侧肢体乏力，在某医院诊断为"脑出血"，气管插管 1 天后行气管切开。气管切开 20 余天后（5 个月前）拔除气切套管，后自觉喘憋、气短，间断咳嗽，使用支气管扩张药物有所好转。1 个月前，患者喘憋症状明显加重，休息状态下即感喘憋，无畏寒、发热，无胸痛、咯血，间断出现不能平卧，2017 年 11 月 13 日到当地医院行 CT 提示气管下段狭窄，右下肺慢性炎症，右肺泡性气肿。2017 年 11 月 14 日北京某医院行支气管镜检查提示：气管下段瘢痕样狭窄，隆突锐利，左右主支气管管腔通畅。现为进一步诊治入本院。

既往史：高血压病 3 年。吸烟 4 年余，每日 10 余支，已戒 4 个月，已婚，育有 2 女，配偶及 2 女均体健。父母体健。

体格检查

KPS 评分 70 分，气促评分 4 分，神志清，全身浅表淋巴结不肿大。左下肺呼吸音低，双肺未闻及干、湿啰音，心音清，律齐，各瓣膜听诊区未闻及病理性杂音。双下肢不肿。

辅助检查

胸部 CT（2017 年 11 月 13 日）：气管下段（Ⅲ 区）壁增厚，最厚处厚度约 6 mm，长度约 23 mm，病灶下缘距支气管隆突 15 mm，管腔狭窄，右下肺慢性炎症，右肺泡性气肿（图 18-1）。

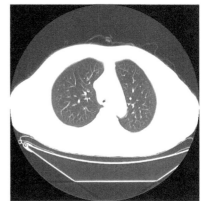

图 18-1 胸部 CT 表现

气管下段（Ⅲ区）壁增厚，最厚处厚度约 6 mm。

支气管镜检查（2017 年 11 月 14 日）：气管下段（Ⅲ区）瘢痕样狭窄。

初步诊断

中央型气道Ⅲ区瘢痕狭窄（气管切开后），肺部感染，高血压病 3 级，很高危，脑出血后遗症期。

确定诊断

中央型气道Ⅲ区瘢痕狭窄（气管切开后），肺部感染，高血压病 3 级，很高危，脑出血后遗症期。

鉴别诊断

（1）肺结核：可发生于体弱免疫功能差的患者，可以有发热、乏力、盗汗等全身中毒症状，也可以有咳嗽、咳痰、咯血等呼吸系统症状。

（2）支气管哮喘：发病年龄多较轻，表现为发作性气喘，双肺可闻及哮鸣音。

（3）气管鳞癌：此病可表现为呼吸困难，气管镜下可见肿物，增强 CT 示肿物有强化，活检病理示鳞癌，肿瘤标志物可升高。

治疗

治疗原则：减轻气道狭窄，缓解呼吸困难。

入院后 2017 年 11 月 17 日行气管镜下治疗（图 18-2），全麻下经口进软镜，会厌、声门结构正常，气管中上段管腔通畅，黏膜光滑，气管Ⅲ区近隆突处瘢痕狭窄约 80%（瘢痕 + 肉芽），可见局部肉芽组织增生，气管镜（外径 5.9 mm）勉强挤过，隆突锐利，右主支气管及分支支气管管腔通畅，黏膜光滑，未见新生物。左主支气管开口瘢痕狭窄约 40%，镜身挤过后可见左主远端及分支支气管管腔通畅，黏膜光滑，未见新生物。于气管Ⅲ区狭窄处给予球囊扩张 2 次（12 mm × 40 mm，4 bar × 60 s；15 mm × 55 mm，6 bar × 60 s），随后在狭窄处行多点 CO_2 冻融，经上述治疗后气管Ⅲ区管腔较前明显增宽，管腔狭窄约 30%，左主开口狭窄约 20%，术中少量出血，予冰盐水喷洒后血止，患者安返病室，诉喘憋较前明显缓解。给予患者头孢噻肟舒巴坦抗感染，氨溴索化痰，多索茶碱平喘，2017 年 11 月 21 日复查行气管镜下球囊扩张及 CO_2 冷冻治疗，患者病情好转出院。

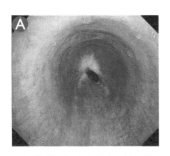
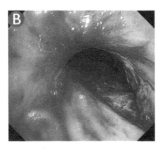

A：气管镜下可见中央型气道Ⅲ区瘢痕狭窄约80%；B：气管镜下可见中央型气道Ⅲ区瘢痕狭窄较前改善，狭窄约30%。

图 18-2　支气管镜下表现

复诊

半年后复查支气管镜（图 18-3）：全麻下经口进软镜，会厌、声门结构正常，气管中上段管腔通畅，黏膜光滑，气管Ⅲ区近隆突处瘢痕狭窄约30%（瘢痕），无明显肉芽组织增生，气管镜（外径 5.9 mm）可以通过，隆突锐利，右主支气管及分支各叶段支气管管腔通畅，黏膜光滑，未见新生物。患者无喘憋。

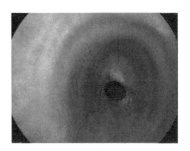

气管镜下可见中央型气道Ⅲ区瘢痕狭窄约30%。

图 18-3　复查支气管镜

病例分析

目前经支气管镜介入治疗良性气道狭窄的方法主要是通过热消融（激光、氩气刀、电刀）、冷冻及机械（球囊、硬质支气管镜前端斜面）的方法解除气道狭窄。通过局部应用抑制瘢痕肉芽组织的药物或采用局部放射性治疗减少或防止介入治疗后气道再狭窄的发生。对于最终不能够维持稳定气道通畅的气道狭窄或软化可以放置气道支架。球囊扩张是治疗瘢痕性气道狭窄的最主要技术，治疗的优势是其治疗后无明显的狭窄段延长，狭窄复发时再狭窄的程度比热消融治疗后轻得多，有利于维持气道复张的疗效。CO_2 冻融治疗不促进肉芽组织增生，通常在热消融治疗接近气道壁时或球囊扩张后采用冻融治疗处理剩余病变，有利于减轻瘢痕再狭窄发生的速度与程度。此外，与热消融相比，冷冻不易导致软骨的损伤，因此冷冻治疗很少发生气道软化、塌陷的并发症。故选择球囊扩张联合 CO_2 冷冻治疗。

病例点评

创伤及医源性因素导致的狭窄是最常见的原因。而气管切开术和气管插管后气道狭窄在医源性气道损伤中最常见。对于气管瘢痕狭窄患者球囊扩张联合 CO_2 冷冻治疗是基本且有效的治疗手段。

参考文献

1. 中华医学会呼吸病学分会. 良性中心气道狭窄经支气管镜介入诊治专家共识. 中华结核和呼吸杂志. 2017，40：408-418.

2. 王婷，张杰，王娟，等. 气管插管或气管切开后气管狭窄的内镜诊疗. 中华结核和呼吸杂志，2015，38（8）：627-629.

3. 李强，白冲，董宇超，等. 高压球囊气道成形治疗良性近端气道狭窄. 中华结核和呼吸杂志，2002，25（8）：481-484.

4. DUTAU H. Airway stenting for benig ntracheal stenosis：what is really behind the choice of the stent? Eru J C ardiothorac Surg，2011，40（4）：924-925.

5. 陈延伟，金发光，李王平，等. 我国近五年成人良性中心气管狭窄的病因及类型现状. 中华结核和呼吸杂志，2013，36（3）：221-223.

（陶梅梅　张　楠）

病例 19 创伤后气管狭窄（中央型气道Ⅱ区，球囊扩张＋冷冻＋注药）

病历摘要

基本信息

患者女性，42 岁。

主诉：间断胸闷、咳嗽、咳痰 2 月余，加重伴呼吸困难 5 小时。

现病史：2 月余前因指甲误入气道后出现剧烈呛咳，胸闷不适，静息及稍活动即觉闷气加重，无发热、咳痰、咯血不适；无纳差、腹痛、腹胀不适，急诊至本院呼吸科行肺功能、胸部 CT、支气管镜等相关检查发现主气道异物进入，遂行气管镜下异物取出术，术后输液（具体用药及剂量不详）10 天好转后出院，10 天后再发上述不适症状，至当地医院按"气管狭窄"住院 8 天输液及支气管镜镜下治疗，咳嗽、胸闷不适好转后出院，5 天来自觉上述不适症状逐渐加重，5 小时前出现呼吸困难、大汗、伴心悸，为求进一步诊治，急诊来本院，以"气管狭窄"收入院，发病来，神志清，精神差，饮食及睡眠差，二便正常，体重未见明显变化。

既往史、个人史、婚育史和家族史：均无特殊。

体格检查

查体：气促评分 4 分，体温 36.8 ℃，脉搏 100 次 / 分，呼吸 26 次 / 分，血压 115/75 mmHg，SpO_2 80%，轮椅推入病房，口唇发绀，咽腔充血，双侧扁桃体无肿大。鼻翼煽动，张口耸肩，吸气三凹征阳性，双侧胸廓对称无畸形，听诊呼吸音粗，双肺可闻及吸气相干啰音，无明显湿啰音，未触及胸膜摩擦感。心率 100 次 / 分，律齐，各瓣膜听诊区未闻及杂音。腹平软，无压痛、反跳痛，肝脾肋下未触及。双下肢无水肿。

辅助检查

无。

初步诊断

气管（Ⅱ区）狭窄。

确定诊断

气管（Ⅱ区）狭窄。

鉴别诊断

该患者诊断明确，无须鉴别。

治疗

治疗原则：解除气道阻塞，通畅气道，改善症状。

2016 年 1 月 3 日入院第二天行气管镜下介入治疗。

中央型气道Ⅰ区管腔通畅，黏膜光滑，中央型气道Ⅱ区狭窄（瘢痕＋肉芽）约 80%（图 19-1A），镜身（外径 4.9 mm）不能通过，狭窄长度约 1.7 cm，气管下段通畅，黏膜光滑。隆突锐利，双侧主支气管及分支各支气管管腔通畅，黏膜光滑。应用高频电刀多点切开狭窄环，行球囊扩张 2 次，CO_2 冷冻多点冻融，曲安奈德注射液 100 mg 于瘢痕增生处多点注射，治疗后管腔狭窄约 10%（图 19-1B）。术中少量出血，予冰盐水喷洒后血止。术后气促评分 1 分。

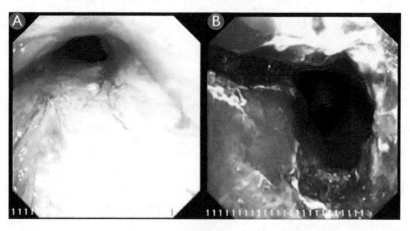

A：气管中段（Ⅱ区）狭窄（治疗前）；B：Ⅱ区狭窄（治疗后）。

图 19-1　支气管镜下表现（1）

2017 年 1 月 10 日复查支气管镜。

中央型气道Ⅰ区管腔通畅，黏膜光滑，中央型气道Ⅱ区狭窄（瘢痕＋塌陷）约 20%（图 19-2A），狭窄长度约 1.7 cm，黏膜表面少量坏死物，气管Ⅲ区通畅，黏膜光滑。隆突锐利，双侧主支气管及分支各支气管管腔通畅，黏膜光滑。CO_2 冷冻清理坏死物，CO_2 冷冻多点冻融，曲安奈德注射液 100 mg 于瘢痕增生处多点注射，治疗后管腔狭窄约 10%（图 19-2B）。术中少量出血，予冰盐水喷洒后血止。术后气促评分 1 分。

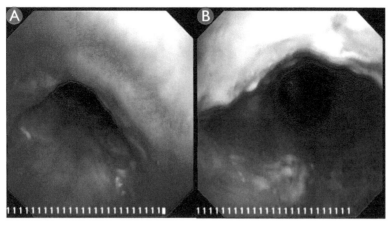

A：气管中段（Ⅱ区）狭窄（治疗前）；B：Ⅱ区狭窄（治疗后）。

图 19-2　支气管镜下表现（2）

2017 年 1 月 19 日复查支气管镜。

中央型气道Ⅰ区管腔通畅，黏膜光滑，中央型气道Ⅱ区狭窄（瘢痕）约 10%（图 19-3A），狭窄长度约 1.7 cm，两侧夹角处黏膜表面少量坏死物，气管Ⅲ区通畅，黏膜光滑。隆突锐利，双侧主支气管及分支各支气管管腔通畅，黏膜光滑。CO_2 冷冻清理坏死物，CO_2 冷冻多点冻融，曲安奈德注射液 100 mg 于瘢痕增生处多点注射，治疗后管腔狭窄约 10%（图 19-3B）。术中少量出血，予冰盐水喷洒后血止。术后气促评分 1 分。

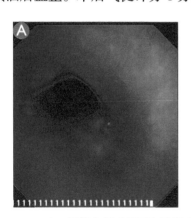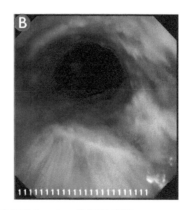

A：气管中段（Ⅱ区）狭窄（治疗前）；B：Ⅱ区治疗后。

图 19-3　支气管镜下表现（3）

复诊

2018 年 2 月 16 日复查支气管镜。

中央型气道 I 区管腔通畅，黏膜光滑，中央型气道 II 区狭窄（瘢痕＋塌陷）约 30%（图 19-4A），狭窄长度约 1.7 cm，黏膜表面见少量白色坏死物，气管 III 区通畅，黏膜光滑。隆突锐利，双侧主支气管及分支各支气管管腔通畅，黏膜光滑。CO_2 冷冻多点冻融，曲安奈德注射液 100 mg 于瘢痕增生处多点注射，治疗后管腔狭窄约 30%（图 19-4B）。术中少量出血，予冰盐水喷洒后血止。术后气促评分 1 分。

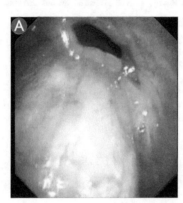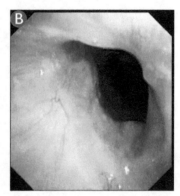

A：气管中段（II 区）狭窄（治疗前）；B：II 区治疗后。

图 19-4　支气管镜下表现（4）

病例分析

该患者为异物（指甲）吸入后气道损伤，后出现气管狭窄，为良性中心气道狭窄，长度约 1.7 cm，可以行外科手术切除，但外科手术创伤大，且术后可能存在吻合口瘢痕形成再次狭窄。随着介入肺脏医学的发展，可弯曲支气管镜下进行多种方法介入治疗，创伤小，安全性高。经支气管镜介入治疗主要包括消融技术、扩张气道技术和其他技术。消融技术包括直接消融、热消融和冷消融。热治疗可促进瘢痕增生，但针形电刀与气道黏膜接触面积小，损伤面积小，适宜于切割、松解瘢痕性气道狭窄。冷消融不易穿孔，可以改善胶原合成、减轻瘢痕组织增生，更适用于治疗肉芽组织增生及瘢痕收缩性狭窄。扩张气道技术包括高压球囊扩张、支架置入技术和硬镜扩张术。气道支架置入远期并发症多，出现并发症需反复治疗，而高压球囊扩张治疗操作简单，远期并发症较少。其他技术包括放射性治疗、局部药物注射等。对于瘢痕性缩窄，通过气道扩张技术扩张气道后，给予局部药物注射可以减少瘢痕组织再次增生，减轻再次狭窄。

该患者为重度气管狭窄，之前进行一次气管镜下介入治疗，可以用针形电刀切开狭窄环消融，球囊扩张气道，冷冻及糖皮质激素药物注射减轻狭窄，希望多次以球囊扩张及冷冻维持治疗至病灶稳定。

病例点评

良性气道狭窄的治疗，维持治疗选用冷消融及气道扩张，多次治疗后反复气道再狭窄或气道软化、塌陷的患者可以考虑硅酮支架置入。

治疗目标以患者症状缓解、症状稳定为主，不必过于追求气管内径达到正常，该患者末次治疗后气道狭窄约 30%，但瘢痕稳定，我们未再次给予球囊扩张，随访至今患者情况稳定，气促指数 1 级。反复球囊扩张治疗可能增加患者的经济负担，治疗的性价比降低。

参考文献

1. 金发光. 良性中心气道狭窄诊治规范的理解与认识. 山东大学学报（医学版），2017，55（4）：7-13.

2. BHORA F Y, AYUB A, FORLEITER C M, et al. Treatment of benign tracheal stenosis using endoluminal spray cryotherapy. JAMA Otolaryngol Head Neck Surg. 2016, 142（11）：1082-1087.

3. 陈斌，郭述良. 良性气道瘢痕狭窄治疗现状及研究进展. 临床肺科杂志，2017，22（1）：165-167.

（祖育娜）

病例 20　稀盐酸致广泛气道软化（气管，T 管联合 Y 形硅酮支架）

基本信息

患者女性，45 岁。

主诉：呼吸困难 1 个月，加重 4 天。

现病史：患者 1 月余前因坠入盐酸池后出现呼吸困难伴咽部不适。至扬州某医院就诊，入院后胸部 CT 示：两肺多发渗出灶，食管壁增厚。血气分析：pH 7.32、$PaCO_2$ 48 mmHg、PaO_2 22 mmHg、Lac 4.0 mmmol/L。予气管切开连接呼吸机辅助通气、抗感染、雾化祛痰、激素抗感染等对症处理。气管镜检查见气道黏膜表面附着大量白色伪膜样物，间杂可见散在内膜糜烂。灌洗液送检及痰培养，先后提示铜绿假单胞菌、鲍曼不动杆菌、黄单胞菌、耐甲氧西林金黄色葡萄球菌、肺炎克雷伯杆菌。血培养示嗜水气单胞菌。尿培养：白色念珠菌。先后予头孢西汀、依替米星、左氧氟沙星、舒普深、斯沃、伏立康唑抗感染治疗。后患者胸部查体两肺哮鸣音及干啰音明显减少，复查胸片右肺炎症较前吸收，考虑治疗有效。2017 年 6 月 17 日改呼吸机辅助通气为双腔鼻导管吸氧并更换金属套管封堵气切处。4 天前拔除气管插管后，患者再次出现呼吸困难，多于夜间发生，伴胸闷、口唇面色发绀，予人工辅助通气后症状缓解。查颈部 CT：气管腔重度狭窄。2017 年 7 月 9 日至本院急诊就诊，给予气管插管处射流给氧 10 L/min，呼吸机辅助通气时气道压显著增高，潮气量极小，指脉氧进行性下降，予球囊辅助通气（5 L/min），脉氧升至 96%，查血气（2017 年 7 月 9 日 01：25）示 pH 7.107、$PaCO_2$ 112.6 mmHg、PaO_2 162 mmHg。收住入院，拟急诊行气管镜下支架置入。

个人史和家族史无特殊。

体格检查

入院后查体：气管插管呼吸机辅助呼吸，脉搏 85 次/分，血压 123/75 mmHg。神志模糊，查体不合作。皮肤、黏膜无黄染，无淤点、淤斑及皮下出血。全身浅表淋巴结未触及肿大。两肺听诊双肺呼吸音粗，可闻及啰音，未闻及胸膜摩擦音。心律齐，心率 85 次 / 分。四肢肌力、肌张力正常，右下肢水肿。病理反射未引出。

辅助检查

2017 年 5 月 20 日胸部 CT 示两肺多发渗出灶，食管壁增厚。2017 年 5 月 20 日血气分析：pH 7.32、$PaCO_2$ 48 mmHg、PaO_2 22 mmHg、Lac 4.0 mmmol/L。2018 年 6 月 8 日气管镜检查见气道黏膜表面附着大量白色伪膜样物，间杂可见散在内膜糜烂。2018 年 6 月灌洗液送检培养及痰培养，先后提示铜绿假单胞菌、鲍曼不动杆菌、黄单胞菌、耐甲氧西林金黄色葡萄球菌（MRSA）、肺炎克雷伯杆菌。2018 年 6 月血培养示嗜水气单胞菌。2018 年 6 月尿培养：白色念珠菌。2017 年 5 月 20 日血气分析：pH 7.107、$PaCO_2$ 112.6 mmHg、PaO_2 162 mmHg。

初步诊断

气管狭窄，Ⅱ型呼吸衰竭，吸入性支气管和肺损伤，肺部感染。

确定诊断

气道狭窄，气道软化症（弥漫性），Ⅱ型呼吸衰竭，吸入性支气管和肺损伤，肺部感染。

鉴别诊断

气道狭窄鉴别：①气管软化：主要是气管软骨缺乏，分为原发性和继发性。原发性者见于累及各种软骨的综合征及全身性疾病，如多发性的骨软骨炎等；继发性者见于气管插管、胸腺肥大、囊肿、肿大淋巴结、先心病等管外压迫所致。本例存在明确的酸性化学性物质吸入损伤，相关炎症同样可导致气管软化。②气管瘢痕增生：常见于吸入性肺炎后，气管局部损伤，瘢痕形成，造成气道狭窄。

治疗

治疗原则：缓解气道阻塞、通畅气道、改善症状，抗感染治疗。

2017 年 7 月 9 日：6 mm 气管插管并手动球囊辅助呼吸，转运至手术室急诊行呼吸介入治疗。应用超细支气管镜通过 6 mm 气管插管进镜吸痰及检查气道情况。治疗镜观察见声带缺如（图 20-1A），气道黏膜肿胀（图 20-1B），气管中下段Ⅱ、Ⅲ区严重狭窄，狭窄约 80%（图 20-1C），治疗镜（外径 5.9 mm）不能通过，超细支气管镜下见隆突软化塌陷（图 20-1D）。拔气管插管更换喉罩通气，应用支气管镜进行吸痰和检查，并进行球囊扩张并放置临时 Ultraflex 支架（图 20-2）。术后第 2 天（2017 年 7 月 10 日）拔出气管插管，同时继续给予雾化化痰，抗感染治疗，并加强气道管理。

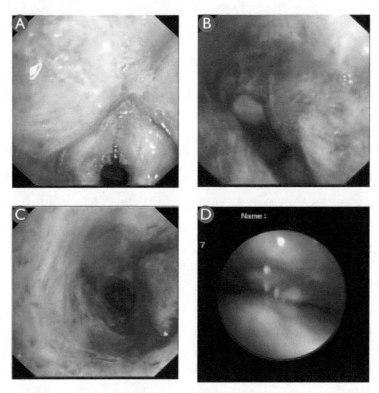

A：声带缺如；B：气道黏膜肿胀；C：气管中下段（Ⅱ，Ⅲ区）严重狭窄，狭窄约 80%；D：隆突软化塌陷。

图 20-1　气管软化情况初步气管镜检查

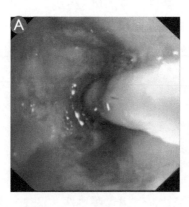
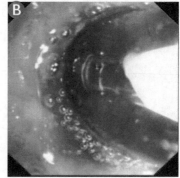

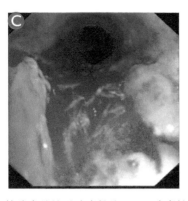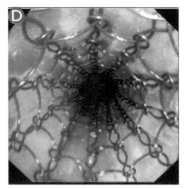

A，B：气管狭窄处给予球囊扩张；C：球囊扩张后气管中下段Ⅱ、Ⅲ区狭窄，狭窄约 50%；
D：并给予临时覆膜金属支架（Ultraflex 支架）。

图 20-2　球囊扩张后置入覆膜金属支架

在 2017 年 7 月 20 日复查气管镜（图 20-3）。支架表面开始上皮化，黏附较多分泌物，呼气相支架扁平。隆突部位稍塌陷，见较多肉芽组织增生。患者感呼吸困难逐渐加重，血气分析：在吸氧 3L/min 的情况下 PaO$_2$ 62 mmHg，PaCO$_2$ 41 mmHg。2017 年 7 月 25 日再次转入 RICU，2017 年 7 月 26 日拟全麻下行气管镜探查术，麻药诱导后出现氧合急剧下降，紧急行 6 mm 气管插管，耳鼻喉科急会诊进行气管切开后继续气管镜检查。全麻下经口插入硬镜，经硬镜进软镜，见 Ultraflex 支架在位，呼气相明显狭窄，呈扁平状，声门下主气管软化塌陷明显，无法取出 Ultraflex 支架，紧急在硬镜下置入 T 形管

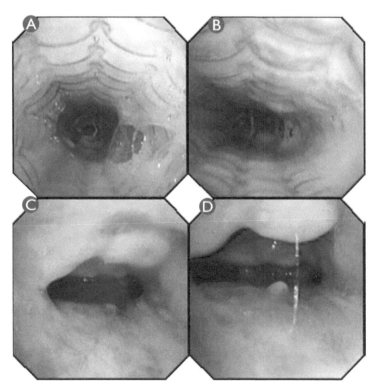

A：支架表面开始上皮化，黏附较多分泌物；B：呼气相支架扁平；
C、D：隆突部位稍塌陷，见较多肉芽组织增生。

图 20-3　术后 10 天气管镜下见气管软化

（Montgomery 管）（图 20-4）。图 20-4D 可见，Ultraflex 支架下缘气管（Ⅲ区）已存在软化和狭窄，在后续病情观察中相关狭窄和软化进行性加重。2017 年 8 月 10 日复查胸部 CT 并重建气管三维结构，发现在 Ultraflex 支架下缘缺乏支架支撑后，气管软化狭窄明显（Ⅲ区），最窄处仅 2 ~ 3 mm（图 20-5）。图 20-5D 气管结构三维图像中，T 形管和 Ultraflex 支架均在位，发挥良好的支撑作用，在 Ultraflex 支架下缘和隆突气管软化狭窄明显。在 2017 年 8 月 15 日行硬镜下 Y 形硅酮支架置入术，术后患者胸闷、气喘明显缓解，复查胸部 CT 显示气管狭窄明显改善（图 20-6）。患者在 2017 年 8 月 23 日患者痊愈出院，住院共 44 天。出院前评估：气促评分 2 分。嘱雾化治疗每日 6 ~ 8 次，拍背排痰，加强气道管理。

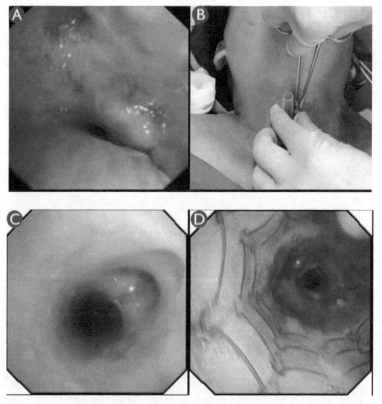

A：声门下软化狭窄明显；B：置入 T 形管，镜下观察支架位置良好；
C：T 形管内可见少许分泌物，管腔通畅；D：Ultraflex 支架下缘已明显狭窄。

图 20-4　术后 15 天硬镜下置入 T 形管

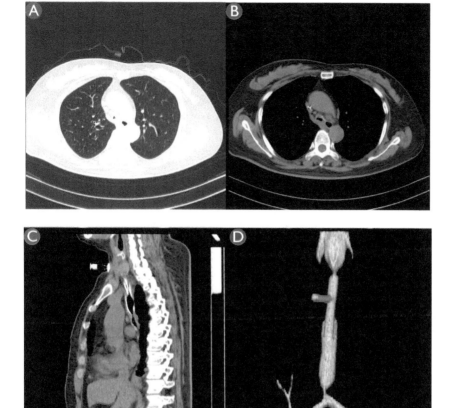

A、B：主支气管中下 1/3 和隆突狭窄的 CT 影像；C、D：三维重建气管结构。

图 20-5　主支气管中下 1/3 和隆突狭窄的 CT 影像及三维重建

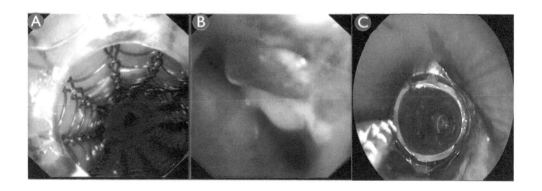

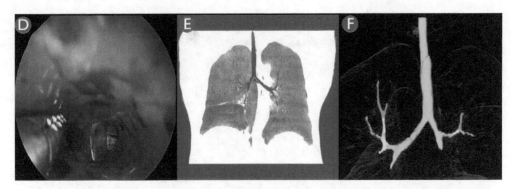

A：Ultraflex 支架在位；B：隆突软化呼气相塌陷明显；C、D：硬镜下置入 Y 形硅酮支架；
E、F：术后复查胸部 CT 及气管三维重建。

图 20-6　硬镜下置入 Y 形硅酮支架

复诊

2017 年 10 月 12 日门诊复查气促评分 1 分，肺功能示重度阻塞性通气功能障碍，并复查气管镜，气管镜视频见：T 型管、Ultraflex 支架和 Y 形硅酮支架位置良好，各支架相关重叠少许，管腔通畅，双侧主支气管黏膜中下段稍充血水肿，支气管软骨环可见。因患者诉声音嘶哑与 2017 年 12 月 20 日修剪 T 型管上支，1 周后患者发音正常。肺功能评估：2017 年 10 月 12 日肺功能示重度阻塞性通气功能障碍。2018 年 1 月 24 日肺功能示中度阻塞性通气功能障碍。患者已能正常参与日常活动，气促评分 0 分。

病例分析

对化学性吸入损伤引起的广泛气管损伤和软化，目前尚无标准的治疗方案。

患者在吸入盐酸损伤后，经历初期黏膜水肿和损伤后，逐渐出现气管软骨软化。气管软骨软化可能与急性和慢性气道炎症对气管软骨的损伤有关。化学性气道损伤动物研究显示，给予 SD 小鼠吸入二氧化硫后，急性期表现为气道的黏膜损伤，大气道尤其明显。另外，黏膜损伤表现为黏膜上皮细胞层的损伤。24 小时后可以观察到气道反应增高。在 14 天后仍存在炎症反应，局部粒细胞浸润表现为以由中性粒细胞为主逐渐转变为以嗜酸性粒细胞为主。在人体试验上，吸入不同 pH 值的盐酸（pH 5.0、3.0 和

2.0）同样可以诱发支气管平滑肌痉挛及肺功能的显著下降。目前，还没有大量吸入盐酸后至气管软化相关个案报道和动物实验研究。从治疗上来看，包括抗感染、吸入激素和支气管扩张药物的联合治疗方案，对患者整体治疗有帮助。

本患者气道病变表现与多软骨炎的气道改变有些类似，支气管广泛的气道软骨塌陷，出现"环形气管支气管软化症"，病情极其凶险。类似气道严重塌陷患者通过介入治疗放置气管支架是临床治疗的主要手段。在支架选择上以金属覆膜和硅酮支架为主。从本例来看置入支架后确实能快速缓解患者呼吸困难，纠正呼吸衰竭。从治疗效果看，患者气管从声门下至双侧主支气管均覆盖气管支架，通过强化雾化治疗和呼吸康复，患者保持较好的呼吸功能和活动能力。随访近1年，未出现明显并发症。但长期来看并发症可能不可避免，放置支架容易出现肉芽组织增生、气道再狭窄及疾病过程中反复的呼吸道感染，因此需要密切随访。

在类似的良性气道狭窄中，病情凶险，支架治疗的短期疗效好，但长期放置可能会导致严重并发症，故应严格掌握支架置入的适应证和取出的时机。

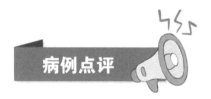

病例点评

（1）支架置入后管理：在支架置入后需要长期管理，定时雾化、观察痰液黏稠度、预防呼吸道感染及对突发状况的判断及处理。定期复查气管镜，因并发症的发生主要在4～6周，初期2～4周复查一次，之后3个月1次。对支架置入后的近、远期疗效进行评估，以判断取出支架的时机。

（2）随访评估气管取出的可能性：综合评估患者病情，胸部CT观察气管软骨环状态，评估气管弹性恢复程度。如有可能，尝试分阶段取出支架。

1. WIGENSTAM E，ELFSMARK L，BUCHT A，et al. Inhaled sulfur dioxide causes pulmonary and systemic inflammation leading to fibrotic respiratory disease in a rat model of chemical-induced lung injury. Toxicology，2016，368-369：28-36.

2. RICH A L，KHAKWANI A，Free C M，et al. Non-small cell lung cancer in young adults： presentation and survival in the English National Lung Cancer Audit . QJM，2015，108（11）：891-897.

3. 王洪武，李冬妹，张楠，等 . 硬质气管镜治疗 810 例次呼吸道病变的疗效分析 . 中华结核和呼吸杂志，2013，36（8）：626-627.

4. 蔡忠福，余宗阳，欧阳学农，等 . 伴 EGFR 突变肺腺癌新病理亚型接受 EGFR-TKI 治疗的疗效观察 . 临床肿瘤学杂志，2015，20（7）：642-645.

5. 王继旺，蒋胜华 . 气管支气管软化症与过度动态气道塌陷 . 中华结核和呼吸杂志，2017，40（6）：469-472.

6. 高永平，周云芝，王洪武 . 3 例复发性多软骨炎气道狭窄探讨支架置入与取出时机 . 临床肺科杂志，2018，23（4）：769-771.

7. 王洪武 . 重视硬镜在危重气道狭窄疾病中的应用 . 中华结核和呼吸杂志，2013，36（2）：143-145.

（孙文逸　王继旺）

病例 21 气道烟雾烧伤（中央型气道，活检清理）

病历摘要

基本信息

患者女性，75 岁。

主诉：呼吸困难 1 天。

现病史：入院后当日患者家属去超市买菜。室内空调起火，起初火势很大，但被及时扑灭。但室内烟雾弥漫。当时家属发现患者被褥衣物尚完整，颜面、鼻孔烟尘附着。呼吸急促。急将患者送至本院。

既往史：脑出血后遗症，长期瘫痪卧床，需要专人护理。

个人史、月经史、婚育史、家族史：均无特殊。

体格检查

体温 37.1 ℃，血压 130/75 mmHg，呼吸 21 次 / 分，心率 98 次 / 分。一般情况可，神志清，精神欠佳，发育正常，营养中等，呼吸稍急促，颜面、鼻孔，以及双侧肩臂、手等暴露部位有灰黑色烟尘附着，擦洗去烟尘后，见全身皮肤、黏膜完整，无红肿糜烂、破溃及红斑水泡，无压疮；颜面口唇无发绀，双肺呼吸音稍粗，未闻及干、湿啰音，律齐，未闻及杂音。腹部平坦，全腹部无压痛及反跳痛，未触及包块，双下肢不肿。左侧上下肢肌力 I 级，肌张力正常。

辅助检查

入院时查：血常规：WBC 10.03×10^9/L，N% 65.80%，M0% 10%，LYM% 14%，EO% 6%。CRP 86.46 mg/L。血气分析（吸氧 3L/min）pH 7.38，$PaCO_2$ 27 mmHg，PaO_2 64 mmHg，SaO_2 92%。

初步诊断

气道烧伤。

确定诊断

气道烧伤。

鉴别诊断

诊断明确无须鉴别。

治疗

治疗原则：明确气道内情况，通畅气道，改善症状。

第一天气管镜检查（纤维支气管镜）：鼻咽喉部、口腔会厌部黏膜有灰黑色烟尘附着，鼻毛稀少，气管及支气管黏膜红肿，气道内有较多灰黑色烟尘沉着，稀薄痰液，予以吸出。

第二天患者出现发热，予以对症等治疗；吸氧 3 升 / 分下血氧饱和度降至80%，无创呼吸机辅助通气。

第三天再次气管镜检查：会厌轻度肿胀，表面有散在红斑、水泡（图 21-1A），气道黏膜充血肿胀，坏死物附着（图 21-1B、图 21-1C），坏死物阻塞气道（图 21-1D），予以活检钳清理坏死物（图 21-2）后见气道内黏膜肿胀，管腔轻度狭窄（图 21-1E）。予以灌洗，灌洗处黑色碳沫样物质（图 21-3）。

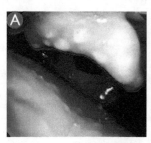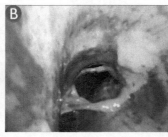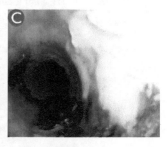
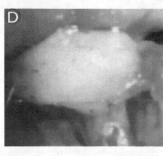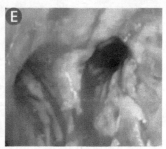

A：会厌轻度肿胀，表面有散在红斑、水泡；B：气道黏膜充血肿胀，坏死物附着，坏死物阻塞气道；C：气道内有较多灰黑色烟尘附着于管壁；D：气道内较多坏死物；E：气道内黏膜肿胀，坏死，管腔轻度狭窄。

图 21-1 气管镜检查

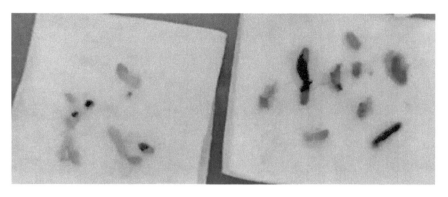

图 21-2 清除的坏死组织

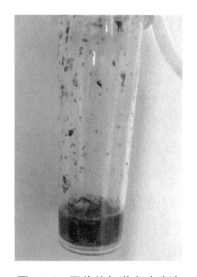

图 21-3　回收的气道内冲洗液

复诊

患者入院后予以支气管镜灌洗、喉镜动态持续监测、吸入性激素及解痉药气道雾化、化痰、预防感染、激素抗感染、气道持续湿化、吸痰、吸氧等治疗，患者家属放弃治疗后出院，1 周后死亡。

病例分析

接诊后应了解：①是否为气道烧伤；②烧伤位置、范围、严重程度；③患者的基础疾病，尤其是基础心肺疾病；④气管镜检查及气道坏死物质、脓液清除，尽可能减少副损伤。

病例点评

　　重视热烟雾引起的气道灼伤的诊断意识。本例患者入院后检查发现全身衣物完好，无烧伤、破损痕迹。且全身皮肤无红斑、水疱、表皮脱落及溃疡。患者出现呼吸困难，临床并没有忽视气道烧伤的可能，进一步气管镜检查确诊。

　　对于气道烧伤病例，在诊断为气道烧伤的同时，不能忽视下呼吸道烧伤。本例既有会厌损伤引起的会厌表面的红斑、水疱；又有下气道损伤所导致的气道黏膜水肿、坏死、脱落，合并化脓菌感染。

　　评估气道烧伤的严重程度，治疗过程根据呼吸道烧伤程度，呼吸衰竭严重的及时行气管切开，必要时行有创机械通气治疗。

　　重视鼻咽喉镜及气管镜等内镜检查，必要时多次检查，可以进一步明确气道烧伤和气道损伤范围、程度及动态变化，清理坏死物质，减轻气道阻塞，本例第一次发现气道内烟尘沉着，黏膜红肿，气道内坏死尚不明显，但第3天，气道内组织坏死明显加重。因此，动态检查及镜下清理、及时清理气道内吸入的烟尘等异物及局部药物治疗是有必要的。

　　其他治疗方面：保持呼吸道通畅，气管切开一般是必要的；雾化、湿化，可加用地塞米松类药物及表皮生长因子，口腔护理，流质饮食；根据情况使用呼吸机；补液要适当，根据血液浓缩及血浆蛋白情况综合分析；有条件可行肺泡灌洗。

参考文献

　　1. 王淑珍，赵耀华，魏莹. 烧伤患者发生气道意外15例临床分析. 临床误诊误治，2013，26（8）：60-62.

　　2. 李延仓，娄季鹤，张建，等. 治疗严重烧伤建立人工气道后支气管痉挛15例. 中华烧伤杂志，2017，33（4）：243-244.

（魏胜全）

中国呼吸内镜介入治疗典型病例集锦（第二卷）

第一篇　良性气道疾病　Benign airway diseases

病例 22　放射性气管炎（中央型气道 III、IV 区，CO_2 冷冻）

病历摘要

基本信息

患者男性，68 岁。

主诉：咳嗽伴闷喘 1 年半，加重 2 月余。

现病史：患者 1 年半前出现咳嗽伴闷喘，活动后加重，咳嗽为白色黏痰，量不多。就诊于上海市某医院行胸部 CT 提示：气管下段软组织影伴纵隔淋巴结肿大，行支气管镜活检病理提示鳞状细胞癌，遂先后行"吉西他滨"联合"顺铂"化疗四次并放疗一个疗程后患者闷喘好转。但其后患者反复间断因咳嗽及闷喘加重，就诊于当地医院，胸部 CT 示两肺斑片影，临床诊断为放射性肺炎，予以抗感染联合激素非正规治疗后稍有好转。2 个月前患者闷喘再次加重，于本院门诊行局部麻醉下支气管镜，镜下见：左、右主支气管管口均狭窄，表面见黏液栓及坏死样组织覆着。镜下治疗过程中因患者反应剧烈，不能耐受及配合诊疗，为求进一步诊疗入住我科。此次病程中，无痰血、无胸痛、无发热等不适，神志清、精神一般，饮食及睡眠欠佳，大小便正常，体重无明显减轻。

既往史：体健，无特殊。

个人史：吸烟指数 800 年支，已戒 5 年；饮酒史 20 余年，每日 5 两，已戒 2 年。

婚育史：已婚，育 2 子 2 女，配偶及子女体健。

家族史：否认家族性遗传性疾病史。

体格检查

入院查体：KPS 评分 70 分，气促评分 3 分，PS 评分 2 分。神志清楚，精神一般，查体合作，步入病房。血压 120/80 mmHg。全身浅表淋巴结未触及明显肿大。颈软，颈静脉无怒张，气管居中，甲状腺无肿大。桶状胸，两侧呼吸运动动度均等，两肺呼吸音粗，右肺呼吸音低，心率 89 次／分，律齐，未闻及杂音。腹平软，肝脾肋下未触及，无压痛、反跳痛。双肾区无叩击痛。脊柱四肢无畸形，活动自如，关节无红肿，双下肢无水肿。

辅助检查

2017年1月17日本院门诊支气管镜下治疗，气管扭曲变形，中、下段气管壁及隆突均见纤增瘢痕及坏死样物呈片状覆着，管壁散在新生血管，软骨环欠清晰，左主管口狭窄，表面见黏液栓及坏死物覆着。右主管口变形狭窄，表面见黏液栓及坏死样物覆着，因治疗过程中患者反应剧烈，不能进一步耐受及配合检查。

2017年1月18日心电图：ST段变化。2017年1月18日胸部CT：气管壁环形增厚，左右主支气管开口狭窄，两肺斑片影，右下肺类结节影。

初步诊断

气管下段鳞癌，高血压病2级。

确定诊断

放射性气管炎，气管下段鳞癌，高血压病2级。

鉴别诊断

（1）气管肿瘤：常见早期症状为刺激性咳嗽、痰少或无痰，有时可带有血丝。肿瘤长大逐渐阻塞气管腔50%以上时，则出现气短、呼吸困难、喘鸣，常被误诊为支气管哮喘而延误治疗。气管良性肿瘤表面光滑，常带蒂，可采用内镜下高频圈套摘除；气管恶性肿瘤晚期可呈现声音嘶哑，吞咽困难，气管食管瘘，纵隔气管组织受压迫，颈部淋巴结转移和肺部化脓感染等症状。其CT表现包括气管壁内软组织影，形态多不规则，边缘欠规则，气管呈不规则狭窄，可伴纵隔和肺门淋巴结转移、肿大。该患者既往有气管肿瘤病史，故考虑之，可行支气管镜检查以明确诊断。

（2）气管支气管结核：临床出现原因不明刺激性咳嗽，以及反复痰血、呼吸困难、喘鸣和胸部不适等，需考虑是否存在气管支气管结核。

其影像学改变有以下可能：①出现变化较快的肺不张、局限性肺气肿；②一侧或两侧肺反复出现支气管播散病灶；③时大时小的张力性空洞或空洞内有气液平面；④肺内无明显病灶，但痰抗酸染色阳性；⑤多部位支气管损害，管腔狭窄、扭曲、变形。周围无明显软组织块影。支气管镜检查对确诊气管支气管结核有决定性作用。

（3）气管异物：一般有明确的病史，症状多为突然发生的呛咳、剧烈的阵咳及梗气，可出现气喘、咯血、声嘶、发绀和呼吸困难等。其CT表现多为气管不规则狭窄，管腔内见高密度影。患者为老年男性，易出现会厌功能紊乱致进食时异物吸入，故不能排除该诊断，可行支气管镜检查以明确诊断。

治疗

治疗原则：解除气道阻塞、通畅气道、改善症状。

该患者入院后，给予积极完善相关检查，暂予抗感染、平喘等对症治疗并排除支气管镜检查相关禁忌。2017 年 1 月 25 日全凭静脉麻醉喉罩下行支气管镜，镜下见：气管扭曲变形，中、下段气管壁及隆突均见纤增瘢痕及坏死样物呈片状覆着，管壁散在新生血管，软骨环欠清晰。左主支气管口狭窄，表面见黏液栓及坏死物覆着。右主支气管口变形狭窄，表面见大量黏液栓及坏死样物覆着（图 22-1A）。予以反复冻取联合活检钳清理后管腔较前明显通畅（图 22-1B、图 22-1C），局部少许渗血予以微波治疗仪局部热凝固处理（图 22-1D）。送检病理提示大片坏死及少量破碎的支气管黏膜组织（图 22-2），抗酸染色（－）。

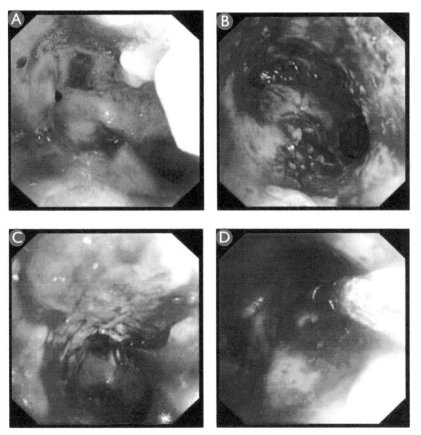

A：气管隆突（Ⅳ区），大量白色坏死样覆着致左、右主支气管管腔高度狭窄；B：Ⅳ区清理后左右主支气管显露；C：左主支气管病变处活检清理中；D：右主支气管病变处微波治疗中。

图 22-1　支气管镜下表现（1）

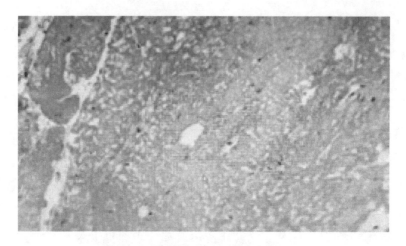

图 22-2　病理表现（HE 染色 ×100）

　　之后每隔 1 周行支气管镜下局部予以反复冻取及冻融治疗（图 22-3），管腔较前通畅。出院时气促评分 1 分，KPS 评分 80 分。

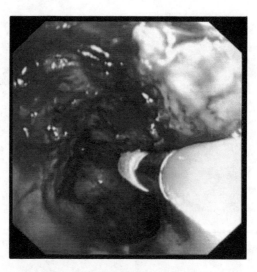

图 22-3　支气管镜下表现（2）

气管隆突清理后冷冻治疗中。

复诊

　　患者 2017 年 3 月 25 日复查支气管镜：原病灶处又有白色洋葱皮样坏死，继续予以活检钳及冷冻治疗仪行局部治疗，治疗后管腔较前通畅。2 个月后复查情况稳定。3 个月后再次复查，病灶相对稳定。后改为半年复查。最近一次：2018 年 5 月 15 日支气管镜检查提示管腔轻度纤增，原病灶处未见明显白色坏死，管腔尚通畅，未见明显新生物。

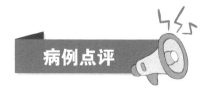

病例分析

　　患者因咳嗽、喘闷就诊，既往有肺部肿瘤及放、化疗病史，予以抗感染联合激素非正规治疗后稍有好转，但不明显且仍有反复。2 个月前闷喘加重，为明确喘闷原因及气道内有无复发行支气管镜检查，检查后除发现局部管腔扭曲变形之外，有大量类洋葱皮样坏死覆着阻塞管腔，予以反复剥离后管腔较前通畅。送检病理提示大片坏死及少量破碎的支气管黏膜组织，抗酸染色（–），故诊断明确。对于胸部肿瘤放疗后，支气管镜发现镜下此类放射性气管炎的表现后可行支气管镜下治疗，对于大气道的病变，畅通气道是治疗的关键。需根据不同的情况选择各类不同的治疗手段。以活检清理为主，配合相关热消融或冷冻处理。该患者共行全麻下治疗 4 次，局部麻醉下治疗 5 次，未出现大出血、气胸、穿孔或纵隔气肿等严重并发症。介入治疗过程中，有少许活动性渗血或出血，予以血凝酶及冰生理盐水局部喷洒或 APC 术均能有效控制。根据复查结果，定期行支气管镜下治疗有绝对必要性，效果亦确切。

病例点评

　　（1）在气道病变中，放疗后并发的气管支气管炎是一种必须引起重视的疾病。此类疾病隐匿性强，常规胸片难以发现，且在胸部 CT 读片时，如果忽略对各个气管、支气管开口处的正确辨认及判读也极易造成疏漏。

　　（2）对于放射性气管炎，气管镜介入治疗可作为首选。应根据病灶处的具体情况选择最合适的方法：以活检清理为主，可单用或联合多种仪器治疗，如氩等离子凝固治疗、高频电治疗、CO_2 冷冻治疗、微波治疗等，在保证安全的情况下，最大限度地畅通气道。

　　（3）基层医院在无硬镜及全麻的情况下，仍可与患者进行良好心理疏导，取得患者配合后进行相关操作。利用一次性活检钳对病灶部位反复清理，是值得肯定的。但是在清理过程中，要注意把握病灶部位的深浅及活检钳剥离时的方向，同时，对于局部病灶多的情况，可以反复多次钳夹后一并吸除。

（4）支气管镜下介入治疗可以有效解除放疗术后并发的气管支气管炎所致的气道阻塞，改善患者症状，但该治疗仍是姑息性的，必须定期复查处理。

参考文献

1. 何丹，吴玉.放射性肺炎的诊断与治疗.吉林医学，2013，34（11）：2129-2130.

2. 陈辉民，卢晔，叶惠龙，等.肺大咯血纤维支气管镜几种不同介入治疗方法选择时机探讨与安全性评价.国际呼吸杂志，2013，33（5）：358-361.

（唐 飞 吕莉萍）

病例 23　放疗后气管狭窄（中央型气道Ⅱ、Ⅲ、Ⅶ区，削肉芽，取金属裸支架，球囊扩张 + 冷冻）

病历摘要

基本信息

患者女性，80 岁。

主诉：间断呼吸困难 8 年，加重 3 月余。

现病史：患者 2000 年被诊断为"食管癌"并行放疗，8 年前开始出现呼吸困难，活动后出现，于外院检查提示气管狭窄，考虑和放疗相关，于当地医院支气管镜下置入金属裸支架一枚，具体情况不详。术后出现支架肉芽组织增生阻塞气道，间断支气管镜下介入治疗，5 年前因支架内肉芽组织增生及支架支撑力下降再次置入金属裸支架一枚，术后呼吸困难改善。每半年复查支气管镜并行镜下治疗，具体情况不详。近 2 年支气管镜复查时间逐渐缩短，3 ~ 4 个月复查 1 次。2017 年 7 月再次气喘加重，7 月 18 日行支气管镜检查：距声门约 3 cm 可见气管支架上端环形肉芽组织生长，气道狭窄，气道扭曲变形，黏膜粗糙，气道内见大量黏稠白色分泌物，气道黏膜触之易出血，隆突钝，右侧各叶段支气管未见明显异常，左主支气管不可见，开口覆有大量白色黏稠分泌物，给予充分吸引后可显露支架。术后气喘症状减轻。2017 年 9 月再次气喘加重，活动后明显，咳嗽、咳痰，为白色痰，胸部 CT 与 2017 年 7 月比较双肺上叶后段病变较前范围缩小，左侧胸腔积液消失，左侧肺门增大消失，左肺下叶内基底段炎症消失，肺组织复张，左侧支气管高密度填充，管腔不通畅，考虑为支气管痰栓，气管支架置入后改变，内见少许等密度影，管腔狭窄程度较前稍加重，主动脉及冠状动脉硬化。2017 年 9 月 11 日行支气管镜检查：距声门约 3 cm 可见气管支架上端环形肉芽组织生长，气道狭窄，气道扭曲变形，黏膜粗糙，气道内见大量黏稠白色分泌物，气道黏膜触之易出血，隆突钝，右侧各叶段支气管未见明显异常，左主支气管不可见，开口覆有大量白色黏稠分泌物，给予充分吸引后可显露支架，左主支气管开口狭窄约 80%。术后气喘症状减轻。1周前再次出现气喘加重，稍动即喘，平静状态下无气喘，咳嗽、咳痰，为白色痰，无胸痛、胸闷，无咯血，无发热，建议来笔者所在医院就诊，为进一步诊治收入院。自发病以来，精神弱，饮食一般，大小便正常。

既往史：2000 年诊断"食管癌"并行放疗。慢性胃炎病史数年。冠心病病史 1 年。否认其他病史。

个人史、婚育史：无特殊。

家族史：患者父母及兄弟姐妹无肿瘤病史，无与患者类似疾病者。

体格检查

入院后查体：KPS 评分 70 分，气促评分 3 分。轻度喘息貌，神志清，精神弱，双肺呼吸音低，未闻及干、湿啰音，未闻及胸膜摩擦音。心率 100 次 / 分，心律齐，心音正常，无心音亢进、分裂。各瓣膜区未闻及杂音和心包摩擦音。腹软，无压痛及反跳痛，双下肢无明显水肿。

辅助检查

2017 年 9 月 11 日行支气管镜检查：距声门约 3 cm 可见气管支架上端环形肉芽组织生长，气道狭窄，气道扭曲变形，黏膜粗糙，气道内见大量黏稠白色分泌物，气道黏膜触之易出血，隆突钝，右侧各叶段支气管未见明显异常，左主支气管不可见，开口覆有大量白色黏稠分泌物，给予充分吸引后可显露支架，左主支气管开口狭窄约 80%。

初步诊断

气管狭窄（放疗后，瘢痕 + 肉芽），气管金属支架置入术后，食管癌放疗后，冠状动脉粥样硬化性心脏病，无痛性心肌缺血，心脏不大，心功能 II 级，慢性胃炎。

确定诊断

气管狭窄（放疗后，瘢痕 + 肉芽），气管金属裸支架置入术后，食管癌放疗后，冠状动脉粥样硬化性心脏病，无痛性心肌缺血，心脏不大，心功能 II 级，慢性胃炎。

鉴别诊断

临床上应和放疗后气管狭窄伴食管癌气管浸润鉴别，可气管镜下活检明确病理。

治疗

治疗原则：取出金属裸支架，解除气道阻塞、维持通畅气道、改善症状。

入院查胸部 CT（图 23-1）：气管中下段（Ⅱ、Ⅲ区）支架，支架扩张尚可，支架近端及支架内可见软组织影，支架近端狭窄约 0.39 cm，支架中部水平食道壁厚。治疗上给予抗感染、化痰、平喘对症支持。

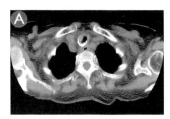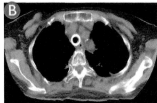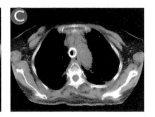
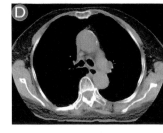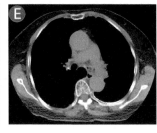

A：气管内支架上缘可见软组织影突入管腔；B、C：支架内可见软组织影；D：隆突；E：左主支气管内（Ⅶ区）不均匀高密度影。

图 23-1 胸部 CT 表现

2017 年 10 月 12 日气管镜（图 23-2）：硬镜下，中央型气道Ⅰ区黏膜粗糙，中央型气道Ⅱ区组织增生，管腔狭窄 90%，镜身（外径 5.9 mm）不能通过，予电切针切割、氩气刀烧灼、硬镜铲切并予 CO_2 冻取增生组织，管腔较前增宽，狭窄约 20%，镜身（外径 5.9 mm）能通过。中央型气道Ⅱ、Ⅲ区可见一直筒金属裸支架，支架上下缘肉芽组织（++++），炎症反应（++），支架内增生组织嵌入支架内，表面被覆少量坏死组织，分泌物（++），予吸引清除。予硬镜铲切完全暴露支架，激光熔断游离支架丝，硬镜活检钳钳取出支架，中央型气道Ⅱ、Ⅲ区管腔通畅，黏膜粗糙、充血，部分环状软骨裸露，少许增生组织突出管腔，予圈套器套取清除。隆突狭窄，右主支气管开口（Ⅴ区）黏膜粗糙，余各叶段支气管管腔通畅，黏膜光滑，未见新生物，左主支气管开口狭窄 60%，镜身（外径 5.9 mm）不能通过，予球囊扩张（规格 15 mm×55 mm，4 bar×60 s）1 次，并于 CO_2 冻融，管腔狭窄约 30%，镜身（外径 5.9 mm）能通过，气管Ⅶ、Ⅷ区黏膜粗糙、充血，左上、下叶及其各段支气管管腔通畅，黏膜光滑，未见新生物。病理：气管Ⅱ区黏膜急慢性炎伴玻璃样变性和色素沉着。

治疗后患者咳嗽、咳痰，气喘较前好转。查体：KPS 评分 70 分，气促评分2分。双肺呼吸音低，未闻及干、湿啰音。

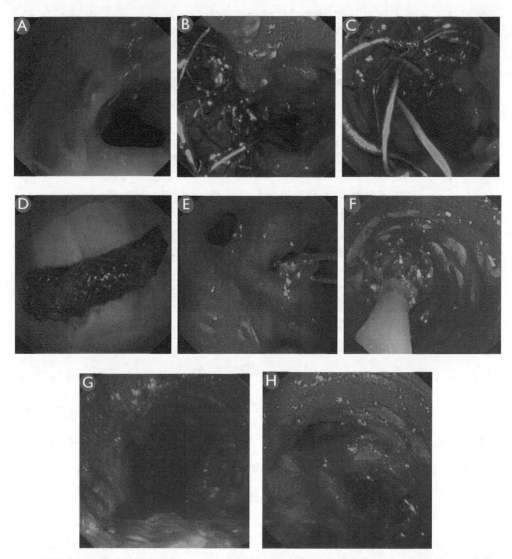

A：气管裸支架上缘组织增生狭窄；B、C：气管裸支架内；D：取出的支架；E：圈套器套取肉芽；
F：球囊扩张；G：气管治疗后；H：隆突治疗后。

图23-2　支气管镜下表现

2017年10月16日复查支气管镜（图23-3）：声门下至隆突弥漫性黏膜粗糙，可见较多坏死物，中央型气道Ⅱ区可见肉芽组织，管腔局部狭窄20%，镜身（外径5.9 mm）能通过，管腔可见分泌物，予吸引清除。予活检钳钳取、CO_2冻取、圈套器套取肉芽组织及坏死物，中央型气道Ⅱ区肉芽组织给予CO_2冻融治疗，治疗后管腔通畅，隆突增宽，左、右主支气管开口黏膜粗糙、充血、水肿，表面附着坏死物，管腔分别狭窄约50%、40%，镜身能通过，活检钳钳取坏死物，左主支气管开口处给予 CO_2 冻融治疗，治疗后左、右主支气管开口分别狭窄约 30%、20%。

术后患者气喘明显改善。查体：KPS 评分 70 分，气促评分 1 分。双肺呼吸音低，未闻及干、湿啰音。

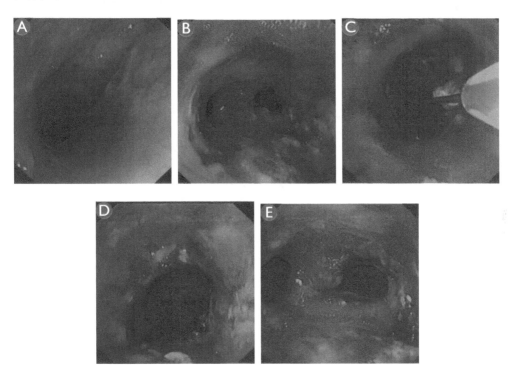

A：气管治疗前；B：隆突治疗前；C：圈套器套取肉芽组织；D：气管治疗后；E：隆突治疗后。

图 23-3　复查支气管镜

2017 年 10 月 16 日胸部 CT 复查（图 23-4），本次检查与前次（2017 年 10 月 11 日）相比：气管支架消失，中央型气道 I 区右侧管壁欠规整，局部见小突起，大小约为 4 mm × 5 mm，该水平管腔略窄，横径约为 5 mm，左主支气管及左上下支气管通畅，未见明显狭窄。

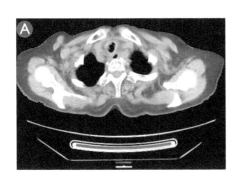
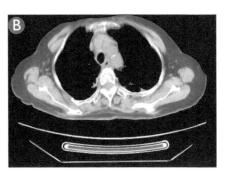

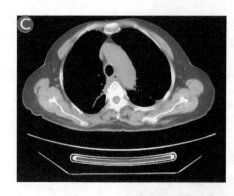
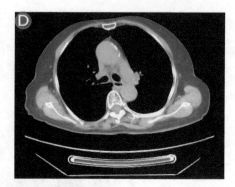
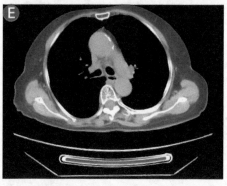

A、B、C：支架消失，气管右侧管壁欠规整，局部见小突起；D：隆突；E：左主支气管通畅。

图 23-4 胸部 CT 表现

复诊

2017 年 10 月 19 日支气管镜（图 23-5）：气管弥漫性增厚，黏膜粗糙、充血，中央型气道Ⅱ区可见少量肉芽组织，表面被覆少量坏死物及分泌物，隆突增宽，左、右主支气管开口黏膜粗糙、充血、水肿，表面附着坏死物，管腔分别狭窄约 40%、30%，镜身能通过，活检钳钳取坏死物，予左主支气管球囊扩张（规格 10 mm×50 mm，8 bar×60 s）1 次，后于中央型气道Ⅱ区肉芽组织增生处及左主支气管开口（Ⅶ区）处给予 CO_2 冻融治疗，治疗后管腔较前增宽，左、右主支气管开口分别狭窄约 30%、20%。

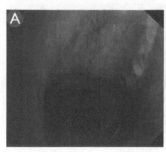
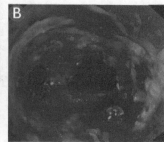
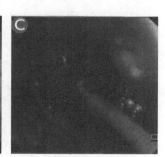

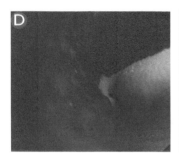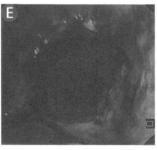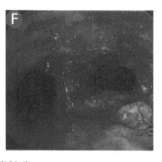

A：气管治疗前；B：隆突治疗前；C：球囊扩张；
D：CO_2 冷冻；E：气管治疗后；F：隆突治疗后。

图 23-5 支气管镜下表现（2017 年 10 月 19 日）

患者病情稳定，气喘症状缓解，办理出院，建议定期行支气管镜下介入治疗控制病情。

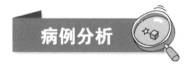

食管癌放疗后出现气管狭窄，应考虑食管癌气管侵犯及放疗后气管瘢痕狭窄 2 种情况，可行支气管镜检查，经活检组织病理明确诊断。该患者病史较长，期间反复行支气管镜检查及支气管镜介入治疗，于本院检查的气管病理为黏膜急慢性炎，故考虑诊断为放疗后良性气管狭窄。对于良性气道狭窄应首先采取冷冻联合球囊扩张的方法，如效果不佳可临时置入覆膜金属支架或硅酮支架，而置入裸支架应慎之又慎。该患者于外院置入金属裸支架后出现肉芽组织增生、支架断裂、支架移位等并发症，反复行支气管镜下介入治疗处理支架并发症。在本院就诊后取出金属裸支架，并采用冷冻＋球囊扩张的方法尝试可否维持气道畅通。经支气管镜下球囊扩张术主要用于纤维瘢痕收缩后的狭窄，由于操作简便、并发症少、可重复进行、效果良好。但球囊扩张治疗后常常发生再狭窄，对于多次球囊扩张后临床症状仍未缓解或反复出现气道再狭窄甚至合并气道软化或塌陷的患者则需考虑支架等其他方法。冻融疗法治疗气道狭窄的最大优势是可改善胶原的合成，使瘢痕性成纤维细胞向正常的成纤维细胞分化，从而减轻瘢痕组织、肉芽组织增生，因此适用于治疗肉芽组织增生及瘢痕收缩性狭窄。支架是治疗气管狭窄的重要手段之一，可分为金属支架和硅酮支架。金属支架能通过可弯曲支气管镜快速、便捷置入，解除气道阻塞，远期并发症主要有肉芽组织增生（12.8% ~ 36.7%）、支架断裂（3.2% ~ 5.1%）及支架移位等。其中肉芽组织增生是最常见的并发症，并有可能引起严重的不良反应，使其在临床应用中受到了限制，2005 年美国 FDA 提出在良性气道狭窄中，金属支架置入只能在应用其他治疗方法（如外科手术及硅酮支架置入）无效后才能选择，不推荐其作为过渡性的治疗手段。硅酮支架组织相容性好，不容易刺激肉芽组织增生（7% ~ 20%）且容易取出，疗效确切，已广泛应用于良性气道狭窄的治疗。2014 年国内已引进使用硅酮支架，但其需要全身麻醉经硬镜下操作，有一定创伤性。

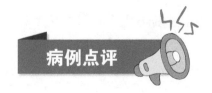

病例点评

（1）食管癌放疗后出现气管狭窄，首先需要鉴别是良性瘢痕性气管狭窄还是存在恶性肿瘤侵犯。

（2）支架是治疗气管狭窄的重要手段之一，对于多次球囊扩张 + 冷冻治疗后临床症状仍未缓解或反复出现气道再狭窄甚至合并气道软化或塌陷的患者可临时置入覆膜金属支架或硅酮支架。因裸支架易出现肉芽组织增生、支架断裂且回收困难，因此应避免置入裸支架。

（3）球囊扩张尤其适用于环状瘢痕狭窄，治疗的优势是治疗后无明显的狭窄段延长，但应注意避免过度的扩张引起气道撕裂伤，过深、过长的撕裂伤仍会引起瘢痕增生导致再狭窄加重。因此对于形成时间较长、韧性很强的瘢痕，由于瘢痕牵缩，采用球囊强力扩张时会导致张力过度向气道柔软部分传导，从而导致气道膜部的撕裂伤，严重者可导致气管 - 食管瘘。

（4）CO_2 冷冻治疗适用于治疗肉芽组织增生及瘢痕收缩性狭窄。冷冻治疗可削除炎症，促进纤维化。对于瘢痕病变采用冻融治疗，对于肉芽组织则使用冻切治疗。冷冻对气道黏膜的损伤较小，冻切过程与机械损伤相似，对瘢痕增生刺激程度小于电凝，有利于减轻瘢痕再狭窄，此外冷冻很少损伤气管软骨，不易造成气管塌陷等并发症。

参考文献

1. 王洪武 . 中华结核和呼吸杂志，严格掌握气管支架适应证，及时处理并发症 . 2014，37（3）：221-222.

2. 张杰，王娟，王婷，等 . 经支气管镜治疗良性瘢痕增生性气道狭窄方法的比较 . 中华结核和呼吸杂志，2011，34（5）：334-338.

3. ZHANG J，WANG T，WANG J，et al. Effect of three interventional bronchoscopic methods on tracheal stenosis and the formation of granulation tissuees in dogs. Chin Med J （Eng1），2010，123（5）：621-627.

（王书方　周云芝）

病例 24　结核性后支气管狭窄（左主支气管Ⅷ区、左下叶基底段开口，球囊扩张＋冷冻治疗）

病历摘要

基本信息

患者女性，26 岁。

主诉：呼吸困难 6 个月。

现病史：患者于 6 个月前无明显诱因出现呼吸困难，无活动后气促，无昼夜节律性，无低热、盗汗、乏力，就诊于当地医院，行支气管镜检查示：左主支气管瘢痕堵塞、左肺不张。建议出院回家休养以保证右肺功能。出院后就诊于上海某医院，于支气管镜下行球囊扩张术，术顺，术后呼吸困难明显好转。后多次复查，先后行球囊扩张气道 6 次，治疗效果良好，于入院前 19 天再次行支气管镜发现左主支气管结核性瘢痕狭窄伴软化，左下叶基底段开口肉芽组织增生伴狭窄，遂于支气管镜下切除（未见病理报告），为行进一步冷冻治疗，转诊笔者所在医院。

既往史：入院前 20 个月行"剖腹产手术"；入院前 16 个月体检发现"肺结核"，于四川省某人民医院就诊，行抗结核治疗一年（具体不详），复诊后该院评估治愈。否认其他病史。

个人史、婚育史、家族史：无特殊。

体格检查

入院后查体：气促评分 2 分，神志清，精神可，巩膜、皮肤无黄染，全身浅表淋巴结无肿大。左下肺可闻及少许湿啰音，右肺呼吸音清，未闻及干、湿啰音，未闻及胸膜摩擦音。心率 88 次 / 分，各瓣膜未闻及病理性杂音。腹软，无压痛及反跳痛，双下肢不肿，病理征（-）。

辅助检查

2017年11月16日支气管镜检查：左主支气管（Ⅷ区）结核性瘢痕狭窄伴软化，左下叶基底段开口肉芽组织增生伴狭窄。

初步诊断

左主支气管（Ⅷ区）瘢痕性狭窄伴软化，左下叶基底段开口肉芽组织增生伴狭窄，左主支气管球囊扩张术后，陈旧性肺结核（左主支气管、左下叶基底段支气管内膜结核），剖宫产术后。

确定诊断

左主支气管（Ⅷ区）瘢痕性狭窄伴软化，左下叶基底段开口肉芽组织增生伴狭窄，左下叶基底段球囊扩张+冷冻治疗术后，左主支气管球囊扩张术后，陈旧性肺结核（左主支气管、左下叶基底段支气管内膜结核），剖宫产术后。

鉴别诊断

针对气道狭窄病因鉴别诊断。

（1）结核性气道瘢痕狭窄累及气管和中心气道，可出现呼吸困难，咳嗽声如"犬吠"，可伴有低热、盗汗、消瘦、月经不调等结核中毒症状；CT可见病变管腔变窄，支气管镜下活检病理可明确诊断。该患者年轻女性，以气促为主要表现，且有结核病史，外院支气管镜检查考虑结核性瘢痕狭窄（但未见病理单），故目前主要考虑为结核引起的气道狭窄。

（2）气管插管、气管切开术后气管切开时，切除过多气管前壁组织，日后可形成大量肉芽组织和纤维瘢痕组织；气管插管球囊充气过多、压力过大，压迫气道壁全周，引起组织糜烂坏死，严重者日后形成瘢痕性狭窄，甚至引起气管－食管瘘。该患者有全麻手术史，但气道狭窄位于左主支气管及以下，主气管完好，故不考虑气管插管引起的气道狭窄。

（3）肿瘤性气道狭窄，患者为年轻女性，无肿瘤病史，支气管镜下见瘢痕软化灶，未见腔内新生肿物，故不考虑该病可能。

治疗

治疗原则：解除气道狭窄，减少肉芽组织再增生、改善症状，气道雾化抗感染治疗。

2017年11月28日行支气管镜下介入治疗：右主支气管及各叶段支气管未见明显异常。左主支气管（Ⅷ区）瘢痕狭窄，直径约7 mm（图24-1A），左下叶支气管腔内见中等量分泌物，予清除后见左下叶基底干开口瘢痕缩窄，直径约 2 mm（图 24-1B）。左侧余叶段支气管未见明显异常。在左下叶基底干开口予高压球囊（直径为 8 mm）在 4 atm 下扩张治疗 1 次，扩张后见开口扩大到约 5 mm（图 24-1C），局部黏膜予 ERBE 冷冻治疗仪冷冻治疗 3 次（图 24-1D），时间分别为 1 min、40 s、30 s。由于患者结核诊断较为明确，且瘢痕狭窄组织较脆，触之易出血，故未考虑行活检病理检查。住院期间予普米克令舒雾化抗气道炎症，减少肉芽组织增生。因患者本次住院症状较轻，且介入治疗过程较为顺利，无特殊不适，于治疗当天下午，即 2017 年 11 月 28 日出院。

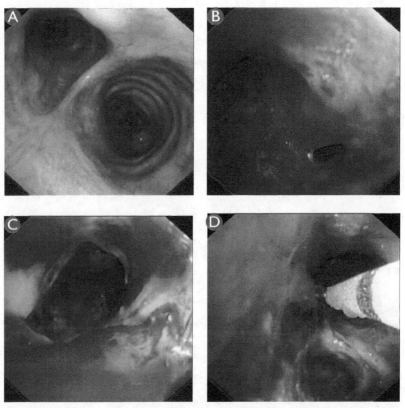

A：Ⅷ区瘢痕狭窄，直径约 7 mm；B：左下叶基底干开口瘢痕狭窄，直径约 2 mm，黏膜充血肿胀；C：左下叶基底干开口经高压球囊（久虹，直径为 8 mm）在 4 atm 下扩张后，开口扩大到约 5 mm；D：扩张后局部黏膜予以 ERBE 冷冻治疗仪冷冻治疗。

图 24-1　初次治疗支气管镜下表现

复诊

2017 年 12 月 5 日门诊复查支气管镜：右主支气管及各叶段支气管未见明显异常。左主支气管（Ⅷ区）瘢痕狭窄，直径约 7 mm，左下叶基底干开口缩窄处经 1 周前扩张后目前未见明显缩小，仍为 4 mm 左右，缩窄处局部可见纤维环（图 24-2A），左侧余叶段未见明显异常。左下叶基底干开口缩窄处再予高压球囊（直径为 8 mm）在 3 atm 下扩张治疗（图 24-2B）1 次，时间 30 s，扩张后局部黏膜予 ERBE 冷冻治疗仪冷冻治疗（图 24-2C）3 次，时间均为 30 s。

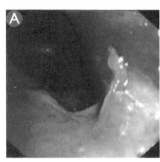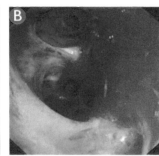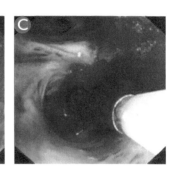

A：左下叶基底干开口缩窄处经 1 周前扩张后目前未见明显回缩，直径约为 4 mm；B：左下叶基底干开口缩窄处再予高压球囊（直径为 8 mm）在 3 atm 下扩张后，狭窄口进一步扩大；C：扩张后局部黏膜予 ERBE 冷冻治疗仪冷冻治疗。

图 24-2 第二次治疗支气管镜下表现

复诊患者左下叶基底干开口狭窄情况未明显缩窄，但瘢痕表面仍充血明显，需继续门诊随访观察，并家庭普米克令舒雾化治疗。

2017 年 12 月 19 日门诊复查支气管镜：右主支气管及各叶段支气管未见明显异常。左主支气管（Ⅷ区）瘢痕狭窄，直径约 7 mm，左下叶基底干开口缩窄处目前未见明显缩小，仍为 4 mm 左右，缩窄处已瘢痕修复（图 24-3A），左侧余叶段未见明显异常。

2017 年 12 月 19 日复诊患者病变气道狭窄情况趋向于稳定，故前期的球囊扩张 + 冷冻治疗有效。

2018 年 5 月 15 日门诊复查支气管镜：右主支气管及各叶段支气管未见明显异常。左主支气管（Ⅷ区）管腔瘢痕狭窄，直径约 8 mm，电子镜通过左主支气管进入，左上叶各叶段管腔通畅，左下叶支气管管腔呈环形狭窄（图 24-3B）。

2018 年 5 月 15 日复诊患者左主支气管（Ⅷ区）管腔瘢痕狭窄处于稳定状态，左下叶基底干管腔也已形成稳定的环形狭窄，直径约 5 mm。达到治疗目标。

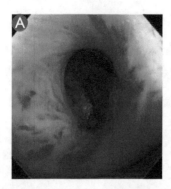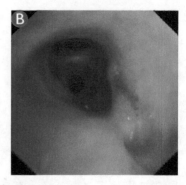

A：第 3 次复查左下叶基底干开口缩窄处未见明显回缩，仍为 4 mm 左右，缩窄处已瘢痕修复；
B：第 4 次复查左下叶基底干开口呈环状狭窄，表面光滑，无充血、肿胀。

图 24-3　第 3、第 4 次复诊支气管镜下表现

病例分析

　　支气管结核以往多称为支气管内膜结核，是指发生在气管、支气管内黏膜、黏膜下层，甚至侵犯肌层和软骨的结核病。轻者表现为黏膜充血、水肿、糜烂、溃疡、坏死及少量肉芽组织增生，重者表现为以肉芽组织增生和纤维增生为主的气管、主支气管、叶段支气管管腔狭窄和闭锁，造成末梢和肺段不张，导致通气功能不良及反复阻塞性感染等。支气管结核患者一旦出现气道狭窄，抗结核药物治疗效果不佳。

　　本例患者因气道结核引起左主支气管（Ⅷ区）瘢痕阻塞、左肺不张。虽然病变未累及气管及右侧支气管，但已出现呼吸困难等症状，若不进行治疗，患侧肺因阻塞不张出现反复感染，乃至肺毁损，最后完全丧失肺功能，会严重影响生活质量，且气道结核为良性病变，应积极治疗。目前各种介入治疗技术，如高频电刀、激光、微波、氩气刀、传统的气管支气管成形术等对于结核性气道狭窄的疗效均不太明显，且目前对于支气管结核等良性病变是否置入金属支架仍有争议。球囊扩张术由于其操作简便、疗效可靠已成为结核性气道瘢痕狭窄的有效治疗方法之一，即使单独使用有效率也很高。该患者就诊外院予以行支气管镜下球囊扩张术，治疗即刻起效，气道阻塞解除，呼吸困难症状明显好转。并先后在该院行球囊扩张术 6 次，治疗效果良好。考虑进一步行冷冻治疗入本院，有研究显示在球囊扩张基础上联用冷冻治疗可明显改善患者气促状态，使肺不张治疗有效率达到 80%，气道狭窄有效率达到 98%。患者入院后第三天即予以支气管镜检查，发现左下叶基底段开口仍明显狭窄，直径仅约 2 mm，考虑为球囊扩张术后的瘢痕挛缩，故该患者有必要进行冷冻治疗来稳定气道狭窄情况。即采取左下叶基底干开口球囊扩张＋冷冻治疗方案。先后共进行 2 次球囊扩张＋冷冻治疗，治疗效果良好，2017 年 12 月 19 日及 2018 年 5 月 15 日复查支气管镜，病变狭窄情况处于稳定状态。

有研究显示，对于良性气道狭窄患者雾化吸入布地奈德可抑制肉芽组织生长，降低气管狭窄的发病率。因此在介入治疗间期予以激素雾化治疗，可巩固疗效。

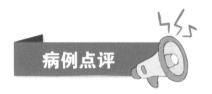

病例点评

球囊扩张术对结核性气道狭窄的治疗效果立竿见影，即刻显效，但有部分患者出现病变部位瘢痕挛缩，肉芽组织增生，导致再狭窄，使得治疗效果大打折扣。在球囊扩张术基础上联合冷冻治疗，减少扩张后的炎症反应，稳定结核性瘢痕组织，减少肉芽组织增生，具有良好的治疗效果。

与其他支气管镜介入治疗技术比较，冷冻治疗具有以下优势：①安全性较高，不会损伤气道软骨，不损伤支架，气道穿孔危险性最小；②治疗时患者无不适，刺激性小，因无高频电效应也可用于装有起搏器的患者；③治疗后肉芽组织增生最小，没有术后气道阻塞的风险；④治疗费用低。

对于结核性气道狭窄患者治疗过程需循序渐进，切莫急功近利。治疗效果需要进行多次的累加，并定期随访观察狭窄病变恢复情况，结合实际情况进行下一步的操作。

介入治疗间期联合普米克令舒雾化治疗后较少的炎症反应，一定程度上可进一步稳定结核性瘢痕组织，减少肉芽组织增生，巩固治疗效果。

1. 陈敏，薄丽艳，王琰，等 . 支气管镜介入技术治疗结核性瘢痕性中心气道狭窄的对照研究 . 国际呼吸杂志，2017，37（8）：590-594.

2. 邱颖峰 . 经纤维支气管镜冷冻+球囊扩张治疗支气管结核并气道狭窄的临床研究 . 国际医药卫生导报，2013，19（4）：558-560.

3. 贾瑞霞，崔静稳，张俊娟，等 . 河北医药，2016，38（17）：2666-2668.

（林昌建　郑冠英　谢宝松）

病例 25 支气管结核溃疡坏死型（中央型气道Ⅴ～Ⅵ区 CO_2 冷冻）

病历摘要

基本信息

患者女性，26岁。

主诉：咳嗽3个月，咳痰2个月。

现病史：2016年6月无明显诱因出现阵发性干咳，伴咽痒，无畏寒、发热，无胸痛、气促，曾在当地卫生院输液治疗1周，咳嗽无减轻。2016年7月起出现咳痰，黄白色黏痰，无胸闷、咯血，无低热、盗汗，无呼吸困难，于2016年8月在当地医院门诊行肺CT考虑"右下肺炎"，予抗感染治疗2周无好转，复查肺CT考虑Ⅲ型肺结核，痰涂片抗酸杆菌（+++），而来笔者所在医院就诊。自病以来精神食欲可，体重减轻3 kg。

既往史、个人史、月经史、家族史：未见特殊。

体格检查

查体：生命征平稳，神志清，全身淋巴结未扪及肿大。双肺叩诊呈清音，双肺呼吸音粗，未闻及干、湿啰音。心腹查体未见特殊。四肢无水肿。

辅助检查

2016年8月31日外院肺CT示（图25-1）：考虑Ⅲ型肺结核可能性大，支气管结核待排。本院痰涂片找到抗酸杆菌（++）。

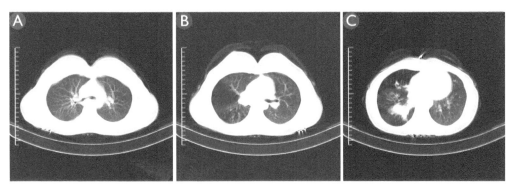

A：右主支气管（Ⅴ区）狭窄，管壁欠光滑；B：右中间支气管（Ⅵ区）完全闭塞，肺内斑片状影；C：右中叶及右下叶片状影及实变影。

图 25-1 肺 CT 表现

初步诊断

继发型肺结核，右肺，涂（阳）初治，支气管结核？

确定诊断

继发型肺结核，右肺，涂（阳）初治，支气管结核（中央型气道 V ~ VI 区）。

鉴别诊断

（1）肺炎：起病急伴有发热，咳嗽、咳痰明显。影像学可呈实变影或片状、斑片状影，抗菌治疗后体温迅速下降，复查影像学有明显吸收。

（2）支气管扩张症：慢性反复咳嗽、咳痰，多有大量脓痰，常反复咯血。X 线胸片典型者可见卷发样改变，肺 CT 示支气管腔扩大，可呈印戒征或双轨征，气管三维重建可确诊。

治疗

治疗原则：解除气道阻塞、通畅气道、改善症状，抗结核治疗。

2016 年 9 月 9 日入院后随即给予抗结核治疗，行支气管镜检查，从右主支气管（V 区）开口（图 25-2A），右主支气管内（图 25-2B）、右中间支气管（VI 区）到中下叶开口可见大量干酪样物质附着，右中叶开口中度狭窄（图 25-2C）。黏膜炎症 2 级。

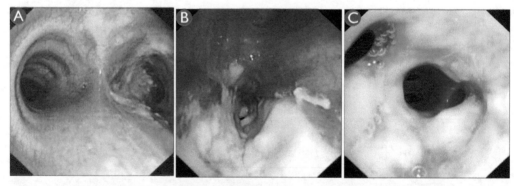

A：右主支气管开口干酪样病变，黏膜潮红；B：右主支气管内大量干酪样病变；
C：右中下叶开口可见大量干酪样物质附着，右中叶开口中度狭窄。

图 25-2　支气管镜下表现

随即于 9 月 9 日、9 月 16 日分别 2 次给予右主支气管、右中间支气管及右中下叶开口干酪样病变局部予冻切治疗后再予局部多点冻融治疗，清理气道内分泌物，好转出院，继续院外抗结核治疗。10 月 11 日门诊再次复查支气管镜，镜下隆突，右主支气管，右中间支气管、右中下叶开口处未见干酪样物质，黏膜炎症 0 ~ 1 级，病情明显好转（图 25-3A ~ C）。

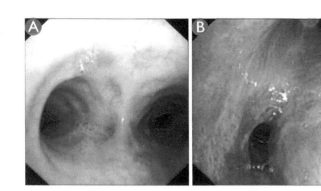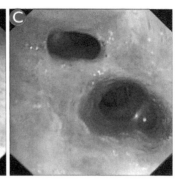

A：右主支气管开口；B：右主支气管内；C：右中下叶开口，右中叶开口轻度狭窄。

图 25-3　冷冻治疗后（1 个月复查）支气管镜下表现

病例分析

　　肺结核是我国的常见病、多发病，发病率逐年上升。而支气管结核（endobronchial tuberculosis，EBTB）的发病率也同时上升，10%～40% 的活动性结核患者并发 EBTB。支气管结核会造成管腔狭窄、阻塞性肺炎、毁损肺，且痰菌阳性率高，传染性强。2012 年我国《中华结核和呼吸杂志》编辑委员会将 EBTB 其分型归纳为六型，即 Ⅰ 型炎症浸润型；Ⅱ 型溃疡坏死型；Ⅲ 型肉芽增殖型；Ⅳ 型瘢痕狭窄型；Ⅴ 型管壁软化型；Ⅵ 型淋巴结瘘型。

　　既往单纯全身抗结核治疗的方法，因气管内膜破坏及纤维增生，药物难以渗透至气管管腔病灶内，导致支气管结核疗程长且难以治愈，部分治愈患者仍遗留管腔纤维狭窄甚至闭塞的后遗症。近年来随着各种介入呼吸内镜技术的广泛应用，支气管结核的诊疗取得了长足进步，在最大限度保全肺功能的同时，还能解决药物无法解决的问题，如肺不张、瘢痕狭窄等。溃疡坏死型支气管结核处于结核损伤的活动期，局部黏膜充血、水肿，可见溃疡及干酪样坏死物覆盖，易阻塞管腔，形成肺不张、阻塞性肺炎，非常适合应用介入呼吸内镜技术解除气道梗阻。但是待到 EBTB 发展到瘢痕狭窄时才采取呼吸介入技术处理，往往需要冷冻治疗、球囊扩张、支架置入等多种技术手段，增加了技术难度。患者也需要约数十次的反复内镜处理，治疗周期长，医疗费用也较大。如果在 EBTB 早期，特别对于溃疡坏死型 EBTB 采用冻取联合冻融的治疗方法，效果良好，患者气道病变康复迅速。我们统计 25 例此类患者采用冻取联合冻融的治疗方法，平均仅需要 3 ~ 4 次的处理后，患者多数在 1 个月内气道内病变消失，局部病变处黏膜恢复正常或仅遗留轻微的纤维瘢痕样病变。此种方法安全、可靠、并发症较少、预后良好。

病例点评

EBTB 的药物治疗原则和肺结核相似，巩固期延长，故整个疗程相应延长，大多数文献建议为 12 ~ 18 个月。不同类型的 EBTB 治疗方法不尽相同，针对溃疡坏死型，冻取联合冻融的治疗方法是一项简单易行的方法，而且效果良好，安全可靠。某些瘢痕狭窄型 EBTB 导致管腔完全闭锁，此时通过支气管镜介入治疗，风险高，效果有限。故提高对 EBTB 的重视，早期诊断，早期采用支气管镜介入治疗，才是避免后续烦琐治疗和提高疗效的关键。

参考文献

1. 中华医学会结核病学分会，《中华结核和呼吸杂志》编辑委员会 . 气管支气管结核诊断和治疗指南（试行）. 中华结核和呼吸杂志，2012，35（8）：581-587.

2. 张杰 . 良性中心气道狭窄经支气管镜介入诊治专家共识 . 中华结核和呼吸杂志，2017，40（6）：408-418.

（孔晋亮　王　可）

病例 26 原发性肺恶性肿瘤合并肺结核（纵隔淋巴结，EBUS+TBNA）

病历摘要

基本信息

患者女性，80 岁。

主诉：肺腺癌靶向治疗 1 年余，咳嗽、咳痰 1 个月，气喘 5 天。

现病史：2016 年 10 月体检行胸部 CT 示：①右中肺斑片影伴局部支气管管腔狭窄，考虑肿瘤性病变可能（病灶大小 2.0 cm×1.4 cm）；②右下肺肺大疱；③两肺多发结节影。完善 PET/CT 检查示①右肺中叶外侧段支气管软组织密度影，呈稍高代谢影，考虑为中央型肺癌可能性大；②双肺多发小结节影，呈低代谢，建议密切随访以除外肿瘤转移。2016 年 11 月 9 日行 EBUS-TBNA 示"右中肺叶新生物细胞块"，提示肺腺癌（腺泡型伴微乳头型），*EGFR 21*（L858R）基因突变。2016 年 11 月 11 日开始"吉非替尼（易瑞沙）"靶向治疗。2017 年 2 月 17 日因"咳嗽、咳痰、气促 2 周"再次入院，胸部 CT 检查提示①原右中肺癌治疗后复查，现右中肺病灶较前 2016 年 12 月 20 日相仿；②两肺间质性炎症，伴双侧胸腔积液，继发右下肺膨胀不全。结合临床考虑为"吉非替尼"所致间质性肺炎，予以糖皮质激素治疗后症状缓解，复查胸部 CT 炎症较前明显吸收，并于 2017 年 3 月 8 日改用"埃克替尼"继续靶向治疗，期间未见明显不良反应。1 月余前无明显诱因出现咳嗽、咳痰，痰为白色黏痰，不易咳出，伴轻微气喘，无发热、畏寒，无下肢水肿，予以"厄他培南、伏立康唑"抗感染、止咳、化痰、平喘等处理，咳嗽、咳痰较前稍好转，但很快再发咳嗽、咳痰，痰量增多，咳白色泡沫痰。5 天前出现气喘，步行 100 米即可诱发。为进一步诊治就诊笔者所在医院。入院后精神状态一般，体力下降，食欲一般，睡眠正常，体重无明显变化，大小便正常。

既往史：20 年前在本院行左侧髋关节置换术，多次就诊外院及笔者所在医院，明确诊断为"骨关节炎、腔隙性脑梗死、冠状动脉粥样硬化、浸渍性足癣"。

个人史、月经史：无特殊。

家族史：父母已故，死因不详，子女均体健，家族中无传染病及类似遗传病史。

体格检查

体温 36.1 ℃，脉搏 88 次 / 分，呼吸 18 次 / 分，血压 147/73 mmHg。全身浅表淋巴结未触及肿大，呼吸稍急促，肋间隙正常，语颤正常。叩诊清音，呼吸规整，双肺呼吸音粗，可闻及弥漫性哮鸣音，左下肺可闻及湿啰音，未闻及胸膜摩擦音。心、腹查体未见异常。

辅助检查

2016 年 10 月查全身 PET/CT 示，右肺中叶外侧段支气管软组织密度影，呈稍高代谢影，考虑为中央型肺癌，2016 年 11 月 9 日查 EBUS-TBNA 确诊为肺腺癌，2017 年 12 月 22 日胸部 CT 提示隆突下及纵隔肿大淋巴结影，2018 年 1 月 5 日查 PET/CT 示，右中肺门旁软组织密度影，呈高代谢；右肺门、纵隔气管隆突下多发淋巴结，呈高代谢，考虑为肿瘤转移。2018 年 1 月 9 日再次行隆突下淋巴结 EBUS-TBNA 术（图 26-1）。

CRP 52.6 mg/L ↑、ESR 55.0 mm/h ↑，PCT 正常，结核感染 T 细胞检测 237.2 pg/mL，G 试验正常。

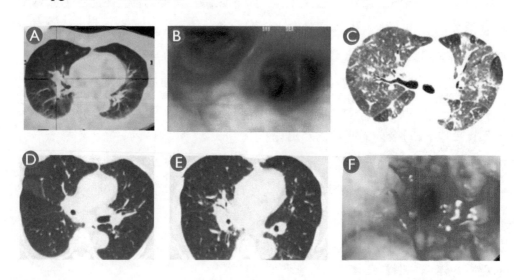

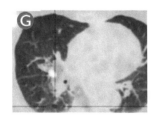
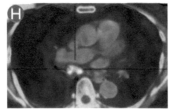
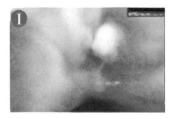

A：2016 年 10 月全身 PET/CT：右肺中叶外侧段支气管软组织密度影，呈稍高代谢影，考虑中央型肺癌可能性大。B：2016 年 11 月 9 日气管镜下未见异常，EBUS-TBNA "右中肺叶新生物细胞块"提示肺腺癌，*EGFR21*（L858R）基因突变。C：2017 年 2 月 17 日胸部 CT 提示原右中肺癌治疗后复查，现右中肺病灶较前 2016 年 12 月 20 日相仿；两肺间质性炎症，伴双侧胸腔积液，继发右下肺膨胀不全。D、E：2017 年 12 月 22 日胸部 CT：①右中肺病灶较前 2017 年 8 月 8 日 CT 片大致相仿；②隆突下及右肺门肿大淋巴结影；③右中、下肺及左下肺斑片条索影，考虑间质性炎症，较前片明显吸收。F：2017 年 12 月 22 日支气管镜检查提示右中叶及下叶开口狭窄，支气管镜活检标本病理提示，支气管黏膜慢性炎伴纤维素样渗出物及坏死组织，间质可见大量急慢性炎细胞及黏液。金胺 O 染色未找到抗酸分枝杆菌。G、H：2018 年 1 月 5 日全身 PET/CT：右中肺门旁软组织密度影，呈高代谢，右肺门、纵隔气管隆突下多发淋巴结，呈高代谢，考虑肿瘤转移。I：2018 年 1 月 9 日 EBUS 下观察可见隆突下淋巴结及右肺门淋巴结肿大。行右下叶背段及右下叶基底段支气管总干新生物活检。并行隆突下淋巴结 EBUS-TBNA 术。

图 26-1　胸部影像及气管镜

初步诊断

肺恶性肿瘤（腺癌，T1bN0M0，Ⅰa2 期），淋巴结继发性恶性肿瘤？间质性肺炎（双侧）。

最后诊断

肺结核（气管支气管结核、纵隔淋巴结结核）；肺恶性肿瘤（腺癌，T1bN0M0，Ⅰa2 期）；间质性肺炎（双侧）。

鉴别诊断

（1）肺癌治疗过程中出现病灶进展及纵隔淋巴结肿大，最常见的为肺癌淋巴结转移，胸部 CT 检查及 PET/CT 是诊断肺癌及无创性、系统性了解纵隔淋巴结情况的重要检查，通过分区方案掌握各区域淋巴结的大小、空间分布及强化程度，在临床中具有举足轻重的作用。部分诊断不明确，病例确诊还是需要纵隔镜或 EBUS-TBNA 进一步明确。

（2）淋巴结结核：纵隔淋巴结结核常伴有结核中毒症状，在实验室检查方面，部分纵隔淋巴结结核患者出现无痰或痰涂片出现阴性；颈部淋巴结肿大穿刺检查简单易行，但部分患者不伴浅表淋巴结肿大，给诊断加大了难度。胸部

MSCT 扫描有较高的密度分辨率和空间分辨率，能够较好地显示纵隔结构，增强 CT 对肿大淋巴结的分布、形态、大小、边缘、密度显示清晰，成为鉴别纵隔淋巴结结核与肺癌淋巴结的首选。纵隔淋巴结结核在 MSCT 表现上有以下特点：①淋巴结结核平扫时密度可有钙化。②淋巴结结核常表现为环形强化，偶尔伴分隔样、结节样强化，环形壁及分隔边缘常较清楚。③纵隔淋巴结结核在同一解剖分区内可见多个肿大淋巴结，即使相邻淋巴结有粘连，仍可分辨单个淋巴结边缘，呈类圆形和椭圆形。④纵隔淋巴结结核肿大，淋巴结对邻近血管可造成轻度压迫，但无包埋现象。虽然胸部 CT 结合支气管镜检查可有助于诊断，但确诊还需要支气管镜下 EBUS-TBNA 或手术后的病理。

治疗

治疗原则：EBUS-TBNA 明确病理（图 26-2）。

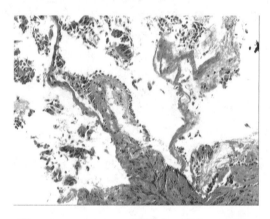

图 26-2　EBUS-TBNA 病理（HE 染色 ×100）

EBUS-TBNA 病理结果提示上皮样肉芽肿病变，伴凝固性坏死，结核杆菌复合群 PCR 检测阳性。

2018 年 1 月 16 日开始埃克替尼抗肿瘤联合正规抗结核治疗，正规抗结核治疗。HRZE 四联抗结核治疗后患者咳嗽、咳痰、气喘症状好转，但出现恶心、呕吐胃内容物等症状。遂更改方案为：异烟肼片 300 mg，1 次 / 日；利福喷汀胶囊 600 mg，1 周 2 次（周二、周五）；左氧氟沙星片 500 mg，1 次 / 日。

复诊

2018 年 3 月 5 日复查胸部 CT 示右中肺门旁占位伴隆突下淋巴结肿大，较前好转；左肺少许斑片影，较前吸收、好转；双肺少许间质性炎症及少许陈旧性病灶（图 26-3）。

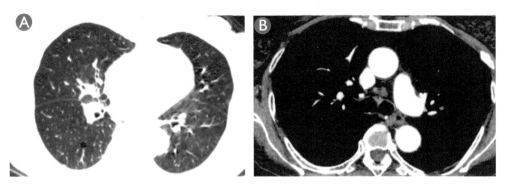

A：右中肺门旁占位伴隆突下淋巴结肿大，较前好转；左肺少许斑片影，较前吸收、好转；
B：双肺少许间质性炎症及少许陈旧性病灶。

图 26-3　2018 年 3 月 5 日胸部 CT

病例分析

　　肺癌诊治过程中出现纵隔和肺门淋巴结肿大通常考虑为肿瘤转移，肺门纵隔淋巴结转移是原发性肺癌常见转移途径，对肺癌的临床分期和预后起决定性作用，是治疗后复发、难愈和致死的重要原因。隆突下淋巴结是胸腔内脏器淋巴液回流的交汇点，肺癌发生纵隔淋巴结均应先累及，故要重点观察。但淋巴结转移不一定是肿大，淋巴结肿大也不一定是转移，可能是反应性炎症。当肿瘤治疗过程中出现原发灶变小，而肺门和纵隔淋巴结出现增大，我们需考虑合并感染性疾病的可能，但 CT 检查有一定的局限性，准确性不高。PET/CT 诊断淋巴结转移较普通 CT 具有一定的优势，但仍存在误诊和漏诊的可能。

　　TBNA 技术是肺癌纵隔淋巴结精确分期中非常实用的技术，随着多层螺旋 CT 检查及图像后处理技术与 TBNA 检查结合，使定位更加准确，大大提高了 TBNA 穿刺标本的合格率，目前支气管内超声波检查法 EBUS-TBNA 已被很多临床研究所证实，其在肺癌 c-N 分期中具有很高的应用价值。Yasufuku 等的文章是 EBUS-TBNA 用于肺癌 N 分期发展上的里程碑，因其定位准确、实时超声图像监测，操作安全，解决了传统 TBNA 只能进行"盲穿"的局限性，显著提高了穿刺的准确性及安全性。

　　我国是肺结核大国，WHO 估算我国 2014 年的新发肺结核人数为 93 万例，次于印度（220 万例）和印度尼西亚（100 万例），位居全球第三（首次）。全国活动性肺结核499万例，涂阳72万例，菌阳129万例。每年新发生肺结核约100万例，发病率为78/10万。结核病年死亡约5.4万例（约每10分钟死亡1人）。

肺结核患者发生肺癌的危险性为普通人群的1.5～2.5倍。肺癌并发肺结核的发生率为15%。国内有学者报道认为两者并发率为7.2%。目前，肺癌与肺结核的发病关系还存在不同争议，多数学者认为，肺癌和肺结核均为免疫功能低下和消耗性疾病，两者的发生发展可相互促进。肺癌细胞可破坏肺纤维组织，抗癌治疗（化疗、放疗）会减弱机体免疫功能，这些原因可增加活动性肺结核感染的可能，或者使静止性结核病灶重新活跃。

肺癌与肺结核存在部分相似的临床表现，肺癌合并肺结核时，通常使诊断更为困难，易误诊；肺癌合并肺结核的治疗也有一定难度，对于有手术指征的患者建议先采取正规抗结核治疗后再行手术，而无手术指征患者则采取常规放疗与化疗处理。

病例点评

（1）本例为肺癌患者长期口服靶向治疗药物，曾因EGFR-TKI致间质性肺炎，长时间服用糖皮质激素，系免疫抑制人群；在治疗过程中出现肺门和纵隔淋巴结肿大与原发病灶转归不一致的情况，我们需要考虑合并感染性疾病的可能。

（2）我国是结核大国，结核的临床表现、影像学征象复杂多变，对高危人群需完善结核相关检查。临床上对肺癌患者同时出现淋巴结肿大者，要注意肺癌淋巴转移与淋巴结结核的鉴别，EBUS-TBNA是明确诊断的重要手段。

参考文献

1. OKADA M, TSUBOTA N, YOSHIMURA M, et al. Prognosis of completely resected pN2 non-small cell lung carcinomas: What is the significant node that affects survival?J Thorac Cardiovasc Surg, 1999, 118（2）: 270-275.

2. 习羽，吴正霞，陈凯，等 . MSCT 后处理技术在 TBNA 中的应用价值 . 临床肺科杂志，2013，18（2）：374-386.

3. YASUFUKU K，CHIYO M，KOH E，et al. Endobronchial ultrasound guided transbronchial needle aspiration for staging of lung cancer. Lung Cancer，2005，50（3）：347-354.

4. HWANGBO B，KIM S K，LEE H S，et al. Application of endobronchial ultrasound-guided transbronchial needle aspiration following integrated PET/CT in mediastinal staging of potentially operable non-small cell lung cancer. Chest，2009，135（5）：1280-1287.

5. SZLUBOWSKI A，KUZDZAŁ J，KOŁODZIEJ M，et al. Endobronchial ultrasound-guided needle aspiration in the non-small cell lung cancer staging. Eur J Cardiothorac Surg，2009，35（2）：332-336.

6. GU P，ZHAO Y Z，JIANG L Y，et al. Endobronchial ultrasound-guided transbronchial needle aspiration for staging of lung cancer：a systematic review and meta-analysis. Eur J Cancer，2009，45（8）：1389-1396.

7. YASUFUKU K，NAKAJIMA T，MOTOORI K，et al. Comparison of endobronchial ultrasound，positron emission tomography，and CT for lymph node staging of lung cancer. Chest，2006，130（3）：710-718.

（谷 雷 文 文）

病例 27　结核后左主支气管闭塞（中央型气道Ⅷ区，氩气刀，冷冻，扩张）

病历摘要

基本信息

患者女性，24 岁。

主诉：诊断左肺结核 8 个月，气短 2 个月于 2017 年 8 月 16 日入院。

现病史：患者于 8 个月前被诊断为左肺结核，给予正规四联抗结核药物治疗，并逐渐减量。2 个月前患者感活动后气短，左侧肩部疼痛明显，就诊于当地医院复查胸片未见明显异常（未见胸片），考虑抗结核疗程不够，再次给予四联抗结核药物治疗。患者气短症状未见明显好转。此后患者气短症状进行性加重，于 2 周前在当地医院常规复查时拍胸片及 CT 示左肺完全不张，纵隔左移。在当地医院做气管镜考虑左主支气管闭塞（未见气管镜报告）。

既往史：否认家族性遗传病史，否认其他病史。

个人史、家族史：无特殊。

体格检查

入院后查体：神志清楚，精神可，血压 120/70 mmHg，巩膜、皮肤无黄染，右肺呼吸音清，未闻及干、湿啰音，未闻及胸膜摩擦音，左肺未闻及呼吸音。心率 92 次 / 分，各瓣膜未闻及病理性杂音，腹软，无压痛及反跳痛，双下肢无水肿，病理征（－）。

辅助检查

2017 年 7 月 29 日胸部 CT：左肺完全不张，纵隔左移。

2017 年 8 月 2 日胸部 CT：左肺不张，纵隔左移。

初步诊断

左肺不张；左肺结核（复治，涂阴）。

确定诊断

支气管结核 左主支气管（Ⅷ区）闭塞（2018 年 8 月 17 日）；左肺结核（复治，涂阴）（2018 年 8 月 17 日）。

鉴别诊断

（1）气管异物：支持点：患者气短进行性加重，胸部 CT 提示左肺完全不张，纵隔左移；不支持点：患者既往有左肺结核病史，外院支气管镜提示左主支气管闭塞，需要尽快行支气管镜进行鉴别诊断。

（2）肺癌：支持点：患者气短进行性加重，胸部 CT 提示左肺完全不张，纵隔左移；不支持点：患者年轻女性，无肿瘤家族史，无咳嗽、咳痰、咯血等症状，无明显消瘦，进一步查肿瘤标志物及气管镜明确诊断。

治疗

治疗原则：解除气道狭窄闭塞，支气管球囊扩张。

2017 年 8 月 17 日第一次气管镜（图 27-1）：左主支气管开口轻度瘢痕性狭窄，左主支气管末端完全闭塞，黏膜光滑，超滑导丝无法进入。综合考虑我们打算先使用氩气刀打通气道，之后再进行球囊扩张。氩气烧灼疑似气管狭窄处，并出现缝隙后，利用超滑导丝引导 6 mm×2 cm 球囊进行扩张。局部冷冻治疗，局部注入异烟肼 0.2 g。并再次给予四联正规抗结核治疗，同时给予异烟肼注射液 0.2 g+ 地塞米松 2 mg，2 次 / 日，雾化治疗。

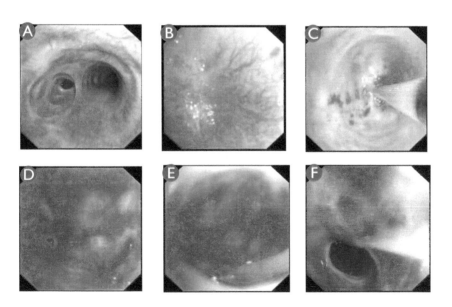

左主支气管开口处瘢痕狭窄，左主支气管远端（Ⅷ区）闭塞，氩气刀烧灼后见缝隙，给予球囊扩张后左主远端扩宽。A：隆突；B：左主支气管末端；C：氩气刀治疗；D：氩气刀治疗后；E：球囊扩张；F：治疗后。

图 27-1　2017 年 8 月 17 日第一次气管镜

2017 年 8 月 21 日第二次气管镜（图 27-2）：左主支气管管腔较上次治疗后略有缩小，管腔周边可见肉芽组织附着，给予冷冻治疗，清除附着的肉芽组织及坏死，给予 8 mm-9 mm-10 mm 三级球囊进行扩张，吸出大量胶冻状痰，治疗后管腔较前扩大。

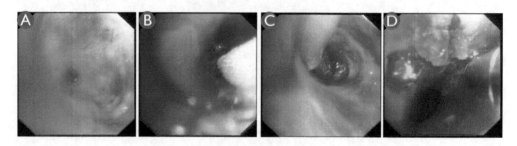

图 27-2　2017 年 8 月 21 日第二次气管镜

复诊

第二次气管镜下治疗后复查胸部 CT：左肺部分复张。气管三维重建：左主支气管狭窄截断，左侧远端支气管通畅，可见致密痰栓影（图 27-3）。

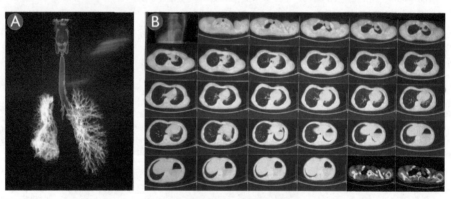

A：气管三维重建；B：胸部 CT。

图 27-3　2017 年 8 月 22 日复查气管三维重建及胸部 CT

分别于 2017 年 8 月 25 日及 2017 年 8 月 28 日行第三次及第四次气管镜，镜下管腔较前无明显回缩，管壁可见大量肉芽组织增生，管腔内可吸出大量胶冻状痰栓，清理痰栓同时进行冷冻治疗，清除肉芽组织。

2017 年 9 月 8 日行第五次气管镜，镜下可见管壁肉芽组织较前明显减少，左主支气管管腔较前明显回缩，再次给予 8 mm-9 mm-10 mm 三级球囊进行扩张，同时管壁进行冻融治疗，治疗后管腔较前扩大。（图 27-4）

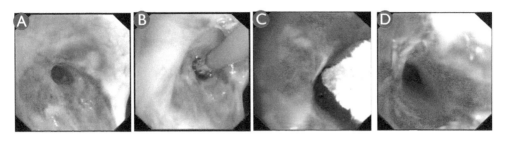

A：治疗前；B：球囊扩张；C：冷冻治疗；D：治疗后。镜下见：左主支气管管腔较前明显回缩，再次给予 8 mm-9 mm-10 mm 三级球囊进行扩张，同时管壁进行冻融治疗，治疗后管腔较前扩大。

图 27-4　2017 年 9 月 8 日第五次气管镜

第五次气管镜治疗后复查胸部 CT 左肺完全复张（图 27-5），患者气短症状明显好转，查体：双肺呼吸音清晰，未闻及干、湿啰音。患者好转出院，出院后继续口服抗结核药物。

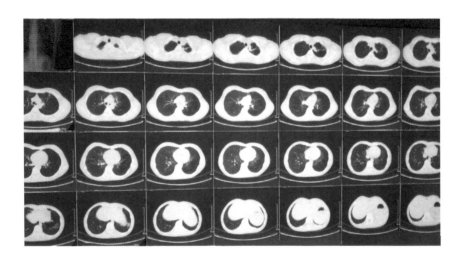

图 27-5　2017 年 9 月 11 日复查胸部 CT 左肺完全复张

2017 年 9 月 25 日第六次气管镜（图 27-6）可见左主支气管管腔较前稍狭窄，管壁光滑，无肉芽组织及坏死，再次给予 8 mm-9 mm-10 mm 三级球囊进行扩张治疗。

2017 年 10 月 11 日第七次气管镜（图 27-6）可见左主支气管管腔无明显回缩，给予 12 mm×4 cm 球囊进行扩张治疗，治疗后管腔较前明显扩大。

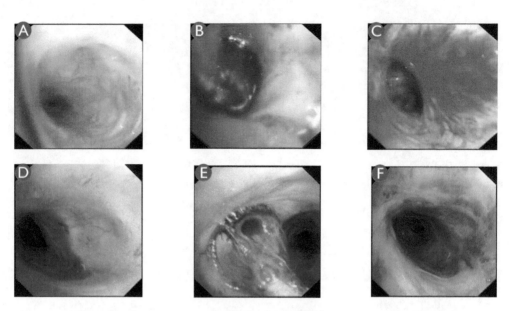

A：第六次镜下治疗前；B：第六次镜下治疗球囊扩张；C：第六次镜下治疗后；
D：第七次镜下治疗前；E：第七次镜下治疗球囊扩张；F：第七次镜下治疗后。

图 27-6　第六及第七次气管镜下治疗

治疗后于 2017 年 10 月 20 日再次复查胸部 CT，显示左肺完全复张，左上肺病灶较前进一步吸收（图 27-7）。

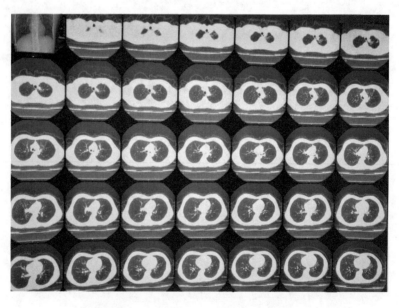

图 27-7　2017 年 10 月 20 日复查胸部 CT

病例分析

该患者年轻女性，诊断左肺结核，出现左肺完全不张，临床诊断明确。因患者病史提示入院 2 个月前胸片未见明显异常，遂停用抗结核药物，停药 2 个月后出现左肺完全不张，左主支气管完全闭塞。考虑患者左肺不张是在近期新出现的，左肺毁损的可能性相对较小，因此气道打通后左肺复张的可能性较大，且患者年轻，值得去冒险打通气道。

但是如何选择合适的治疗手段来打通气道呢？首先可供我们选择的治疗方案有球囊扩张、冷冻治疗、高频电刀切割、氩气刀。每一种方案都有优缺点。

（1）球囊扩张：因患者左主支气管远端完全闭塞，超滑导丝无法进入，因此目前无法直接进行球囊扩张治疗。

（2）冷冻治疗：左主支气管末端管腔完全闭塞，冷冻探头无法插入管腔开口，且冷冻治疗后周边黏膜会出现一过性水肿，更加重气管阻塞，因此该患者目前并不适用冷冻治疗。

（3）高频电刀切割：该患者左主支气管远端闭塞，无法明确判断管腔开口位置，且管腔外周血管位置关系并不明确，电刀切割速度快，切割深度较深，一旦切割至管腔外周血管，则会引起大出血的严重后果。而且，热消融治疗后黏膜会出现一过性水肿，会加重气道梗阻。因此，该患者并不适用高频电刀切割。

（4）氩气刀：氩气刀的优势在于烧灼深度较浅，为 3 ~ 4 mm，因此损伤主要在黏膜层，不会损伤黏膜下及管腔外周血管，相对安全。该患者左主支气管远端闭塞，虽然无法明确判断管腔开口位置，但可以考虑在疑似管腔开口处进行氩气刀烧灼，人为打通气道，为后续支气管球囊扩张创造条件。

综上所述，我们选择了氩气刀首先打通气道，连续进行球囊扩张及冷冻治疗的综合治疗方案。该患者先后进行七次气管镜下治疗，共进行 1 次氩气刀治疗，5 次球囊扩张，5 次冷冻治疗，最终获得了很好疗效。

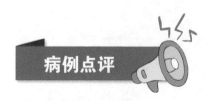

病例点评

该例患者总结以下几点治疗经验。

（1）短期内出现的气道闭塞可以尝试使用治疗氩气刀打通气道，如果闭塞时间很长则氩气刀打通气道风险较大。该患者出现气道闭塞只有 2 个月时间，左肺毁损的可能性较小，可以尝试使用治疗氩气刀打通气道，与电针切割相比，氩气刀烧灼深度较浅，风险相对要小。

（2）气管支气管结核治疗必须是在局部镜下治疗的基础之上联合有效的全身抗结核治疗及局部雾化治疗的综合治疗。该例患者结核初治停药后出现了左肺不张，左主支气管闭塞，我们不仅仅进行气管镜下局部治疗，同时给予有效的全身抗结核治疗及异烟肼加地塞米松的雾化治疗减轻气道局部炎症反应，最终取得了很好的治疗效果。

参考文献

1. 刘伟，谢永宏，顾兴，等 . 电子支气管镜下冷冻及氩气序贯治疗肉芽增殖型支气管结核的临床疗效分析 . 中华肺部疾病杂志（电子版），2016，9（1）：17-19.

2. 林连城，柯明耀，曾俊莉，等 . 支气管镜下高频电刀与 APC 治疗恶性气道狭窄 122 例疗效分析 . 临床肺科杂志，2016，21（2）：375-377.

3. 郭锐 . 支气管结核患者采用抗结核联合电子支气管镜治疗的效果探讨 . 临床肺科杂志，2017，22（12）：2232-2235.

（刘　伟）

中国呼吸内镜介入治疗典型病例集锦（第二卷）

第一篇　良性气道疾病

Benign airway diseases

病例 28　结核后良性气道狭窄（左肺上叶，CO_2 冷冻 + 球囊扩张）

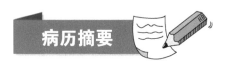

病历摘要

基本信息

患者男性，43 岁。

主诉：咳嗽、咳痰 1 周，伴发热 4 天。

现病史：患者于 22015 年 2 月 2 日因"咳嗽 8 个月，加重半个月"第一次入院，当时诊断：①支气管结核；②继发性肺结核左上下涂（未）复治；③纵隔淋巴结核。入院后给予抗结核、保肝等治疗，同时给予支气管镜下治疗 14 天好转出院。院外规律服药，抗结核治疗 1 年半后停药。患者于 1 周前无明显诱因出现咳嗽、咳痰，以白色黏痰为主，痰液黏稠不易咳出，自服感冒药（具体药物名称及剂量不详），4 天前出现发热，体温最高 39 ℃，无寒战，于当地医院就诊，给予氨溴索祛痰及消炎药静滴（具体药物名称不详）2 天，效果欠佳，行胸部 CT 发现左肺上叶病变，患者为求进一步诊疗来笔者所在医院就诊。患者自发病以来，饮食睡眠可，大小便正常，体重无明显变化。

既往史：2011 年曾于当地医院诊断"肺结核"，口服药物（具体不详）3 个月后自行停药；否认其他病史。

个人史：无特殊。

婚育史：适龄结婚，子女体健。

家族史：否认家族性遗传病、精神病或类似的病史；父母健在。

体格检查

KPS 评分 90 分，气促评分 2 分，血压 120/59 mmHg，神志清楚，精神可，全身皮肤、黏膜无黄染，无皮疹、皮下出血、皮下结节、瘢痕，皮下无水肿，无肝掌、蜘蛛痣。全身浅表淋巴结无肿大。胸廓无畸形，胸骨无叩痛。呼吸运动正常，肋间隙正常，语颤无增强、减弱。双肺叩诊清音，呼吸规整，双肺呼吸音低，双肺可闻及哮鸣音和少量湿性啰音。心率 76 次 / 分，律齐，各瓣膜听诊区未闻及杂音，无心包摩擦音。腹软，无压痛及反跳痛，双下肢不肿，病理征（－）。

辅助检查

2017 年 11 月 11 日胸部 CT：左肺上叶见多发点片状、结节样高密度影，部分病灶融合伴有钙化，左主支气管狭窄，管壁增厚，左上肺支气管管腔截断，开口远端可见楔形高密度影。左肺上叶少许条索影，左侧胸膜增厚，纵隔内多发肿大淋巴结，心包内可见少量弧形液体密度影。

初步诊断

左上支气管结核后狭窄（瘢痕），肺结核陈旧，左侧胸膜肥厚。

确定诊断

左上支气管结核后狭窄（瘢痕），肺结核陈旧，左侧胸膜肥厚。

鉴别诊断

（1）肺癌：多见于中老年患者，特别是有长期大量吸烟史者，临床多表现为刺激性干咳、胸闷、胸痛、咯血、反复痰中带血、消瘦、乏力等症状，一般无发热，合并感染时可有发热，查血 CEA 水平增高，胸部 X 线多表现为团块状或结节状影，有时呈分叶状，边缘常有毛刺、切迹，抗感染、抗结核治疗效果差，痰中查到肿瘤细胞可确诊。

（2）肺炎：多起病急，表现有高热、咳嗽、咳大量黄脓痰或铁锈色痰，查血白细胞明显升高，中性性细胞比例增高。胸片示肺内云絮状、斑片状影，有时仅见肺纹理粗乱，痰中可培养出致病菌。抗感染治疗有效。

治疗

治疗原则：扩张支气管、通畅气道、改善症状。

2017 年 11 月 14 日行局部麻醉支气管镜下检查：气管镜经鼻插入顺利，声门闭合可，气管左侧壁可见瘢痕形成，隆突锐利。右肺各叶支段管腔通畅，黏膜光滑，余未见明显异常。左主支气管全程可见瘢痕形成，致管腔狭窄，镜身（外径 5.9 mm）可进入，左肺上叶开口针孔样狭窄（图 28-1），自开口处可负压吸引脓性分泌物，左肺上叶嵴黏膜瘢痕形成；左肺下叶支段管腔通畅，黏膜光滑。建议行全麻下支气管镜下支气管扩张治疗。

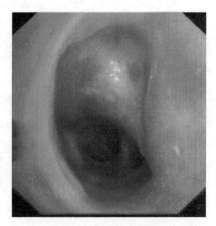

左肺上叶开口针孔样狭窄。

图 28-1　气管镜下表现

2017 年 11 月 17 日全麻气管镜检查：全身麻醉成功后，经口置入硬质镜顺利，气管环存在，隆突锐利。右肺各叶支段管腔通畅，黏膜光滑，余未见明显异常。左肺主支气管管腔瘢痕形成、管壁软化，管腔狭窄；左肺上叶开口呈针孔样狭窄，左肺下叶开口可见少量肉芽组织，余肺各支段管腔通畅，未见明显异常。予气管镜顺入导丝入上叶开口，自导丝顺入 6 mm 球囊反复扩张左肺上叶开口（图 28-2），左肺上叶开口较前明显扩大，气管镜（外径 5.9 mm、4.9 mm）不能进入；更换 8 mm 球囊扩张左肺上叶开口，左肺上叶开口较前扩大，可见明显撕裂口，予 CO_2 冷冻治疗局部肉芽组织及黏膜撕裂口。

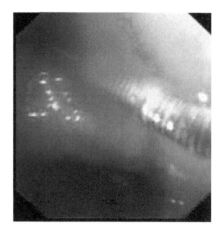

将球囊伸入左肺上叶开口进行球囊扩张。

图 28-2　气管镜下表现

2017 年 11 月 20 日全麻气管镜检查：全身麻醉成功后，经口置入硬质镜顺利，气管环存在，气管可见少量瘢痕组织，隆突锐利。右肺各叶支段管腔通畅，黏膜光滑，余未见明显异常。左肺主支气管管腔瘢痕形成、管壁软化，管腔狭窄；左肺上叶开口呈针孔样狭窄，左肺下叶开口可见少量肉芽组织，余肺各支段管腔通畅，未见明显异常。予气管镜顺入导丝入上叶开口，自导丝顺入 8 mm 球囊反复扩张左肺上叶开口，左肺上叶开口较前明显扩大（图 28-3），气管镜（外径 4.9 mm）可进入，管腔内可见分泌物，给予吸除，并给予生理盐水反复灌洗左肺上叶，观察舌支管腔通畅，固有段显示不良；扩张过程中出血，给予 APC 烧灼止血；予 CO_2 冷冻治疗局部肉芽组织。

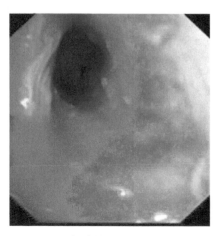

图 28-3　气管镜下球囊扩张后左上叶开口较前增宽

2017 年 11 月 23 日气管镜检查：气管镜经鼻插入顺利，声门闭合可，气管环存在，隆突锐利。右肺各叶支段管腔通畅，黏膜光滑，余未见明显异常。左肺主支气管管腔瘢痕形成、管壁软化，管腔狭窄；左肺上叶开口可见坏死物堵塞开口，左肺下叶开口可见少量肉芽组织，余肺各支段管腔通畅，未见明显异常。予活检钳反复钳取坏死物，直至显露出左肺上叶开口，开口狭窄，气管镜（外径 4.9 mm）可进入，予活检钳钳取左肺上叶开口肺组织送病理学检查，取材时出血，给予冰生理盐水止血；观察左肺上叶固有段呈针孔样狭窄，左肺舌支黏膜肥厚，管腔通畅。予 CO_2 冷冻治疗局部肉芽组织、撕裂口；遂更换支气管镜（外径 5.9 mm）顺入球囊，难以到达有效部位。

2017 年 11 月 27 日全麻气管镜：全身麻醉成功后，经口置入硬质镜顺利，气管环存在，气管可见少量瘢痕组织，隆突锐利。右肺各叶支段管腔通畅，黏膜光滑，余未见明显异常。左肺主支气管管腔瘢痕形成、管壁软化，管腔狭窄；左肺上叶开口瘢痕狭窄，气管镜（外径 4.9 mm）不能进入，左肺下叶开口可见少量肉芽组织，余肺各支段管腔通畅，未见明显异常。予气管镜顺入导丝入上叶开口，自导丝顺入 8 mm 球囊反复扩张左肺上叶开口，左肺上叶开口较前明显扩大，气管镜（外径 4.9 mm）可进入（图 28-4），管腔内可见少量分泌物，给予吸除，管腔显示欠佳，并给予生理盐水反复灌洗左肺上叶，观察舌支管腔通畅，顶区支开口明显狭窄；扩张过程中出血，给予APC 烧灼止血、巴曲亭止血；予 CO_2 冷冻治疗局部肉芽组织及黏膜撕裂口。

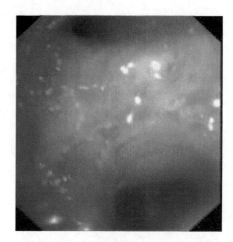

图 28-4　支气管镜下左肺上叶开口狭窄

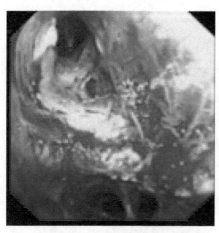

图 28-5　支气管镜下左肺上叶开口瘢痕狭窄

复诊

2017 年 12 月 4 日气管镜检查：气管镜经鼻插入顺利，气管环存在，气管可见少量瘢痕组织，隆突锐利。右肺各叶支段管腔通畅，黏膜光滑，余未见明显异常。左肺主支气管管腔瘢痕形成、扭曲，管腔狭窄；左肺上叶开口瘢痕狭窄，气管镜（外径 5.9 mm）不能进入（图 28-5），左肺下叶开口可见少量肉芽组织，余肺各支段管腔通畅，未见明显异常。予 CO_2 冷冻治疗局部肉芽组织及撕裂口。

2017 年 12 月 12 日气管镜检查：气管镜经鼻插入顺利，声门闭合可，气管环存在，隆突锐利。右肺各支段支气管管腔通畅，黏膜光滑，未见明显异常。左主支气管管腔扭曲、瘢痕狭窄，狭窄度约 50%，左肺上叶开口黏膜充血，管腔轻度瘢痕狭窄，左肺下叶各支段管腔通畅，未见明显异常。

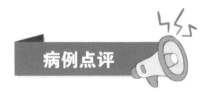

病例分析

对于支气管严重狭窄的患者主要采取经支气管镜下球囊扩张术来通畅气道。术前应行常规支气管镜检查及胸部 CT 三维重建，了解狭窄支气管的情况，评价球囊扩张对患者的疗效。治疗中应避免加压过快，迅速达到球囊耐压，以及扩张时间过长引起管壁的撕裂而引起出血。球囊扩张起步时一般给予 3 atm，持续约 2 min 后减压，遂了解患者感受、扩张效果，有无出血，综合评价后，逐渐依次增高压力，扩张过程中可减压观察扩张效果，如扩张效果好，则维持压力，适当缩短扩张时间；如扩张效果欠佳，则增加压力，适当维持扩张时间。球囊扩张一般 1 周治疗一次，如狭窄较严重可适当缩短时间。球囊扩张过程中有大出血的可能，如术中出现大出血，首先应畅通气道，并迅速建立静脉通道，局部及全身应用止血药物，局部可应用冰盐水、1：10 000 肾上腺素、巴曲亭，静脉应用垂体后叶素止血治疗，注意抢救过程中应使患者患侧卧位。

病例点评

本例患者左肺上叶开口严重狭窄，造成患者胸闷、憋喘，不能完成重体力劳动，并引起患者阻塞性肺炎，既往曾抗结核治疗 1 年半余，目前瘢痕处于稳定期，可给予行全麻下经支气管镜下球囊扩张治疗。因患者左肺上叶开口扭曲、狭窄、球囊及导丝均难以到达有效部位，术中反复尝试给予细导丝引导下行球囊扩张术，最终成功，患者经治疗后症状明显减轻。

参考文献

1. 更藏尖措，汪祖兰，王书鹏. 气管镜下冷冻术、氩等离子凝固分别联合球囊扩张治疗结核性支气管狭窄的临床比较研究. 重庆医学，2016，45（19）：2697-2700.

2. 杨守峰，苏菲菲，张抱一. 电子纤维支气管镜下球囊扩张术治疗结核性支气管狭窄（附 52 例临床分析）. 中国防痨杂志，2017，39（3）：309-311.

（安小庆）

病例 29　气管支气管结核（中央型气道Ⅱ、Ⅲ、Ⅴ区，球囊扩张 +CO₂ 冷冻 + 沙漏形硅酮支架置入并取出 +Y 形金属覆膜支架置入并取出）

病历摘要

基本信息

患者女性，38 岁。

主诉：咳嗽、咳痰 1 年半余，加重伴胸闷、憋气 2 个月。

现病史：患者 1 年半前开始出现咳嗽，以干咳为主，偶有咳黄白黏痰，伴有盗汗、乏力、间断性发热。开始考虑为"哮喘"，给予对症治疗，症状反复。半年在青岛某医院就诊，考虑"支气管结核"，但多次查痰中未找到抗酸杆菌。间断服用罗红霉素、阿奇霉素、左氧氟沙星片等药物治疗，咳嗽、咳痰仍反复出现。2 个月前咳嗽、咳痰加重，伴胸闷、憋气感，再次至青岛某医院，查痰中找到抗酸杆菌。2016 年 1 月 4 日至青岛某医院住院治疗，入院后给予异烟肼、利福平、乙胺丁醇、吡嗪酰胺抗结核，以及相应化痰、机械辅助排痰治疗，气管镜检查见气管（Ⅱ、Ⅲ区）黏膜充血、水肿、大量干酪样坏死物附着。左右支气管均见充血水肿。2016 年 1 月 27 日出现胸闷、憋气加重，口唇发绀，考虑气管狭窄并气管痉挛，痰液黏稠阻塞气道引起呼吸困难。给予抢救治疗、甲强龙 40 mg q12h×6 天抗感染、二羟丙茶碱解痉平喘等治疗后，痰液排出气道，病情平稳，为进行气管镜下支架置入术转至笔者所在医院。门诊以"支气管结核、肺结核"收住入院，发病来，神志清，饮食一般，睡眠一般，大小便正常，体重无明显变化。

既往史、个人史、婚育史：无特殊。

家族史：患者父母及兄弟姐妹无肿瘤病史，无与患者类似疾病者。

体格检查

入院后查体：KPS 评分 40 分，气促评分 4 分。神志清，精神可，言语嘶哑，全身皮肤、黏膜无黄染，无皮疹、皮下出血、皮下结节、瘢痕，皮下无水肿，无肝掌、蜘蛛痣。双侧颈部可及绿豆粒大小淋巴结，余浅表淋巴结无肿大。口唇无发绀，双肺呼吸音粗，未闻及干、湿啰音，无胸膜摩擦音。心率

84 次 / 分，律齐，各瓣膜听诊区未闻及杂音，无心包摩擦音。腹平坦，无压痛、反跳痛，腹部无包块。肝脏未触及，脾脏未触及，Murphy's 征阴性，肾区无叩击痛，无移动性浊音。肠鸣音正常。

辅助检查

2016 年 1 月 7 日青岛某医院气管镜检查：气管（Ⅱ、Ⅲ区）黏膜充血、水肿，大量干酪样坏死物附着，有肉芽形成。左侧主支气管黏膜充血、水肿，左上叶支气管、下叶支气管管腔通畅，黏膜光滑。右侧主支气管（Ⅴ区）黏膜充血、水肿，有大量干酪坏死物附着，右上叶支气管被干酪样坏死物覆盖。支气管镜不能通过。

初步诊断

气管支气管（Ⅱ、Ⅲ、Ⅴ区）结核；肺结核。

确定诊断

气管支气管（Ⅱ、Ⅲ、Ⅴ区）结核；继发性肺结核双上下，涂（-），初治。

鉴别诊断

患者诊断明确，无须鉴别。

治疗

治疗原则：全身抗结核治疗基础上，解除气道阻塞、通畅气道、改善症状。

2016 年 2 月 2 日入院，当天胸部 CT 检查（图 29-1）：右肺上叶各段、下叶背段、左肺上叶前段、下叶背段、外基底段见多发斑点、斑片、条索状密度增高影，边缘模糊，密度不均。胸段气管及右主支气管管壁较广泛肥厚，管腔明显狭窄，尚通畅。纵隔内未见明显肿大淋巴结。考虑双肺继发性肺结核，气管及右主支气管结核。

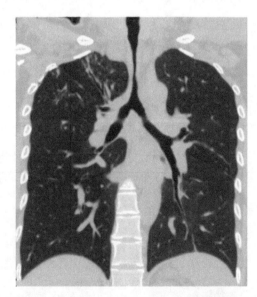

图 29-1　胸部 CT，可见气管中下段明显狭窄

考虑患者呼吸困难，胸部 CT 显示 Ⅱ、Ⅲ 区中央型气道明显狭窄，暂定手术方案为：全身麻醉后，插入硬质气管镜，予以球囊扩张，联合气管沙漏形

硅酮支架置入。术中：全身麻醉理想化后，硬质气管镜经口插入顺利，气管中段黏膜充血、管腔瘢痕扭曲狭窄，气管镜（外径 5.9 mm）难以进入（图 29-2A）。自气管瘢痕狭窄处予以 14 mm 球囊扩张 2 次（6 bar，20 s），气管管腔较前明显通畅，并显露双肺各叶支段（图 29-2B、图 29-2C）。镜下见气管中下段黏膜充血，少量肉芽组织增生，管腔瘢痕狭窄；左肺各叶支段管腔通畅，未见明显异常；右主支气管至右肺上叶支气管开口处黏膜充血，肉芽组织增生，瘢痕形成，右肺上叶支气管开口处管腔呈针孔样瘢痕狭窄；右肺中下叶各支段管腔通畅，未见明显异常。随后自气管瘢痕狭窄处置入沙漏形硅酮支架一枚（ST：16-14-16，L：15-20-15），并调整支架位置，使支架位置及膨胀度均可（图 29-2D）。并自肉芽组织增生处予以反复冻融治疗。术后气促评分 1 分，KPS 评分 80 分。

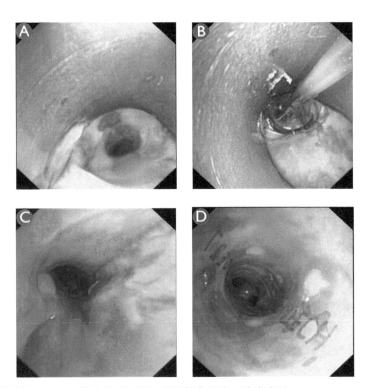

A：硬质气管镜插入后，气管内见Ⅱ区明显瘢痕软化狭窄，狭窄度约 90% 以上；B：自气管狭窄处予以球囊扩张治疗；C：球囊扩张治疗后狭窄处略通畅；D：气管狭窄处置入沙漏形硅酮支架。

图 29-2　术中支气管镜下表现

2016 年 2 月 5 日患者于局部麻醉下，行电子支气管镜检查了解术后情况。镜下见支架位置及膨胀度均可，支架上下缘未移位（图 29-3）。考虑患者病情好转，嘱继续全身抗结核治疗，1 个月后复查气管镜检查。

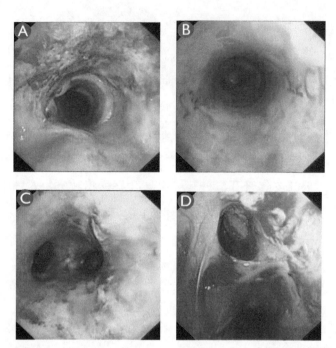

A：支架上缘气道通畅，未见肉芽组织增生等并发症出现；B：支架置入后气道通畅；C：气管下段黏膜充血，气道尚通畅；D：右肺上叶开口管腔瘢痕狭窄，未行特殊处理。

图 29-3　术后 3 天支气管镜下表现

复诊

2016 年 3 月 7 日电子支气管镜检查（图 29-4）：气管中下段见沙漏形硅酮支架置入，支架位置及膨胀度可，支架上下缘未出现肉芽组织增生，无移位等并发症出现。气管下段近隆突处右侧壁黏膜充血，少量肉芽组织增生，右肺上叶开口管腔瘢痕狭窄；余肺各叶支段管腔通畅，未见明显异常。考虑患者病情好转，嘱 3 个月后复查气管镜检查，不适及时就诊。

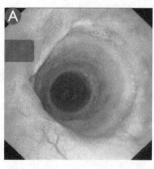
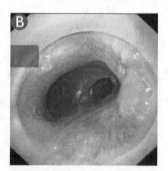

A：硅酮支架上缘气道通畅，未见肉芽组织增生等并发症出现；B：硅酮支架下缘气道通畅。

图 29-4　术后 1 个月支气管镜下表现

2016年9月26日复查气管镜检查，患者硅酮支架下缘嵌顿及肉芽组织增生，导致管腔狭窄，狭窄度约70%（图29-5）。考虑气道尚能维持通畅，予以CO_2冷冻清除肉芽组织。

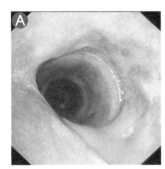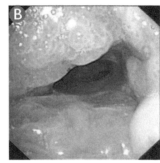

A：硅酮支架上缘气道通畅，未见肉芽组织增生等并发症出现；
B：硅酮支架下缘嵌顿及肉芽组织增生，使管腔狭窄。

图29-5　术后7个月支气管镜下表现

因患者出现硅酮支架下缘肉芽组织增生的并发症，每月1次在当地医院予以气管镜检查，并行CO_2冷冻治疗。硅酮支架置入1年半后，考虑硅酮支架置入时间较长，拟行支架取出查看气道塑性情况，患者再次入院。

2017年6月27日行硬质气管镜下气管硅酮支架取出。术中气管硅酮支架取出后原支架上缘管腔通畅，但支架取出后原支架下缘出现软化塌陷、肉芽组织增生（图27-6A），管腔狭窄约90%以上，遂临时置入直筒形金属支架通畅气道（图27-6B）。考虑直筒形金属支架易移位，计划置入Y形硅酮支架。但患者张口角度较小，口咽喉三点一线位置弯曲度较大，无法插入14 mm硬质气管镜外鞘管，故无法置入Y形硅酮支架，考虑定制Y形金属覆膜支架，择期置入。

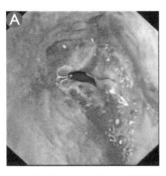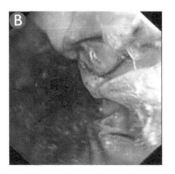

A：支架取出后，支架下缘管壁软化塌陷，并见肉芽组织增生；
B：气管中下段临时置入直筒形金属覆膜支架。

图29-6　支架置入1年半后予以支架取出

2017 年 8 月 7 日予以全麻硬质气管镜下取出直筒形金属覆膜支架，随后自气管中下段、左右主支气管置入 Y 形金属覆膜支架（图 29-7）。术后患者病情平稳，无胸闷、憋喘。出院随访，患者于当地医院定期复查气管镜。

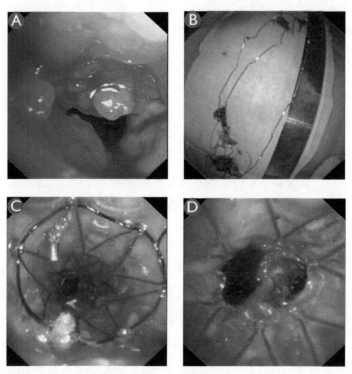

A：临时金属支架取出后，支架下缘管壁仍软化塌陷，管腔未有效通畅；B：取出临时置入的直筒形金属覆膜支架；C：置入 Y 形金属覆膜支架，气管段 18 ～ 50 mm；D：见 Y 形金属覆膜支架气管下段，支撑气管软化狭窄处使气道通畅（支架左 13 ～ 30 mm，支架右 13 ～ 15 mm）。

图 29-7　临时金属支架置入 1 个月后取出

Y 形金属覆膜支架置入 10 个月后，考虑支架置入时间较长，取出支架查看气道塑性情况，患者再次入院。于 2018 年 5 月 23 日全麻硬质气管镜下金属覆膜 Y 形支架取出。术中全身麻醉理想后，硬质气管镜经口插入顺利。气管中下段及左右主支气管见 Y 形金属覆膜支架，支架位置及膨胀度均可，支架上下缘未见肉芽组织增生，管腔通畅，支架内少量黏性分泌物附着；右肺上叶开口管腔瘢痕狭窄，余肺各叶支段管腔通畅，未见明显异常；予以硬质鳄齿钳钳取出支架，见原气管软化塌陷狭窄处瘢痕形成，管腔轻度软化，狭窄度约 30%；术后 1 周在局部麻醉下行电子支气管镜检查及胸部 CT，电子支气管镜检查见气管软化狭窄处轻度软化及瘢痕形成，管腔狭窄约 30%，胸部 CT 可见气道通畅，考虑患者病情平稳，出院随访观察（图 29-8）。出院 1 个月后于当地医院复查气管镜，电话随访气管管腔通畅，未出现呼吸困难、憋喘等症状。

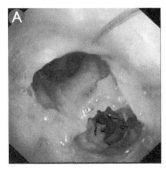
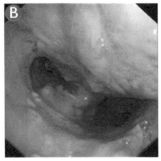
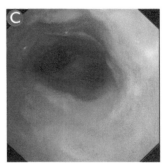
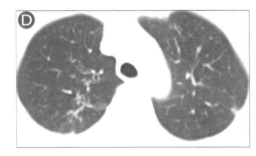

A：术中 Y 形金属覆膜支架置入 1 年，见气道通畅，未有支架相关并发症出现；B：取出 Y 形金属覆膜支架，原气管软化狭窄处管腔轻度狭窄，狭窄度约 30%；C：取出支架 1 周后复查气管镜，见原气管软化狭窄处管腔通畅；D：取出支架 1 周后复查胸部 CT，原气管软化狭窄处管腔通畅。

图 29-8　Y 形金属覆膜支架置入取出

病例分析

　　良性中心气道狭窄是指气管、左右主支气管及右中间段支气管因各类良性病变引起的气道狭窄，可导致患者在临床上出现不同程度的呼吸困难，甚至窒息死亡。与恶性气道狭窄相比，良性气道狭窄的处理更为困难，更易出现远期并发症。同时，由于患者生存期长，患者及家属期望值更高，对手术引起的近、远期严重并发症难以接受，因此，良性中心气道狭窄的处理是介入呼吸病学领域的一个难点。

　　气管支气管结核（tracheobronchial tuberculosis，TBTB）是指发生在气管、支气管黏膜、黏膜下层、平滑肌、软骨及外膜的结核病。因症就诊是目前临床上发现气管支气管结核的主要途径之一。典型临床表现可有刺激性剧烈咳嗽、咳痰、咯血及呼吸困难等呼吸道症状。TBTB 临床表现缺乏特异性，部分临床表现缺如，单纯从症状和体征上无法确诊气管支气管结核。支气管镜检查是诊断气管支气管结核必不可少的确诊手段。支气管镜检查可直视气管、支气管内病灶情况，观察是否存在气管支气管结核，并判断其类型、部位、范围、严重程度及大致形成原因，了解是否合并所属气道狭窄、闭塞、软化及程度等情况。

本例患者患有气管支气管结核，以胸闷、憋气入院。入院后予以电子支气管镜检查，考虑气管严重狭窄合并软化，予以全麻硬质气管镜下置入沙漏形硅酮支架。硅酮支架置入的思路为，因患者出现气管软化及瘢痕狭窄，反复球囊扩张仍无法解决气道软化，故需要置入支架且长时间放置，从而使气道壁沿支架塑形。术后半年，患者气管硅酮支架下缘出现肉芽组织增生，对于硅酮支架来说，是常见的一种并发症，通过气管镜下的反复冷冻治疗，仍可维持患者气道通畅。

患者气管硅酮支架置入 1 年半后，考虑塑形良好，予以取出。取出硅酮支架后发现原气管狭窄处管壁塑形良好，但是支架下缘因肉芽组织增生及支架嵌顿，使气管管壁出现软化及肉芽组织增生，硅酮支架取出后，气道难以有效维持管腔通畅，临时置入直筒形金属覆膜支架。考虑直筒形金属覆膜支架易出现移位，且未能有效通畅气道。同时考虑气道狭窄处需再次塑形，应置入 Y 形硅酮支架，因硅酮支架可长期置入，但患者口咽喉三点一线弯曲度大，张口角度小，多次尝试插入 14 mm 硬质气管镜外鞘，难以插入，遂放弃置入 Y 形硅酮支架，改定制 Y 形金属覆膜支架置入。Y 形金属覆膜支架置入后气道通畅，置入 10 个月后，考虑气道塑形良好，予以取出，并观察 1 个月，见原气管软化狭窄处轻度瘢痕软化，狭窄度约 30%，但可维持气道通畅，且不影响患者通气。考虑患者病情平稳，前后治疗时间历经近 3 年，最终该患者治疗效率良好。

病例点评

（1）随着支气管镜检查技术的不断应用与普及，越来越多的气管支气管结核患者被早期发现。但如何准确地进行分类与及时有效地处理和治疗支气管结核则是临床所关注的重点与难点。如何有效地针对不同类型支气管结核，选择合适的介入治疗方法，目前尚缺乏公认的全国相对统一的操作规范，故亟须全国的结核科、呼吸科、介入科等同道对此继续开展广泛深入的研究。以期早日形成合理、安全、有效、公认的诊疗规范，不断提高支气管结核的发现率、治愈率，造福于更多的结核病患者。

（2）一项临床研究表明，在1442例肺结核患者中，行电子支气管镜检查，合并气管支气管结核的患者有345例，占比23.9%，气管支气管结核患者中合并支气管狭窄的患者占比59.7%，其中23.3%患者出现气道严重狭窄。女性，年龄小于50岁，气短症状大于4周的患者应考虑支气管结核合并狭窄。本病例患者就诊本院之前，病史长达1年半时间。患者之前未行支气管镜检查及全身抗结核治疗，导致病情不断进展，以至于患者出现气管重度狭窄。故对肺结核患者特别是年龄小于50岁的女性患者应该尽早行支气管镜检查，排除支气管结核的可能。做到早诊早治。

（3）支气管结核可导致支气管狭窄，支气管镜下表现为：溃疡坏死型、肉芽增殖型、瘢痕狭窄型、管壁软化型、淋巴结瘘型。经支气管镜下抗结核药物局部灌注、球囊扩张、CO_2冷冻、氩等离子体凝固、高频电刀适合溃疡坏死型、肉芽增殖型、瘢痕狭窄型。管壁软化型需要根据气道狭窄程度进行评估，不影响患者通气情况下，尽可能避免支气管镜下介入治疗。本例患者出现瘢痕狭窄型合并管壁软化型，且气道严重狭窄，只能通过支架维持气道通畅。

（4）管壁软化导致气管严重狭窄，应考虑支架置入，建议第一选择为硅酮支架。硅酮支架其优势在于不易变形，且可长期放置。本例患者患有气管支气管结核，瘢痕狭窄合并管壁软化。由于瘢痕在不断形成，故支架长期放置后，瘢痕会沿支气管壁形成质地较硬的瘢痕，从而起到良好的塑形效果。在一项临床研究中，75例气管支气管结核患者行气道硅酮支架植入术，88%患者气道狭窄得到改善，在经过41个月的随访观察中，49例患者在支架置入14个月后取出，3例患者最终行外科手术治疗。并发症方面，通过电子支气管镜下的介入治疗，硅酮支架的并发症都在可控范围内，包括肉芽组织增生、移位、再狭窄等。

（5）本例患者气管硅酮支架取出后，原气管狭窄处通畅，但支架下缘出现肉芽组织增生及软化，病因方面考虑一是患者本身患有气管支气管结核，导致气管软骨破坏。二是由于置入硅酮支架，支架的嵌顿反复刺激出现支架下缘的肉芽组织增生及管壁软化。由于狭窄部位位于气管下段，最佳的治疗方案是置入 Y 形硅酮支架，但患者 14 mm 硬质气管镜外鞘难以插入，硅酮支架推送器难以推入，故选择定制 Y 形金属覆膜支架，且尽可能长时间放置以起到良好的管壁塑形效果。患者置入 Y 形金属覆膜支架 10 个月后取出，再次观察 1 个月见患者气管狭窄处管壁塑形良好，无胸闷、憋气等症状，病情稳定。历经近 3 年的气管镜下反复治疗，病情最终好转并稳定。

参考文献

SU Z，CHENG Y，WU Z，et al. Incidence and predictors of tracheobronchial tuberculosis in pulmonary tuberculosis：a multicentre，large-scale and prospective study in southern China. Respiration，2019，97（2）：153-159.

（徐　粟）

病例 30　肺结核（左肺上叶前段，电磁导航支气管镜＋外周超声小探头）

基本信息

患者男性，44 岁。

主诉：咯血 1 周。

现病史：患者于入院前 1 周晨起无明显诱因出现咽痒、咯鲜血 2 口（量约 10 mL），20 分钟后再次咯鲜红色血块 2 口，无发热、咳嗽、咳痰，无胸闷、胸痛，无恶心、呕吐，无腹痛、腹泻，无午后低热、盗汗，偶有反酸，无胃灼热，无鼻后滴流症状，就诊于外院，查喉镜示"咽部充血"（具体不详），胸部 CT（2018 年 10 月 10 日，图 30-1）提示左肺上叶结节影伴炎性病变，占位？炎症？建议复查或进一步检查。未予以特殊治疗，1 天前晨起出现痰中

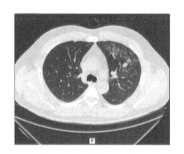

图 30-1　胸部 CT 表现

带血，无其他不适，为求进一步诊治收入笔者所在科室住院治疗。患者自发病以来精神可，饮食可，睡眠可，二便如常，体重无显著变化。

既往史：高血压病史 30 余年，血压最高 185/100 mmHg，4 年前开始服用替米沙坦，血压控制在 130/80 mmHg 左右。否认其他病史。

个人史：吸烟史 10 年，每日 20 支，戒烟 6 年，偶尔饮酒，无其他特殊。

婚育史：已婚，适龄结婚，配偶体健。育有 1 子。

家族史：有高血压病家族史。母亲胃癌去世，父亲身体健康。

体格检查

入院后查体：神志清，血压 134/81 mmHg，全身皮肤、黏膜无皮疹及出血点，浅表淋巴结未触及肿大，唇甲无发绀，双肺呼吸音清，未闻及明显干、湿啰音。心率 83 次 / 分，律齐，各瓣膜未闻及病理性杂音，腹部平软，无压痛及反跳痛，双下肢无水肿，杵状指（－），病理征（－）。

辅助检查

胸部强化 CT（图 30-2）：左肺上叶可见沿支气管走行分布小结节、微结节影及磨玻璃密度斑片影，增强检查可见部分斑片影均一强化，考虑左肺上叶感染性病变并出血可能。

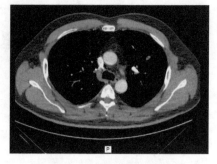

图 30-2　胸部强化 CT 表现

鼻窦 CT：①双侧筛窦少许稍高密度影——鼻窦炎；②鼻甲肥大；③鼻中隔右侧偏斜。

心脏超声：心内结构未见明显异常。

肺功能：通气功能正常，小气道功能正常，$FEV_1\%$ 122.5%，FEV_1/FVC 79.84%，肺弥散量正常，残气量 / 肺总量轻度增加，中心气道阻力、周边气道阻力、周围弹性阻力、共振频率正常。支气管舒张试验（－）。呼出气 NO 20 ppb。

红细胞沉降率：22.0 mm/h。

降钙素原检测定量＜ 0.05 ng/mL。

血气分析：pH 7.442，$PaCO_2$ 34.8 mmHg，PaO_2 94 mmHg。

血肿瘤标志物：CEA、NSE、细胞角蛋白 19 片段均正常。

C- 反应蛋白：0.68 mg/dL。

结核感染 T 细胞：（＋）。

PPD 试验（＋＋＋）。

初步诊断

咯血原因待查（肿瘤？肺结核？肺炎？肺部真菌感染？）；高血压 3 级。

确定诊断

左肺结核；高血压病 3 级。

鉴别诊断

（1）肺癌：有多年吸烟史，可以表现为刺激性咳嗽、咳痰、咯血、胸痛、消瘦，病理发现肿瘤细胞为诊断金标准。本例患者为中年男性，有吸烟史，临床无明显感染症状，仅以咯血就诊，结合胸部 CT 左肺上叶小结节影，故肿瘤不除外。

（2）肺结核：临床有低热、盗汗、乏力、消瘦等症状，胸片出现粟粒、结节、空洞等形态阴影。痰涂片及培养发现抗酸杆菌可确诊。本例患者胸部 CT 提示发病部位符合结核高发部位，且临床表现为咯血，入院后结核感染 T 细胞检测为阳性，需进一步检查以明确诊断。

（3）肺炎：社区发病，影像学有结节影、磨玻璃影，但缺乏临床感染症状，需警惕特殊菌感染可能。

（4）肺部真菌感染：免疫功能正常的人群发生真菌感染可能存在，特别是隐球菌感染，有时临床无明显症状，诊断常常需肺活检明确。

治疗

治疗原则：明确诊断，明确病理。

于 2018 年 10 月 19 日行全麻电磁导航支气管镜检查（图 30-3）：取平卧位，麻醉医师予以全麻满意后置入气管插管，经气管插管进镜，镜下所见气管通畅，黏膜无充血水肿，隆突锐利；右主支气管及右上、中、下叶各叶段支气管开口通畅，黏膜未见明显异常；左主支气管及左上舌叶、左下叶各叶段支气管开口通畅，黏膜未见明显异常。于左上叶前段置入电磁导航鞘管，追踪导航信号至病变部位，撤出导航探头保留鞘管，再以超声小探头进入鞘管进一步探测病变（图 30-4），确定病灶后行活检及刷检（图 30-5），ROSE 确认发现异形细胞（图 30-6），撤出鞘管，未见明显出血，术后患者复苏顺利。标本进一步送检病理。术后病理回报（图 30-7）：送检为支气管黏膜及黏膜下软骨组织，内见不典型肉芽肿性病变，伴多量纤维结缔组织增生，瘢痕形成，少量炎细胞浸润，炎细胞以淋巴细胞为著，考虑结核。免疫组化染色：Keratin（广谱 –），LCA（少数 +）。特殊染色：经马森染色证实。结合患者临床、影像、化验结果及病理考虑结核可能性大，后予以正规抗结核治疗，目前患者正在治疗中。

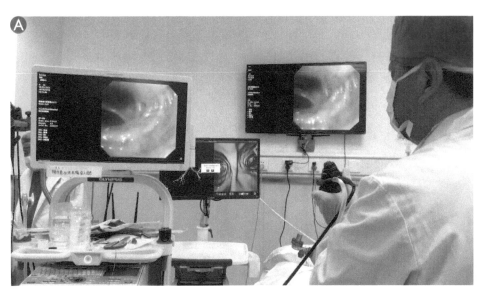

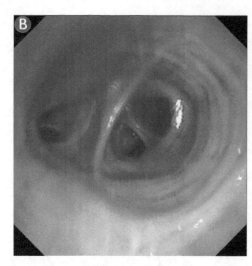
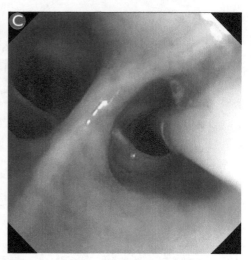

A：电磁导航支气管镜操作；B：气管镜下：左上叶开口；C：电磁导航图像。

图 30-3 经气管插管进镜

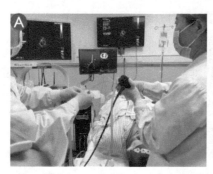
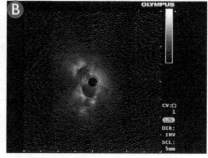

A：超声小探头确定病变位置；B：超声小探头图像。

图 30-4 探测病变

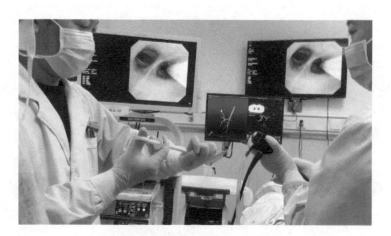

图 30-5 电磁导航引导下活检

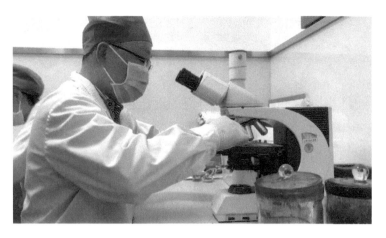

图 30-6　ROSE

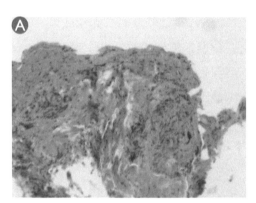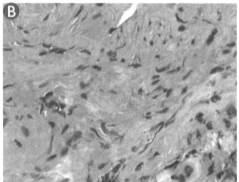

图 30-7　病理 HE 染色（A：×100，B：×400）

病例分析

（1）电磁导航支气管镜（electromagnetic navigation bronchoscopy，ENB）是一种以电磁定位技术为基础，结合计算机虚拟支气管镜与高分辨率螺旋 CT 的特点，经支气管镜诊断的新技术。其优点在于既可准确到达常规支气管镜无法到达的肺外周病灶，又可获取病变组织进行病理检查。与传统活检方式相比准确率和安全性更高，联合 EBUS、PET/CT 及现场细胞学检查等技术可更进一步提高活检准确率。

（2）虽然 ENB 技术是基于患者支气管树空间结构的实时导航，但是该技术对于病灶和导航感应器的空间定位仍然不可避免的存在误差，而 R-EBUS 可以实时可视化的进行病灶探测和定位。ENB 联合 R-EBUS 可以完成大部分病例导航操作，缩短导航时间，减少了 C 臂机 X 线的暴露，可以提高肺周围型病灶的诊断率。

（3）目前，国外对 ENB 的临床研究侧重于恶性疾病，也已证实在诊断恶性结节的过程中 ENB 有着较明显的优势，对于良性疾病其应用价值需要进一步观察。顾晔等使用电磁导航支气管镜对于菌阴肺结核患者进行刷检和活检均得到了病理学和细菌学的确诊，均得到了成功与正确的诊断，且未出现气胸等不良反应，说明该技术在难治性结核病或者不典型结核病的诊断中可能具有较好的应用前景。

（4）肺外周微小病变由于取材困难，既往曾以定期观察病变大小变化为主，这对于患者造成一定程度的心理负担，电磁导航的应用使得我们可以到达这些部位并取得组织标本进行进一步诊断，特别是对于良性病变，活检阴性时可考虑定期随诊，有助于减少部分不必要的手术损伤。

（5）本例患者肺外周病灶体积较小，因此我们采取电磁导航联合径向探头支气管内超声检查，进一步明确病灶位置，提高了活检准确性，同时 ROSE 确定取材的正确性，提高了诊断率。

参考文献

1. 陈愉，李时悦．电磁导航支气管镜临床应用新进展．中华结核和呼吸杂志，2013，36（1）：6-8.

2. 吴宝妹，李玉梅，侯黎莉，等．电磁导航支气管镜在肺外周结节诊断中的意义．中华诊断学电子杂志，2016，4（3）：203-205.

3. BOLTON W D，COCHRAN T，BENOR S，et a1. Electromagnetic navigational bronchoscopy reduces the time required for localization and resection of lung nodules. J Innovations（Phila），2017，12（5）：333-337.

4. CHEE A，STATHER D R，MACEACHERN P，et a1. Diagnostic utility of peripheral endobronchial ultrasound with electromagnetic navigation bronchoscopy in peripheral lung nodules. J Respirol，2013，18（5）：784-789.

（贾　玮　李月川　张　力）

病例 31　结核性瘢痕狭窄（中央型气道Ⅶ区，自制"V"形硅酮支架）

病历摘要

基本信息

患者男性，30 岁。

主诉：反复咳嗽、咳痰 10 余年，加重半个月。

现病史：患者 10 余年来阵发性咳嗽、咳痰，未予重视，半个月前患者咳嗽、咳痰加重，咳黄黏痰，伴发热、畏寒、寒战，最高体温为 40 ℃，伴头痛、咽痛，遂至笔者所在医院门诊就诊，查胸部 CT（图 31-1）：左肺多发炎性灶，考虑"肺部感染；左主支气管狭窄改变"。予左氧氟沙星片 0.5 g qd，口服治疗，2 天后效果不佳后改用"头孢曲松针

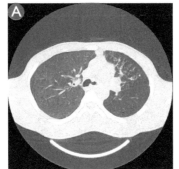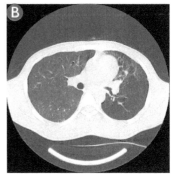

A：隆突部位，左主支气管（Ⅶ区）开口狭窄；B：左下叶支气管通畅，左上叶支气管闭塞改变。

图 31-1　胸部 CT 表现

静脉注射 2.0 g qd"，2018 年 3 月 24 日门诊查支气管镜（图 31-2）：左主支气管瘢痕狭窄改变。现患者为求进一步治疗，我科拟"支气管狭窄，肺部感染"于 2018 年 3 月 28 日收住入院。

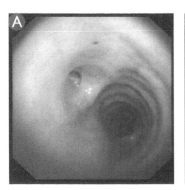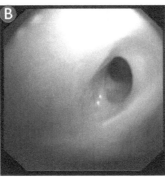

A、B：左主支气管（Ⅶ区）开口瘢痕狭窄改变，管口 2 ~ 3 mm，支气管镜无法进入远端。

图 31-2　支气管镜下表现

既往史：既往有慢性乙型肝炎病史 10 余年，平时服用中药治疗。否认明确高血压、糖尿病等系统性疾病史；否认肺结核传染病史。

个人史：无特殊。

婚育史：25 岁结婚，育有 1 子，配偶及子女体健。

家族史：否认遗传性疾病史。

体格检查

体温 37.6 ℃，脉搏 102 次 / 分，呼吸 20 次 / 分，血压 117/74 mmHg。患者神志清，精神可，PS 评分 0 分，气促评分 1 分。气管左偏，甲状腺无肿大，颈部浅表淋巴结未触及。左侧胸廓塌陷，肋间隙变窄，左侧语颤减低，左侧呼吸音减低，未见明显干、湿啰音，未闻及胸膜摩擦音及语言传导异常。心界无扩大，心音响，心律齐，各瓣膜区未闻及杂音。腹软，无压痛，肝脾肋下未触及。双下肢无水肿。

辅助检查

2018 年 3 月 28 日凝血三项、D- 二聚体及纤维蛋白原均增高。

2018 年 3 月 28 日 WBC 10.74×10^9/L，NE 0.785，RBC 4.09×10^{12}/L，Hb 128 g/L，PLT 333×10^9/L，CRP 42 mg/L。

2018 年 3 月 29 日乙肝二对半：HBsAg 阳性；HBeAg 阴性；HBcAb 阳性；HBsAb 阴性；HBeAb 阳性；2018 年 3 月 29 日血乙肝病毒 DNA（FQPCR）4.4 IU/mL。

2018 年 3 月 28 日 T-SPOT：阳性。

2018 年 3 月 29 日心电图结果：①窦性心律不齐；②电轴右偏。

初步诊断

左主支气管（Ⅶ区）结核后瘢痕（Ⅳ型）狭窄；肺部感染；慢性乙型病毒性肝炎。

入院诊断

左主支气管（Ⅶ区）结核后瘢痕（Ⅳ型）狭窄；肺部感染；慢性乙型病毒性肝炎。

鉴别诊断

患者病例根据胸 CT 及气管镜检查左主支气管（Ⅶ区）结核后瘢痕（Ⅳ型）狭窄明确，根据气管镜下表现及 T-SOPT 阳性，由于痰菌检测及支气管镜痰 X-pert 阴性，目前考虑支气管结核Ⅳ型（瘢痕狭窄型）。

治疗

治疗原则：解除气道阻塞、通畅气道、改善症状，抗感染治疗，抗结核治疗。

患者入院当天（2018年3月28日）行支气管镜下介入治疗（图31-3）：无痛支气管镜下操作，镜下见左主支气管（Ⅶ区）开口瘢痕狭窄，管径为2～3 mm，于该处瘢痕以针型电刀切割，后以10 mm球囊扩张2次（6 atm），扩张后管径为6～7 mm，支气管镜勉强进入远端，见左主支气管远端局部管壁软化塌陷改变。左下叶支气管管腔通畅，左上支气管开口未见。左主支气管局部冷冻处理。气管镜刷片找结核菌阴性，痰结核菌X-pert阴性。并同时先后以头孢曲松针2.0 g，静滴，qd，比阿培南针0.3 g，静滴，q8 h抗感染，沐舒坦针化痰，普米克令舒雾化解痉等对症支持治疗。入院后查T-SPOT提示阳性，结合支气管镜下表现，考虑左主支气管结核Ⅳ型（瘢痕狭窄）+Ⅴ型（管壁软化型），但因患者既往未曾抗结核治疗，故予以利福平胶囊0.45 g qd+异烟肼片0.3 g qd+吡嗪酰胺胶囊0.5 g tid+乙胺丁醇片0.75 g qd联合抗结核治疗。术后患者述胸闷不适感，伴左侧胸痛。2018年3月30日予复查胸部CT提示左主支气管变窄、闭塞伴左肺实变，左侧少量胸腔积液（图31-4），2018年3月30日支气管镜：左总支气管口坏死物完全堵塞，以冷冻清理后左总管腔再通（图31-5）。5天后再次复查气管镜较前好转，给予左总支气管局部冷冻治疗，患者咳嗽、咳痰较前好转，病情稳定，予以出院，嘱定期门诊随访。

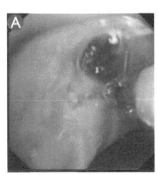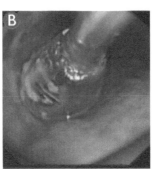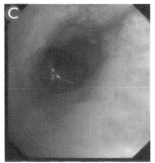

A：左主支气管（Ⅶ区）开口瘢痕以针型电刀切割处理；B：左主支气管以10 mm球囊扩张2次（6 atm）；C：左主支气管球囊扩张后表现。

图31-3 支气管镜下表现

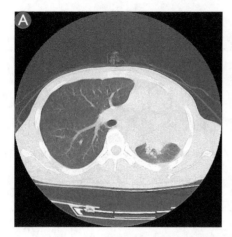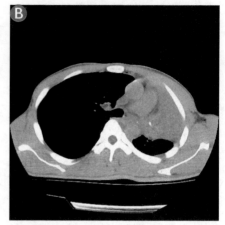

A、B：左主支气管变窄、闭塞伴左肺实变，左侧少量胸腔积液。

图 31-4 胸部 CT 表现

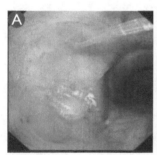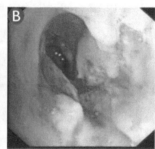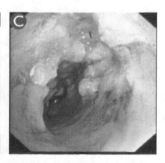

A：Ⅶ区开口完全被分泌物堵塞；B、C：左主支气管分泌物冷冻清理后，左主支气管远端管壁部
分软化改变。

图 31-5 扩张治疗后第 3 天复查气管镜表现

复诊

患者出院后每周复查气管镜，见左主支气管开口处坏死物及伪膜形成堵塞管腔，清理后 4.9 mm 支气管镜勉强进入远端。于 2018 年 4 月 25 日在全麻及硬镜下于左主支气管置入硅酮支架（直径 10 mm，长度 40 mm）（图 31-6），术后患者呼吸费力缓解，咳嗽较明显。1 周后复查支气管镜，见隆突、左主支气管开口少许坏死物附着，左主支气管硅酮支架向远端移位，并部分遮盖左下叶背段开口，远端少许脓性分泌物（图 31-7）。其后每 2 周复查气管镜。2018 年 5 月 30 日复查支气管镜见左主支气管开口见肉芽组织增生，瘢痕狭窄，管腔几近闭塞。冷冻清理后管腔再通，左主支气管支架向远端移位，较前明显，并重新调整支架位置。2018 年 6 月 20 日复查支气管镜，左主支气管开口瘢痕以针型电刀切割，后冷冻清理肉芽及坏死组织，吸除硅酮支

架内大量脓性分泌物，见支架远端几乎完全遮盖左下叶背段开口，并取出左主支气管硅酮支架，后自制"V"形硅酮支架，直径/长度：10 mm/40 mm（左侧），14 mm/15 mm（右侧）（图31-8）。其后予以定期复查并清理支架内分泌物，并见左主支气管开口局部肉芽组织增生，局部予以冷冻等处理（图31-8）。目前患者每2个月复查支气管镜并清理硅酮支架内分泌物。患者自觉呼吸困难好转，复查胸部CT较前改善。

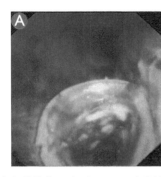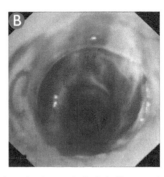

左主支气管狭窄伴软化，先予10 mm球囊扩张2次后，于左主支气管置入硅酮支架（直径10 mm，长度40 mm）。A：隆突部位；B：硅酮支架远端，左下叶开口处。

图31-6 全麻及硬镜下于左主支气管置入硅酮支架

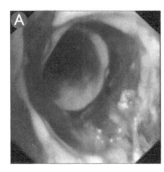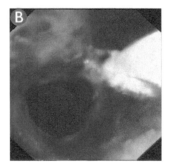

A：左主支气管硅酮支架向远端移位，并部分遮盖左下叶背段开口，远端少许脓性分泌物；
B：隆突、左主支气管开口处见少许坏死物附着及肉芽组织增生。

图31-7 硅酮支架置入1周后支气管镜下表现

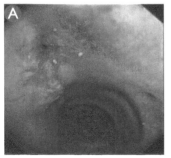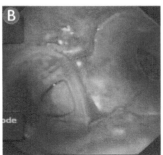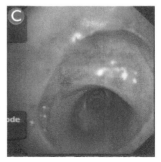

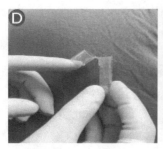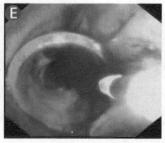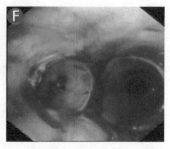

A：硅酮支架向远端移位，左主支气管开口狭窄，坏死物完全堵塞管腔；B：隆突部位，V形硅酮支架置入后；C：左下叶支气管开口处；D：拼接的V形硅酮支架；E：2个月后复查支气管镜见隆突部位少许肉芽组织增生，局部肉芽予以冷冻处理；F：隆突部位肉芽冷冻处理后表现。

图31-8　支气管镜下表现

病例分析

　　气管支气管结核，是指发生在气管、支气管黏膜、黏膜下层、平滑肌、软骨及外膜的结核病。TBTB早期局部黏膜出现红斑、充血、水肿，随病变进展出现溃疡，溃疡可逐步深入破坏气道肌层甚至软骨层；中晚期在结核病灶愈合过程中，结核性肉芽组织或纤维结缔组织增生及挛缩可引起气道管腔不同程度的狭窄或阻塞，以及因管壁结构破坏而造成的管腔塌陷、狭窄等。高达90%的TBTB患者并发有不同程度的气道狭窄。传统抗结核药物治疗对于早期TBTB疗效明显，但对于出现肉芽肿样增生和纤维瘢痕后的中晚期病灶疗效欠佳，此时往往通过外科手术将病变段支气管连同受累肺叶一并切除，但对技术要求较高、创伤较大。目前，球囊扩张、冷冻和支架置入等介入技术被广泛应用于TBTB导致的管腔狭窄的治疗。而对于良性狭窄病变，需要支架置入时首选硅酮支架。硅酮支架置入前往往需要对狭窄段气管或支气管进行扩张，应尽量避免使用热治疗，如氩气刀、电刀等，因为热治疗刺激肉芽组织增生明显，提倡使用冷冻和球囊扩张的方法。只有当瘢痕太厚、球囊难以扩开时，可考虑用针型电刀或激光行"一"字切开再扩张，这样可以降低对管壁黏膜的刺激，减少肉芽组织生长。硅酮支架需经硬质支气管镜放置，并使用推送器。但左右主支气管支架置入时，由于位置较深，有时硬质支气管镜难以到达狭窄的远端，故需确认硬质气管镜伸入病变主支气管后再推送支架，防止支架推送至对侧支气管。

硅酮支架较金属支架表现为组织相容性更好，置入后对组织刺激小、肉芽组织生长较少，长时间置入后调整及取出均较容易，但硅酮支架置入后仍会发生一些不良反应，如①肉芽组织生长。②分泌物潴留：硅酮支架置入后会影响气管壁的纤毛运动，较金属裸支架更易引起分泌物潴留。如不使用雾化治疗湿化气道，支架上的痰液很容易固定，难以咳出，有引起窒息的危险。③支架移位：硅酮支架侧壁光滑，仅靠侧壁钉状凸起支撑，支撑力较金属裸支架差，故更易发生移位。支架移位是较严重的并发症，有导致窒息的危险，一旦患者发生干咳、气促加重等，应考虑发生移位，需及时调整或重新置入支架。对于左主支气管瘢痕狭窄病变采用直筒支架发生移位概率较高，也是临床处理的难题。

本例患者左主支气管瘢痕狭窄，经球囊扩张后，左主支气管远端伴有软化，狭窄部位增厚明显，前期采用针型电刀处理后多次行球囊扩张，疗效不佳，短期内再次狭窄。故有置入硅酮支架维持气道通畅的指征，但在硬镜下置入硅酮支架后第 3 天出现支架向远端移位，调整后再次发生移位，支架近端再次狭窄伴肉芽组织增生，患者症状未见改善。

由于该患者左上叶完全闭塞不张，左主支气管向上方移位，致隆突部位成角大，以及左右主支气管内径大小相差大，目前市场上的 Y 形硅酮不适合应用于该患者。硅酮支架具有可现场加工的优点，包括：确定支架长度、重塑边缘形状、开孔、套接支架改变外径、磨边、自制硅酮封堵支架等。因此，我们采用自制 V 型硅酮支架，根据左右主支气管采用不同内径的硅酮支架拼接而成，连接部分采用医用手术缝线固定。以期右主支气管支架牵拉左主支气管支架端，从而防止左主支气管支架向远端发生移位。置入该拼接 V 形支架方法类似于 Y 形硅酮支架，置入后以硬镜抓钳做适当调整，术后定期复查支气管镜，见隆突部位少许肉芽组织增生，行冷冻等处理后改善，目前患者自觉呼吸费力减轻，咳嗽好转，每 2 个月复查支气管镜，镜下支架内分泌物不多。目前患者仍在随访中。

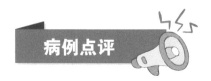

病例点评

（1）TBTB 狭窄患者目前常规的治疗方法，如冷冻、球囊扩张、支架置入等可维持管腔不再狭窄，而支架置入首选为硅酮支架，但对于左主支气管狭窄伴软化病变，放置硅酮支架应权衡利弊，严格掌握适应证，发现不良反应及并发症后应及时处理。

（2）对于左主支气管良性狭窄病变，无法放置 Y 形硅酮支架时，采用自制 V 形硅酮支架置入治疗 TBTB 气道狭窄是一种安全有效的方法，特别是可以解决直筒型支架向远端移位的问题，是硅酮支架在此类病变中的创新应用，有待临床进一步扩大病例应用，进一步观察临床效果并积累应用经验。

参考文献

1. 邱小建，张杰，王娟，等 . 结核后气道狭窄的非支架支气管镜下介入治疗方法 . 国际呼吸杂志，2016，36（17）：1281-1288.

2. 程渊，张红，李楠，等 . 硅酮支架在中心气道疾病中的应用及其对预后的影响 . 中华结核和呼吸杂志，2016，39（12）：985-987.

3. 中国防痨协会结核病临床专业委员会 . 结核病临床诊治进展年度报告（2014 年）（第二部分结核病的临床治疗）. 中国防痨杂志，2015，37（7）：673-721.

（林　全　陈成水）

病例 32 气管支气管狭窄后金属支架嵌顿（右主支气管，激光）

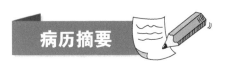

基本信息

患者女性，17岁。

主诉：右主支气管支架术后3个月，取支架不成功1天。

现病史：肺结核病史1年余，曾予"IRZE"抗结核治疗1年，后因耐药改为二线治疗（方案：丙硫异烟胺肠溶片2# bid；吡嗪酰胺2# bid，环丝氨酸胶囊，1#，早晚各一次；注射用硫酸卷曲霉素静脉注射0.75 g qd；左氧氟沙星2# qd）。3个月前因"支气管狭窄"外院行"右主–右中间段支气管金属支架置入术"，术后患者无咳嗽、咳痰，无呼吸费力、胸闷等不适。1天前，患者在外院行支架取出术失败，为求进一步治疗，今入本院急诊，为求进一步诊治，收住我科。

既往史：否认高血压、糖尿病病史，否认乙肝病史。

个人史：出生当地，学生，无不良嗜好。

婚育史：未婚未育。

家族史：父母体检无遗传倾向的疾病。

体格检查

体温37.4 ℃，脉搏84次/分，血压122/75 mmHg，呼吸18次/分，皮肤、巩膜无黄染。颈软，气管居中。全身浅表淋巴结未触及。心界无扩大，律齐，心率84次/分，各瓣膜区未闻及杂音。腹软，无压痛，肝脾肋下未触及。双下肢水肿。神经系统无异常。专科查体：无皮下气肿，无杵状指。吸氧下唇无发绀，颈静脉无怒张。胸廓正常，叩诊两肺呈清音，听诊两肺呼吸音清，未闻及干、湿啰音及胸膜摩擦音。

辅助检查

外院支气管镜：右主支气管内见断裂支架，取出困难，圈套器滞留在右主支气管内。

初步诊断

气管支气管结核（Ⅳ型＋Ⅴ型），右侧支气管支架嵌顿。

确定诊断

气管支气管结核（Ⅳ型＋Ⅴ型），右侧支气管支架嵌顿取出、Y形硅酮支架置入术。

鉴别诊断

患者诊断明确，无须鉴别。

治疗

治疗原则：硬质气管镜下激光解离支架后，取出金属支架，继以Y形硅酮支架置入，防止右侧支气管塌陷。

2017年7月28日气管镜下介入治疗：气管下段见脱出的右主支气管金属支架及留置的圈套器（图32-1）。右主支气管远端无法深入，左侧各级支气管无特殊。气道内金属支架及圈套器予激光消融分离后分次取出（图32-2、图32-3），见右主支气管开口瘢痕狭窄伴软化（图32-4），予右主支气管瘢痕环针刀切开，10 mm球囊扩张后，在支气管镜直视下定位准确后，行气管下段、左/右侧主支气管硅酮支架置入术（支架型号：091011S，直径：14-10-10 mm，长度：50-10-20 mm）（图32-5～图32-7）。

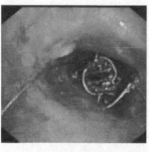 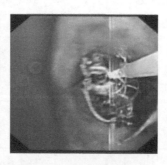 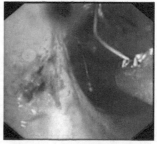

图 32-1 支气管镜下：右主金属支架及留置的圈套器　　图 32-2 支气管镜下应用激光烧灼金属支架　　图 32-3 支气管镜下应用活检钳钳取断裂金属支架

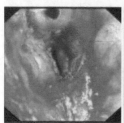 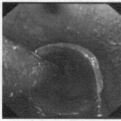 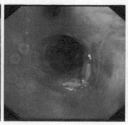 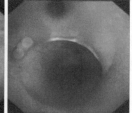

图 32-4 右主支气管开口瘢痕狭窄伴软化　　图 32-5 硬质支气管镜下置入Y形硅酮支架　　图 32-6 Y形硅酮支架右中间段支气管口　　图 32-7 Y形硅酮支架左主支气管口

复诊

2017 年 8 月 16 日复查气管镜：气管中下段 Y 形硅酮支架在位，腔内分泌物不多，右主支气管支架末端支气管塌陷，黏膜瘢痕改变伴少许肉芽组织增生，致右主支气管狭窄，直径为 3 ~ 4 mm（图 32-8），4.9 mm 的气管镜不能进入，于该处以直径 10 mm 球囊扩张 2 次（图 32-9），扩张后狭窄处直径约 6 mm（图 32-10），局部创面冷冻处理。

2017 年 11 月 2 日再次复查气管镜：气管下段见 Y 形硅酮支架在位，右主支气管支架末端肉芽组织增生，致管腔针孔样狭窄（图 32-11），远端窥视不清。经硬镜、软镜直视下取出硅酮支架后见气管下段散在少许肉芽组织增生，右主支气管塌陷伴狭窄（图 32-12），右主支气管远端黏膜肉芽组织增生伴狭窄。取 10 mm 球囊于右主支气管远端狭窄处扩张 3 次（4 个大气压），4.9 mm 的气管镜可进入远端气道，见右中叶、右下叶各段支气管通畅，分泌物不多。予右主支气管远端增生肉芽冷冻处理（图 32-13），处理后局部 4.9 mm 的气管镜可通过。之后转当地医院继续气管镜观察，随访，目前右主支气管软化伴管腔狭小，但气管镜尚能通过，无明显症状。

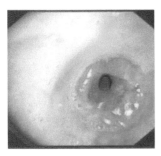

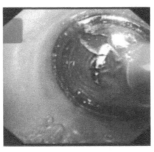

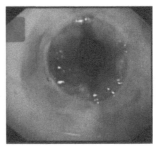

气管支架末端支气管塌陷，黏膜瘢痕改变伴少许肉芽组织增生，致右主支气管狭窄。

图 32-8　复查气管镜

图 32-9　气管镜下应用球囊扩张右主支气管支架下缘

图 32-10　扩张后右主支气管支架下缘较前扩宽

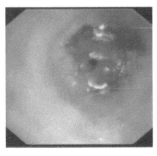

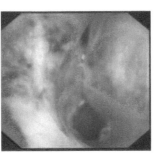

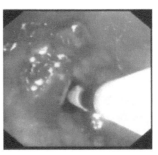

图 32-11　右主支气管支架末端肉芽组织增生，致管腔针孔样狭窄

图 32-12　右主支气管塌陷伴狭窄

图 32-13　予右主支气管远端增生肉芽冷冻治疗

以往对于良性气道狭窄的治疗多为外科切除和手术重建，但是因外科手术创伤大、风险高，加之部分患者病变部位解剖学的限制（如病变区域过长）或基础情况差等原因，使得外科手术的适应证非常有限，并且术后存在吻合口瘢痕形成导致再狭窄的问题。但近年来也有文献报道，气管支气管结核并发支气管软化狭窄，可通过支气管外科成形术康复，但由于例数不多，疗效尚有待观察。

支架置入术在气管支气管结核的适应证为：气管、主支气管等大气道严重狭窄导致呼吸困难、呼吸衰竭，严重影响生活质量者；气管支气管结核管壁软化型合并呼吸道反复严重感染者；中心气道瘢痕狭窄经球囊扩张成形术等联合治疗反复多次仍难以奏效，并呼吸功能不佳者。有文献报道径向支气管超声有助于检测气道软骨，由于支气管结核患者中气管支气管软化很常见，如发现软骨破坏则有力支持行气道支架置入。

本例患者存在右侧支气管明显软化，根据外院提供的病情考虑有支架置入指征。气管支气管结核软化型狭窄的治疗选择上，可参考良性狭窄的支架治疗，首选硅酮支架，硅酮材料弹性和韧性好、支撑力强，长时间与气管接触后，其顺应性亦无明显变化；此外其组织相容性好、无毒，能有效降低对气道黏膜的刺激。硅酮支架最大的优势是不论放置多长时间均可以移除，继发瘢痕肉芽组织增生导致的再狭窄发生率低于裸金属支架，且可处理；缺点是移位率高、痰液潴留不易咳出、形成痰栓堵塞气道等。但气道支架置入的时间尚不确定，置入 8 ～ 16 个月可以考虑试着取出支架。

当无法放置硅酮支架时，放置覆膜金属支架是另一选择，疗效类似，但移位率甚至高于硅酮支架，并且不能长期放置，如果有明显肉芽组织增生同金属裸支架一样难于取出，建议 3 ～ 6 个月定期取出更换，直至气道重塑。如气道不能重塑，则改换硅酮支架长期放置。不推荐在良性气道狭窄放置金属裸支架，除非别无他选，因其可造成更为严重、处理更为困难、治疗风险更高的再狭窄。

对于硅酮支架放置困难，本中心的经验是：通过短期置入张力较小的暂時性金属支架扩张气道，进而为后续更换硅酮支架创造条件，也不失为一种选择。但因其可造成更为严重、处理更为困难、治疗风险更高的再狭窄，支架内肉芽包埋致取出困难的风险，临床应用上也需特别慎重。本例患者就是由于各种原因导致金属裸支架取出困难甚至嵌顿气道，造成严重并发症，应当引起重视。金属裸支架置入时间过长，支架内肉芽包埋甚至上皮化导致取出非常困难。本中心的经验是在硬质气管镜下，用多种方法（如激光、硬质镜等）充分去除支架内上皮及肉芽组织，并用激光离断支架，化整为零，耐心细致逐一取出。在没有充分剥离肉芽组织包埋的情况下，不可暴力撕扯、钳取支架，以免造成支架嵌顿气道，甚至完全阻塞大气道，导致患者窒息死亡。

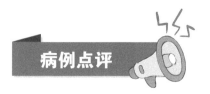

病例点评

气管支气管结核软化型患者若伴有严重狭窄，需选择气道支架置入，应当首选硅酮支架置入。当无法放置硅酮支架时，放置覆膜金属支架是另一选择，但不能长期放置，建议 3 ~ 6 个月定期取出更换，直至气道重塑。对于硅酮支架放置困难，本单位通过短期置入张力较小的暂时性金属支架扩张气道，进而为后续更换为硅酮支架创造条件，也不失为一种选择。但因金属裸支架的并发症，需谨慎选择病例。取出长期放置的金属裸支架，本中心的经验是在硬质气管镜下，用多种方法（如激光、硬质镜等）充分去除支架内上皮及肉芽组织，并用激光离断支架，化整为零，耐心细致逐一取出。

参考文献

TSUKIOKA T，TAKAHAMA M，NAKAJIMA R，et al. Efficacy of surgical airway plasty for benign airway stenosis. Ann Thorac Cardiovasc Surg，2016，22：27-31.

（叶　民　陈成水）

病例 33　结核后气管狭窄（中央型气道Ⅰ、Ⅴ区，球囊扩张 +CO₂ 冷冻）

病历摘要

基本信息

患者女性，30 岁。

主诉：声嘶 10 年，活动后气促 5 年，加重半年。

现病史：患者 10 年前出现声音嘶哑，一直未就诊。5 年前无明显诱因出现活动后气促，爬至 3 楼出现症状，休息后可缓解。无发热、盗汗、咳嗽、胸痛等不适。因症状逐渐加重，2015 年 5 月就诊于解放军总医院，查胸部 CT 提示气管狭窄。2015 年 5 月 21 日住本院，行支气管镜检查（2015 年 5 月 22 日）：声门下可见瘢痕狭窄环，狭窄约 80%，在狭窄处行电针切割 + 球囊扩张，治疗后狭窄约 40%。2015 年 5 月 29 日再次行支气管镜下狭窄段扩张，治疗后气管狭窄约 20%，右主支气管开口处狭窄约 40%。随后患者复查，2015 年 6 月 10 日行支气管镜检查治疗：声门下可见瘢痕狭窄环，狭窄 10%，在狭窄环处行 CO₂ 多点冻融治疗，左主支气管及各叶、段支气管开口均通畅，未见新生物。右主支气管开口处瘢痕狭窄，约 40%，镜身能通过。右上叶支气管开口未见，右中间段及右中、下叶支气管开口通畅，未见新生物。术后病情稳定出院。出院诊断：气管狭窄，陈旧肺结核、喉结核，双侧肺气肿。患者随后因无症状故未在复查。近半年再次出现活动后气促，为进一步治疗，于 2018 年 3 月 16 日入院。

既往史：肺结核病史 9 年，当时予抗结核治疗 1 年后复查已治愈。否认其他病史。

个人史：不吸烟，不饮酒，无其他特殊。

婚育史：无特殊。

家族史：患者父母及兄弟姐妹无肿瘤病史，无与患者类似疾病者。

体格检查

入院后查体：KPS 评分 80 分，气促评分 2 分，神志清，双肺呼吸低，右上肺未闻及呼吸音，未闻及干、湿啰音，未闻及胸膜摩擦音。心率83次/分，律齐，腹软，无压痛，肝脾肋下未触及，下肢无水肿。

初步诊断

气管（中央型气道Ⅰ区）、右主支气管（Ⅴ区）狭窄（瘢痕型），右上肺陈旧性肺结核，陈旧性喉结核，双侧肺气肿。

确定诊断

气管（中央型气道Ⅰ区）、右主支气管（Ⅴ区）狭窄（瘢痕型），右上肺陈旧性肺结核，陈旧性肺结核，陈旧性喉结核，双侧肺气肿。

治疗

治疗原则：解除气道狭窄、通畅气道、改善症状。

入院后（2018年3月16日）胸部CT（图33-1）：右肺上叶支气管管腔变窄、截断，右肺及左肺上叶散在陈旧纤维硬结灶，胸膜肥厚钙化，声带略肥厚，请结合喉镜。

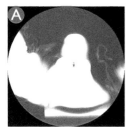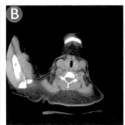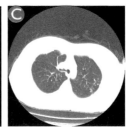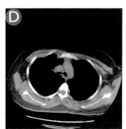

A、B：肺窗、纵隔窗中央型气道Ⅰ区可见气道狭窄；
C、D：肺窗、纵隔窗中央型气道Ⅴ区可见气道狭窄。

图33-1　2018年3月16日胸部CT表现

患者2018年3月19日行气管镜（图33-2），声门下（Ⅰ区）可见瘢痕狭窄环，管腔狭窄约80%，镜身（外径5.9 mm）不能通过，在狭窄环处给予多部位电针切割后，予球囊扩张（型号：12-55 mm，2 bar×20 s）1次。治疗后管腔明显增宽，狭窄约50%。镜身（外径5.9 mm）顺利通过。隆突锐利，左主支气管及各叶、段支气管管腔通畅，未见新生物。右主支气管（Ⅴ区）开口处瘢痕狭窄，约40%，右上叶开口未见，右中间段及右中、下叶支气管开口通畅，未见新生物。随后1周再次行球囊扩张 +CO_2 冷冻治疗，病情平稳后出院。

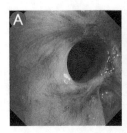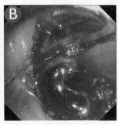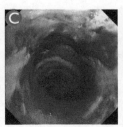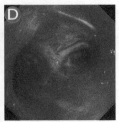

A：气管镜显示声门下可见瘢痕狭窄环，管腔狭窄约 80%，镜身（外径 5.9 mm）不能通过；
B：声门下球囊扩张治疗；C：治疗后管腔明显增宽，狭窄约 50%，镜身顺利通过；D：右主支气
管开口处瘢痕狭窄，约 40%，镜身顺利通过。

图 33-2　2018 年 3 月 19 日支气管镜下表现

复诊

2018 年 5 月 4 日胸部 CT 对比 2018 年 3 月 23 日胸部 CT：左肺下叶渗出病变较前吸收好转；右肺上叶支气管管前不规则变窄、截断，基本同前，右肺及左肺上叶散在陈旧纤维硬结灶、胸膜肥厚钙化同前，结合病史。

患者 2018 年 5 月 4 日行支气管镜检查，全麻下经口进软镜，会厌结构正常，双侧声带闭合良好，声门下可见瘢痕狭窄环，管腔狭窄约 40%，予球囊扩张（型号：12-55 mm 2 bar×60 s）1 次，并予狭窄处多点冻融治疗，治疗后管腔明显增宽，狭窄约 20%。隆突锐利，左主支气管及各叶、段支气管管腔通畅，未见新生物。右主支气管开口处瘢痕狭窄，约 40%，右上叶开口未见，右中间段及右中、下叶支气管开口通畅，未见新生物。术中、术后无活动性出血。结论：中央型气道 I 区、V 区狭窄（瘢痕型），CO_2 冷冻，球囊扩张。

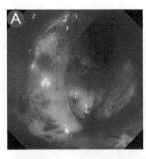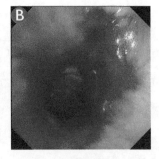

A：声门下可见瘢痕狭窄环，管腔狭窄约 40%；B：声门下狭窄球囊扩张治疗后，管腔狭窄约
20%。

图 33-3　2018 年 5 月 4 日支气管镜下表现

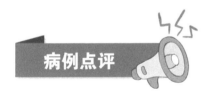

病例分析

我国是结核病高负担国家之一，世界卫生组织在《2017 年全国结核病报告》中指出，中国 2016 年结核病新发病例约 89.5 万。国外关于 TBTB 流行病学调查研究显示，TBTB 占肺结核患者的 10% ~ 39%，女性多于男性，累及左肺居多。由于其非特异性表现，隐匿发作，且 10% ~ 20% 的患者胸片正常，常易漏诊。支气管镜检查是最明确的诊断方法，可进一步行微生物学和组织病理学检查。

全身治疗方面需要全身抗结核规范化治疗，局部治疗方面支气管镜下介入治疗可使患者最大限度恢复病变气道的通气及引流，尽可能保证肺功能。尽管抗结核药物的化学疗法在控制感染方面是有效的，但它似乎并不能预防 TBTB。在韩国进行的一项研究中，回顾性研究了 67 例已经完成抗结核治疗的支气管结核患者持续性气道狭窄的预测因素。在多变量回归分析中，年龄 > 45 岁，瘢痕型狭窄亚型和从主诉始发到开始抗结核化疗 > 90 天，被确定为持续性气道狭窄的独立预测因子。口服糖皮质激素（泼尼松龙 > 30 mg/d）是否可以预防气管支气管结核狭窄的研究结果不一，总体来说，并无明确证据。

病例点评

（1）肺结核治疗的基本原则是抗结核药物化学治疗。

（2）根据不同的气管结核分期及分型采取不同的治疗手段。支气管结核在支气管镜下分六型：Ⅰ型炎症浸润型，Ⅱ型溃疡坏死型，Ⅲ型肉芽组织增生型，Ⅳ型瘢痕狭窄型，Ⅴ型管壁软化型，Ⅵ型淋巴结瘘型。对于Ⅰ ~ Ⅲ型，镜下治疗多以冷冻治疗为主，由于冷冻治疗对气道黏膜损伤小，并且能够减少瘢痕组织增生，降低再狭窄风险。活动性病变根据情况可考虑镜下注射异烟肼、丁胺卡那霉素、链霉素等药物。Ⅳ型多行球囊扩张治疗，对于合并肉芽组织或者较厚的难治性或复杂性瘢痕，也可用高频电刀行放射状瘢痕切割后，再行球囊扩张及冷冻治疗。Ⅴ型可考虑置入硅酮支架，硅酮支架对气管黏膜刺激小，不易产生肉芽组织，一般可考虑放置一定时间后再将其取出；或者可以考虑采用激光蚀刻使气道膜部硬化。Ⅵ型需通过胸部 CT 明确病变部位及范围，多见于右中叶，可经支气管镜对病变组织进行钳夹、抽吸及药物冲洗，尽可能清除坏死物，如出现狭窄，也可行球囊扩张。一般需要多次治疗，直至瘘口内无坏死物流出并逐渐闭合及瘢痕形成。但需警惕大出血、气胸、纵隔气肿等并发症。

参考文献

1. PATHAK V，SHEPHERD R W，SHOJAEE S. Tracheobronchial tuberculosis. Journal of Thoracic Disease，2016，8（12）：3818-3825.

2. 苏铎华，汤春梅，张言斌，等 . 气管 - 支气管淋巴结瘘型结核的临床特征及经支气管镜介入治疗的研究 . 实用医学杂志，2014（13）：2111-2114.

（王智娜　张　楠）

第四章　其他良性气道疾病

▎病例 34　支气管结石（左下叶基底段，圈套器 +CO₂ 冷冻）

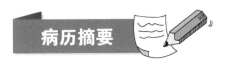
病历摘要

基本信息

患者女性，58 岁。

主诉：发现肺部阴影 1 年余。

现病史：患者 2016 年 4 月因冠心病在北京某医院住院，住院期间查胸部 CT 示左肺部阴影，诊断为肺部感染，无发热、咳嗽，无胸痛、咯血，无胸闷、气短，经抗感染（具体不详）治疗后出院。1 个月前查胸部 CT 示双肺散在小结节影，双肺多发钙化灶，右肺中叶条索影、膨胀不全，左下肺阻塞性炎症，主动脉硬化，双侧胸膜局限性增厚。2017 年 9 月 25 日支气管镜下诊断：左下内前基底段亚段阻塞，异物？钙化？支气管黏膜活检病理示炎性坏死物。2017 年 9 月 28 日复查胸部增强 CT 示双肺散在小结节影，较 2017 年 9 月 6 日未见明显变化，双肺多发钙化灶，右肺中叶条索影、膨胀不全，左下肺阻塞性炎症略重，纵隔内多发钙化淋巴结。2017 年 9 月 29 日全麻下行支气管镜下病损冷冻术，因异物位于左下叶基底段开口内侧，冷冻无法触及该物质，未取出，为行气管镜下治疗转入本院。患者自发病以来，神志清，精神、食欲可，大小便如常，体重较前无明显变化。

既往史：高血压病史 10 余年，平素规律服用拜新同，自诉血压控制可。糖尿病病史 5 年，规律用药，平素血糖控制可。冠状动脉粥样硬化性心脏病病史 3 年。14 岁时曾患肺结核，已治愈。否认肝炎等传染病病史，无外伤、手术史，无输血史，无食物、药物过敏史。

个人史：生于原籍，久居本地，未到过疫区及牧区，无毒物及放射线接触史，无烟酒嗜好。

婚育史：已婚，22 岁结婚，育有 1 子 2 女，爱人故于心脏意外。

家族史：父母健在，3 个妹妹，1 个弟弟，均体健，否认家族中高血压、糖尿病及肿瘤等遗传相关病史。

体格检查

气促评分 0 分，神志清，精神可，全身皮肤、黏膜无皮疹及出血点，胸廓无畸形，双肺呼吸音粗，未闻及明显干、湿啰音，心率 70 次 / 分，律齐，各瓣膜听诊区未闻及杂音，腹软，无压痛、反跳痛，肠鸣音正常存在，双下肢无水肿。

辅助检查

2017 年 9 月 25 日支气管镜下诊断：左下支气管内前基底段阻塞，异物？钙化？支气管黏膜活检病理示炎性坏死物。2017 年 9 月 28 日复查胸部增强 CT 示双肺散在小结节影，较 2017 年 9 月 6 日未见明显变化，双肺多发钙化灶，右肺中叶条索影、膨胀不全，左下肺阻塞性炎症略重，纵隔内多发钙化淋巴结。

入院诊断

左下肺内前基底段支气管结石，高血压病，冠状动脉粥样硬化性心脏病，不稳定性心绞痛，心功能 Ⅱ 级；2 型糖尿病。

确定诊断

左下肺内前基底段支气管结石，高血压病，冠状动脉粥样硬化性心脏病，不稳定性心绞痛，心功能 Ⅱ 级；2 型糖尿病。

鉴别诊断

（1）气管肿瘤：患者无明显咳嗽、咯血史，外院胸部 CT 未见明显占位，气管镜未见肿瘤表现，可进一步行气管镜检查明确气道病变，必要时行活检。

（2）气管淀粉样变：本病为良性增生性病变，气管黏膜弥漫增生，呈"铺路石样"改变，病理可见淀粉样变性，PAS 染色阳性等。与本例特点不符。

（3）复发性多软骨炎：患者无系统性软骨软化表现，胸部 CT 及支气管镜未见软骨环消失表现，与本病不符。

治疗

治疗原则：气管镜下取石治疗，消除气道阻塞。

2017 年 10 月 18 日气管镜（图 34-1）：全麻下经口插入硬镜，经硬镜插入软镜，中央型气道 Ⅰ ~ Ⅲ 区管腔通畅，黏膜光滑，未见新生物，隆突锐利，左肺下叶内前基底段开口处可见多量脓性分泌物，充分吸引后腔内可见异物，给予取石网篮、圈套器及活检钳钳取、CO_2冻取、激光烧灼后异物部分取出，左上、舌叶、右肺各段、支气管管腔通畅，黏膜光滑，未见新生物。术中出血给予冰盐水局部喷洒后血止，术后无活动性出血。

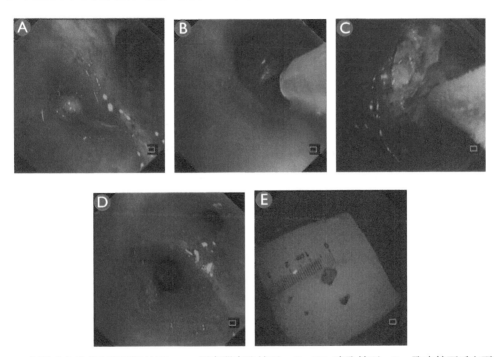

A：左下叶内前基底段可见结石；B：圈套器套取结石；C：CO_2冻取结石；D：取出结石后左下基底段通畅；E：取出的结石。

图 34-1 支气管镜下表现

患者无特殊不适，病情稳定出院。

复诊

未进行复诊。

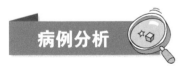

病例分析

支气管结石症的患病率低，最常见的症状为咳嗽、间断咯血，典型症状是咯石症。部分患者合并阻塞性肺炎时可伴发热、气促、胸背部疼痛。常见原因有结核、真菌感染，相对少见的有矽肺和其他慢性炎性肉芽肿性疾病。病变累及纵隔、肺门淋巴结钙化，在呼吸动作、吞咽和大血管搏动等力量的长期作用下，小部分支气管周围钙化淋巴结逐渐被侵蚀、穿透支气管壁进入支气管腔内，形成支气管结石。根据结石位置分为壁内结石和腔内结石两类。壁内结石位于支气管壁内，部分突入支气管内，其最大直径在支气管壁内或壁外，这类结石多为支气管周围淋巴结的钙化灶嵌入支气管壁所致；腔内结石的最大直径位于支气管腔内，可游离，亦可与支气管壁粘连。CT平扫可显示支气管壁内或是腔内斑点状、小棒状高密度钙化影伴有支气管阻塞征象则支持支气管结石。支气管壁内结石需与肺门纵隔淋巴结钙化、老年人气管支气管壁钙化鉴别。肺门纵隔淋巴结钙化位于气管支气管外的正常淋巴结分布区，邻近支气管无受压变形。正常老年人的气管支气管可发生钙化，钙化灶呈条状或新月形，常多发，位于气管支气管壁内，与支气管或软骨环走行方向一致，局部支气管无变形。此外需与气管支气管淀粉样变性、类癌鉴别。气管支气管淀粉样变性是淀粉样物质在气管支气管壁内的异常沉积，好发于气管远端及支气管，CT表现为气管支气管黏膜下软组织结节突入腔内，少数可发生钙化，类似于结石，但气管支气管的其他部位常可见不规则的管壁增厚、狭窄，累及范围广，气管镜下黏膜活检行刚果红染色可确诊。支气管类癌表现为支气管腔内软组织肿块，偶可钙化，常伴有类癌综合征表现。

外科手术是治疗支气管结石症的经典方法，但手术必须切除结石病灶周围的炎性组织。文献报道，80%～95%的患者需要接受肺段以上的肺组织切除术，损伤较大，老年人常不能耐受，且手术视野组织常有结构扭曲、粘连等改变，术中分离困难，手术难度大。而支气管镜下结石摘除术创伤小，适合大部分结石未产生严重肺部损害的患者。支气管镜下取石治疗的成功率达到63%以上。Olson等报道：①对于腔内型支气管结石：硬质镜和可弯曲支气管镜的疗效均可达到100%；②对于透壁型结石：硬质镜下67%可完全摘除，可弯曲支气管镜下30%可完全摘除。因而经支气管镜的支气管结石摘除术是支气管结石症的有效治疗方法。

支气管镜下取石治疗的主要并发症是大咯血、支气管瘘。尤其是透壁型结石，摘除过程中风险大，当结石侵蚀到大血管时危险性更高。故对透壁型结石进行取石治疗时应慎重操作，达到解除气道阻塞目的即可，必须注意保护支气管壁的完整性，以避免大咯血、支气管瘘等严重并发症的发生。对于透壁型结石和大结石，我们还可以采用钬激光烧灼结石，使其融化、部分破碎后再分次将其取出。主要严重并发症有致命性大出血、气道内着火和爆炸、气胸、支气管瘘及心血管并发症。

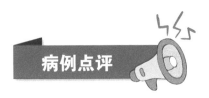

病例点评

（1）因支气管镜下取石治疗过程中有大出血等风险，建议有条件的可在全麻下行硬质气管镜下联合可弯曲支气管镜下取出术。术前一定行胸部增强CT，以明确结石与气道管壁及血管管壁的关系。

（2）腔内型结石取出时相对安全。气管镜下见高度怀疑为支气管结石者，可先用活检钳或异物钳钳夹结石，尝试活动下，如可移动，可直接取出；对于较大结石，而支气管管口较小的，可先用激光碎石后再分次将其取出。

（3）对于透壁型结石主要以解除气道阻塞为目的，不可盲目追求将结石完全取出，避免术中出现大出血、术后出现支气管瘘等严重并发症。对于透壁型结石可采用激光烧灼将结石粉碎后分次取出。对于残留于管壁内的结石，可定期复查，待结石再次排入腔内后再逐次取出。

（4）CT下气管树三维重建利于区分腔内型结石还是透壁型结石。

参考文献

1. 程渊，章巍，张红，等. 经支气管镜钬激光碎石在支气管结石患者治疗中的应用. 中华结核和呼吸杂志，2017，40（1）：29-33.

2. PATEL S N, ROSENKRANZ L, HOOKS B, et al. Holmium-yttrium aluminum garnet laser lithotripsy in the treatment of biliary calculi using single-operator cholangioscopy: a multicenter experience. Gastrointest Endosc, 2014, 79（2）: 344-348.

3. KRONENBERG P, TRAXER O. Update on lasers in urology 2014: current assessment on holmium: yttrium-aluminum-garnet（Ho: YAG）laser lithotripter settings and laser fibers. World J Urol, 2015, 33（4）: 463-469.

（李小丽　周云芝）

病例 35 气管支气管 Dieulafoy 病（右肺上叶，栓塞＋手术）

病历摘要

基本信息

患者男性，33 岁。

主诉：咳嗽、咳痰 1 周，咯血 2 天，于 2017 年 11 月 15 日入院。

现病史：该患者入院前 1 周无诱因出现咳嗽、咳白色痰，入院前 2 天开始间断咯血，共咯鲜红色血约 100 mL，余无其他特殊不适症状。

既往史：8 年前曾咯血 1 次，考虑"支气管扩张"，经治疗后未再咯血。

个人史：否认慢性呼吸道疾病史，否认肺结核、血液系统疾病等病史。否认服用抗血小板、抗凝药物。

家族史：家族中无类似病史。

体格检查

入院查体：生命体征正常，神志清楚，全身皮肤、黏膜无出血点及淤斑，双侧肺呼吸音粗糙、未闻及干、湿啰音。心脏、腹部查体（－）。

辅助检查

血常规：WBC 8.05×10^9/L，NEUT% 66.8%，Hb 156 g/L，PLT 255×10^9/L。

凝血功能：PT 12.1s，D- 二聚体 154 ng/mL，INR 1.13，APTT 33.0 s，TT 15.2s，FIB 2.29 g/L。

胸部 CT 提示右侧肺多发斑片状模糊影，左侧肺纹理规整、未见异常密度影，双侧肺未见占位病变。

初步诊断

咯血查因：肺炎？支气管扩张？

确定诊断

气管支气管 Dieulafoy 病。

鉴别诊断

本病患者为不明原因的咯血，CT 检查除肺泡积血外难以发现其他异常表现。支气管镜及支气管内超声检查、支气管动脉造影是诊断的主要手段，病理检查发现畸形血管是确诊依据。临床上需注意与支气管扩张、胸部结核、肺癌、肺部血管炎等疾病进行鉴别。

治疗

治疗原则：明确咯血原因，做支气管镜明确气道内情况。

入院后予抗感染、止血等对症支持处理，后偶见痰中带血丝。于入院后第二天行常规支气管镜检查，镜下见：右上叶、右中叶内侧支陈旧性及部分新鲜渗血，右上叶开口处黏膜有异常突起，呈"白帽样改变"，未见搏动，表面欠光滑，远端管腔通畅，未见新生物及异物（图35-1）。遂于右上叶开口处刷检，后患者咳嗽剧烈，镜下见右上叶开口处出血明显，立即予患侧卧位，支气管镜下肾上腺素、冰生理盐水局部止血，并静脉用止血药物，效果欠佳，血氧饱和度下降，予全身麻醉下经鼻气管插管、接呼吸机辅助通气，继续支气管镜下药物及冷冻止血、清除血凝块治疗，未见活动性出血，退出支气管镜。约30分钟后，患者躁动、血压升高，剧烈咳嗽再次发生大咯血，予支气管镜下肾上腺素、凝血酶、冰生理盐水、冷冻等局部止血，以及静脉用止血药、补液、大量输血（悬浮红细胞8 U、冷沉淀30 U、血浆1800 mL）等对症支持治疗，效果欠佳，出血量约达3000 mL，后改加强型气管套管（8.0号）经口插入左主支气管、对右主支气管行压迫止血、左侧单侧肺通气，稳定其生命体征后，紧急在DSA下行支气管动脉造影，见左、右侧支气管动脉共干、增粗，并见右侧支气管动脉与肺动脉瘘并破裂出血（图35-2A），予明胶海绵、微弹簧圈栓塞，再次造影见异常血管消失（图35-2B）。2017年11月18日、2017年11月19日镇静状态下呼吸机辅助通气，生命体征平稳，未再咯血。查胸片示右肺大量实变影，为肺内积血充填。2017年11月20日行支气管镜下清除肺内积血术，并更换气管套管位置，行双侧肺通气，过程顺利、无活动性出血。术毕30分钟后，患者再次咯血、血氧饱和度下降至10%，立即予患侧卧位，行支气管镜检查，镜下见气管套管远端开口处及左、右侧主支气管大量血凝块，予吸引、冷冻、钳夹，取出气道内血凝块，后见右上支气管较多鲜血流出，局部止血无效，将气管套管再次插入左主支气管压迫右主支气管止血，并继续行单侧左肺通气。

2017年11月21日再次行支气管动脉造影见右侧胸廓内动脉—肺动脉瘘并破裂出血（图35-3A），予注入微弹环圈栓塞，再次造影未见异常血管及渗血（图35-3B）。2017年11月22日行支气管镜检查，清除右侧陈旧血块，当清除至右上叶开口处纤维血栓时见右上支气管开口处有鲜血流出，共 300 mL，最后放弃清除血块，行左侧单侧肺通气，调整呼吸机氧浓度为 100% 辅助通气，血氧波动在 85% ~ 90%。2017 年 11 月 23 日在体外膜肺氧合技术（extracorporeal membrane oxygenation，ECMO）技术辅助下行右肺中、上叶切除术，切除肺组织病理检查见支气管壁及周围有部分中小静脉血管明显呈畸形扩张改变，管壁厚薄不一，部分支气管壁及腔内均有明显出血，并见部分支气管黏膜有乳头状隆起，符合支气管 Dieulafoy 病（图 35-4）。患者术后恢复可，康复出院。

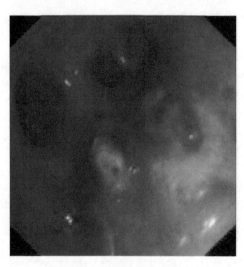

图 35-1　支气管镜下表现

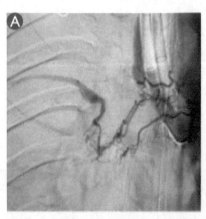
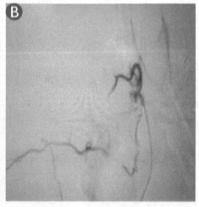

A：左、右侧支气管动脉共干、增粗，并见右侧支气管动脉与肺动脉瘘并破裂出血；B：明胶海绵、微弹簧圈栓塞，再次造影见异常血管消失。

图 35-2　支气管动脉造影

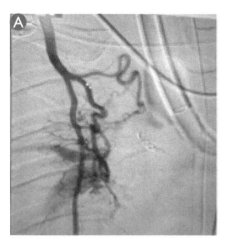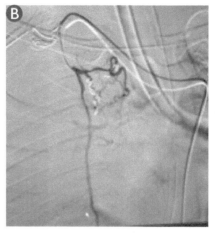

A：右侧胸廓内动脉—肺动脉瘘并破裂出血；B：注入微弹环圈栓塞，再次造影未见异常血管及渗血。

图 35-3　支气管动脉造影

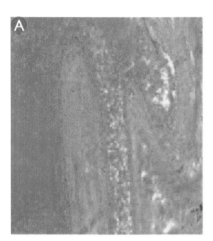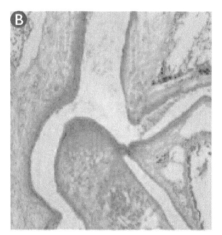

A、B：支气管壁及周围有部分中小静脉血管明显呈畸形扩张改变，管壁厚薄不一，部分支气管壁及腔内均有明显出血，并见部分支气管黏膜有乳头状隆起，符合支气管 Dieulafoy 病。

图 35-4　病理表现（HE 染色 ×40）

复诊

患者术后未再出现咯血。

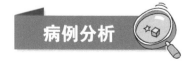

Dieulafoy 病由法国医生 Dieulafoy 于 1898 年首次报道而得名，该病多发生于消化系统，已有不少文献报道，而支气管 Dieulafoy 病则较罕见，至 1995 年

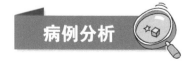

209

英国医生 Sweerts 等才第一次报道，支气管 Dieulafoy 病是一种罕见病，迄今国内外报道病例仅 50 余例，其中国内报道 20 余例。该病以支气管黏膜下畸形的动脉破裂出血为病理特征，其病因及发病机制尚不明确，可能与支气管肺动脉先天发育异常、气道慢性炎症、损伤及长期大量吸烟等因素有关。该病多见于成年人，据文献报道，该病患者最大年龄为 72 岁，最小年龄为 5 岁，但高发年龄为 40～60 岁，男性多于女性，右肺发病多于左肺。其发病临床主要以突发大咯血为首发表现，亦可表现为支气管腔内病变活检后发生大出血。该病发病率低、较为罕见，病情凶险，治疗难度大，且易误诊、漏诊。气管支气管 Dieulafoy 病的治疗方法主要有内科保守药物治疗、支气管镜下治疗、支气管动脉栓塞治疗及肺叶切除治疗，其中肺叶切除治疗可达根治目的，其他治疗方法有失败、复发的可能。

对于病因未明的咯血患者在支气管镜检查过程中，若镜下发现黏膜局限性结节样突起，特别是呈"白帽样改变"或伴有搏动时，不应该贸然活检或刷检，有条件的单位可以使用超声内镜进行超声检查或行支气管动脉造影协助诊断，进一步明确是否有血管畸形，以免因活检诱发大出血，导致窒息。若出现大咯血，立即镜下进行局部止血及静脉止血，患侧卧位，迅速吸出气道内血液，防止窒息。必要时建立人工气道、单侧气管插管、置入双腔气管插管、患侧球囊导管封堵、止血棉球止血或紧急行支气管动脉栓塞治疗。对于出血量大、极度烦躁的患者可以静脉使用镇静及麻醉剂。这例患者先后两次行支气管动脉栓塞，所以临床上部分患者存在多部位血管畸形情况，要引起注意。本例患者由于是有肺动脉来源的 Dieulafoy 病，最后在 ECMO 辅助下才顺利完成手术，至今未见再咯血，所以对于病情严重的患者 ECMO 是一个很好的手段，能给手术创造条件，救治危重患者，值得探讨和总结。

病例点评

（1）气管、支气管 Dieulafoy 病是指在气管、支气管发现的黏膜下动脉血管畸形，是一种罕见疾病，发病年龄为 5～72 岁，中年男性多见，病变右侧较左侧多见，支气管动脉来源较肺动脉来源多见。

（2）临床主要表现为咯血，咯血量一般较大。

（3）常规胸部 CT 检查不易被发现，临床往往在支气管镜检查中有怀疑，进一步通过行超声支气管镜、支气管动脉造影诊断，病理确诊需要通过外科手术或尸检得到。

（4）目前主要的治疗方法是支气管动脉栓塞或外科手术。对于病情危重的患者可以在 ECMO 辅助下行手术治疗。

参考文献

1. GANGANAH O，GUO S，CHINIAH M，et al. Endobronchial ultrasound and bronchial artery embolization for Dieulafoy's disease of the bronchus in a teenager：a case report. Respir Med Case Rep，2015，16：20-23.

2. 刘丽琼，李艳丽，刘艳红，等．支气管 Dieulafoy 病的诊治进展．中华结核和呼吸杂志，2016，39（2）：127-130.

3. FANG Y，WU Q，WANG B. Dieulafoy disease of the bronchus： report of a case and review of the literature. J CardiothoracSurg，2014，9：191.

4. 中华医学会呼吸病学分会．支气管镜诊疗操作相关大出血的预防和救治专家共识．中华结核和呼吸杂志，2016，39（8）：588-591.

5. CORREIA S，DIONÍSIO J，DURO D C J J. Modified technique of endobronchial balloon tamponade for persistent hemoptysis. J BronchologyIntervPulmonol，2014，21（4）：361-365.

6. KHALIL A，FEDIDA B，PARROT A，et al. Severe hepomtysis：From diagnosis to embolization. DiagnInterv Imaging 2015，96（7-8）：775-778.

7. KIRAL H，EVMAN S，TEZEL C，et al. Pulmonary resection in the treatment of life-threatening hemoptysis. Ann Thorac Cardiovasc Sur，2015，21（2）：125-131.

8. ZHANG Y，CHEN C，JIANG G N. Surgery of massive hemoptysis in pulmonary tuberculosis：immediate and long-term outcomes. J Thorac Cardiovase Surg，2014，148（2）：651-656.

（沈观乐　林俊其）

病例 36　淀粉样变（气管支气管，钬激光 +CO₂ 冷冻）

病历摘要

基本信息

患者男性，49 岁，办公室职员。

主诉：干咳气促 1 个月、咯血 2 天。

现病史：患者于入院 1 个月前无明显诱因出现反复咳嗽，剧烈时伴有头痛，无咳痰，气促明显，活动后加重，改良呼吸困难指数 4 级。未及时诊治；1 周后患者自觉乏力，测体温 38.4 ℃，外院查血常规（2017 年 1 月 4 日）示：WBC 5.2×10^9/L，NEVT 2.0×10^9/L，CRP 21.1 mg/L，外院当日予头孢类药物（具体不详）静滴治疗，夜间患者开始出现咯血 4 ~ 5 口，均为鲜血，无头晕，无意识丧失，无黑便；遂本院急诊就诊，查胸部 CT 平扫（2017 年 1 月 4 日）示：右侧肺门增大伴右肺中叶支气管狭窄，右肺中叶不张可能，右肺下叶片状炎症，慢性支气管炎、轻度肺气肿，两肺散在陈旧病灶，两侧肺门及淋巴结内钙化。为进一步诊治，急诊拟支气管狭窄收入院。病程中，无胸痛，无发绀，无盗汗，无腹痛、腹泻。发病以来，精神可，食欲、睡眠欠佳，二便如常，体重无明显变化。

既往史：平素体健。

个人史：生长于原籍，否认疫区、疫水接触史，否认放射线接触史，否认吸烟、喝酒，否认冶游史。否认工业毒物接触史。

婚育史：已婚已育，家人体健。

家族史：否认家族性遗传病史及传染病史。

体格检查

入院后查体：静息状态下呼吸困难指数 3 级。发育正常，营养中等，体型匀称，神志清，气促，急性面容，自主体位，对答切题。气管居中。呼吸运动两侧对称，两肺呼吸音清，可闻及两肺弥漫性干啰音。心率 88 次 / 分，律齐，未闻及病理性心音及心脏杂音。未闻及心包摩擦音。

辅助检查

本院查血常规（2017年1月4日）示：WBC 5.2×10^9/L，NEVT 2.0×10^9/L，CRP 21.1 mg/L；肿瘤标志物：正常。本院胸部CT平扫（2017年1月4日）示：①右侧肺门增大伴右肺中叶支气管狭窄，右肺中叶不张可能；②右肺下叶片状炎症；③慢性支气管炎、轻度肺气肿；④两肺散在陈旧病灶，两侧肺门及淋巴结内钙化。心肌酶心电图：未见明显异常。气道三维重建：两侧支气管分支主干及多个分支广泛增厚伴钙化，右肺上叶尖段、右肺下叶多个分支支气管管腔闭塞，右肺中叶不张。肺功能：重度阻塞性通气功能障碍。气管镜（图36-1）：气管、支气管表面多处黏膜隆起。气管黏膜病理（图36-2）：淀粉样变。超声：心脏、肝、胆、胰、脾、双肾检查未见异常。

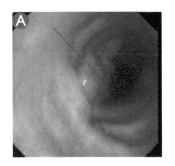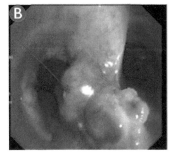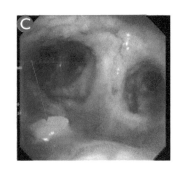

A：气管隆突上约2 cm处不规则隆起样病灶阻塞管腔；B：左主支气管开口处黏膜隆起形成不规则、表面相对光滑的新生物阻塞管腔，病灶表面触之易出血，病灶周围黏膜增厚；C：右中间段支气管中叶开口处病灶。

图36-1　气管镜下表现

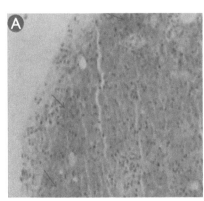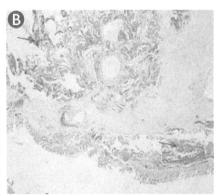

A：HE染色×100倍，镜下可见大量嗜酸性淀粉样物质沉着（箭头所指区域），黏膜慢性炎症表现；B：刚果红染色×100（箭头所指区域），符合淀粉样变。

图36-2　支气管黏膜活检病理结果——淀粉样变

初步诊断

气管支气管新生物。

确定诊断

气管支气管淀粉样变。

鉴别诊断

患者诊断明确，无须鉴别。

治疗

治疗原则：使用气管镜下激光、冷冻治疗解除气道新生物阻塞、通畅气道、改善症状，抗感染、止咳、化痰、解痉。

具体治疗：该患者气管支气管多处黏膜较大隆起，阻塞管腔，有明显气促，需使用激光、冷冻等支气管镜镜下治疗方法快速通畅气道，尽可能在全麻下手术，患者痛苦小；本例为全麻下镜下治疗，首先使用钬激光烧灼清理气管支气管处的较大黏膜隆起样病灶，然后使用 CO_2 冷冻将残存病灶进行清理，先冻切残存病灶，接下来每处冻融创面 90 s，通过激光冷冻联合治疗各处病损被快速清除，支气管管腔恢复通畅（图 36-3）；操作时冷冻极容易引起创口出血，但出血量尚可控制，予冰盐水冲洗创面可有效止血；激光与冷冻治疗过程中，需止血清理操作区，可能会导致操作时间较长，术后可予甲强龙抗炎减轻气道水肿。钬激光的优势：穿透深度浅，对周围正常组织损伤小，术后反应轻，伤口愈合快，不易形成瘢痕良性狭窄。该患者术中反复出血主要为冷冻冻切治疗所致，出血较甚者可选用 APC 治疗；药物治疗：予以秋水仙碱 1 mg tid 维持 1 年后停药，至今未复发。

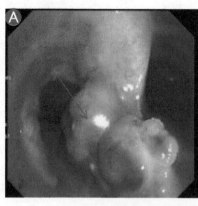 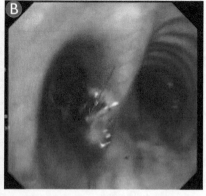

A：左主支气管开口处可见不规则隆起样新生物阻塞管腔；B：左主支气管开口处经气管镜下钬激光、CO_2 冷冻治疗后肿物被清除，管腔通畅，创面相对光整，对周围正常组织损伤小。

图 36-3　气管镜下表现

对于多发病损的支气管淀粉样变，支气管镜下激光、冷冻联合治疗可较快完成手术，但易出血；对于气管支气管病损较少或者病损体积较小、表浅的淀粉样变可优先选择氩气刀 APC 治疗（烧灼深度适宜，不易穿孔），具有操作简便、更加安全的优势，对于气管支气管淀粉样变，支气管镜介入治疗辅以药物治疗效果快速显著。

复诊

术后需复查，术后 1 个月行胸部 CT 平扫（图 36-4）、气管镜检查了解支气管狭窄情况，此后每 3 个月复查胸部 CT 平扫直到病情稳定；但由于本例患者个人原因，只复查了胸部 CT 平扫。

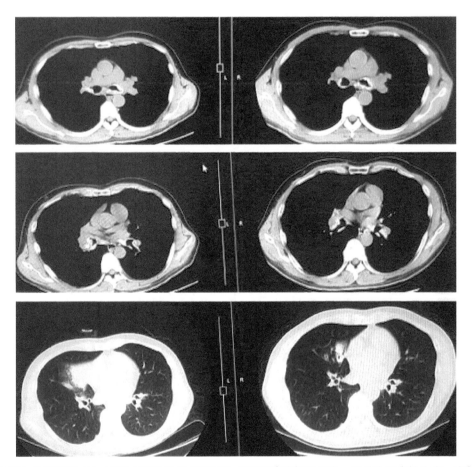

左侧为术前胸部 CT，可见右肺中叶与右肺下叶之间间嵴处软组织影，远端为阻塞性炎症；右侧为术后右侧支气管通畅，肺不张、阻塞性炎症较前明显好转。

图 36-4　胸部 CT（左侧图为治疗前、右侧图为治疗后，复查对比）

病例分析

　　该患者以短病程的气促、咯血为主要症状，伴有两肺弥漫干啰音体征为主要临床特点，肺部 CT 提示肺不张，具有较强的气管镜检查指征；通过气管镜可见两侧支气管不规则黏膜隆起造成气道狭窄，黏膜活检病理诊断淀粉样变。大多数严重良性气道疾病适宜气管镜下介入治疗，本病例采用激光联合冷冻方法清理了气道内新生物，恢复管腔通畅，改善了患者症状。气管淀粉样变以病理诊断为金标准，可根据患者不同临床表现与其他疾病鉴别，例如，如果患者胸部 X 线片或 CT 显示有气管或支气管狭窄或结节状改变，临床上有声音嘶哑、咳嗽、气道阻塞合并阻塞性肺炎，肺功能表现为阻塞性通气功能障碍，应与复发性多软骨炎、气管内肿瘤、支气管内膜结核及韦格肉芽肿等疾病鉴别，气管镜活检病理检查可确诊。当患者有咯血时，应与肺结核、肺癌鉴别。

病例点评

　　对于支气管狭窄病例，应重视气管镜检查及镜下治疗的重要地位，我们临床医师应充分地了解患者病情、获取更完整的病例资料，评估整合患者全身状况，根据评估情况来选择治疗方案，例如，对于淀粉样变这一疾病，完善术前患者颅脑、肝、胆、脾、胰等脏器影像检查有助于医生评判患者病情严重程度、制定治疗方案及判断预后，也便于复查后疗效判定；如果呼吸科医生只了解淀粉样变患者的支气管肺部情况，那么治疗可能就局限于管腔的局部介入治疗，倘若患者合并其他器官的淀粉样变可能就会被遗漏，从而影响患者的整体治疗，从本例患者疗效来看，对于病变范围广泛者，气管镜介入治疗联合秋水仙碱药物治疗具有较好的疗效。支气管淀粉样变的管腔黏膜处极易出血，术前应做好充分的止血治疗预案，支气管动脉 CTA、肺动脉 CTA 都是很有意义的，局部血供丰富者术前可行支气管动脉栓塞手术，以预防大出血。另对于镜下操作时间较长者，应重视气道水肿的预防；激光相干技术应用于支气管淀粉样变诊断可能会帮助我们对这一疾病有新的认识。

参考文献

1. 张丽娜，孙军平，张明月，等 . 原发性支气管肺淀粉样变 9 例临床分析 . 解放军医学院学报，2014，35（3）：214-220.

2. QINYING WANG，HAIHONG CHEN，SHENQING WANG. Laryngo-tracheobronchial amyloidosis：a case report and review of literature. Int J Clin Exp Pathol，2014，7（10）：7088-7093.

3. FIORELLI A，ACCARDO M，GALLUCCIO G. Tracheobronchial Amyloidosis Treated by Endobronchial Laser Resectionand Self Expanding Y Stent. Arch Bronconeumol，2013，49（7）：303-305.

4. 赵晓慧，刘春芳，徐健 . 原发性气管支气管淀粉样变的临床特征分析 . 大连医科大学学报，2016，38（5）：453-457.

5. 李王平，金发光，傅恩清，等 . 支气管镜介入联合治疗原发性气管内淀粉样变性 12 例分析 . 中华肺部疾病杂志（电子版），2011，4（3）：200-203.

（申长兴　张国良　宋小莲）

病历摘要

基本信息

患者女性，70 岁。

主诉：发现肺部结节 10 年余。

现病史：患者 10 余年前因持续高热 10 余天，前往当地医院就诊，体温最高达 40 ℃，伴畏寒，伴咳嗽、咳痰，黄色黏液痰，无胸闷、气急，无咯血，无胸痛，无腹痛、腹泻，无尿频、尿急等其他不适，查胸部 CT 发现两肺多发结节（具体报告未见）。当地医院考虑肺炎，予抗感染治疗，症状好转后出院，其后定期复查肺部结节变化，两肺结节无明显吸收。1 周余前再次至当地医院体检时行 CT 检查发现右下肺病灶较前片有增大，遂至笔者所在医院住院治疗，门诊拟"肺部阴影"收住入院。患者起病以来，神志清，精神可，睡眠较差，胃纳佳，大小便无特殊，近期体重无明显增减。

既往史：自诉对"青霉素""头孢霉素"过敏，否认高血压、糖尿病，否认其他疾病史，否认重大手术外伤史，否认中毒、输血史。

个人史：否认吸烟史、否认饮酒史，余无特殊。

家族史：否认类似疾病史，否认家族中有传染病、遗传病、精神病、家族性疾病及肿瘤性疾病史。

体格检查

脉搏 88 次 / 分，呼吸 20 次 / 分，血压 154/81 mmHg，体温 36.9 ℃。神志清，精神可，眼睑未见水肿，口唇无发绀，双侧颈静脉无怒张，浅表淋巴结未触及明显肿大；气管居中，双肺呼吸音稍粗，未闻及干、湿啰音；心律齐，未闻及病理性杂音；腹软，无压痛及反跳痛，肝脾肋下未触及，移动性浊音阴性；双下肢无明显水肿，神经系统查体阴性。

辅助检查

2018 年 7 月 17 日胸部 CT 平扫：两下肺多发结节影，其中右下肺病灶与前片 2016 年 5 月 26 日比较有增大，建议穿刺检查。右肺多发散在肺大疱。

心电图：窦性心律；房性期前收缩，呈间位出现。

初步诊断

肺部阴影待查：肺癌？结核？肺炎？

确定诊断

原发性右肺腺癌，干燥综合征；气管支气管淀粉样变（Ⅵ区）。

鉴别诊断

（1）肺结核球：多见于年轻患者，病灶多见于结核好发部位，如肺上叶尖后段和下叶背段。一般无症状，病灶边界清楚，密度高，可有包膜。有时含钙化点，周围有纤维结节状病灶，多年不变。

（2）肺癌：若无毒性症状，抗生素治疗后肺部阴影缓慢吸收，或同一部位反复发生肺炎时，应考虑肺癌可能。癌性空洞继发感染，常为刺激性咳嗽、反复痰中带血，随后出现感染、咳嗽加剧。胸片可见癌肿块影有偏心空洞，壁厚，内壁凹凸不平。结合纤支镜检查和痰脱落细胞检查可以鉴别。

（3）肺炎性假瘤：肺部慢性炎症机化，形成团块状的炎性假瘤，也易与肺癌相混淆。但炎性假瘤往往形态不整，边缘不齐，核心密度较高，易伴有胸膜增厚，病灶长期无明显变化。

（4）肺脓肿：起病急，中毒症状严重，多有寒战、高热、咳嗽、咳大量脓臭痰等症状。影像学可见均匀大片状炎性阴影，空洞内常见较深液平面。血常规检查可发现白细胞和中性粒细胞增多。

治疗

治疗原则：明确结节性质。

辅助检查

入院后完善相关检查

血常规：WBC 3.4×10^9/L，NEVT% 48.2%，Hb 114 g/L，PLT 151×10^9/L。

感染指标：T-SPOT.TB（－）；PPD 试验（－）。G 试验、GM 试验、隐球菌抗原检测（－）；多次痰找抗酸杆菌，细菌涂片（－）。

免疫指标：抗 SS-A 抗体（+++）、抗 Ro-52 抗体（+++）、抗 SS-B 抗体（+++）。

肿瘤指标：肿瘤标志物无特殊。

肺部增强 CT（图 37-1）：两肺多发病灶，其中右肺下叶及左肺上叶前段病灶肿瘤较炎症可能大，建议穿刺活检，余病灶慢性炎症首先考虑；慢性支气管炎，两肺散在慢性炎症伴纤维灶，两肺多发肺气囊；两侧多发肋骨局部扭曲，陈旧性骨折考虑；纵隔内多发稍大淋巴结伴钙化。

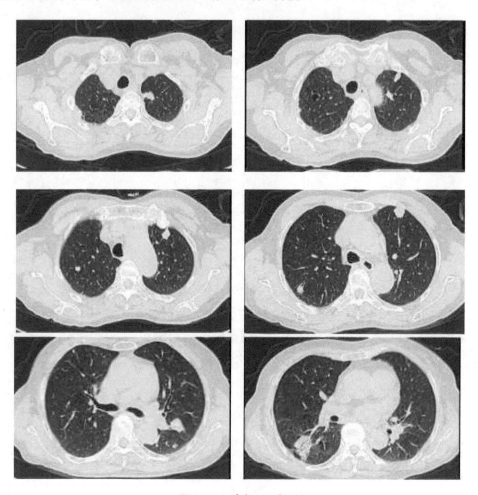

图 37-1　胸部 CT 表现

　　患者免疫指标：抗 SS-A 抗体（+++）、抗 Ro-52 抗体（+++）、抗 SS-B 抗体（+++），考虑干燥综合征，唾液腺显像：双侧腮腺摄取功能轻 – 中度减低，排泄功能损害（图 37-2）。考虑干燥综合征可能。

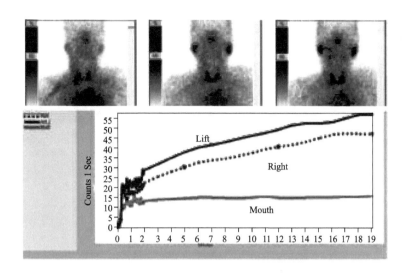

图 37-2　唾液腺显像

图 37-2 中显示双侧腮腺摄取功能轻—中度减低，排泄功能损害肺部 CT，提示右肺下叶及左肺上叶前段病灶肿瘤较炎症可能大，为明确诊断，行支气管镜检查。

支气管镜检查（图 37-3）：内镜见气管环存在，隆突锐利，活动可，气管中段及下段见黄色物质附着，搏动明显，于该处活检，见黄色物质血供较多，左主支气管开口可见局部黏膜隆起，病变性质类似主气管，于该处行活检，右下叶背段见支气管亚支开口狭窄，局部行 EBUS-GS 及灌洗，余两侧各叶支气管黏膜正常，管腔通畅，未见狭窄、出血及新生物，于 4R 组淋巴结行 TBNA。超声见：超声微探头探查右下叶背段见较多均匀囊性回声，未探及明显实性回声。

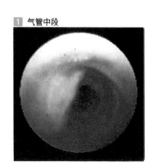
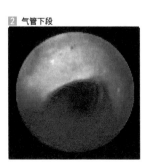
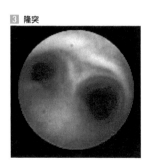

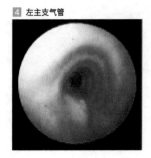
④ 左主支气管

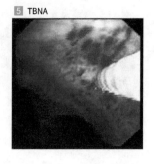
⑤ TBNA

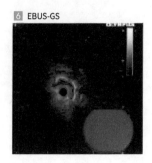
⑥ EBUS-GS

图 37-3　支气管镜下表现

气管镜检查相关结果：

支气管镜下灌洗液结核菌、细菌涂片（－），真菌 G 试验 +GM 试验（－）。

病理：（左主支气管）（图 37-4 ~ 图 37-6）支气管黏膜组织，伴见嗜伊红物质沉积，特殊染色符合淀粉样变。特殊染色结果：刚果红（+），结晶紫（+），V.G 染色（－）。（气管中段）纤毛柱状上皮被覆组织，大片嗜伊红物质沉积，特殊染色符合淀粉样变。特殊染色结果：刚果红（+），结晶紫（+），V.G 染色（－）。（4R 组淋巴结穿刺）纤维脂肪组织及挤压的淋巴组织。

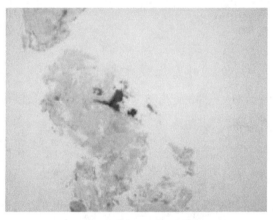

图 37-4　支气管黏膜组织，伴见嗜伊红物质沉积，特殊染色符合淀粉样变（左主支气管 TBLB，HE 染色 ×40）

图 37-5　淋巴细胞及支气管黏膜细胞（4R 组淋巴结 TBNA，HE 染色 ×100）

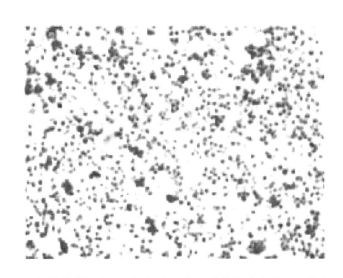

图 37-6 支气管黏膜细胞及组织细胞（左下叶背段灌洗液，HE 染色 ×200）

目前基于实验室检查及气管镜检查结果，患者干燥综合征和气管淀粉样变诊断明确。肺部病灶是否与二者相关，尤其是右下肺病灶进行性增大是否能用上述两种疾病解释。为此，我们进一步行 CT 引导下肺穿刺活检（图 37-7）。

CT 引导下右肺穿刺活检术：（右下肺肿块穿刺标本）浸润性腺癌（图 37-8）。

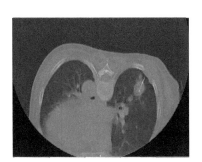

图 37-7　CT 引导下对右肺
下叶病灶进行穿刺活检

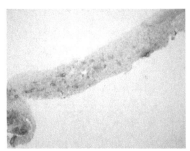

图 37-8　浸润性腺癌（右下肺肿块
穿刺标本，HE 染色 ×40）

至此，患者诊断明确为①肺腺癌；②干燥综合征；③气管淀粉样变。我们将三者的关系在如下部分进行讨论。

因诊断肺癌，患者家属拒绝进一步诊疗，坚持要求出院，故本院暂无进一步诊治数据。

该患者为老年女性，病程无法确定，因发热而发现肺部多发占位，且不同占位影像学表现不同，部分考虑炎症，部分考虑肿瘤，经气管镜下病理活检明确患者存在淀粉样变，且经肺穿刺明确其中右肺占位为腺癌。通过实验室检查结果、腮腺 ECT 和气管镜病理，淀粉样变性、干燥综合征及肺腺癌均明确诊断。但纵观患者整个诊断过程，我们仍有一些疑问：①我们注意到该患者肺内存在多个病灶，是否考虑肺腺癌伴双肺多发转移？②目前诊断出现三元论：淀粉样变性、干燥综合征合并肺腺癌，这三者之间是否存在潜在的相关性？

首先，患者肺内多个实性病灶均已出现 2 年，在当地多次的随访中仅右下肺病灶出现明显增大，其余病灶均稳定不变。在随后的穿刺病理中我们也证实了增大的右下肺病灶为肺腺癌。对于剩余 5 个结节，鉴于临床实际，我们并未逐一穿刺明确。虽然在影像学特征上，我们认为左上叶前段胸膜下实性结节需要高度疑似肿瘤，但鉴于肺部恶性肿瘤恶性增生的特性，在 2 年随访期所有实性结节大小并无改变，由此我们推断肺内剩余 5 个结节为肺腺癌肺内转移的可能性小。

支气管肺淀粉样变是呼吸系统的一个相对少见的疾病。斯宾塞将肺淀粉样变分为三类：气管支气管淀粉样变（1 型），结节性薄壁性淀粉样变（2 型），弥漫性薄壁组织（间质 / 弥漫性肺泡间隔）淀粉样变（3 型）。该患者 CT 可见局部气道壁增厚，气管镜下左主支气管经支气管肺活检（transbronchial lung biopsy，TBLB）病理明确为淀粉样变，故可见此例存在 1 型淀粉样变；但其肺部多发占位，且部分影像学表现类似炎症或炎性假瘤，但因没有病理依据，无法确认该患者是否同时存在 2 型淀粉样变。

其次，我们来探讨淀粉样变、干燥综合征与肺腺癌，这三者之间可能潜在的相关性。

淀粉样变究其病因，可将其分为继发性及原发性。淀粉样变是淀粉样物质沉积于体内软组织器官所致，目前研究较多的蛋白仍为免疫球蛋白轻链（immunoglobulin light chain，AL）和淀粉样物质 A（amyloid A，AA）。AL 或

AA无法完全代表是否为原发性或继发性淀粉样变，目前临床中更多是以患者是否存在其他可导致淀粉样变的疾病来判定是原发还是继发。

淀粉样变与干燥综合征（sjogren syndrome，SS）：在 SS 中出现继发性淀粉状变的情况比较少见，这可能是由于在该疾病在急性期过程中产生的蛋白水平较低。在 SS 中，一般不表现为系统性淀粉样变性，在肺中主要呈现局部淀粉样物质沉积的结节。淀粉样病变几乎都发生在女性身上（96.5%），咳嗽和呼吸困难（56%）是最常见的症状，与 SS 相关的肺淀粉样变最常见的形式是局部结节型。

淀粉样变与肺癌：肺癌可能通过副肿瘤机制致淀粉样蛋白沉积。在癌症患者中，继发淀粉样变可能是由血清淀粉样蛋白 A 的过度产生引起的，而非小细胞癌可能产生过高 SAA 和抗肿瘤淋巴细胞或巨噬细胞产生的细胞因子（IL-1、IL-6 和 TNF）诱导 SAA 产生共同导致 AA 淀粉样变性形成。在系统性淀粉样变中，也可能与癌相关的抗原有关，抗原可能会诱发淀粉样蛋白轻链沉积，形成结节。

尽管该患者最终未于我科进行下一步治疗，我们也可对她的治疗方式进行讨论。尽管支气管肺淀粉样变的发现及报道历史已有 60 余年，但其治疗仍没有一个确定的方案。国内外均有学者进行激素、免疫抑制剂甚至依据骨髓瘤化疗的方式进行治疗，但长远疗效无法确定，中位生存期 5～9 年，患者仍可反复出现气道狭窄。目前相对确定的治疗方式即气管镜下介入处理，如冷冻、支架置入等解除气道梗阻。本例患者首先考虑为继发性淀粉样变，且不存在大气道梗阻，可暂不予淀粉样变的相应治疗，需在充分治疗肺癌和干燥综合征的基础上观察其他肺部结节的变化趋势。

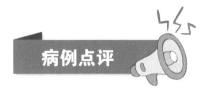

病例点评

支气管肺淀粉样变是呼吸系统少见病，其中气管支气管淀粉样变可导致气道壁增厚甚至大气道狭窄，结节性淀粉样变临床中容易与恶性肿瘤相混淆。尽管该病例最终并未完全确诊其肺癌分期、淀粉样变的继发原因，仍具有很高的临床探讨意义。临床医师需加深对该疾病的全面认识，发现潜在的并存疾病，给予全面的治疗。

参考文献

1. SOWA T，KOMATSU T，FUJINAGA T，et al. A case of solitary pulmonary nodular amyloidosis with Sjögren's syndrome. Ann Thorac Cardiovasc Surg，2013，19（3）：247-249.

2. GUEUTIN V，LANGLOIS A L，SHEHWARO N，et al. Nephrotic Syndrome Associated with Lung Cancer：A Rare Case of Malignancy Associated with AA Amyloidosis. Case Rep Nephrol，2013，2013：831903.

（夏　旸　李　雯）

病例 38　气道淀粉样变（声门、中央型气道Ⅰ区，球囊扩张 +CO_2 冷冻）

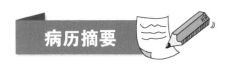

基本信息

患者女性，53 岁。

主诉：声音嘶哑 3 年余，加重伴咳嗽、气促 20 天，吞咽困难 1 周。

现病史：患者 3 年前无明显诱因出现声音嘶哑，未诊治，20 天来声音嘶哑明显加重，刺激性咳嗽，咳黄白色泡沫样痰，痰液不易咳出，接触烟雾及平卧位时加重，咳嗽剧烈时伴胸痛，平路快走、上 1～2 层楼、提重物时气促，并可闻及吸气相喘鸣音，休息后缓解，1 周来出现吞咽困难，仅能进流质饮食，伴全身乏力、间断反酸、胃痛，饱食后为著，无发热、盗汗、咯血、心悸、夜间阵发性呼吸困难、恶心、呕吐、腹痛、腹泻、呕血及便血、头痛、肢体活动及意识障碍等不适，就诊当地医院，行耳鼻咽喉镜检查示双侧声门下肥厚、肿胀、声门狭窄，肺功能呈轻度减退，颈、胸部 CT 示甲状腺双侧叶密度不均、右侧叶低密度结节影，左肺上叶舌段陈旧条索影、右肺上叶肺大疱、气道憩室，给予抗感染、祛痰治疗（具体不详）后上述症状仍进行性加重，为进一步诊治于 2017 年 10 月 18 日入本院。

既往史：体健。否认明确高血压、冠心病、糖尿病、肾病等系统性疾病史；否认肺结核、肝炎等传染病史。

个人史、婚育史：无特殊。

家族史：父母体健，否认家族肿瘤病史及遗传病史。

体格检查

入院后查体：KPS 评分 80 分，气促评分 2 分，周身浅表淋巴结未触及肿大，可闻及喉鸣音，双肺呼吸音清，双肺未闻及湿啰音，心率 94 次 / 分，律齐，腹软，肝脾未触及，双下肢无水肿。

辅助检查

耳鼻咽喉镜（2017 年 10 月 10 日）：双侧声门下肥厚、肿胀，声门狭窄。

肺功能（2017 年 10 月 10 日）：肺功能呈轻度减退，建议进一步检查，治疗后定期复查。

颈、胸部 CT（2017 年 10 月 10 日）：甲状腺双侧叶密度不均匀，并甲状腺右叶低密度结节影，其内伴钙化影，建议结合超声检查。左肺上叶舌段陈旧条索影影，右肺上叶肺大疱，气管憩室。

初步诊断

声音嘶哑原因待查，声门下狭窄，气管憩室，甲状腺右侧低密度结节。

确定诊断

气管 I 区淀粉样变，气管憩室，甲状腺右侧低密度结节。

鉴别诊断

患者声音嘶哑原因不明，结合患者的病史及外院的咽喉镜检查，考虑不除外特发性声门下狭窄、咽喉癌、气管淀粉样变性等可能，需病理明确。

治疗

治疗原则：予气管镜下削瘤，明确肿物性质，解除气道阻塞、通畅气道、改善症状。

2017 年 10 月 20 日胸部 CT（图 38-1）：双侧声带及声门下气管壁增厚，声门下气管腔狭窄。

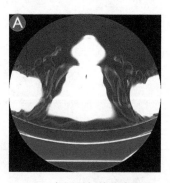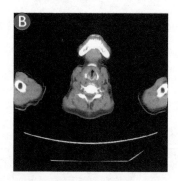

A：声门下气管狭窄肺窗；B：声门下气管狭窄纵隔窗。

图 38-1　胸部 CT 表现

2017 年 10 月 24 日行气管镜下检查及治疗（图 38-2）：全麻下经口插入硬镜，经硬镜进软镜，会厌声带正常，声门下可见黏膜肥厚，管腔狭窄约 80%，长度约 2 cm，硬镜不能通过，给予硬镜铲切、活检钳钳取、CO_2 冻取及激光烧灼肥厚黏膜组织，组织送检 ROSE 及病理检查，治疗后管腔狭窄约 40%，并予声门处局部喷洒地塞米松 5 mg，气管 II、III 区管腔通畅，黏膜光滑，未见新生物，隆突锐利，左右主支气管及其分支各叶段支气管管腔通畅，黏膜光滑，未见新生物。术中少量出血，予冰盐水喷洒及氩气刀止血后血止，术后无活动性出血。

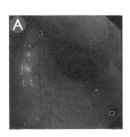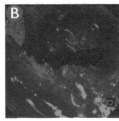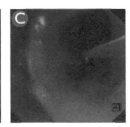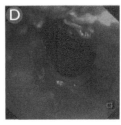

A：声门下狭窄治疗前，声门下可见黏膜肥厚，管腔狭窄约 80%；B：硬镜铲切病变组织；
C：激光烧灼病变组织；D：声门下狭窄治疗后狭窄约 40%。

图 38-2　支气管镜下表现

患者行气管镜下治疗后喘憋较前无减轻，考虑声门水肿和（或）声门下肥厚的黏膜治疗后坏死物堵塞管腔所致，予甲强龙治疗后无好转，患者喘憋逐渐加重，于 2017 年 10 月 25 日行气管镜治疗（图 38-3）：全麻下经口进软镜，会厌正常，声门水肿，声门下可见黏膜肥厚，表面被覆坏死组织，应用活检钳钳取、CO_2 冻取坏死物后，可见管腔狭窄约 60%，长度约 2 cm，予 CO_2 冻取及氩气刀烧灼肥厚黏膜组织，治疗后管腔狭窄约 50%，中央型气道Ⅱ区、Ⅲ区管腔通畅，黏膜光滑，未见新生物，隆突锐利，左右主支气管及其分支各叶段支气管管腔通畅，黏膜光滑，未见新生物。术中少量出血，予冰盐水喷洒及氩气刀止血后血止，予经鼻气管插管，过程顺利。

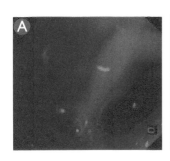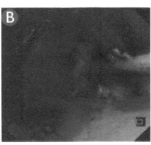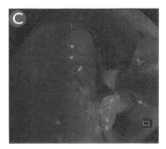

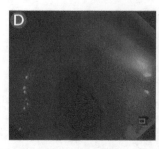
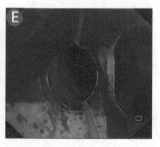

A：声门下狭窄治疗前管腔狭窄约 60%；B：活检钳钳取坏死物；C：CO$_2$ 冻取坏死物；
D：声门下狭窄治疗后管腔狭窄约 50%；E：气管插管。

图 38-3　支气管镜下表现（复查）

气管Ⅰ区黏膜病理：黏膜慢性炎伴淀粉样变性。气管淀粉样变性诊断明确，给予激素规律口服。2017 年 10 月 30 日行气管镜下治疗（图 38-4）：全麻下经气管插管进软镜，插管管腔内可见少量黏稠分泌物附着，给予充分吸引清除，经口可见气管插管处有少量分泌物，予以充分吸引清除，拔除气管插管，声门处可见少量白色坏死物，予活检钳钳取，中央型气道Ⅰ区黏膜充血、水肿，局部有少许渗血，可见少量白色坏死物，炎症反应（+），管腔狭窄 30%，中央型气道Ⅱ区、Ⅲ区管腔通畅，黏膜光滑，未见新生物，隆突锐利，左右主支气管及分支各叶段支气管管腔通畅，黏膜光滑，未见新生物，术中少量出血，予冰盐水喷洒止血后血止，术后无活动性出血。

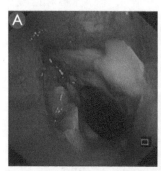
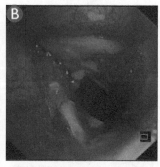
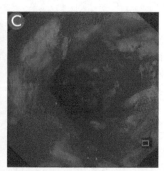

A：声门治疗前可见少量白色坏死物；B：声门治疗后较前通畅；
C：中央型气道Ⅰ区黏膜充血、水肿，局部有少许渗血，可见少量白色坏死物。

图 38-4　支气管镜下表现（2017 年 10 月 30 日）

患者经上述治疗后咳喘均较前明显减轻，好转出院。

复诊

患者未再来本院进行复诊。

病例分析

本例患者以声音嘶哑、喘憋为主要表现，查体可闻及喉鸣音，本院气管镜可见病变位置较高，为中央型气道Ⅰ区声门下黏膜肥厚，原因不明，不除外特发性声门下狭窄、咽喉癌、气管淀粉样变性、气管腺样囊性癌等可能。特发性声门下狭窄多见于女性患者，病变仅局限于声门下区域和第一、第二气管环；另外，咽喉癌患者可出现声音嘶哑、喘鸣及吞咽困难等，可分为声门上型、声门型、声门下型、声门旁型等，声门下型可向下蔓延至气管；气道淀粉样变性多为单独发病，也可见于系统性淀粉样变性，通常表现为气道弥散性受累，黏膜下层淀粉沉积斑块形成，气管镜下常表现为气管支气管黏膜肥厚充血水肿，气管支气管管壁弥散性增厚、管腔狭窄，内壁常可见基底较宽的单发或多发结节或肿块形成，通常需进行气管镜下黏膜活检，刚果红染色明确病理诊断。故需气管镜下取病理进一步明确诊断。

病例点评

淀粉样变是指具有 β 片层结构的原纤维蛋白沉积造成组织器官结构和功能改变，引起相应临床表现的一组疾病。常累及心脏、肝脏、肾脏、脾脏及胃肠道，而呼吸道淀粉样变极其罕见，仅占 4.4%。淀粉样变性累及气道分为三种类型，近段、中段及远段。近段或上呼吸道疾病患者往往表现为上呼吸道症状。中段或远段及主要支气管疾病往往表现为远段呼吸道症状，肺叶不张或反复性肺炎。气道淀粉样变性的 5 年存活率为 30% ~ 50%，疾病累及近段气道的患者预后比累及中段或远段气道患者更差。呼吸系统淀粉样变性的治疗方法包括手术治疗、药物治疗及对症治疗。主要目的是改善临床症状和延长生存期。全身治疗首选糖皮质激素和环磷酰胺，美法仑（左旋苯丙氨酸氮芥）、沙利度胺等。对于管壁弥散性增厚，管腔狭窄，患者呼吸困难明显者，可行支气管镜下介入治疗，激光烧灼、CO_2 冻取、APC 烧灼等削除部分增厚黏膜，扩宽管腔，改善通气。对于狭窄段很长，狭窄明显，伴有严重的呼吸困难，可考虑支架置入扩宽管腔，改善通气。淀粉样变性在气管镜介入治疗过程中极易出血，术中有致命性大出血的风险，术前应向患者告知风险，如有可能可先行支气管动脉栓塞，再行气管镜下介入治疗，并建议在麻醉状态下进行硬镜下治疗。针对淀粉样变性患者行气管镜下介入治疗，首选激光或 APC 烧灼，再给予 CO_2 冻取，降低出血的风险，以解除堵塞、扩宽气道为主要目的，无须完全削除病变，后续配合全身治疗。

参考文献

1. 牟向东，熊焰，陈建，等 . 呼吸系统淀粉样变性 11 例临床分析 . 中华结核和呼吸杂志，2013，36（2）：88-93.

2. SANCHORAWALA V. Role of high-dose melphalan and autologous peripheral blood stem cell transplantation in AL amyloidosis. Am J Blood Res，2012，2（1）：9-17.

3. 李楠，王广发，章巍，等 . 腔内介入治疗弥散性气管支气管淀粉样变性一例 . 中华结核和呼吸杂志，2013，36（7）：540-542.

（王　辉　张　楠）

病例 39　骨化性气管支气管病 2 例（中央型气道Ⅰ、Ⅱ、Ⅲ区，活检）

病历摘要（一）

基本信息

患者女性，43 岁。

主诉：间断咳嗽、气短 20 余天。

现病史：患者缘于 20 天前受凉后出现咳嗽、无明显咳痰，伴气短、喘憋，活动后加重，无发热，无咯血、胸痛，无咽痛，就诊于当地县医院，给予抗感染、止咳、平喘治疗后，仍间断咳嗽、气短，为行进一步诊治，于 2017 年 2 月 19 日就诊于本院。

既往史：20 年前曾患结核性胸膜炎，肾病综合征病史 20 余年，鼻窦炎病史 20 余年。10 余年前行阑尾切除术。

个人史：否认烟酒等不良嗜好，无其他特殊。对"阿莫西林"过敏。

婚育史：无特殊。

家族史：家族中无其他同类疾病患者。

体格检查

入院后查体：呼吸 20 次 / 分，血压 137 / 80 mmHg。双肺呼吸音清，未闻及干、湿啰音，心率 80 次 / 分，律齐。余查体无特殊。

辅助检查

血常规、肝肾功能、电解质、自身抗体、免疫球蛋白均在正常范围。肺功能：轻度阻塞性通气功能障碍，中度小气道阻塞性通气功能障碍。胸部 CT 提示右肺中叶肺不张，左肺支气管管壁增厚，管腔变窄（图 39-1）。支气管舒张试验阳性。

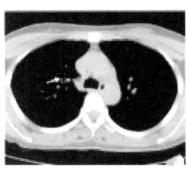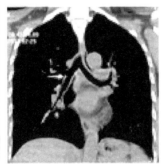

图 39-1　CT 表现

初步诊断

骨化性气管支气管病，右下叶肺炎，右中叶肺不张，支气管哮喘，鼻窦炎。

确定诊断

骨化性气管支气管病，右下叶肺炎，右中叶肺不张，支气管哮喘，鼻窦炎。

鉴别诊断

需与气管支气管结核、气管支气管淀粉样变、复发性多软骨炎鉴别。

治疗

治疗原则：行支气管镜明确诊断。

行支气管镜检查：可见气管环存在，黏膜粗糙，可见数个结节样物质沿气管环生长，质硬，触之易出血，右上叶支气管嵴变宽，嵴上可见黏膜下结节，于结节处取病理并送活检（图 39-2）。病理回报：支气管黏膜上皮及黏膜下骨样组织（图 39-3）。同时予患者抗感染、化痰等对症治疗后，患者咳嗽、气短减轻，病情好转出院。

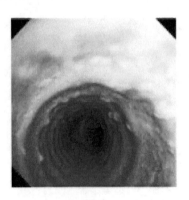
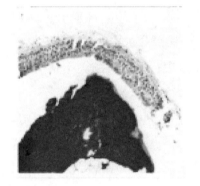

图 39-2 支气管镜下表现　　　　图 39-3 病理学表现（HE 染色 ×4）

病历摘要（二）

基本信息

患者男性，60 岁。

主诉：间断咳嗽、咳痰伴发热 20 余天。

现病史：患者缘于 20 余天前无明显诱因出现咳嗽、咳痰，为黄黏痰，痰多，易咳出，伴发热，体温最高达 38.3 ℃，伴发冷，无寒战，就诊于当地门诊，初步诊断为"上呼吸道感染"，予"头孢类药物、清开灵"等药物治疗后，症状未见好转，后就诊于当地县医院，诊断为"肺炎"，予抗感染等对症治疗后，体温渐可降至正常，复查胸部 CT 提示影像学较前有好转（未见正式报告），遂出院。3 天前，患者再次出现发热，体温最高达 38.0 ℃，为求进一步诊治，于 2017 年 10 月 26 日就诊于笔者所在医院。

既往史：2 年前因左侧腮腺瘤行手术治疗，慢性非萎缩性胃炎病史 2 月余；结肠息肉术后 2 月余。

个人史：否认吸烟嗜酒史，无其他特殊。

家族史：家族中无其他同类疾病患者。

体格检查

查体：体温 36.7 ℃，脉搏 117 次/分，呼吸 20 次/分，血压 115/87mmHg。双肺呼吸音粗，可闻及湿啰音。心率 117 次/分，律齐。余查体无异常。

辅助检查

血常规、尿常规、肝肾功能、电解质未见异常。肺功能检查：轻度阻塞性通气功能障碍。胸部 CT：①两肺散在炎症，右下肺为著；②气管壁多发高密度影伴增厚（图 39-4）。行支气管镜检查示：气管黏膜表面可见较多结节样突起，并可见弥漫性白色片状分泌物，双侧各叶、段支气管黏膜表面弥漫性结节样突起，白色豆渣样分泌物附着（图 39-5）。病理：少许支气管黏膜慢性炎症伴鳞状上皮化生，另可见鳞状上皮过度角化，角化物伴钙化（图 39-6）。

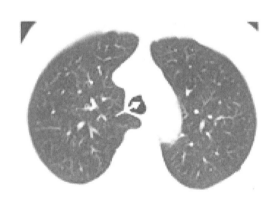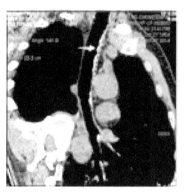

图 39-4　胸部 CT 表现

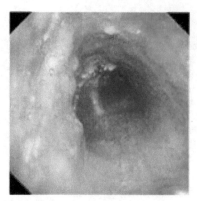

图 39-5 支气管镜下表现

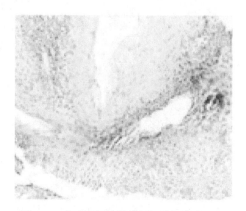

图 39-6 组织病理学表现（HE 染色 ×4）

诊断

肺部感染，骨化性气管支气管病，慢性非萎缩性肺炎，结肠息肉，腮腺瘤术后。

鉴别诊断

咳嗽变异性哮喘、气管支气管结核、气管支气管淀粉样变、复发性多软骨炎。

治疗

入院后予患者抗炎、化痰、调节免疫等治疗后患者症状较前好转出院。

病例分析

以咳嗽、咳痰为主要症状的患者应行胸部薄层 CT 和气管镜检查，获得病理，来明确诊断，病变早期常缺乏典型临床表现，因临床症状典型，常被漏诊或误诊，行组织病理学检查有助于诊断及鉴别诊断。目前尚无特效的治疗方法。以对症治疗为主，仅在出现比较明显症状时考虑姑息治疗。本例患者经对症治疗后，症状好转出院。既往治疗原则是抗炎、引流气道分泌物、吸入支气管舒张剂，并根据病情吸入糖皮质激素解痉抗炎。病变严重致管腔狭窄时可行支气管镜下介入治疗包括激光、微波、射频、硬质支气管镜下摘除结节、支架置入等，已达到改善患者症状的目的。

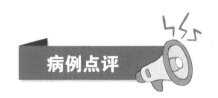

病例点评

骨化性气管支气管病（tracheobroncheopathia osteochondroplastica，TO）的临床症状不典型，因此提高对本病的认识是诊断和治疗的关键。该病是慢性咳嗽的少见病因之一。临床上对原因不明的反复咳嗽、咳痰、胸闷、气短、反复肺叶段感染及咯血等，应想到此病，并行胸部薄层 CT 和气管镜检查，获得病理进而确诊。在治疗上，目前 TO 尚无统一的治疗指南，对疗效的判定结果也不完全一致。通过国内外文献的复习，认为吸入糖皮质激素对早期骨化性气管支气管病有较明显疗效，但其合适剂量、疗程有待进一步讨论；支气管镜介入治疗包括激光、微波、经硬支气管镜铲除钙化结节、支架置入等治疗手段，能改善症状，提高患者生活质量。

参考文献

1. 赵月，王琪，刘原源，等．气管支气管骨化症 1 例报道．医学理论与实践，2018，31（13）：1985-1986.

2. 王苹，汪倩倩，张明周，等．气管支气管骨化症的诊治体会．临床肺科杂志，2015，（8）：1541-1542.

（蔡志刚　刘晓丹）

病例 40 过敏性肺泡炎（右下肺后基底段，冷冻肺活检术）

基本信息

患者男性，53 岁。

主诉：反复发热、咳嗽、咳痰 2 月余，气促 1 个月。

现病史：患者 2 月余前因受凉后出现发热，最高体温 39 ℃，伴咳嗽、咳痰，咳黄白色黏痰，易咳出，量中等，伴有畏寒、乏力、头晕、头痛，无明显气促、咯血、胸痛、关节肿痛等不适，遂就诊当地医院，完善胸片后考虑支气管肺炎，予以抗感染及对症治疗稍好转后出院（具体用药不详）。出院后患者仍有反复咳嗽、咳痰症状，但无发热，自行服用中药，症状未见明显缓解。1 个月前再次出现发热症状，最高 38.6 ℃，余症状同前，并渐出现声音嘶哑及活动后气促，多发生在爬 3 层楼及体力劳动时，行胸部 X 线提示：双肺感染性病变（只见报告单、未见胶片），给予对症处置 2 天后缓解不明显并出现气促加重，再次住院治疗，给予吸氧、头孢哌酮舒巴坦联合左氧氟沙星静脉滴注抗感染、氨溴索化痰等处置 1 周多后，症状仍无明显缓解，且气促症状进一步加重，稍快步行走及弯腰干活时即可出现，当地医生给予建议转院转诊至我科。门诊就诊行肺部 HRCT 提示：两肺弥漫性病变，考虑为感染性病变，建议治疗后复查。遂拟"双肺弥漫性病变原因待查"收入院。

既往史：有慢性浅表性胃窦炎 10 余年、慢性咽喉炎 4 年，有经常性口腔溃疡病史，从事果农作业 20 余年，有间断喷洒接触农药史。无宠物饲养史。否认其他特殊病史。

个人史：吸烟史 30 年，每日 40 支，已戒 4 年，偶有饮酒。其他无特殊。

婚育史：无特殊。

家族史：患者父母及兄弟姐妹无肿瘤病史，无与患者类似疾病者。

体格检查

入院后查体：体温 37 ℃，脉搏 92 次 / 分，呼吸 22 次 / 分，血压

135/80 mmHg，神清语利，精神可，巩膜、皮肤无黄染，未触及浅表淋巴结肿大，胸廓对称无畸形，两肺呼吸音稍粗，未闻及明显干、湿啰音，未闻及胸膜摩擦音。心率 92 次 / 分，律齐，各瓣膜未闻及病理性杂音。腹软，无压痛及反跳痛，肝脾未触及，双下肢不肿，病理征（－）。

辅助检查

炎症指标：表 40-1

表 40-1　炎症指标

	WBC（10⁹/L）	NEUT	LYMPH	EOS	PCT（ng/ml）	sCRP（mg/L）
6-1（门诊）	9.31	0.657	0.238	0.027	0.052	4.65
6-6（住院）	11.75 ↑	0.77 ↑	0.149 ↓	0.022		1.34

血气分析：表 40-2

表 40-2　血气分析

	pH	PaCO$_2$（mmHg）	PaO$_2$（mmHg）	BEec（mmol/L）	SaO$_2$%
6-1（门诊）	7.424	43.1	73.4 ↓	3.9 ↑	94.5 ↓
6-6（住院）	7.401	43.2	79.5 ↓	2.1 ↑	94.9 ↓

病原学检查：快速输血病原学全套检查、G 试验及 GM 试验、细菌脂多糖、肺炎支原体血清学试验＋滴度、九种呼吸道病原学检查、IGRA 检测、痰三项、一般细菌培养＋鉴定均未见异常。

肺功能：（2018 年 6 月 4 日）轻度限制性通气功能障碍，支气管激发试验阴性。肺弥散功能中度下降，残气量、残总比基本在正常范围。心电图及心脏彩超均未见异常。

免疫学检查

免疫球蛋白 E：406.9 ng/mL ↑，血沉：21 mm/h ↑，T 细胞绝对计数：CD3$^+$ 绝对值：12.04/μl ↓，CD3$^+$CD4$^+$ 绝对值 739/μl、CD3$^+$CD8$^+$ 绝对值 396/μl、CD3$^+$CD4$^+$CD8$^+$ 绝对值 10/μl。

铁蛋白、抗 "O"、RF、甲功、免疫球蛋白全套、免疫组合、ENA15 项、ANA、ANCA、抗 CCP 抗体、抗心磷脂抗体等均未见异常。

肿瘤标志物全套：非小细胞肺癌相关抗原 5.39 ng/mL ↑，癌胚抗原 3.5 ng/mL ↑，鳞状细胞癌相关抗原未见异常，肺癌七种自身抗体检测阴性。

2018 年 6 月 1 日胸部 CT（图 40-1）：两肺弥漫性病变，考虑感染性病变，建议治疗后复查。

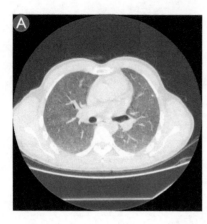
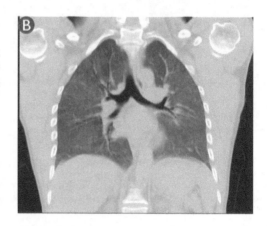

图 40-1　CT　表现

2018年6月6日　经支气管镜冷冻肺活检（图 40-2）：在局部麻醉（利多卡因）加镇静镇痛（芬太尼 0.1 mg 及咪达唑仑 5 mg）后经右侧鼻插入支气管镜（外径 4.9 mm）检查四级以内支气管未见异常，并行超声小探头探查肺活检靶部位并定位（可有助于避免靠近血管肺活检），后置入导丝于目的段支气管（右下叶后基底段），退镜，通过导丝置入止血球囊，再次通过左侧鼻插入支气管镜达到目的支气管，插入冷冻探头，冷冻时间 5 s，联合支气管镜迅速拔出冷冻探头后立即充盈止血球囊，反复取样 3 次，最大单次标本约 6 mm。术中出血共约 5 mL，给予球囊压迫并注入凝血酶等处理后，术后未见活动性出血；术后半小时复查胸片及 3 天后复查胸片均未见明显气胸发生。

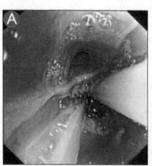
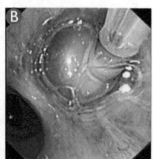
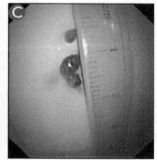

图 40-2　支气管镜表现

2018 病理结果回报（图 40-3）：（右下叶后基底段冷冻肺活检）影像学示弥漫小结节影，病理大体送检组织 0.6 cm×0.3 cm×0.3 cm，全包制片，镜下见肺泡组织内非坏死性肉芽肿性病变伴机化性肺炎，因未见肉芽肿沿气道分布的特点，不考虑结节病；特染：抗酸（-）、PAS（-）、银染（-），未发现明确的感染性证据，故诊断感染性病变困难；结合该患者从业特点及发病史，经广州呼吸健康研究所疑难肺脏病理专家会诊讨论后，考虑过敏性肺炎可能性大。（尽管缺乏典型镜下淋巴细胞间质性肺炎改变及临床实验室检查中嗜酸性粒细胞偏高的证据）请结合临床、治疗后密切随访并给予病理科反馈，以提高病理诊断水平。组化：CD68 组织细胞（＋），CK5/6、P63、TTF-1 阳性正常分布。肺泡灌洗液分类计数及液基细胞学回报：分类计数可见较多淋巴细胞、巨噬细胞，余细胞计数在正常范围内；未见异型细胞。

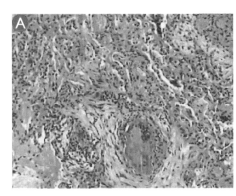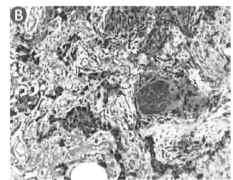

A： 冷冻肺组织（HE 染色 ×400）；B：冷冻肺组织免疫组织化学（HE 染色 ×400）。

图 40-3　病理表现

初步诊断

双肺弥漫性间质性病变（过敏性肺泡炎？感染性病变？）。

确定诊断

过敏性肺泡炎（亚急性）。

鉴别诊断

患者病理检测报告提示过敏性肺泡炎。

治疗

治疗原则：给予糖皮质激素抗炎治疗，并继续脱离环境。

具体方案：病例回报后住院期间给予甲泼尼龙琥珀酸钠 40 mg 静脉抗炎治疗、并辅以护胃及其他对症治疗 3 天后，改成泼尼松龙按 0.5 mg/kg 口服，一天一次，出院带药，按期门诊复诊、随访。

复诊

约 2 周后门诊复诊，自诉气促、咳嗽症状较前进一步缓解，复查胸部 CT（对比 2018 年 6 月 1 日）提示：两肺弥漫性病变，较前吸收好转（图 40-4）。

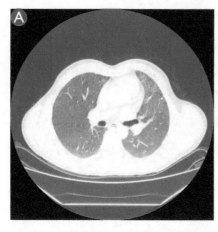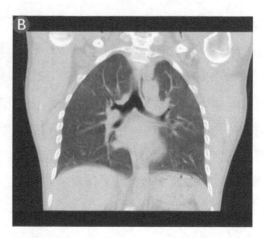

图 40-4　复查胸部 CT

复查肺功能及弥散功能提示轻度限制性通气功能障碍，肺弥散功能轻度下降，残气量、残总比在正常范围。对比原结果，提示肺弥散功能较前得到缓解，与临床症状相符。

病例分析

本例患者为中年男性，亚急性起病，主要表现为咳嗽、咳痰伴活动后气促。胸部 CT 提示双肺明显存在弥漫性病变，结合患者发病过程、诊疗经过、影像学特点，考虑双肺弥漫性间质性肺疾病，具体病因暂未知。因外院已反复抗感染治疗，病程较长，感染性疾病可能性较小。但弥漫性肺间质疾病病因繁杂、机制各异，如果无法明确病因，针对性治疗无从谈起。因此，针对此类患者及时行肺组织活检，早日完成病理诊断至关重要。虽然肺组织活检手段众多，包括常规的经支气管镜透壁肺活检术、经皮肺穿刺术及外科肺活检术，但均优缺点明显，尤其针对弥漫性间质性肺疾病而言，前面两种手段诊断效率低；外科肺活检虽为金标准，但创伤大、费用高，患者及其家属难以接受。近年来经支气管肺组织冷冻肺活检术被逐渐证实在诊断弥漫性间质性肺疾病方面性价比高，在征得患者及其家属同意后，首次在局部麻醉下顺利为患者完成经支气管肺组织冷冻肺活检术，通过疑难病理会诊，结合患者病史等资料考虑过敏性肺泡炎可能性大。遂按照过敏性肺泡炎给予激素等针对性治疗，患者临床症状缓解确切，胸部影像学及肺弥散功能均得到改善，进一步验证了经支气管冷冻肺活检（transbronchial cryobiopsy，TBCB）术的肺组织活检病理结果可靠。目前患者仍在用药周期及门诊随访中。

弥漫性间质性肺疾病的病因诊断一直是呼吸专科的难点，所涉及疾病超过200种，发病机制、治疗策略及预后也大相径庭，因此病因诊断显得尤为重要。首先，接诊此类患者时，完整的病史采集非常关键，须认真询问职业史、个人史等，包括工作环境、各种有害粉尘及气体接触史，接触时间及粉尘含量等。其中，职业性尘肺的接触时间一般较长；而有机尘埃引起的外源性变应性肺泡炎接触时间较短即可发病。对业余爱好及生活习惯也应加强关注，如饲养鸽子、鸟类等可引起养鸽者肺。当然，更不能忽略特殊感染及特殊人群，恶性肿瘤和器官移植患者有长期使用免疫抑制剂、细胞毒药物、肾上腺皮质类固醇激素者，可诱发急性粟粒性肺结核、机会致病菌感染；而某些抗肿瘤药及抗生素类药物可引起肺间质纤维化。另外，结缔组织疾病相关性间质性肺疾病是常见且重要组成部分，如类风湿性关节炎、系统性红斑狼疮、进行性系统性硬化症等均可引起肺弥漫性病变，故病因诊断重要性无须赘述。该患者有长期喷洒农药的接触史，有咳嗽及活动后气促的临床表现同时肺部CT提示双肺弥漫性病变，故在相关病史及实验室检查排除特殊感染性、风湿免疫系统疾病及肿瘤外，初步考虑亚急性过敏性肺泡炎可能，也为肺组织活检后的病理诊断提供佐证。

然而，要想提高弥漫性间质性肺疾病的病因诊断率，除了使用各种有创手段尽可能的获取更多有效肺组织外，多学科协作显得更为重要，尤其是临床 - 影像 - 病理即CRP协作模式，通过多学科讨论互补，必要时院际间及跨区域会诊，可明显提升对这类患者的处置效率，改善预后。

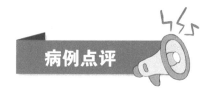

病例点评

近年来经支气管肺组织冷冻肺活检术被逐渐证实在诊断弥漫性间质性肺疾病方面效率较高，同时具有创伤小、费用相对低、重复性好等优势。但一般需在硬质支气管镜或气管插管软镜下完成，均需要全身麻醉的配合，不过这也限制了这一项优质技术的广泛应用，尤其在基层医院。我们团队在无硬质支气管镜及不行气管插管条件下，尝试利用现有电子支气管镜及超声支气管镜设备，通过靶段支气管预置止血球囊，并通过超声小探头预先探查靶肺活检病变周围血管情况，进一步评估出血风险及更精准定位活检方向。自 2018 年 5 月以来，在局部麻醉联合镇静镇痛下，已顺利完成此模式下的弥漫性间质性肺疾病 TBCB 术 5 例，患者配合度均好，术中出血少，最多为 10 mL，术后即时气胸及延迟性气胸均未发生，微创安全、经济高效地解决了诊断难题。我们认为，在进一步积累经验基础上，此技术模式拥有在普通二级、三级医院推广应用的潜力。

当然，这对团队协作也有一定的要求，尤其在术前评估及术中并发症处置的能力上。TBCB 术最常见的并发症就是出血与气胸，所以术前完善肺功能、凝血功能、心电图、心脏彩超（含肺动脉压力测定）、心肌酶谱、快速输血前全套等检查及术前仔细阅片是基础，必要时完善胸部增强 CT 并在术前与影像科专家协作讨论，可进一步减少风险。需注意的是，活检需避免在肺大疱、支扩甚至蜂窝肺区域进行，同时在同一区域避免活检次数过多而减少出血及气胸发生风险。此外，活检前冷冻仪及冷冻探头的冷冻效率需再次验证确认，因为冷冻设备的冷冻效率受环境温度、湿度及 CO_2 压力等影响较大，需要术前再次确认最佳冷冻时间，可减少因冷冻时间太短而未冻粘住肺组织，需反复进行从而延长操作时间、降低效率；或因冷冻时间太长造成较大的撕裂缺损，可能会增加大出血及气胸的发生率。而针对不同病情时，可能需要使用的冷冻探头大小也有所侧重，1.9 mm 冷冻探头弯曲度稍好且更易达到更远端病变，但相对冷冻效率偏低；而 2.4 mm 冷冻探头冷冻效率高，但远端可及性较差，并且存在撕裂缺损大及出血风险更高的可能，这在硬质支气管镜条件下完成可能更安全。

总之，经支气管肺组织冷冻肺活检术在弥漫性间质性肺疾病的病因诊断中具有一定的优势，有条件的医院可尝试开展，有助于提升弥漫性间质性肺疾病的整体诊疗水平。

1. HETZEL J，EBERHARDT R，HERTH F J，et al. Cryobiopsy increases thediagnostic yield of endobmnchial biopsy：a multicentre trial. Eur Respir J, 2012, 39（3）：685-690.

2. GANGANAH O，GUO S L，CHINIAH M，et al. Efficacy and safety ofcryobiopsy versus forceps biopsy for interstitial lung diseases andlung tumours：A systematic review and meta-analysis. Respimlogy，2016，21（5）：834-841.

3. 李一诗，郭述良，贾晋伟，等 . 软性支气管镜下经支气管冷冻肺活检六例 . 中华医学杂志，2017，97（10）：782-784.

（马礼兵）

病例 41　右侧支气管裂褶菌感染（右肺中下叶，肺泡灌洗）

病历摘要

基本信息

患者男性，56 岁。

主诉：间断咳嗽、气短 1 年，加重 1 个月。

现病史：1 年前患者无明显诱因再次出现咳嗽、咳胶状样痰，痰液黏稠，不易咳出，伴活动后胸闷、气短，多次住院治疗，气管镜下可见右下叶痰栓堵塞，给予抗感染、化痰、平喘治疗后上述症状缓解不理想。1 个月前患者咳嗽、稍活动后即感气短，休息可缓解，就诊于当地医院，行胸部 CT 示：右肺上叶支气管闭塞，右肺中叶斑片状高密度影，纵隔多发肿大淋巴结，右肺下叶多发小斑片状高密度影，炎症可能。气管镜示：右上叶管口可见黄绿色脓痰，抽吸后行活检。病理回报示：支气管黏膜慢性炎。给予对症治疗后无明显改善，为求进一步治疗，于 2018 年 5 月 18 日收入院。

既往史：2 年余前因"右肺上叶阴影"曾行右肺上叶切除术，术后病理回报：右肺上叶慢性炎伴脓肿形成及机化。患者术后出现右侧支气管胸膜瘘，曾接受气管下右侧局部生物胶治疗。2 型糖尿病病史 10 年，给予重组精蛋白胰岛素，早 26 U、晚 13 U 皮下注射；三餐前口服阿卡波糖，血糖控制可。高血压病史 10 年，最高血压 180/150 mmHg，平素口服硝苯地平缓释片，血压控制可。否认其他病史。

个人史：不吸烟，无其他特殊。

婚育史：无特殊。

家族史：患者父母及兄弟姐妹无肿瘤病史，无与患者类似疾病者。

体格检查

入院后查体：神志清，精神可，血压 125/80 mmHg，巩膜、皮肤无黄染，右侧胸壁可见长约 4 cm 的陈旧手术瘢痕。右下肺呼吸音极低，左肺呼吸音清晰，双肺未闻及干、湿啰音，未闻及胸膜摩擦音。心率 76 次 / 分，各瓣膜未闻及病理性杂音。腹软，无压痛及反跳痛，双下肢不肿，病理征（－）。

辅助检查

入院后查心电图、心脏彩超、腹部彩超、动脉血气分析、凝血系列等均正常。

2018 年 5 月 18 日血常规：WBC 7.51×10^9/L，EO% 12.1%，EO 0.91×10^9/L，余均正常；血沉：87 mm/h；肺部肿瘤标志物：CEA 12.39 ng/mL，余大致正常；CRP 23.56 mg/L；肝肾功电解质：TP 82.8 g/L，GLO 43.8 g/L，Cr 110.8 μmol/L。

2018 年 5 月 21 日胸部 CT：①"右肺上叶切除术后"改变、右残肺炎症，右肺上叶部分不张，右侧胸膜增厚，高位气管旁及纵隔内多发肿大淋巴结；左肺 CT 扫描未见明显异常；②甲状腺右侧叶改变，请结合临床，左肾上极小囊肿，右肾小结石。

2018 年 5 月 23 日肺泡灌洗液涂片：查见丝状真菌。

2018 年 5 月 26 日肺泡灌洗液涂片：查见丝状真菌。

2018 年 5 月 28 日血 G 试验：184.9 pg/mL，血 GM 试验：0.05，肺泡灌洗液 G 试验：149.5 pg/mL。

初步诊断

右肺肺炎，右肺上叶切除术后，2 型糖尿病，高血压病 3 级（很高危）。

确定诊断

右侧支气管裂褶菌感染，右肺上叶切除术后，2 型糖尿病，高血压病 3 级（很高危）。

鉴别诊断

（1）变应性支气管肺真菌病：是由真菌引起的气道高反应性疾病。最主要的致病菌是烟曲霉，曲霉属中其他真菌也可致病，亦称为变应性支气管肺曲霉病。临床上可表现为喘息、畏寒、发热、乏力、刺激性咳嗽、咳棕黄色痰液，偶有痰中带血。哮喘发作常为其突出的临床表现，一般解痉平喘药物难以缓解。送检痰标本中带有大量嗜酸性粒细胞及真菌菌丝，真菌培养常阳性。外周血嗜酸性粒细胞增多，血清 IgE>1000 IU/mL，相关真菌的抗体阳性，胸部 CT 可表现为中央性的支气管扩张和一过性肺浸润，表现为一过性实变和不张，磨玻璃阴影伴马赛克征，黏液嵌塞。该患者临床主要表现为咳嗽、咳胶样痰，活动后气短，无发热等表现，查体表现为患侧肺呼吸音减低，入院后查血嗜酸性粒细胞增高，痰多次涂片查见丝状真菌，血清总 IgE 未测，痰培养为普通裂褶右肺阴影大部吸收，变应性支气管肺真菌病诊断依据不足。

（2）慢性嗜酸性粒细胞性肺炎：以中年妇女最为常见。主要症状为干咳或咳黏液痰、气短、体重下降、发热及盗汗，偶有咯血，也可出现淋巴结肿大、肝大。约 50% 的患者合并哮喘。血中嗜酸性粒细胞增多是其典型表现。血中性粒细胞计数常升高，偶有贫血。血沉加快，常在 100 mm/h 左右。多数患者血清 IgE 水平升高。痰中可见嗜酸性粒细胞增多。胸部 CT 可以发现肺周边实变影。根据患者临床表现、影像学特点及血嗜酸性粒细胞增高可做出临床诊断，确诊需排除真菌、寄生虫及其他病原体、药物等引起的嗜酸性粒细胞增多。

（3）嗜酸性粒细胞支气管炎：主要症状为慢性刺激性咳嗽，常是唯一的临床症状，一般为干咳，偶尔咳少许黏痰，可在白天或夜间咳嗽。持续时间长短不一，无其他明显的症状和体征，部分患者对油烟、灰尘、异味或冷空气比较敏感，常为咳嗽的诱发因素。患者无气喘、呼吸困难等症状，肺通气功能及呼气峰流速变异率正常，无气道高反应性的证据。辅助检查方面：①诱导痰 Eos 计数：EB 的诊断主要依靠诱导痰细胞学检查。EB 患者 Eos 明显增多 > 3% 视为有意义。②影像学检查：无异常表现。③肺功能检查：通气、弥散功能均正常，且无气道高反应性，支气管舒张试验阴性，并且 PEFR 正常。

治疗

治疗原则：解除气道阻塞、通畅气道、抗真菌、祛痰。

入院后给予盐酸莫西沙星 0.4 g 静滴 1 次 / 日抗感染治疗，0.9% 氯化钠注射液 4 mL+ 吸入用乙酰半胱氨酸溶液 0.3 g 雾化吸入 3 次 / 日，盐酸氨溴索 30 mg 静滴 3 次 / 日祛痰对症治疗。

2018 年 5 月 22 日行气管镜检查，镜下见：声门活动自如，隆突锐利。右肺上叶残端可见钢钉及缝线裸露，表面少许肉芽组织增生，右肺中间段管腔扭曲，右肺中叶管腔可见大量黏液痰栓阻塞管腔（图 41-1A），右肺下叶基底段及背段各管口可见痰栓堵塞管口（图 41-1B），给予生理盐水 100 mL 灌洗右肺中下叶，并留痰送检，标本送检涂片、细菌十三项检查、结核菌 DNA 测定。灌洗后可见右肺中叶管口通畅，黏膜肥厚、粗糙，呈鱼鳞样改变。给予生理盐水 50 mL+ 吸入用乙酰半胱氨酸溶液 0.6 g 灌洗右肺下叶基底段，患者不能耐受，择期复查。左肺各级支气管管腔通畅，黏膜光滑，镜下未见新生物。

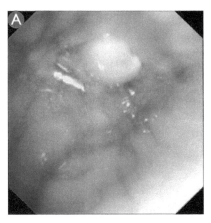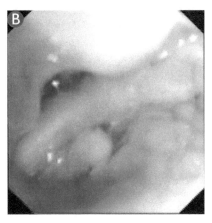

A：右肺中叶管腔可见大量痰栓阻塞；B：右肺下叶管腔内可见大量黏液痰栓阻塞。

图 41-1　支气管镜下表现

2018 年 5 月 2 日 5 患者于全麻下行气管镜下介入治疗，全麻经喉罩进镜，声门结构正常，隆突锐利。左肺各级支气管管腔通畅，黏膜光滑，镜下未见新生物。右肺下叶黏膜肿胀、肥厚，表面欠光滑，右肺下叶基底段各管口痰栓阻塞，右肺下叶背段黏膜肿胀、肥厚致管腔明显狭窄，给予生理盐水 500 mL 灌洗吸除右肺下叶基底段黏液痰栓，留取痰栓及灌洗液送检，吸引后右肺下叶基底段管腔较前明显畅通（图 41-2），气管镜检查结束后给予甲泼尼龙琥珀酸钠 40 mg 静滴 1 次 / 日，疗程 3 天抗感染治疗。2018 年 5 月 28 日日血及肺泡灌洗液 G 试验均阳性，GM 试验均阴性，考虑存在真菌感染，给予氟康唑 0.2 g 静滴 1 次 / 日，首剂加倍抗真菌治疗。

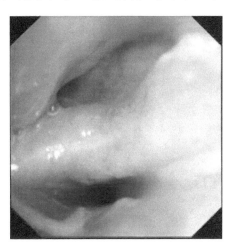

图 41-2　右肺下叶基底段灌洗后右肺下叶基底段开口通畅

2018 年 5 月 30 日全麻下复查气管镜，全麻下经喉罩进镜，见声门结构正常，隆突锐利。右肺上叶手术残端光滑，蓝色缝线裸露，右肺中叶黏膜肥厚致管腔狭窄，右肺下叶基底段及右肺下叶背段各分支痰栓堵塞，较前次检查明显减少，给予生理盐水 300 mL 灌洗，并留取部分痰栓送检，吸引后管腔通畅，黏膜仍肥厚（图 41-3），余左肺各级支气管管腔通畅，黏膜光滑，镜下未见新生物。

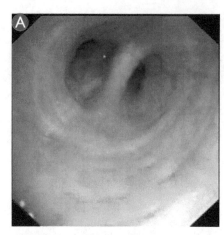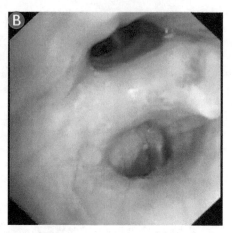

A：右肺中叶治疗后管腔通畅黏膜肥厚；B：右肺下叶内前基底段治疗后管腔通畅，黏膜肥厚。

图 41-3　支气管镜下表现

2018 年 5 月 30 日复查胸部 CT："右肺上叶切除术后"改变，胸部所见与 2018 年 5 月 21 日片比较：右残肺炎症较前有所吸收，右肺较前有所复张；高位气管旁及纵隔内多发肿大淋巴结较前缩小；余所见大致同前片（图 41-4）。

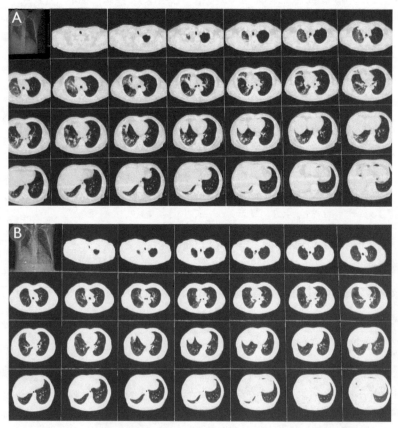

A：灌洗治疗前胸部 CT 示右残斑片状渗出影，右肺部分不张；B：灌洗治疗后胸部 CT 示右肺渗出影吸收，右肺较前复张，经治疗后患者咳嗽、气短较前明显缓解。

图 41-4　胸部 CT 表现

查体：双肺呼吸音清晰，未闻及干、湿啰音，余查体无特殊。于 2018 年 5 月 31 日办理出院，院外继续口服氟康唑胶囊 0.2 g，1 次 / 日，1 个月后复查。

2018 年 6 月 10 日西京医院检验科电话回报：患者 2018 年 5 月 30 日送检痰标本考虑为裂褶菌，已外送 ITS 检测。

2018 年 6 月 21 日痰培养：普通裂褶菌，中量（西京医院），继续口服氟康唑胶囊 0.2 g，1 次 / 日。

复诊

2018 年 7 月 3 日胸部 CT："右肺上叶切除术后"，胸部所见与 2018 年 5 月 29 日片比较：右残肺炎症较前有所吸收，右肺较前有所复张，高位气管旁及隆突下肿大淋巴结较前缩小，余所见大致同前片。

2018 年 7 月 1 日血常规：WBC 7.77×10^9/L，EO% 10.2%，EO 0.79×10^9/L，余均正常；总 IgE：63.90 IU/mL；血 G 试验、GM 试验均阴性，继续口服氟康唑胶囊对症治疗。

2018 年 7 月 4 日支气管镜：全麻下经喉罩进镜，声门结构正常，隆突锐利。右肺上叶手术残端改变，可见手术埋线，余右肺各级支气管管腔通畅，黏膜肥厚（图 41-5），镜下未见新生物。左肺各级支气管管腔通畅，黏膜光滑，镜下未见新生物。

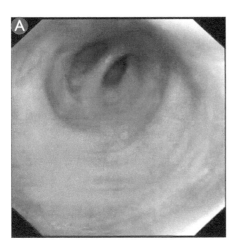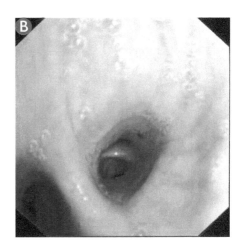

A：右肺中叶黏膜肥厚；B：右肺下叶背段黏膜肥厚。

图 41-5　支气管镜下表现

2018 年 7 月 5 日肺功能：轻度限制性通气功能障碍，肺弥散功能轻度下降，肺总量减少，残气容积减少，残总比正常，支气管舒张试验阴性。

2018 年 8 月 23 日胸部 CT："右肺上叶切除术后"改变，胸部所见与 2018 年 5 月 29 日比较：右残肺炎症较前有所吸收，右肺较前复张；高位气管旁及隆突下肿大淋巴结较前略缩小，余所见大致同前片。

病例分析

普通裂褶菌属担子菌纲，伞菌目，裂褶菌科，裂褶菌属，广泛存在于自然界，可以引起人类变应性及侵袭性的感染，如非典型脑膜炎、外耳炎、脑脓肿和肺脓肿、脓胸、肺部真菌球、变应性真菌鼻窦炎、变应性支气管肺真菌病等。由于裂褶菌感染较罕见，临床对感染症状等认识不足，容易漏诊、误诊。本例患者感染源不明确，可能为吸入孢子，定植于肺部形成菌丝，刺激机体产生炎症反应，进而形成大量黏液栓塞填塞支气管管腔。这样的临床表现与现有刘英梅、吴锐浩等报告的变应性支气管肺真菌病镜下表现相同。对于裂褶菌引起的肺部及支气管病变，有文献报告可有血清总 IgE 升高，血、痰液、肺泡灌洗液中嗜酸性粒细胞增高，可有普通裂褶菌抗体检测阳性，本例患者血及肺泡灌洗液 G 试验阳性，胸部影像学可见叶、段部分不张，支气管黏液嵌塞，支气管扩张等表现。微生物学的鉴别对本病的诊断至关重要。临床上若遇到相似病例，气管镜下分离到丝状真菌，可注意观察在 SDA 平板上白色羊毛状或白色毡毯状菌落，镜检可见有透明分隔的菌丝，有钉状突起、钳形连接等形态。进一步行 ITS 基因检测有助于准确鉴定具体菌种类型。

本病例患者镜下表现为右肺中下叶大量痰栓堵塞气道，给予全麻下多次支气管肺泡灌洗，清理痰栓，稀释的吸入用乙酰半胱氨酸溶液软化、分解痰栓，畅通气道。Chowdhary 等报道了 30 株普通裂褶菌对不同抗真菌药物的体外敏感试验，MIC 值分别为：艾沙康唑 0.19 μg/mL、伊曲康唑 0.2 μg/mL、伏立康唑 0.24 μg/mL、两性霉素 B 0.29 μg/mL、氟康唑 19.39 μg/mL 及氟胞嘧啶 17.28 μg/mL。本病例在治疗前期给予氟康唑抗真菌治疗 3 周后，效果较好，此后未更换抗真菌药物。8 月 23 日患者复查胸部 CT：患者右肺下叶支气管内黏液嵌塞征象消失，停用抗真菌药。

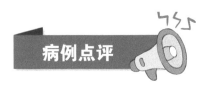

病例点评

（1）若影像学提示多处支气管黏液嵌塞，气管镜下大量顽固痰栓堵塞管腔，血、BALF 嗜酸性粒细胞增高，伴或不伴血清总 IgE 增高，应考虑到裂褶菌感染可能。

（2）当多次痰涂片查见丝状真菌，应尽可能、尽早明确真菌类型。

（3）对于气管支气管管腔内大量顽固痰栓堵塞的患者可全麻下使用生理盐水局部支气管肺泡灌洗，可用稀释的吸入用乙酰半胱氨酸溶液分解痰栓。

（4）裂褶菌引起的肺部及支气管感染相对少见，临床认识不够，本病例在诊断过程中未及时完善肺功能及舒张试验、呼出气 NO 测定、血清总 IgE 测定等。随病情的好转、黏液栓的消退，黏液栓的病理学及细胞学分析已无法完成，此处提出，希望引以为戒。

参考文献

1. ISHIGURO T，TAKAYANAGI N，KAGIYAMA N，et al. Clinical characteristics of biopsy-proven allergic bronchopulmonary mycosis： variety in causative fungi and laboratory findings. Intern Med，2014，53（13）：1407-1411.

2. CHOWDHARY A，AGARWAL K，KATHURIA S，et al. Allergic bronchopulmonary mycosis due to fungi other than Aspergillus：a global overview. Crit Rev Microbiol，2014，40（1）：30-48.

3. ANURADHA CHOWDHARY，SHALLUKATHURIA，PRADEEP KUMAR SINGH，et al. Molecular Characterization and in vitro antifungal susceptibility profile of Schizophyllum commune，an emerging basidiomycete in bronchopulmonary mycoses. Antimicrobial Agents and Chemotherapy，2013，57（6）：2845-2848.

4. 吴锐浩，陈栎江，徐春泉，等 . 裂褶菌感染引起变应性支气管肺真菌病 1 例 . 临床检验学杂志，2018，35（10）：798-800.

5. 刘颖梅，王春雷，李丽娟，等 . 普通裂褶菌引起的变应性支气管肺真菌病一例 . 中华结核和呼吸杂志，2018，41（2）：145-146.

（李王平　李春梅）

病例 42　肺毛霉菌病（中央型气道，电针电切、CO₂ 冷冻冻取、电圈套）

病历摘要

基本信息

患者男性，62 岁。

主诉：咳嗽、咳痰、气短 2 月余，加重 1 个月。

现病史：患者于 2 个月前无明显诱因出现咳嗽、咳痰，痰不易咳出，稍感气短，在当地卫生所予口服药物（具体不详）后症状无减轻，1 个月前咳嗽加重并出现咳嗽后晕厥，约 2 分钟后自然苏醒，在当地县医院住院治疗，住院期间先后予"头孢哌酮舒巴坦、哌拉西林钠他唑巴坦、左氧氟沙星"治疗，症状较前加重，出现气短、气喘、喉间痰鸣，平卧时加重。之后又出现两次咳嗽后短暂性晕厥。在外院查胸部 CT 示：主气管、左右主支气管及左肺上叶支气管管壁增厚，建议支气管镜检查；左肺上叶阻塞性肺炎改变。支气管镜示：气管上段、中段黏膜光滑，近隆突处气管黏膜肉芽样改变，隆突黏膜肥厚；隆突上方及双侧支气管开口见不规则肿物堵塞，表面大量坏死组织覆盖，取活检质硬，取出物为白色骨样物。双侧支气管开口狭窄，较多分泌物。病理诊断：（气管）送检为软骨组织，可见急性炎细胞浸润。为进一步诊疗，于 2018 年 3 月 20 日入笔者所在医院。病后患者精神、食欲差，大小便正常。

既往史：1996 年患"2 型糖尿病"，最高血糖达 41.29 mmol/L，现皮下注射甘舒霖早餐前 6 U，中餐前 8 U，晚餐前 6 U，血糖控制不佳。2014 年患"冠心病"，否认其他病史。

个人史：无烟酒嗜好，无其他特殊。

婚育史：无特殊。

家族史：患者父亲因"脑梗"病逝，母亲体健。

体格检查

入院后查体：KPS 评分 60 分，气促评分 3 分，PS 评分 2 分。神志清，精神可，血压 119/80 mmHg，巩膜、皮肤无黄染，浅表未触及肿大淋巴结，两肺呼吸音粗，两肺可闻及广泛性干性啰音，未闻及胸膜摩擦音。心率 94 次 / 分，各瓣膜未闻及病理性杂音，腹软，无压痛及反跳痛，双下肢不肿，病理征（－）。

辅助检查

2018 年 3 月 13 日支气管镜示：气管上段、中段黏膜光滑，近隆突处气管黏膜肉芽样改变，隆突黏膜肥厚；隆突上方及双侧支气管开口见不规则物堵塞，表面大量坏死组织覆盖，取活检质硬，取出物为白色骨样物。双侧支气管开口狭窄，较多分泌物。

2018 年 3 月 13 日病理诊断：（气管）送检为软骨组织，可见急性炎细胞浸润。

2018 年 3 月 13 日心脏 B 超示：二尖瓣少量反流，三尖瓣少量反流，左室顺应性减低；上腹部 B 超示：胆囊结石，胆汁淤积，脾稍大。

血常规：WBC 26.6×10^9/L，N% 89.7%，RBC 3.63×10^{12}/L，Hb 107 g/L，HCT 32.3%。

PCT：13.0 ng/mL。

空腹血糖：12.91 mmol/L。

肾功能：BUN 9.07 mmol/L，Cr 118.7 μmol/L。

心电图：窦性心律，Ⅱ、Ⅲ、aVF 异常 Q 波。

胸部 CT 及气管三维重建提示：气管分叉处、双侧主支气管、左肺上叶支气管管壁增厚，请结合支气管镜检查；双肺高密度影，考虑感染；双肺下叶及左肺上叶支气管腔内密度影，多考虑黏液栓；双侧冠状动脉钙化灶。

病理诊断：（气管、左肺上叶固有支活检）肺及黏膜组织慢性炎及毛霉菌菌丝。

初步诊断

气管狭窄（真菌感染？），双侧肺炎，2 型糖尿病。

确定诊断

肺毛霉菌病（2018 年 3 月 23 日），气管、左右主支气管、左肺上叶固有支侵犯，2 型糖尿病（2018 年 3 月 23 日），贫血（轻度）（2018 年 3 月 23 日），低蛋白血症（2018 年 3 月 23 日）。

鉴别诊断

患者诊断明确，无须鉴别。

治疗

治疗原则：解除气道阻塞、通畅气道、改善症状，抗真菌治疗。

2018 年 3 月 22 日行支气管镜下检查：1% 丁卡因局部麻醉下经鼻进镜，见声门活动自如，隆突上方可见坏死及软骨组织突入管腔，质韧，周围有新鲜肉芽组织，将管腔阻塞，阻塞约 60%，隆突结构破坏（图 42-1A），镜身（外径 4.9 mm）可通过，见左肺上叶固有支黏膜肿胀致管腔闭塞（图 42-1B），左肺舌叶、左肺下叶、右肺上叶、右肺中间段支气管管腔黏膜充血，大量脓性分泌物，吸取痰液送检，吸引后见管腔通畅，镜下未见新生物。分别于隆突上及左肺上叶固有支活检 10 块，送病理学检查。

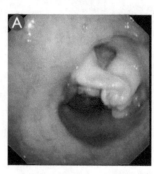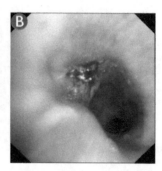

A：隆突上方可见坏死及软骨组织突入管腔，质韧，周围有新鲜肉芽组织，将管腔阻塞，阻塞约 60%，隆突结构破坏，镜身（外径 4.9 mm）可通过；B：左肺上叶固有支黏膜肿胀管腔闭塞。

图 42-1　支气管镜下表现

2018 年 3 月 22 日开始用两性霉素 B 脂质体，从 5 mg 开始逐渐加量至 1 mg/kg，并两性霉素 B 脂质体 10 mg 雾化吸入 2 次 / 日抗真菌治疗。积极控制血糖，并对症支持治疗。

2018 年 3 月 23 日复查气管镜：全麻下经喉罩进镜，声门结构正常。气管下段可见巨大坏死物及软骨突出管腔、质韧，阻塞管腔约 95%（图 42-2A），未见隆突，给予电圈套切，套切后管腔狭窄约 70%（图 42-2B），暴露出左主支气管开口，左主支气管开口黏膜肿胀阻塞管腔 30%，镜身（外径 5.9 mm）通过后，见远端各级支气管黏膜肿胀，左肺上叶固有支坏死物完全堵塞管腔（图 42-3）。隆突上及右侧支气管管腔坏死物致右主支气管完全堵塞（图 42-4A），未窥及右侧各级远端支气管，给予电针电切、CO_2 冷冻冻取、电圈套切交替使用，取出坏死物，治疗后清除大部分坏死物，管腔较前明显通畅，管腔狭窄约 20%（图 42-4B），气管镜顺利通过后，可窥及右主支气管及右肺上叶、右肺中叶及右肺下叶支气管，可见较多脓性分泌物。治疗中出血较多，给予静推矛头蛇毒血凝酶 2 U，静滴生理盐水 250 mL + 垂体后叶素 12 U，局部注入矛头蛇毒血凝酶 4 U 止血。术后气促评分 1 分，KPS 评分 80 分。

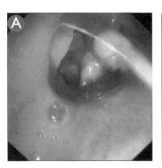
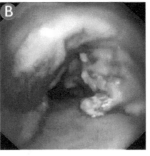
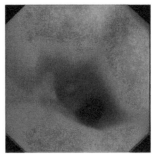

A：气管下段可见巨大坏死物及软骨突出管腔、质韧，阻塞管腔约95%；B：套切后管腔狭窄约70%。

图 42-2　支气管镜下表现

图 42-3　支气管镜下表现

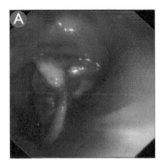
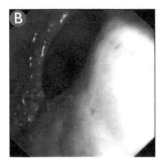

A：隆突上及右侧支气管管腔坏死物致右主支气管完全堵塞；B：给予电针电切、CO_2冷冻冻取、电圈套切交替使用，取出坏死物，治疗后清除大部分坏死物，管腔较前明显通畅，管腔狭窄约20%。

图 42-4　支气管镜下表现

2018年3月26日复查气管镜：声门活动自如。气管下段前壁可见肉芽组织增生（图42-5），坏死物附着管壁，隆突结构破坏（图42-6），左主黏膜肿胀狭窄约30%（图42-7），左肺上叶固有支坏死物堵塞管腔（图42-8），余左肺及右肺各级支气管管腔通畅，黏膜充血，镜下未见新生物。给予灌洗吸取痰液送检。

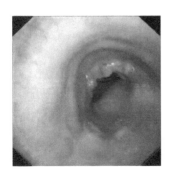
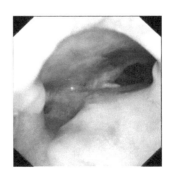

图 42-5　支气管镜下表现

图 42-6　支气管镜下表现

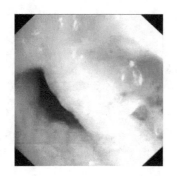 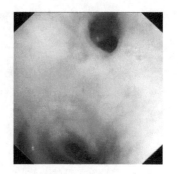

图 42-7　支气管镜下表现　　　　图 42-8　支气管镜下表现

2018 年 3 月 28 日出院，继续在当地医院输注两性霉素 B 脂质体治疗。

复诊

2018 年 4 月 18 日支气管镜：局部麻醉下经鼻进镜，声门活动自如，气管下段前壁可见肉芽组织环形增生，右侧壁可见大量白色坏死物，致管腔狭窄 30%（图 42-9A）。隆突结构破坏、增宽，管腔扭曲（图 42-10）。左侧支气管黏膜肥厚肿胀致管腔狭窄，4.9 mm 外径的气管镜勉强通过，可见左肺上叶固有支气管黏膜肥，厚管腔狭窄。右肺中叶可见巨大痰栓堵塞，吸引后可见管腔通畅。改全麻，经喉罩进外径 5.9 mm 软镜，对气管下段前壁的肉芽组织、右侧壁的坏死物、软骨、右侧支气管开口处肉芽给予冷冻治疗，并对局部给予氩气刀烧灼治疗，治疗后气管管腔完全通畅（图 42-9B）。

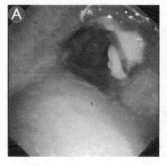 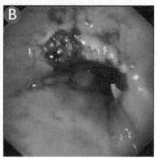

A：气管下段前壁可见肉芽组织环形增生，右侧壁可见大量白色坏死物，致管腔狭窄 30%；B：对气管下段前壁的肉芽组织、右侧壁的坏死物、软骨、右侧支气管开口处肉芽给予冷冻治疗，并对局部给予氩气刀烧灼治疗，治疗后气管管腔完全通畅。

图 42-9　支气管镜下表现

2018 年 5 月 15 日支气管镜：全麻下经喉罩进镜，声门结构正常，气管下段前壁、隆突及左右主支气管开口均可见肉芽组织生长（图 42-11A），致隆突破坏，左右主支气管开口狭窄，外径 4.9 mm 的气管镜可通过。远端左肺上叶固有支开口黏膜增厚、管腔狭窄，余各级支气管可见大量痰液，以右

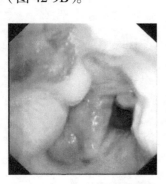

图 42-10　支气管镜下表现

肺下叶基底段为著。于病变部位给予冷冻清除部分肉芽组织，氩气刀烧灼肉芽表面，治疗后气管下段、左右主支气管开口较前增大（图 42-11B），局部给予注射用矛头血凝酶 4 U，静滴生理盐水 100 mL+ 垂体后叶素 12 U 止血治疗。

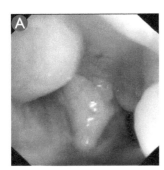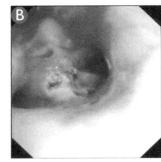

A：气管下段前壁、隆突及左右主支气管开口均可见肉芽组织生长；B：于病变部位给予冷冻清除部分肉芽组织，氩气刀烧灼肉芽表面，治疗后气管下段、左右主支气管开口较前增大。

图 42-11　支气管镜下表现

病例分析

　　该病例特点：年轻女性，基础病是糖尿病，病史较长，历时半年，主要症状有咳嗽、咳痰、气短、发热，抗真菌治疗用过伏立康唑、伏立康唑联合卡泊芬净，最后用了两性霉素 B 脂质体，反复支气管镜下介入治疗。

　　肺毛霉菌病由毛霉菌目中的根霉菌属、毛霉菌属、根黏菌属、犁头霉菌属、被孢霉菌属及丝状霉菌属引起的一种急性化脓性疾病，慢性感染罕见。临床上以毛霉菌和根霉菌较为常见。前者好侵犯肺，后者多累及鼻、鼻窦、眼眶、脑及消化道。毛霉菌可存在于正常人口腔和鼻咽部，一般情况下不致病。机体免疫功能降低时可侵入支气管和肺，产生急性炎症，并经血行累及脑和全身各脏器，也可通过吸入孢子而致病。

　　肺毛霉菌病是由毛霉菌目致病菌引起的肺部急性化脓性疾病，常有糖尿病等基础疾病，死亡率高。肺部毛霉病因可由吸入空气中的真菌孢子（3 ~ 6 μm）或吸入感染的鼻旁窦内的真菌孢子，或因较远病灶的血源播散所致。毛霉极易侵犯大小血管的弹性内膜，引起血栓形成、出血及梗死。

　　本病开始为急性支气管炎症状，累及肺时引起肺实变及肺脓肿，并伴有血栓形成和梗死的征象。突然发病时，严重者出现发热、咳嗽、痰中带血、胸闷、气急、呼吸困难、胸痛等，当累及肺动脉时，可引起致命性大咯血。两肺有广泛湿性啰音及胸膜摩擦音。本病一般呈进展性，大多在 3 ~ 30 天死亡。胸部 X 线表现：大多呈迅速进展的大片肺实变阴影，可形成空洞，或为肺梗死阴影。少数呈小结节状阴影。

诊断：包括临床表现、病理、实验诊断等方面。

（1）肺毛霉病的组织病理无特异性，主要依据组织切片内找到无分隔或分隔稀少的粗大菌丝，无或很少的细胞反应。其特征性变化为菌丝极易侵犯大小动脉管壁导致梗死，引起邻近组织坏死。

（2）实验室检查

①直接镜检：标本来自上鼻甲刮片、鼻窦吸出物、痰液及活检标本等，用 20% 氢氧化钾制成湿片直接镜检，可见典型的厚壁具有折光性的菌丝，直径 6 ~ 15 μm，亦可见膨大细胞及弯曲菌丝。孢囊梗直接由菌丝长出，菌丝可分支，呈直角。

②培养：将临床标本接种于不含放线菌酮的麦芽糖培养基、马铃薯培养基及普通沙氏培养基中，37 ℃或 25 ℃培养，生长较快，初起菌落表面呈棉花样、白色，渐变为灰褐色或其他颜色。肺毛霉病发病凶险，而毛霉又常污染痰及环境，故直接镜检往往较培养更有意义。

其他辅助检查：X 线胸片显示非特异性肺炎和肺梗死。

痰液直接涂片或培养找到毛霉菌，病理组织切片中发现血管壁内菌丝即可确诊。临床上必须与暴发性细菌性肺炎、病毒性肺炎及虫霉菌鉴别。组织切片中，本菌应与曲菌和念珠菌鉴别。

肺毛霉病由于发病凶险，病死率很高。两性霉素 B 及外科清创术，对并发疾病的治疗、纠正电解质紊乱、纠正酸中毒等均有疗效，病死率开始降低。两性霉素 B 的剂量一般为每天 1 mg/kg，为减少肾脏并发症，总量不应超过 3 ~ 4 g。两性霉素 B 脂质体可降低毒性，并增加两性霉素 B 的防治效果。

预后：本病预后极差，病死率高。

预防：首先控制原发病，特别是糖尿病、白血病等；准确掌握免疫抑制药物的合理应用。

早期诊断和合理治疗是降低死亡率的关键。

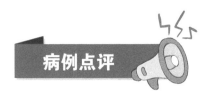

病例点评

（1）该患者被确诊为肺部真菌感染，用广谱三唑类及棘白菌素类抗真菌治疗无效，就应当想到肺毛霉菌病，及早用两性霉素 B 治疗。两性霉素 B 不良反应大，剂量需要逐渐爬坡，直到患者可耐受的最大剂量，同时行两性霉素 B 的雾化治疗。

（2）肺毛霉菌病进展迅速，对肺部组织破坏严重，极易形成空洞引起大咯血，有手术条件，尽早胸外科手术治疗。

（3）本病起病急骤、病程短、死亡率高达 50% 以上。早期诊断、及时治疗是提高生存率的关键，控制原发疾病，及时给予抗真菌药物甚为重要。

（4）气管内坏死物生长迅速，及时和定期支气管镜检查和治疗，通畅气道也是重要的治疗手段。

参考文献

1. LEO F, ZEH M, PROTHMANN A, et al. Tracheal, laryngeal and pulmonary mucormycosis followed by organizing pneumonia in a patient with Adult Onset Still's Disease. Med Mycol Case Rep, 2018, 20：28-32.

2. JEONG W, KEIGHLEY C, WOLFE R, et al. The epidemiology and clinical manifestations of mucormycosis：a systematic review and meta-analysis of case reports. Clin Microbiol Infect, 2019, 25（1）：26-34.

3. PRAKASH H, GHOSH A K, RUDRAMURTHY S M, et al. A prospective multicenter study on mucormycosis in India：Epidemiology, diagnosis, and treatment. Med Mycol, 2019, 57（4）：395-402.

4. EL ZEIN S, EL-SHEIKH J, ZAKHEM A, et al. Mucormycosis in hospitalized patients at a tertiary care center in Lebanon：a case series. Infection, 2018, 46（6）：811-821.

5. POMORSKA A, MALECKA A, JAWORSKI R, et al. Isavuconazole in a

Successful Combination Treatment of Disseminated Mucormycosis in a Child with Acute Lymphoblastic Leukaemiaand Generalized Haemochromatosis: A Case Report and Review of the Literature. Mycopathologia, 2019, 184 (1): 81-88.

6. HAMMER M M, MADAN R, HATABU H. Reply to "The Importance of the Reversed Halo Sign in the Diagnosis of Pulmonary Mucormycosis". AJR Am J Roentgenol, 2018, 211 (2): W138.

7. ELGARTEN C W, LEVY E M, MATTEI P, et al. Successful treatment of pulmonary mucormycosis in two pediatric hematopoietic stem cell transplant patients. Pediatr Transplant, 2018, 22 (7): e13270.

（潘　蕾　金发光）

病例 43　右肺中间段支气管慢性肺毛霉菌病（右肺中间段，冷冻）

病历摘要

基本信息

患者男性，53 岁。

主诉：咳嗽、咳痰、气短 5 月余。

现病史：患者于 5 月余前无明显诱因出现咳嗽、白色泡沫痰，痰液黏稠，不易咳出，伴活动后气短，无发热、乏力、盗汗、咯血等不适，当地诊所给予对症治疗后无好转。2 个月前患者咳嗽、咳痰、气短较前加重，当地医院行胸部 CT 回报：右肺门上极增大，管壁增厚，管腔狭窄，右肺中叶小结节灶。笔者所在科室门诊行气管镜示右主支气管黏膜充血，右肺上叶及中间段间嵴下 0.5 cm 处可见黏膜糜烂、白色坏死物，右肺上叶支气管黏膜肿胀，前段管壁隆起，管口阻塞，右肺中间段活检回报炎性渗出物，局部查见真菌。血 G 试验：115.9 pg/mL；GM 试验：0.16。于 2017 年 6 月 12 日气管镜下可见右肺上叶支气管黏膜肿胀，前段管壁隆起，管口阻塞，右肺中间段内侧壁肉芽组织增生，管壁破坏，表面白色坏死物，可见软骨暴露，疑似淋巴结瘘形成，给予活检。再次病理活检回报：（右肺中间段）支气管黏膜组织慢性炎伴纤维组织增生、炎性渗出及坏死，另见真菌菌落。给予氟康唑胶囊 0.2 g 口服 1 次 / 日对症治疗 1 个月，3 天前患者咳血痰一次，为痰中带血丝，约 3 mL，未特殊处理，此后未再痰中带血或咯血。今为进一步治疗收入科室。发病以来，患者精神、食欲、睡眠等一般情况可，大小便大致正常，体重无明显改变。入院时间为 2017 年 7 月 17 日。

既往史：高血压病 3 年，血压控制可。糖尿病 10 余年。2 个月前发现丙型肝炎。对青霉素及链霉素过敏。否认其他病史。

个人史：吸烟 10 余年，平均 10 ～ 20 支 / 日，未戒烟。偶尔饮酒，无其他特殊。

婚育史：无特殊。

家族史：患者父母及兄弟姐妹无特殊病史，无与患者类似疾病者。

入院后查体：体温 36.8 ℃，心率 85 次 / 分，呼吸 16 次 / 分，血压 148/90 mmHg。体型消瘦。精神好，神志清。口唇无发绀。双肺呼吸音粗糙，未闻及干、湿啰音及胸膜摩擦音。心脏、腹部查体无阳性体征。双下肢无水肿，病理征（－）。

辅助检查

入院查血尿粪常规、肝肾功电解质、凝血系列、肿瘤标志物各项均正常。痰涂片：未查见真菌，未查见抗酸杆菌。

2017 年 5 月 19 日胸部 CT 回报：右肺门上极增大，管壁增厚，管腔狭窄，建议支气管镜检，除外占位性病变，右肺中叶小结节灶，左肺下叶条索灶。

2017 年 5 月 27 日气管镜：全麻下经面罩进镜，隆突锐利。右主支气管黏膜充血肿胀，右肺上叶及中间段间嵴下 0.5 cm 处可见黏膜溃疡，白色坏死物，右肺上叶支气管黏膜肿胀，前段管壁隆起，管口堵塞，左侧各级支气管管腔通畅，黏膜光滑，镜下未见新生物。给予灌洗吸痰送检。于右肺中间段活检 5 块送病理。

2017 年 6 月 1 日气管镜活检病理：（右肺中间段）送检主要为炎性渗出物及坏死组织，局部查见真菌。

2017 年 6 月 3 日肺泡灌洗液结核分枝杆菌 DNA 鉴定：未检出分枝杆菌；血 G 试验：115.9 pg/mL；GM 试验：0.16；血 T-SPOT-TB 阴性。

2017 年 6 月 12 日气管镜：全麻下经喉罩进镜，隆突锐利。右主支气管黏膜充血肿胀，右肺上叶支气管黏膜肿胀，前段管壁隆起，管口堵塞，右肺中间段内侧壁肉芽组织增生，管壁破坏，表面白色坏死物，可见软骨暴露，给予活检。左肺各级支气管管腔通畅，黏膜光滑，镜下未见新生物。

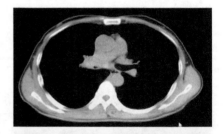
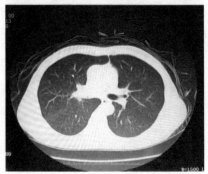

2017 年 6 月 13 日胸部 CT（图 43-1）回报：右肺中叶外侧段及下叶后基底段结节影，建议年度复查；左肺下叶前内基底段条索影影；右肺门软组织影。

图 43-1　2017 年 6 月 13 日胸部 CT

2017 年 6 月 14 日气管镜活检病理：（右肺中间段）支气管黏膜组织慢性炎伴纤维组织增生、炎性渗出及坏死，另见真菌菌落。

2017 年 7 月 18 日胸部 CT 回报：与 2017 年 6 月 13 日片比较，右肺中叶外侧段及下叶后基底段结节影较前无明显变化；新增右肺上叶前段斑片状高密度影，考虑感染性病变；右肺门病变较前缩小，必要时结合增强扫描；余所见大致同前片。

2017 年 7 月 20 日气管镜：声门活动自如，隆突锐利。右主支气管末端、右肺中间段开口内侧壁肉芽组织增生，表面白色坏死物，于此处冷冻活检 5 块送病理。左肺各级支气管管腔通畅，黏膜光滑，镜下未见新生物。给予灌洗吸取痰液送检。

2017 年 7 月 27 日（右肺中间段）小块黏膜坏死性炎伴真菌菌丝（毛霉菌）。

2017 年 8 月 2 日颅脑 CT：颅脑 CT 扫描未见明确病变。

初步诊断

右肺门增大待查（肺血管病？肺真菌病？结核？恶性肿瘤？）高血压病 3 级极高危组；2 型糖尿病；病毒性肝炎（慢性丙型）。

确定诊断

慢性肺毛霉菌病（右肺）；

高血压病 3 级极高危组；2 型糖尿病；病毒性肝炎（慢性丙型）。

鉴别诊断

患者诊断明确，无须鉴别。

治疗

治疗原则：控制并发症，抗真菌治疗，综合治疗畅通气道、解除气道梗阻。

入院后患者测三餐后血糖波动于 16.4 ~ 22.3 mmol/L，给予调整为胰岛素泵控制血糖，血糖控制目标为空腹血糖 7 ~ 8 mmol/L，餐后血糖 10 mmol/L。启动两性霉素 B 脂质体抗真菌治疗，患者体重 50 kg，初始剂量为 5 mg，以后每日递增 10 mg，总量至 50 mg 后，每日递增 20 mg，直至两性霉素 B 脂质体 100 mg 静滴 1 次 / 日。患者使用两性霉素 B 脂质体 100 mg 静滴 2 天后监测出现肾功能异常，并出现乏力、纳差，给予减药至最低剂量 50 mg 静滴 1 次 / 日后纳差、乏力有所减轻，肾功能异常无明显改善。

2017 年 8 月 15 日全麻下行气管镜检查（图 43-2）及镜下介入治疗，全麻下经喉罩进镜，隆突锐利。右主支气管黏膜充血肿胀，右肺上叶黏膜肥厚，前段、尖段开口可见坏死物，右肺中间段大量坏死物堵塞管腔，右肺上下叶间嵴肥厚。给予右肺中间段冷冻治疗，活检钳钳夹坏死物等，治疗后见右肺中间段远端通畅，黏膜充血，镜下未见新生物，治疗中出血稍多，给予局部灌注矛头蛇毒血凝酶 4 U 止血。左肺各级支气管管腔通畅，黏膜光滑，镜下未见新生物。

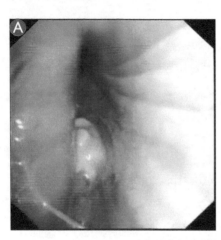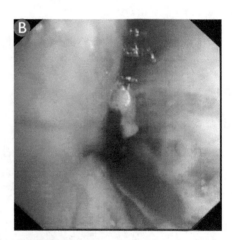

A：右肺中间段可见大量坏死物堵塞管腔；
B：右肺中间段经冷冻治疗及活检钳钳夹坏死物后，管腔扩大。

图 43-2 气管镜表现

患者无法耐受全身静脉用两性霉素 B 脂质体，因经济原因无法使用泊沙康唑抗真菌治疗。给予生理盐水 + 两性霉素 B 脂质体 5 mg 雾化吸入 1 次 / 日，监测肾功、尿量、血糖、血常规，若无异常可逐步加量至生理盐水 + 两性霉素 B 脂质体 5 mg 雾化吸入 1 次 / 日。治疗方案明确后 2017 年 8 月 15 日出院。

复诊

2017 年 9 月 26 日 气 管 镜（图 43-3）见：右侧支气管管腔扭曲变形，管腔略狭窄，黏膜略充血，可见散在色素斑，右肺上叶、中下叶及左肺各级支气管管腔通畅，黏膜光滑，镜下未见新生物。给予灌洗吸痰送检。

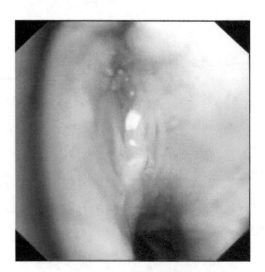

图 43-3 气管镜下表现

2018 年 11 月 20 日胸部 CT（图 43-4）见：右肺门影略增大，与 2017 年 6 月 13 日日片比较明显缩小，右肺中叶外侧段结节较前无明显变化。

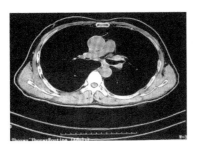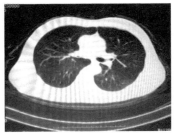

图 43-4　2018 年 11 月 20 日胸部 CT

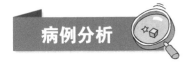

引起肺门增大的原因较多，可以分为血管性肺门增大和非血管性肺门增大。

（1）血管性肺门增大：血管性肺门增大主要见于肺充血和各种肺循环高压，常见病因有先天性及后天性的心脏病、肺源性心脏病及肺血管病变等。以上几种病因造成的肺门增大，多为双侧肺门增大，并伴有原发疾病的影像学表现，如先天性心脏病可表现为肺充血，肺动脉增粗，肺门血管增粗、搏动增强，具有肺门舞蹈征，同时伴有相应房室增大；后天性的心脏病可表现为肺淤血、肺血再分配，间质性肺水肿、间隔线，以左房、右室增大为主要表现；肺源性心脏病影像上往往伴随肺气肿、肺间质纤维化等，心影可正常、减小或右室增大；肺血管病影像学可表现为肺动脉局限性增粗变形，有动脉瘤形成。该患者既往无心脏病病史，心脏查体未闻及异常心音，外院及本院行心脏彩超，均提示左房略大，多普勒超声心动图大致正常，胸部 CT 未见肺气肿、支气管扩张、肺间质纤维化、间隔线等慢性肺病的影像学表现，仅见右肺门片状混杂密度影，内可见点状气体密度影，不符合血管性肺门增大表现。

（2）非血管性肺门增大常见的有以下几种疾病

①感染性肺门淋巴结增大影像学上以单侧肺门淋巴结增大为主，以淋巴结核最为常见，可合并纵隔淋巴结结核，真菌和病毒也可以表现为这种征象。

肺门和（或）纵隔结核性淋巴结肿大，见于 10% ~ 40% 的成人，可伴或不伴肺实质异常。结核性淋巴结增大在增强 CT 扫描上可表现为代表干酪样坏死的中心密度减低和代表肉芽组织炎性充血的周边强化。成人肺结核多为继发性肺结核，最常累及右侧支气管旁和气管支气管旁淋巴结。该患者未行增强 CT 扫描，但多次胸部 CT 平扫均提示右肺门软组织影，气管镜下见右肺上叶及中间段黏膜溃烂，白色坏死物，反复活检提示右肺中间段炎性改变，未见典型的结核病理改变，BALF 液结核菌 DNA 鉴定为阴性，多次痰抗酸染色为阴性，血 T-SPOT 为阴性，肺结核的诊断依据不足。

②肺真菌病：肺曲霉菌病的患者可表现为咳嗽、咳痰、气短、发热、咯血等，查体可有双肺呼吸音粗糙，伴或不伴有肺部湿啰音、干啰音及哮鸣音。影像学上根据具体分型不同可表现为肺门和纵隔淋巴结肿大、空洞、新月征、晕征、曲霉球、结节影等。气管镜下活检或经皮肺穿刺活检在组织中找到曲霉菌是诊断的金标准。

肺毛霉菌病临床表现无特异性，多为急性或亚急性起病，慢性起病者少见，可表现为咳嗽、咳痰、发热、咯血，影像学可表现为单发或多发性浸润影或结节影，有时呈楔形改变，好发部位多为上叶，可双肺同时受累，下肺少见，部分患者可呈间质性肺炎或肿块样改变，单发或多发，也可出现晕轮征、新月征和空洞。该病确诊主要靠真菌学和临床病理学。该患者三次气管镜下活检右肺中间段查见真菌，经辨认为毛霉菌，符合肺毛霉菌诊断标准。但该患者慢性起病，查体无特异体征，胸部 CT 表现为右肺门增大，后期曾表现为右肺上叶毛霉菌支气管炎，均不是肺毛霉菌病的典型表现。

③结节病：肺结节病 0 期胸片无异常，1 期肺门和纵隔淋巴结肿大，但不伴有肺部异常，2 期为肺门和纵隔淋巴结肿大伴有肺部弥漫性病变，3 期为肺部弥漫性病变，肺门和纵隔淋巴结肿大消退。双侧对称性肺门淋巴结肿大和右气管旁淋巴结肿大是一种特征性表现。CT 上肿大的淋巴结呈等密度阴影，呈圆形、椭圆形或分叶状团块。

④职业病：肺门淋巴结肿大多为双侧性，蛋壳状钙化较有特征性。Ⅲ期矽肺患者肺门影增大，为肺动脉高压血管增粗表现。该患者无粉尘、毒物接触史，不符合。

⑤恶性肿瘤：肺癌。周围性肺癌常表现为单侧肺门增大，伴同侧肺内结节或包块。中心性肺癌常表现为大支气管狭窄或变形，伴肺门增大。该患者肿瘤标志物大致正常，镜下多次活检未见肿瘤细胞，无肺癌诊断依据。

血液系统恶性肿瘤如淋巴瘤、白血病等。淋巴瘤引起的肺门增大主要为两侧气管旁和肺门淋巴结肿大，常以气管旁淋巴结增大为主，多为两侧对称性。白血病最多见的是双侧纵隔和肺门淋巴结增大，且以淋巴细胞性白血病为主，纵隔淋巴结增大较肺门淋巴结增大显著。

该患者"咳嗽、咳痰、气短5月余"，查体无特殊，胸部影像学主要表现为右肺门增大，右肺门软组织影，纵隔淋巴结无肿大。初步诊断为右肺门增大待查，入院后亟须明确诊断。根据该患者的临床表现及影像学特征，入院后重点对可造成单侧肺门肿大的疾病进行了鉴别，包括肺结核、肺部真菌病、结节病、肺癌及淋巴瘤等进行了重点鉴别。患者多次痰抗酸染色阴性，肺泡灌洗液结核菌DNA检测阴性，痰找瘤细胞阴性，肿瘤标志物大致正常，多次气管镜下病理活检未发现肉芽肿性病变、未见肿瘤细胞，血T-SPOT阴性，不支持肺结核、结节病及恶性肿瘤。患者查血G试验、GM试验均阳性，反复气管镜活检，病理提示右肺中间段查见真菌菌落，考虑肺真菌病，氟康唑抗真菌治疗1个月疗效欠佳。由于气管镜下取材较小，为保证取材质量，对该患者实施了气管镜下冷冻活检，并将标本送检外院会诊进一步鉴别真菌类型。经会诊后三次右肺中间段标本查见毛霉菌菌丝，患者确诊右侧慢性肺毛霉菌病。

治疗上给予两性霉素B脂质体静滴抗真菌治疗，在逐步加量的过程中患者出现了肾功能异常、纳差等，减量后肾功能未恢复，遂停用两性霉素B脂质体全身用药。在此期间复查气管镜，患者右肺病变坏死未明显减少，破坏仍在延续，遂给予气管镜下活检钳钳夹、冷冻冻融等治疗，同步调整为两性霉素B脂质体雾化吸入，最终取得了比较满意的疗效。

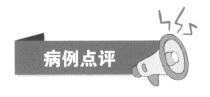

病例点评

（1）肺毛霉菌病缺乏特异性的临床症状和体征，常规实验室检查无诊断价值，目前无特异的抗原或抗体能确定诊断，仅凭临床经验常常难以诊断，只有通过真菌学和病理组织学检查才能确诊。部分患者病情严重，应早期使用有创方法如气管镜下活检等获取标本，明确诊断。

（2）在部分肺毛霉菌病患者中气道破坏，大量坏死物不断生长，影响呼吸。因毛霉菌极易侵犯血管，需在影像学无明确血管破坏、临床无咯血症状前提下行气管镜下治疗。

参考文献

1. SHIMODAIRA K，OKUBO Y，NAKAYAMA H，et al . Trends in the prevalence of invasive fungal infections from an analysis of annual records of autopsy cases of Toho University. Mycoses，2012，55（5）：435-443.

2. JUNG J，KIM M Y，LEE H J，et al . Comparison of computed tomographic findings in pulmonary mucormycosis and invasive pulmonary aspergillosis. Clin Microbiol Infect，2015，21（7）：684.

3. LANTERNIER F，DANNAOUI E，MORIZOT G，et al. A global analysis of mucormycosis in France：the RetroZygo Study（2005—2007）. Clin Infect Dis，2012，54 Suppl 1：S35-S43.

（李王平　李春梅）

病例 44　气道侵袭性曲霉菌（声门、气管、支气管，CO_2 冷冻）

病历摘要

基本信息

患者女性，53 岁。

主诉：发热 8 天，腹痛、腹泻 3 天，加重 1 天。

现病史：8 天前无明显诱因出现发热，体温最高 39 ℃，无咳嗽、咳痰，无恶心、呕吐，无腹痛、腹泻及意识障碍等症状，遂至当地诊所，以"流行性感冒"诊治，给予输液等治疗（具体不详），体温反复升高，效果欠佳。3 天前无明显诱因出现发热伴腹痛、腹泻，最高体温 39.5 ℃，于某医院诊治，给予输液治疗（具体不详），效果欠佳，1 天前住院期间患者无明显诱因出现右下腹疼痛，伴恶心、呕吐，呕吐物为胃内容物，遂于本院急诊查血常规（2016 年 10 月 15 日）：WBC 1.40×10^9/L、NEUT 0.94×10^9/L，LYM 0.38×10^9/L，RBC 3.7×10^{12}/L，PLT 23×10^9/L；电解质：钾 2.9 mmol/L，钠 134 mmol/L，氯 96 mmol/L，钙 1.99 mmol/L，AST 246 U/L，LDH 3285 U/L，CK 180 U/L；凝血功能：纤维蛋白原 1.95 g/L。给予补液、纠正电解质等治疗，效果欠佳，转入呼吸 ICU，以"发热查因、白血病？"为诊断收入院。自发病以来，精神差，禁食，睡眠差，腹泻，小便正常，体重无减轻。

既往史："慢性出血性胃炎" 2 年，曾住院治疗；20 年前曾于当地医院行"阑尾切除术"，术后恢复良好。否认其他病史。

个人史：农民，无吸烟、饮酒史，无特殊环境接触史。

婚育史：无特殊。

家族史：患者父母及兄弟姐妹无与患者类似疾病者。

体格检查

入院后查体：KPS 评分 50 分，气促评分 3 分，PS 评分 2 分。急性面容，表情痛苦，自主体位，神志清楚，查体合作。体温 37.5 ℃，血压 90/59 mmHg，巩膜、皮肤无黄染，双锁骨上可触及肿大淋巴结，两肺呼吸音粗，两肺未闻及干、湿啰音，未闻及胸膜摩擦音。心率 88 次 / 分，各瓣膜未闻及病理性杂音，右侧腹部压痛、反跳痛，余腹无压痛及反跳痛，双下肢不肿，病理征（－）。

辅助检查

2016 年 10 月 17 日血常规：白细胞 2.60×10^9/L；中性粒细胞计数 2.05×10^9/L；红细胞 3.4×10^{12}/L；血红蛋白 109.0 g/L；血小板 27×10^9/L；凝血功能：活化部分凝血活酶时间 73.90 s；凝血酶时间 23.2s；纤维蛋白原 2.00 g/L；纤维蛋白原降解产物 69.2 µg/mL；D- 二聚体 25.8 mg/L；尿常规：尿蛋白（++）；隐血试验（+++）；白细胞计数 10.80/µl；红细胞计数 213.00/µl；胸部 CT（2016 年 10 月 17 日）：①双肺炎性病变，部分陈旧性病变；②双下肺局限性膨胀不全；③右侧腋窝多发肿大淋巴结。

初步诊断

全血细胞减少待查：白血病？脓毒血症并休克前期；电解质紊乱、低钾血症、低钠血症凝血功能异常；慢性出血性胃炎；阑尾炎术后。

确定诊断

声门、气管、支气管肺曲霉菌感染；全血细胞减少；电解质紊乱、低钾血症、低钠血症；凝血功能异常；慢性出血性胃炎；阑尾炎术后。

鉴别诊断

患者诊断明确，无须鉴别。

治疗

治疗原则：①全身治疗：给予抗真菌治疗，全身给予伏立康唑抗真菌治疗，输血、补液、抗细菌感染、纠正电解质、纠正心律失常及营养支持；②气道局部给予两性霉素 B 雾化，同时床旁气管镜下清除坏死物。经治疗后患者呼吸困难好转，转入普通病房，继续给予伏立康唑抗感染治疗。

第一次气管镜检查（2016 年 10 月 19 日）示（图 44-1）：全麻下经喉罩进镜，声门下可见多量散在黑色斑块形成，声门开放尚可，气管内可见大量黑色、黄白色斑块状坏死物，黏膜充血水肿，可见散在出血点，气管稍狭窄，隆突嵴增宽；左、右主支气管及所属各叶段可见散在白色坏死物覆着，黏膜充血水肿明显，管腔稍狭窄；依据镜下表现于气管黏膜行活检、刷检，并行右下叶灌洗，局部给予冻融治疗。气管黏膜活检（图 44-2）：支气管黏膜慢性炎伴鳞化，周边坏死中见菌丝样物，六胺银染色阳性，结合形态学考虑曲霉菌感染。

细胞学：（主支气管刷片）粉染坏死样物背景中见真菌菌丝，未见恶性肿瘤细胞；灌洗液及刷片中均可见霉菌菌丝。诊断：气管 – 支气管真菌感染。

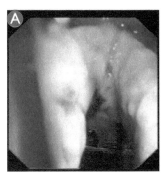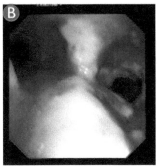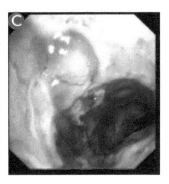

A：声门下可见多量散在黑色斑块形成，声门开放尚可，气管内可见大量黑色、黄白色斑块状坏死物；B：气管内可见大量黑色、黄白色斑块状坏死物，黏膜充血水肿；C：隆突嵴增宽；左、右主支气管及所属各叶段可见散在白色坏死物覆着。

图 44-1　支气管镜下表现（2016 年 10 月 19 日）

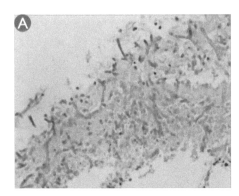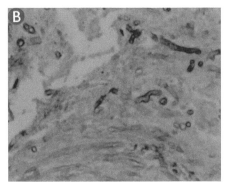

A：支气管黏膜慢性炎伴鳞状上皮细胞化生，周边坏死可见大量菌丝样物（HE 染色 ×40）；
B：灌洗液涂片：可见大量菌丝样物，考虑曲霉菌感染（HE 染色 ×100）。

图 44-2　气管黏膜活检

复诊

　　第二次气管镜检查（2016 年 10 月 27 日图 44-3）：声门及气管内斑片状坏死物较前明显减少，气管管腔较前明显通畅，左、右主支气管及所属各叶段可见散在白色坏死物覆着，黏膜充血水肿明显，管腔稍狭窄。患者胸闷、气短症状明显好转，返回当地医院继续抗真菌治疗。

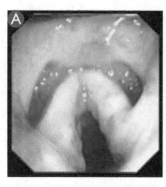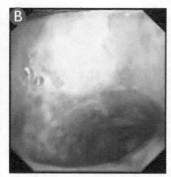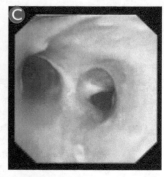

A：声门及气管内斑片状坏死物较前明显减少；B：气管管腔较前明显通畅；
C：左、右主支气管及所属各叶段可见散在白色坏死物覆着。

图 44-3　支气管镜下表现（2016 年 10 月 27 日）

第三次气管镜检查（2016 年 12 月 22 日图 44-4）：声带，气管内，左、右主支气管可见多发豆样大小新生物，内充血，且波动明显，余黏膜光滑，管腔通畅，考虑新生物性质不明，未行活检。

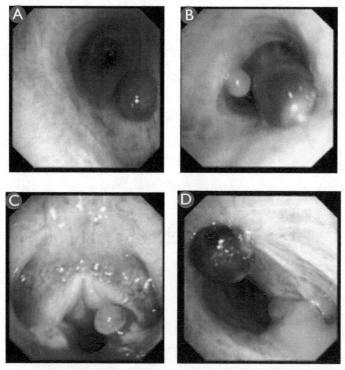

A：声带上可见圆形新生物；B：新生物充血；C：气管内可见
多发豆样大小新生物；D：左主内可见圆形新生物。

图 44-4　支气管镜下表现（2016 年 12 月 22 日）

给予完善胸部增强 CT（2016 年 12 月 25 日图 44-5），可见声门及气管，左、右主支气管可见多发圆形新生物，增强不明显。

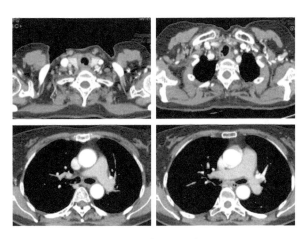

图 44-5　胸部 CT 表现

第四次气管镜检查（2016 年 12 月 28 日）：结合患者胸部增强 CT，给予王氏针穿刺新生物，出血量少，后逐步给予活检钳钳取新生物，送病理检查。新生物清除后管腔通畅，黏膜光滑。病理结果（图 44-6）：黏膜慢性炎伴急性炎、息肉样增生，鳞状上皮单纯性增生，上皮下纤维组织增生，纤维母 / 肌纤维母细胞增生，小血管增生，肉芽组织形成，组织细胞增生，另见游离坏死组织，本次特殊染色及 TB-DNA 检测未获得诊断结核菌及真菌感染证据。特殊染色结果显示：PAS（－），抗酸（－），六胺银（－）；分子病理结果显示：TB-DNA（－），免疫组化结果显示：CD163（组织细胞＋），CD34（血管＋），CK（AE1/AE3）（固有上皮＋），CK5/6（固有上皮＋），Desmin（－），Ki-67（约 5%＋），P40（上皮基底细胞为主＋），P53（散在＋），SMA（脉管＋）；后患者继续出院口服抗真菌治疗，未在出现胸闷、气短症状。

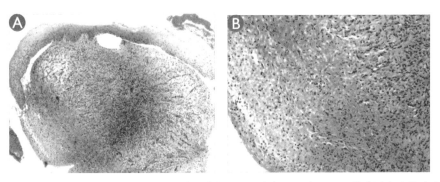

A：见支气管纤毛柱状上皮鳞化，未查见菌丝结构（HE 染色 ×40）；B：黏膜固有腺体减少，多量淋巴细胞及中性粒细胞浸润，小血管反应性增生（HE 染色 ×100）。

图 44-6　声门处新生物活检病理

患者受凉后出现咳嗽再次就诊，胸部 CT 检查正常，第五次局部麻醉下气管镜检查（2018 年 6 月 28 日）：声带正常，声门开放，气管，左、右主支气管及所属各叶段支气管管腔通畅，黏膜光滑，未见新生物。给予对症治疗，症状好转。

病例分析

本例患者以消化道症状入院，后出现呼吸困难、胸闷气急，紧急气管镜检查明确诊断气管、支气管侵袭性曲霉菌感染，同时伴有三系减少。给予抗真菌治疗后及全身对症支持治疗后症状明显好转。后复查气管镜可见声门、气管内多发新生物，充血，波动明显，病理提示黏膜慢性炎伴急性炎、息肉样增生，肉芽组织增生，新生物考虑组织修复镜局部治疗后，气管镜检查未再复发。

气道侵袭性曲霉病是肺侵袭性曲霉病（invasive pulmonary aspergillosis，IPA）的一种亚型，多数文献描述为曲霉感染局限于气管、支气管，或以气管、支气管感染为主，曲霉侵袭气道壁，甚至穿过气道壁波及周围肺实质及肺动脉。气道侵袭性曲霉病的发病机制尚未明确。可能因为免疫系统受损较轻，使曲霉侵袭局限于气道而不侵犯肺实质，本例患者发病急骤，三系减少，气道大量坏死物，但患者肺部病变较轻，可能与气道侵袭性曲霉菌病感染特点相关。

气道侵袭性曲霉菌病最常见的症状是发热、干咳、呼吸困难、气短、呼气喘鸣、咯血、咳痰及胸痛，但无特异性。体征最常见的是呼气性哮鸣音，但也无特异性，气道侵袭性曲霉病的胸部影像学无特异性，甚至可无任何异常改变。因此，由于气道侵袭性曲霉病的症状、体征及胸部影像均无特异性，甚至无明显症状，故极易被临床医师忽视，导致漏诊或诊断延迟。对于不明原因的气急、呼吸困难，且胸部影像学无明显特异的患者需要完善气管镜检查，明确有无气道侵袭性曲霉菌感染的可能。气道侵袭性曲霉病的诊断依赖支气管镜活检。活检组织病理发现曲霉菌丝侵袭气道壁，治疗推荐伏立康唑（首剂 6 mg/kg，1 次 /12h，维持剂量 4 mg/kg，1 次 /12h）作为支气管曲霉病的初始治疗，有时联合两性霉素 B 雾化吸入治疗。

本例患者特殊之处是经过治疗后患者症状明显好转，气管镜复查可见多发新生物，充血，且波动明显，文献报道较少，新生物出现考虑和之前气管镜下冻融治疗有关。发现后未贸然行活检，完善增强 CT，新生物内增强不明显，先用穿刺针试探出血情况，穿刺针出血不多，后给予活检钳清除，后复查气管镜检查，气管黏膜光滑，未再复发。

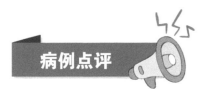

病例点评

气道侵袭性曲霉病是一种少见的侵袭性曲霉病，其危险因素与 IPA 相似，临床表现和胸部影像学改变无特异性，故易漏诊或延迟诊断。内镜下表现有一定特征性，黏膜活检发现曲霉侵袭气道壁为确诊的依据。该病的全身治疗同 IPA，气道内治疗对改善气道阻塞及呼吸困难十分重要。总体而言，该病预后不佳，宿主因素是决定预后的重要因素。

参考文献

1. 李立扬，邵长周. 肺曲霉重叠综合征诊治进展. 中华结核和呼吸志，2018，41（4）：301-303.

2. 王继旺，查王健，黄茂，等. 经可弯曲气管镜治疗阻塞型气道侵袭性曲霉病并呼吸衰竭二例. 中华结核和呼吸杂志，2013，36（9）：702-704.

3. KIM J H, LEE H L, KIM L, et al. Airway centered invasive pulmonary aspergillosis in an immunocompetent patient: case report and literature review. J Thorac Dis, 2016, 8（3）：E250-E254.

（张群成）

病例 45 隐球菌肺炎（双肺，超声引导下经支气管肺活检术 + 超声引导下经皮肺穿刺）

基本信息

患者男性，62 岁。

主诉：头痛半月余、发现双肺阴影 3 天。

现病史：患者半月余前无明显诱因出现头痛、头晕，无发热、恶心、呕吐、视物模糊，无流涎、口眼歪斜、意识障碍，就诊西安某医院行头颅 CT 示：左侧外囊区腔梗，给予血塞通等对症处理后头痛、头晕好转。入院 3 天前行胸部 CT 示：双肺多发类圆形阴影，不除外转移瘤，右肺中叶感染，纵隔淋巴结肿大，肝脏多发低密度影。为进一步诊治，于 2017 年 11 月 9 日入本院。

既往史：平素体质一般。患糖尿病 4 余年，服用"二甲双胍、格列美脲、吡格列酮"治疗，餐前血糖波动于 8 ~ 9 mmol/L，餐后 2 小时血糖波动于 10 ~ 11 mmol/L。"冠心病、心绞痛" 2 年，服用"丹参滴丸、保心丸"治疗。否认"结核、菌痢、疟疾"等传染病史；既往有接触鸽子史。否认手术、外伤史；否认输血、献血史；否认食物、药物过敏史；预防接种随当地进行。

个人史：出生居住于原籍，无化学物质、放射性物质、有毒物质接触史；否认疫区接触史；无食生鱼、生肉史；吸烟 7 年，平均 7 支 / 日，已戒烟 10 余年，否认饮酒史。适龄结婚，配偶体健。育有 1 儿。

家族史：父母亲均已故，兄弟 3 人均体健，儿子体健，否认家族性遗传病、传染病、特殊疾病史，家族中无类似患者。

体格检查

入院后查体：神志清，精神尚可。口唇无发绀。胸廓对称无畸形，无胸壁静脉曲张及皮下气肿。双侧呼吸动度一致，语颤无增强或减弱，双肺叩诊清音，双肺呼吸音粗，未闻及干、湿啰音。心率 78 次 / 分，律齐，各瓣膜听诊区未闻及杂音。腹平坦，腹柔软，腹壁无压痛及反跳痛，未触及包块，未触及异常搏动，肝脾肋下未触及，肠鸣音 3 次 / 分。双下肢无水肿。神经系统查体无阳性体征。

辅助检查

2017 年 11 月 7 日胸部 CT：双肺多发类圆形阴影，不除外转移瘤（图 45-1A、图 45-1B），右肺中叶感染，建议治疗后复查，双肺下叶纤维灶，纵隔淋巴结肿大（图 45-1C），肝脏多发低密度影，考虑囊肿。

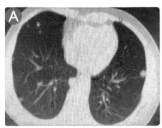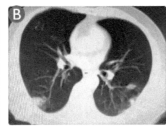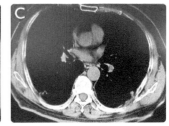

A：双肺散在多发不等结节样高密度影，部分内可见气体密度影；B：双肺散在多发不等结节样高密度影，部分内可见气体密度影；C：纵隔窗可见多发小淋巴结影。

图 45-1　胸部 CT 表现（2017 年 11 月 7 日）

初步诊断

双肺阴影待查（双肺炎？双肺结核？双肺转移瘤？）；2 型糖尿病；冠状动脉粥样硬化性心脏病。

确定诊断

隐球菌肺炎（双侧）；隐球菌性脑膜炎？2 型糖尿病；冠状动脉粥样硬化性心脏病；腔隙性脑梗死；慢性乙型病毒性肝炎；肝囊肿；肝功能不全。

鉴别诊断

患者诊断明确，无须鉴别。

治疗

治疗原则：单药或联合抗隐球菌治疗、改善症状，必要时手术。

入院第 2 天（2017 年 11 月 10 日）B 超引导下经皮肺穿刺，左肺可见范围约 1.1 cm×2.0 cm 的稍低回声（图 45-3B），取材 3 针为白色条状物送病理；2017 年 11 月 13 日行支气管镜检查：局部麻醉下经鼻进镜，声门活动自如，隆突锐利，左肺上叶血管充盈明显（图 45-2A），左右侧各级支气管管腔通畅，右肺中叶未见明显异常（图 45-2B），右肺中叶外侧段内侧支超声探及低回声区（图 45-3A），活检 1 块出血较多，停止活检。2017 年 11 月 14 日患者出现复视，神经内科会诊考虑血管性头痛、睡眠质量下降，指示完善头颅 MRI、自主神经功能测定、双眼同视肌测定；同日眼科会诊建议完善眼眶 CT 及营养神经对症治疗，家属不考虑上述检查暂未执行。2017 年 11 月 15 日支气管镜活检病理："右肺中叶外侧段活检"小块隐球菌性肉芽肿（图 45-4A）；

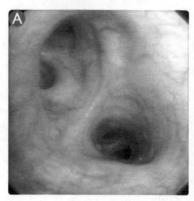
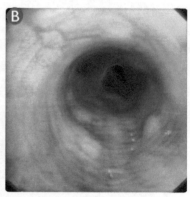

A：左肺上叶血管充盈明显；B：右肺中叶未见明显异常。

图 45-2　支气管镜下表现

B 超引导下经皮肺穿刺活检病理："左肺穿刺组织"送检少许肺组织及纤维组织伴坏死，局部查见个别多核巨细胞及肉芽肿形成，其内查见少许真菌，考虑为隐球菌（图 45-4B）；三次痰液抗酸染色均阴性，隐球菌肺炎诊断明确，家属决定出院，院外氟康唑 0.4 g 1 次 / 日抗真菌治疗。2017 年 12 月 4 日患者因头晕、复视再次住院，复查胸部 CT 双肺病变较前未见明显变化，考虑氟康唑疗程不足？氟康唑耐药？隐球菌脑膜炎？完善相关检查，继续氟康唑 0.4 g 1 次 / 日抗真菌。2017 年 12 月 8 日腰椎穿刺，2018 年 12 月 9 日脑脊液细胞总数 720×10⁶/L，脑脊液白细胞计数 92×10⁶/L，脑脊液球蛋白定性阳性，脑脊液蛋白 979.0 mg/L，脑脊液细胞学提示炎性反应，脑脊液未查见隐球菌，患者双肺隐球菌肺炎，头痛、头晕、复视，脑脊液细胞、蛋白含量高，高度考虑隐球菌脑膜炎。2017 年 12 月 12 日头颅 MRI+DWI+FLair：双侧额叶散在脱髓鞘改变，

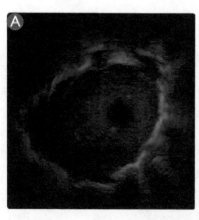
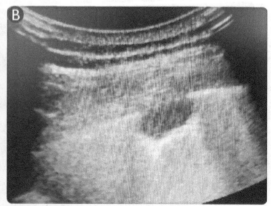

A：右肺中叶外侧段内侧支超声探及低回声区；
B：B 超下左肺可见范围约 1.1 cm×2.0 cm 的稍低回声。

图 45-3　超声所见

余未见异常。2017 年 12 月 13 日神经内科会诊考虑中枢神经系统感染隐球菌脑膜炎？继续氟康唑抗真菌，定期复查腰穿观察脑脊液各项指标变化情况及查找隐球菌。2017 年 12 月 18 日复查胸部 CT 双肺病变部分吸收，头痛、头晕、复视较前好转；肝功：AST 47 U/L，ALT 77 U/L。

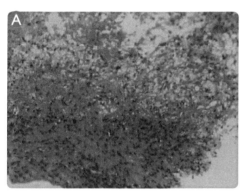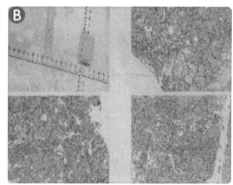

A：右肺中叶外侧段活检：隐球菌性肉芽肿；B：左肺穿刺组织送检少许肺组织及纤维组织伴坏死，局部查见个别多核巨细胞及肉芽肿形成，其内查见少许真菌，考虑为隐球菌。

图 45-4　组织病理学（HE 染色 ×100）

于 2017 年 12 月 18 日出院，就诊当地医院抗隐球菌治疗，动态复查肝功能。

复诊

患者出院后未来本院复查，电话随访其治疗 10 个月后康复。

病例分析

　　肺隐球菌病主要由新型隐球菌经呼吸道侵入肺部而导致的一种亚急性、慢性内脏真菌病。肺部隐球菌感染以中年男性多见，发病年龄多为 20 ～ 65 岁。Sheppel 于 1924 年首先报道，自然界广泛分布，尤以饲养家鸽、家禽的粪便更易受污染，因吸入空气中的新型隐球菌孢子而感染，但是有明确的鸽子接触史并不多见。主要危险因素包括使用免疫抑制剂、HIV 感染、白血病、器官移植等免疫受损者，但约 1/3 的肺隐球菌病发生在免疫功能健全的健康人群。本例患者中年男性，有接触鸽子史，但免疫功能健全。

　　隐球菌其主要侵犯中枢神经系统和肺部，也可侵及骨骼、皮肤、黏膜和其他脏器。该病缺乏特异性临床表现及影像学特征，1/3 患者在健康体检时发现肺部病灶，非特异性临床表现为低热、咳嗽、咳痰、胸痛或胸部不适、气短、咯血，影像学检查同其他肺炎鉴别难度较大，很容易误诊漏诊，导致患者早期错过最佳救治时间。实验室检查指标中，既往文献中有报道嗜酸性粒细胞有增高，白细胞及中性粒细胞无明显升高。因此，对于怀疑隐球菌感染的患者，尽早行组织活检、病理学检查非常重要。气管镜下检查是确诊隐球菌病的重要手段，支气管镜下经常未见明显异常，需行超声支气管镜探查并活检。本例考虑隐球菌感染，超声探查活检 1 块即诊断。

国外有指南推荐所有 HIV 阴性的隐球菌肺炎患者应行腰椎穿刺，以排除中枢神经系统感染。本例患者有头痛、头晕、复视，在肺部 2 次活检确诊肺隐球菌病的情况下，应考虑到隐球菌性脑膜炎的可能。虽然本例腰穿未确诊隐球菌脑膜炎，但抗隐球菌治疗后头痛、头晕、复视缓解，后未持续在本科室复查，所以未动态监测脑脊液的变化情况。

肺隐球菌病的治疗需根据患者的免疫功能不同而区别对待，免疫功能正常的无症状者，氟康唑口服，3 ~ 6 个月，不能耐受氟康唑的患者可选用伊曲康唑，治疗 6 ~ 12 个月。按隐球菌感染诊治指南的推荐，给予氟康唑或联合氟胞嘧啶抗真菌治疗，大多病灶明显吸收好转。成英等报道随访 12 例患者最长时间达 13 个月，影像学显示仍未完全吸收，因此必要时可考虑手术治疗。剖胸探查、误诊为肿瘤或其他病变行病灶手术切除者，建议术后常规应用抗真菌药治疗，疗程至少 2 个月。另外，隐球菌肺炎患者易耐药，在治疗期间若监管不到位将出现致命性的感染，对患者的生命可造成严重威胁。本例在抗隐球菌治疗 20 天后复查胸部 CT 双肺病变较前未见明显变化，考虑到氟康唑疗程不足、耐药或合并隐球菌脑膜炎等原因，后续完善了腰椎穿刺，避免了误诊、误治。

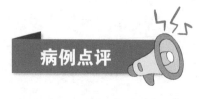

病例点评

（1）家鸽、家禽的粪便易受隐球菌污染，接触这类动物的患者在出现肺部阴影，考虑感染性病变时，要高度注意排除隐球菌感染，尽早行组织病理学确诊，支气管镜下检查未见明显异常的情况下需行超声支气管镜探查并活检。

（2）在伴有头痛、头晕等中枢神经系统症状时，需行腰椎穿刺等排查隐球菌脑膜炎，1 次脑脊液墨汁染色阴性并不能排除，需根据脑脊液其他生化指标及脑脊液动态观察情况判断。

（3）在肺隐球菌病合并隐球菌脑膜炎的重症患者可考虑联合两种抗隐球菌药物，注意耐药的产生。

参考文献

1. 赵宇，蔡绍曦，汪金林，等. 90例人类免疫缺陷病毒阴性宿主原发性肺隐球菌病的诊断分析. 中国呼吸与危重监护杂志，2012，11（6）：541-544.

2. 王葆青，张含之，范璧君，等. 中国大陆地区肺隐球菌病临床表现的Meta分析. 中国临床医学，2013，20（3）：351-354.

3. 颜建龙，蔡兴东，邵文明，等. 双下肺隐球菌肺炎1例. 实用医学杂志，2016，32（20）：3462.

4. 吴敏芳，黄求理，张杰，等. 新型隐球菌肺炎患者的X线与多层螺旋CT临床诊断分析. 中华医院感染学杂志，2017，27（16）：3643-3646.

5. 王美芳，王悦虹. 23例免疫功能健全宿主肺隐球菌病临床分析. 浙江实用医学，2012，17（3）：187-188.

6. 成英，薛青，邓新宇，等. 12例新型隐球菌肺炎诊治临床分析. 中外医学研究，2016，14（24）：113-115.

7. 吕群. 乳胶凝集试验对肺隐球菌病诊断价值的Meta分析. 中华全科医学，2017，15（3）：521-523.

（房延凤）

病例 46　自发性气胸（右上叶尖段，Chartis 测量 + 支气管内活瓣）

病历摘要

基本信息

患者男性，30 岁。

主诉：胸痛 1 月余，呼吸困难 12 天。

现病史：患者 1 个月前无明显诱因出现右侧胸痛，当时未予重视。12 天前患者于家中背玉米时胸痛突然加重，伴呼吸困难，就诊于当地医院诊断为右侧气胸，立即给予右侧第 2 肋间置入胸腔闭式引流管，病情未见好转，为进一步诊疗入本院。门诊建议患者行外科手术治疗，但患者及其家属拒绝外科手术，遂收入我科。

既往史：既往体健。

个人史：生于原籍，无化学物质、放射性物质、有毒物质接触史，否认吸烟及饮酒史。

婚育史：适龄结婚，育有 1 子，配偶及子女体健。

家族史：家族中无传染病及遗传病史。

体格检查

神志清，精神可，听诊右上肺呼吸音低，无胸膜摩擦音。腹软，无压痛、反跳痛、肌紧张，肝、脾肋下未触及，肾区无叩痛。双下肢无水肿。

辅助检查

胸片（外院）：右侧气胸，肺组织压缩约 80%，胸腔闭式引流术后改变（图 46-1）。

心电图：窦性心律，正常心电图。

血气分析（吸氧 2 L/min）：pH 7.323，$PaCO_2$ 52.5 mmHg，PaO_2 99.8 mmHg，SaO_2 96.6%。

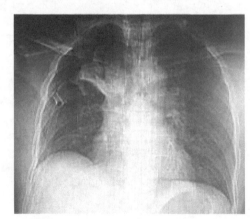

右侧外带肺纹理消失，肺组织压缩约 80%。

图 46-1 胸片表现（治疗前）

初步诊断

右侧难治性气胸。

确定诊断

右侧难治性气胸。

鉴别诊断

患者被明确诊断为右侧难治性气胸，无须鉴别。

治疗

治疗原则：因患者拒绝外科手术治疗，因此在最佳内科治疗的基础上，给予经支气管镜单向活瓣置入封堵气胸治疗。

患者入院后给予胸腔闭式引流、抗感染、止咳、化痰等对症治疗。

气管镜下单向活瓣封堵气胸：局部麻醉（滴鼻吸入麻醉法，麻醉开始前给予激素和阿托品减轻气道水肿、减少腺体分泌），经口插入支气管镜，常规镜下检查各支气管未见异常。

经支气管镜工作通道送入 Charits 球囊导管，使球囊充气逐级封堵目标支气管，同时胸腔闭式引流瓶给予持续负压吸引（–10 mmH$_2$O），封堵后如果引流瓶内无气泡冒出，经 Chartis 导管实时测量出现持续的负压，则表明封堵的该支气管与胸膜破裂口相通，如果引流瓶内仍间断有气泡冒出，则表明封堵的该支气管未与胸膜破裂口相通，或存在多个胸膜破裂口。该患者术中首先封堵右主支气管、右上叶支气管，引流瓶内均无气泡冒出，Chartis 测量呈持续负压，而封堵右中间段后引流瓶内仍间断有气泡冒出，因此胸膜破裂口定位于右上叶区域。为了进一步探测胸膜破裂口的位置，将球囊导管依次封堵右上叶尖段、后段和前段支气管，当尖段支气管封堵后，引流瓶内无气泡冒出，Chartis 测量呈持续负压，而后段和前段支气管封堵后，引流瓶内仍间断有气泡冒出。因此定位胸膜破裂口与右上叶尖段支气管相通。于右肺上叶尖段放置 Zephyr EBV 4.0 活瓣 1 枚（图 46-2），过程顺利（图 46-3）。

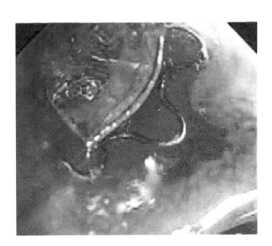

图 46-2　支气管镜下表现

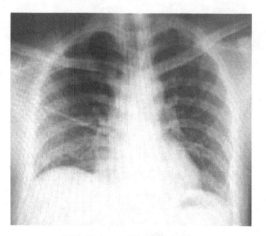

气胸消失，两肺纹理清晰。

图 46-3　术后复查胸片

术后数分钟漏气即停止，术后1天复查胸片气胸完全吸收（图46-3），术后7天拔除胸腔引流管。

复诊

患者行经支气管镜单向活瓣置入封堵气胸1个月后复查胸部CT：双肺肺尖可见肺大疱。两侧胸腔对称，气管、支气管通畅。纵隔内未见肿大淋巴结。心影不大，心包不厚，两侧胸膜腔未见积液，主动脉形态及走形未见明显异常。术后1个月行气管镜检查并取出单向活瓣。术后定期随访未见复发。

病例分析

难治性气胸是指经肋间引流7天后仍持续漏气的自发性气胸。由于病情长期不愈或反复发作，多次胸膜腔穿刺、长时间胸腔引流、住院时间和医疗负担增加，给患者带来诸多痛苦，并导致并发症和死亡率的增加。难治性气胸的治疗措施首选是外科手术，但是难治性气胸患者多为老年人，基础疾病较多，心肺功能较差，难以耐受外科手术，或者因为外科手术创伤较大，并发症多，手术风险高，很多患者不愿意接受外科手术治疗。内科治疗手段过去主要是内科胸膜固定术，但仍有较高的复发率，且胸痛、感染的并发症发生率也较高。因此，需要寻找一种更为安全、快速有效、创伤小、可耐受的新方法，用于治疗难治性气胸。

支气管内活瓣（endobronchial valve，IBV）是美国 Pulmonx 公司生产的一种鸭嘴状的镍钛合金覆膜活瓣，表面覆盖一层硅胶膜。EBV 原本设计用于重度异质性肺气肿的肺减容治疗，通过在靶肺叶所属的支气管开口处放置 EBV，气体和分泌物可以从远端支气管排出，但不能进入远端支气管，达到减少靶肺叶容积的目的。当 EBV 用于气胸封堵时，将 EBV 放置于与胸膜破裂口相通的支气管，气体无法通过该支气管进入胸膜破裂口，使漏气停止，胸膜腔内剩余气体经胸腔引流管排出，胸膜腔恢复负压状态，胸膜破裂口逐渐愈合。Travaline 等发表的文献中报道 EBV 治疗胸膜持续漏气的患者 40 例，平均每位患者放置 EBV 活瓣 1 ～ 9 枚，19 例（47.5%）患者气胸完全治愈，18 例（45%）患者漏气减少，2 例气胸没有变化，1 例失访，总有效率达 92.5%。本病例报道的患者诊断明确为右侧难治性气胸，选择经支气管镜 EBV 活瓣置入治疗效果好，经 Chartis 检查后定位胸膜破裂口与右肺上叶尖段支气管相通，经 EBV 活瓣置入治疗后气胸明显吸收且取出活瓣后未见气胸复发。因此经支气管镜 EBV 活瓣置入是治疗难治性气胸的一种微创、快速、有效的方法，临床中值得提倡和推广。

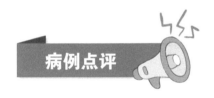

病例点评

（1）支气管内活瓣置入术治疗难治性气胸的适应证：①反复发作的气胸，或术后并发持续性气胸，经胸腔闭式引流治疗，仍有持续漏气；②持续漏气 > 7 d；③心肺功能差不能耐受外科手术，或患者拒绝接受手术治疗。

禁忌证：①存在支气管镜检查禁忌；② Chartis 系统或球囊导管无法准确定位与胸膜破裂口相通的支气管。

（2）严格把握适应证，并通过 Chartis 系统或其他球囊导管准确定位与胸膜破裂口相通的支气管，是治疗成功的保证。

（3）目前，支气管内活瓣置入术对难治性气胸疗效得到初步证实，但还需要与外科手术进行大样本随机对照研究进行对比，以重复评估其临床价值。

1. GALVEZ C，BOLUFER S，NAVARRO-MARTINEZ J，et al. Non-intubatedvideo-assisted thoracic surgery management of secondary spontaneouspneumothorax. Ann Transl Med，2015，3（8）：104.

2. EGGELING S. Complications in the therapy of spontaneous pneumothorax. Chirurg，2015，86（5）：444-452.

3. MO A，LUO Y，YANG X，et al. Low-cost biportal endoscopic surgeryfor primary spontaneous pneumothorax. J Thorac Dis，2015，7（4）：704-710.

4. 杨震，姜丹丹，田庆，等. 支气管镜介入治疗顽固性气胸的进展. 中华腔镜外科杂志（电子版），2014，7（4）：60-63.

（杨　震　朱　强）

第五章　原发性气道肿瘤

病例 47　气管原发淋巴结外边缘区 B 细胞淋巴瘤向弥漫性大 B 细胞淋巴瘤转化（中央型气道 Ⅲ、Ⅳ、Ⅴ、Ⅶ区，削瘤）

病历摘要

基本信息

患者女性，55 岁。

主诉：间断性咳嗽 1 年余，加重伴胸闷、气短 3 月余。

现病史：1 年余前患者无明显诱因出现咳嗽，无痰，无胸闷、气短，无胸痛、发热等不适。在当地医院就诊，诊断为咽炎，给予间断抗感染治疗（具体用药不详）1 年余，症状无缓解。3 个月前咳嗽症状较前加重，逐渐出现胸闷、气短，呼吸时可闻及哮鸣音，再次到当地医院就诊，行胸片检查未见明显异常，考虑为喘息性支气管炎，给予口服平喘、抗感染药物治疗（具体用药不详）后症状较前无缓解。近 1 周来，气短逐渐加重，行胸部 CT 提示气管下段、左主支气管管腔狭窄，考虑气管肿瘤可能。进一步行支气管镜检查提示：气管下段管腔新生物致管腔基本阻塞，建议转上级医院治疗。门诊以"气管肿瘤"于2017年7月31日收入笔者所在医院胸外科。3个月来体重减轻5 kg。

既往史：既往体健。

个人史：无烟酒嗜好，无其他特殊。

婚育史：无特殊。

家族史：父母已故，死因不详，配偶及子女均体健。否认家族性遗传病病史。

体格检查

入院后查体：体温36.5 ℃，脉搏80次/分，呼吸20次/分，血压117/82 mmHg，体重65 kg。神志清，精神可，全身皮肤、巩膜无黄染、皮疹及出血点，浅表淋巴结未触及肿大。颈部无抵抗、颈静脉无怒张。气管居中，甲状腺不大。两肺呼吸音粗，两肺可闻及哮鸣音。心率80次/分，各瓣膜未闻及病理性杂音。腹软，无压痛及反跳痛，双下肢不肿，病理征（−）。

辅助检查

2017年8月1日胸部CT：左肺上叶透光度增加，气管下段、气管隆突及双侧主支气管起始部管壁增厚，管腔狭窄，气道内可见团片状软组织密度影，上腔静脉后气管前间隙及隆突周围未见明显肿大淋巴结影。头颅CT未见明确病变。

2017年8月1日超声：肝、胆、胰、脾、双肾大小正常，图像未见异常，双侧肾上腺区未见明确异常；腹腔内未见明确肿大淋巴结；双侧颈部及锁骨上窝未见明确肿大淋巴结。

2017年8月1日心脏彩超：大致正常。

2017年8月2日支气管镜检查：气管下段软骨环部可见新生物，长约3 cm，向下延伸累及隆突并累及左主支气管之前大约2 cm，下缘距左肺上叶开口约1.5 cm，累及右主支气管并向下延伸累及右肺中间段约1 cm，下缘距中叶开口1 cm，气管余管腔可见数个结节样黏膜隆起，表面尚光滑，最大直径约0.5 cm，上缘距声门2 cm。考虑气管病变范围长，无法通过手术彻底切除病变，遂转本科室治疗。

初步诊断

气管新生物。

确定诊断

气管原发 B 细胞淋巴瘤。

鉴别诊断

（1）气管良性肿瘤：气管内良性肿瘤通常表面光滑，浸润性生长不明显，周围组织结构无异常，本例气管内可见乳头样新生物，范围较大，但未见纵隔及肺门淋巴结肿大。查表浅淋巴结未见肿大，肺内未见明确异常病变。需行组织活检明确。

（2）气管恶性肿瘤：发生于气管的恶性肿瘤，以鳞癌及腺样囊性癌、表皮样癌、恶性乳头状瘤等多见。本例患者气管内乳头样新生物，呈浸润性生长，且病变侵及左右主支气管，根据镜下表现考虑恶性可能性大，需组织活检证实。

治疗

治疗原则：活检明确病理诊断，通过镜下治疗解除气道阻塞、通畅气道、改善症状，以为进一步治疗提供机会。

2017 年 8 月 3 日转入本科室次日行支气管镜下（图 47-1）诊断及治疗：全麻下经口插入硬镜，经硬镜进软镜，见气管下段前壁及左主支气管上段乳头样结节状新生物，管壁侵犯明显，致管腔狭窄约 85%，使用硬镜前段旋切气管内新生物，旋切出部分新生物后气管及隆突部位明显通畅，见病变侵及隆突、右主支气管内侧壁，留取新生物组织送病理检查并留取组织备基因检测，剩余新生物给予氩气刀烧灼，治疗后左主支气管及气管下段大致通畅，因治疗创面大，烧灼后新生物表面渗血，给予静注矛头血凝酶 2 U 止血，局部矛头血凝酶 8 U 止血。

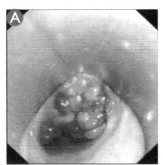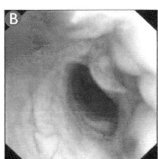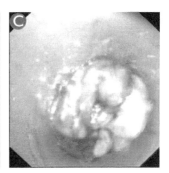

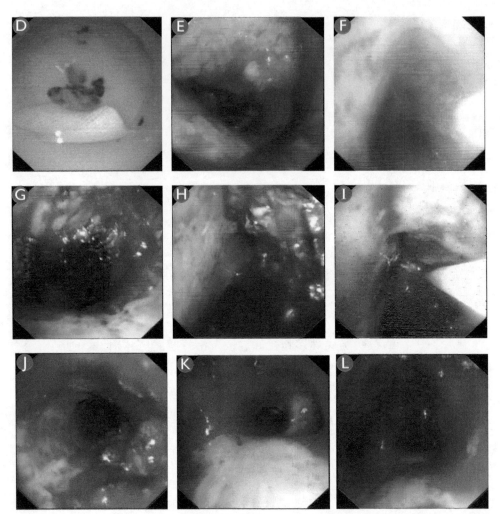

A：气管下段可见乳头样新生物，将管腔阻塞，阻塞约85%；B：左主支气管上段内侧壁可见新生物，
管腔狭窄50%；C：使用硬镜直接旋切肿瘤；D：硬镜旋切下的较大组织；E：旋切后气管较前显
著通畅，可窥见右上叶及左、右主支气管开口，可见病变呈混合性狭窄，伴有管壁隆起，左主支
气管管口狭窄；F：对气管下段前壁病变进行氩气刀烧灼；G：烧灼后气管下段管腔进一步扩大；
H：左主支气管可见管壁隆起并管内新生物造成的狭窄；I：氩气刀进一步处理左主支气管病变；
J：治疗后左主支气管基本通畅，管口可见新生物改变；K：治疗后右主支气管完全暴露，见右上
叶及中间段通畅；L：治疗后气管下段完全通畅。

图 47-1　支气管镜下表现

　　气管三维重建（图 47-2）提示气管下段及左主
支气管上段管腔显著狭窄。

　　肉眼所见：送检不整形组织，体积 1.2 cm×1.0
cm×0.3 cm，灰粉色，质软。免疫组化：LCA（+），
CD20（+），CD79α（+），CD3（−），CD5（−），
CyclinD（−），CD10（−），MUM-（+），Bcl-6（−），

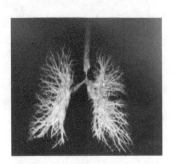

图 47-2　治疗前气管三维
重建结果

Bcl-2（70%+），C-myc（10%+），Ki-67（30%+）。病理诊断：黏膜内弥漫性单一单核样淋巴细胞浸润，部分区域见片状中心母细胞样淋巴细胞。结合免疫组化染色，提示考虑淋巴结外边缘区 B 细胞淋巴瘤向弥漫性大 B 细胞淋巴瘤转化。

病理结果（图 47-3）回报后进一步行骨髓穿刺活检（2017 年 8 月 17 日）：仅提示骨髓增生活跃，未报其他结果。

患者转血液科进一步治疗。

复诊

无。

N 组织病理检查。

图 47-3　术后病理结果（HE 染色 ×10）

病例分析

本例患者病变主要位于气管下段，病变侵及隆突及左主支气管上段及右主支气管开口处，入院时呼吸困难明显，根据镜下表现考虑恶性可能，胸外科不建议手术治疗。

本例患者的镜下诊治需在取得活检组织的基础上，通过镜下治疗快速通畅气道，方能为进一步治疗提供时机。本例患者在全麻下置入硬镜，观察发现气管下段、隆突上方显著狭窄，且为混合性狭窄，阻塞大于 85%，为管内型＋管壁型。由于气道堵塞严重，需使用能够快速祛除气管内新生物的方法，该病变呈乳头样结节改变，但属于宽基底病变，且病变主要来源于气管前壁，因而不适于进行电圈套器切割，使用硬镜对气管下段病变直接进行旋切是一种快速有效地解除气道阻塞的方法。本例进行 2 次旋切后，用冷冻取出旋切下的较大块新生组织后，气管下段管腔显著通畅，为进一步采取氩气刀治疗提供了有利条件。通过氩气刀进一步贴近管壁及左主支气管内侧壁病变处理，患者气道开放，呼吸困难缓解。由于术后病理回报 B 细胞淋巴瘤，且病理特点较为复杂，骨髓穿刺未发现恶性证据，全身表浅及纵隔、肺门淋巴结未见肿大，因此考虑本例患者为气管原发 B 细胞淋巴瘤，遂转血液科进一步治疗。

病例点评

原发性肺淋巴瘤是指原发于肺内淋巴组织的恶性淋巴瘤，是结外淋巴瘤的罕见类型，约占结外淋巴瘤的 1.1%，占到肺部原发肿瘤的 0.4% ~ 0.5%。本例患者为老年女性，病变累及气管及左、右主支气管；无表浅淋巴结及纵隔淋巴结受累证据；B 超、CT、骨髓活检均未发现胸腔外的广泛淋巴结肿大依据。原发于气管的淋巴瘤罕见，目前多以个案报道。杨霞等报道及文献回顾，截至目前国内外报道病例不足 80 例，病例特点以女性为多，主要症状为气促、咳嗽。病理类型中，以黏膜相关淋巴组织淋巴瘤最多，其次为弥漫性大 B 细胞淋巴瘤、NK/T 细胞淋巴瘤、间变性大细胞淋巴瘤、外周 T 细胞淋巴瘤、淋巴母细胞瘤、浆细胞淋巴瘤及滤泡性淋巴瘤、Burkitt 淋巴瘤等。误诊原因分别为肺癌、支气管结核、肉芽肿疾病、支气管哮喘等。本例患者以呼吸道常见症状间断性咳嗽为初发表现，后出现胸闷、气短 3 个月就诊，误诊为支气管哮喘，平喘治疗无效。

气管镜检查对该病诊断意义重大，组织活检病理是诊断本病的直接手段。本病例通过硬镜直接旋切较大组织送病理检查，弥补了常规活检钳小块组织病理不典型的缺点，本病例病理类型较为特殊，表现为淋巴结外边缘区 B 细胞淋巴瘤向弥漫性大 B 细胞淋巴瘤转化，说明了原发气管淋巴瘤的病理复杂性。本病例镜下瘤体表现为乳头样新生物，区别于常见的气管原发肿瘤及低度恶性肿瘤，较为特殊。镜下表现需与恶性乳头状瘤进行鉴别。本例通过硬镜联合软镜，通过硬镜直接旋切快速通畅气道，然后通过氩气刀烧灼的方式进一步开放气道，达到了良好的快速解除气道阻塞的目的。

参考文献

1. 杨霞，阮玉英，黎秋连，等. 原发性气管支气管淋巴瘤两例报告并文献复习. 中国呼吸与危重监护杂志，2017，16（3）：254-259.

2. 王菁，徐美林. 肺原发性黏膜相关淋巴组织型边缘区 B 细胞淋巴瘤一例报告. 天津医学，2017，45（10）：1092-1094.

3. 张波，姚国忠．原发于主支气管腔内淋巴瘤1例．临床肺科杂志，2014，19（5）：968-969．

4. 孙江平，俞锐敏．气管支气管黏膜相关淋巴组织淋巴瘤一例．中国呼吸与危重监护杂志，2016，15（3）：298-302．

5. WILLIAM J，VARIAKOJIS D，YELDANDI A，et al. Lymphoproliferativeneoplasms of the lung：a review. Arch Pathol Lab Med，2013，137（3）：382-391．

（李王平）

病例 48　气管炎性肌纤维母细胞瘤（中央型气道Ⅴ区，削瘤）

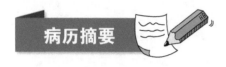

基本信息

患者男性，56 岁。

主诉：反复咳嗽、咳痰伴闷喘近 4 个月，加重半个月。

现病史：患者于 2016 年 11 月受凉后出现咳嗽、咳痰伴闷喘，痰为白色黏液样、无痰血、活动后胸憋加重，休息数分钟后好转，无明显的发作时间规律。2016 年 12 月 1 日至当地县医院就诊，胸部 X 线片未见明显异常。予以抗感染、止咳、平喘等对症治疗（具体用药及治疗方式不详）好转后出院。2017年 2 月初因再次出现同样情况而入院，胸部 X 线片仍未见明显异常，予以对症治疗好转后出院。直至半个月前病情加重入院，胸部 X 线片示右全肺不张伴气管右偏。转至当地市医院就诊，气管镜检查提示：右主支气管新生物完全阻塞管腔。为明确病因及进一步治疗转入本院收住我科，此次病程中患者无痰血、无头晕头痛、无恶心呕吐、饮食睡眠及二便可，诉体重无明显减轻。

既往史：既往高血压病史 10 余年，一直未予以正规治疗。否认其他病史。

个人史：吸烟史（约 40 年，1 包 / 日，已戒 1 年）、饮酒史（约 40 年，2两 / 日）。其他无特殊。

婚育史：已婚，家属及子女体健。

家族史：否认遗传性及家族性疾病史。

体格检查

入院后查体：KPS 评分 80 分，气促评分 2 分，PS 评分 1 分。神志清楚，精神尚可，呼吸平稳。气管稍右偏，甲状腺未触及肿大。胸廓对称，两肺呼吸动度均等，听诊气管及左肺呼吸音粗，右肺未闻及明显呼吸音。未闻及明显干、湿啰音。心率 108 次 / 分，律齐，未闻及病理性杂音。腹平软，无压痛及反跳痛，肝脾肋下未触及。脊柱及四肢无畸形，生理弯曲存在，双下肢未见水肿。

辅助检查

2017 年 12 月 13 日（宣州区某医院）胸部 CT 示右肺体积明显缩小，可见条索状密度增高影，右主支气管（Ⅴ区）管腔显示阻塞、截断，内可见椭圆状密度增高影，内可见片状高密度钙化，肿块并突向支气管，纵隔右偏，左肺透亮度增加（图 48-1）。2017 年 12 月 26 日（宣城市另一医院）肺功能：肺通气功能正常。2017 年 12 月 27 日（宣城市另一医院）腹部 B 超示：①肝左叶小囊肿；②胆囊壁毛糙、胆囊息肉，余未见明显异常。2017 年 12 月 27 日（宣城市另一医院）心脏彩超示：右位心、左房稍大、左室轻度肥厚、三尖瓣及主动脉瓣少量反流、左室舒张功能减低。2017 年 12 月 30 日入院心电图：正常。2017 年 12 月 31 日血常规全套示：WBC 2.82×10^9/L，LYM% 24.8%，MONO% 10.6%，RBC 4.34×10^{12}/L，Hb 126 g/L，PLT 84×10^9/L，RET-He 25.4 pg。2017 年 12 月 31 日脑钠肽：NT-pro BNP 686 pg/mL。2017 年 12 月 31 日男性肿瘤标志物示：SCCA 7.43 ng/mL。2018 年 1 月 12 日本院气管镜病理：右主支气管新生物圈套后肿块活检组织：镜下见梭形细胞呈束状、编织状排列，伴大量淋巴细胞、浆细胞浸润，考虑细胞肿瘤，倾向于炎性肌纤维母细胞瘤，生物学行为难以确定。免疫组化标示（图 48-2）：肿瘤细胞：Vim（＋）、SMA（部分＋）、Ki-67（5%+）、ALK（少数弱＋）、CK（－）。

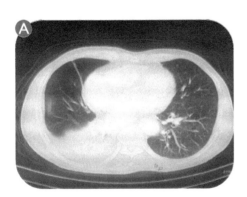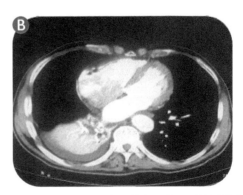

右肺体积明显缩小，可见条索状密度增高影，右主支气管管腔显示阻塞、截断，内可见椭圆状密度增高影，内可见片状高密度钙化，肿块并突向支气管，纵隔右偏，左肺透亮度增加。

图 48-1 胸部 CT 表现

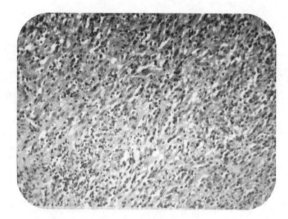

镜下见梭形细胞呈束状、编织状排列，伴大量淋巴细胞、浆细胞浸润，考虑细胞肿瘤，倾向于炎性肌纤维母细胞瘤（HE 染色 × 100）。

图 48-2　免疫组化

初步诊断

右肺阻塞性不张（肿瘤？肺结核？）。

确定诊断

右主支气管（中央型气道 V 区）炎性肌纤维母细胞瘤。

鉴别诊断

患者诊断明确，无须鉴别。

治疗

治疗原则：解除气道阻塞，通畅气道，改善通气症状。

气管镜下瘤体消融治疗：高频电圈套、高频电刀、冷冻等联合治疗。患者入院后完善相关术前检查，于 2018 年 1 月 3 日在全凭静脉麻醉下经口插入硬镜，经硬镜进软镜下行瘤体消融治疗：右主支气管（V 区）可见类圆形瘤体完全阻塞管腔，在此用高频圈套电切割治疗，切除部分瘤体大小约 2.0 cm × 1.2 cm × 0.6 cm，右主支气管仍见新生物阻塞管腔，基底较宽，治疗过程中活动性出血较多，予以血凝酶 3U 表面喷洒后血止，后改用高频电刀对肿瘤基底部电灼凝固治疗，观察无活动性出血后退出支气管镜（图 48-3）。

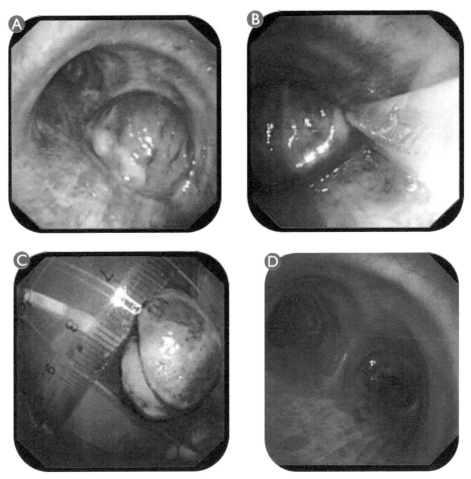

A：右主支气管新生物阻塞；B：右主支气管瘤体高频电圈套治疗中；
C：圈套下的瘤体组织；D：治疗后右主支气管管腔通畅。

图 48-3　支气管镜下表现

2018 年 1 月 10 日再次行硬镜联合气管镜下瘤体消融时出血量较大，镜下止血较为困难，后经高频电刀电凝固治疗后血渐止。但右主支气管内残余瘤体仍阻塞大部分管腔。为减少再次镜下瘤体消融时出现大出血，故于 2018 年 1 月 18 日行支气管动脉栓塞术，用 5F-RLG 导管于降主动脉分别勾选右肺支气管动脉、左右肺支气管动脉共干血管各一支及右侧膈动脉一支，造影剂可见扭曲血管分别进入左右肺内，用微导丝、微导管超选，分别以 PVA 颗粒予以栓塞右肺内各分支，栓塞后造影可见出血血管栓塞良好（图 48-4）。

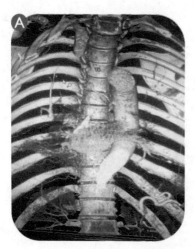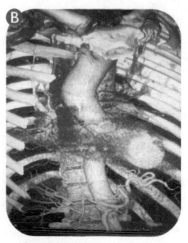

A：左右肺支气管动脉一支；B：右侧膈动脉一支。

图 48-4　支气管动脉造影

　　栓塞 1 周后于 2018 年 1 月 26 日在全凭静脉麻醉下硬镜联合软镜下再次行右主支气管残余瘤体消融治疗。右主支气管内可见瘤体阻塞管腔，狭窄 ≥ 85%，在此用高频电圈套器行切割治疗，切除大部分瘤体后见右中间段支气管扭曲，软镜进入后见右中、下支气管管腔内较多脓性分泌物阻塞，予以吸除后管腔通畅，观察新生物基底部位于右主支气管隆嵴侧，右上支气管均通畅。圈套过程中可见少许出血（较支气管动脉栓塞前明显减少），予以血凝酶 2U 局部止血，后改用微波对肿瘤基底部电灼凝固治疗，后继续行冷冻治疗，治疗后瘤体基底较前平坦，右主支气管完全通畅。观察无明显活动性出血后退出气管镜（图 48-5）。

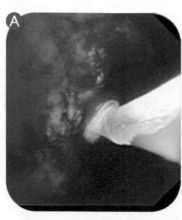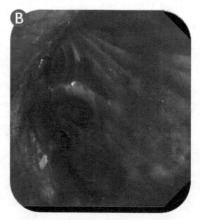

A：右主支气管冷冻治疗中；B：右主支气管治疗后，瘤体基底位于隆嵴侧。

图 48-5　支气管镜下表现

复诊

2018 年 8 月 16 日我科门诊复查胸部 CT：右主管壁可见钙化灶，余肺未见明显异常（图 48-6）。

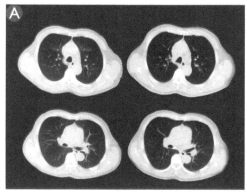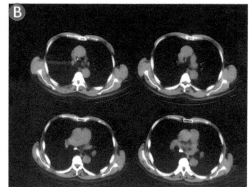

与 2017 年 12 月 13 日老片对比右肺明显复张，提示气管镜下治疗效果确切。

图 48-6　胸部 CT

病例分析

炎性肌纤维母细胞瘤（inflammatory myofibroblastic tumor，IMT）是一种少见而独特的间叶性肿瘤，表现有低度恶性或交界性肿瘤特点，近年 WHO 提出此命名，已逐渐得到广泛认同。真正病因尚不清楚，已证实肿瘤内肌纤维母细胞有间变性淋巴瘤激酶（anaplastic lymphoma kinase，*ALK*）基因重排和表达，并有 *ALK* 基因与 Rb-2 蛋白基因的融合，证实肿瘤性增生本质。通过获取组织学病理检测能确诊。

支气管炎性肌纤维母细胞瘤是肺炎性假瘤的一种类型，肺炎性假瘤一般位于肺实质内，无明确的好发部位，大小一般在 1 ～ 16 cm，大多数病灶在 4 cm 以下，累及支气管者仅占少数（本例病变位于右主支气管）。绝大多数单发，呈圆形或椭圆形结节，一般无完整的包膜，但肿块一般较局限、边界清楚，但部分病灶周围有较厚而缺少细胞的胶原纤维结缔组织将其与肺实质分开。一般来说，瘤细胞有异型，肿瘤内可见核仁明显的节细胞样细胞，瘤细胞 p53 阳性，DNA 倍体检测为非整倍体，提示肿瘤有较高的侵袭性。炎性肌纤维母细胞瘤发生在气管支气管者较为少见，临床上常常被误诊为"哮喘"等，有研究证实糖皮质激素可刺激肿瘤增生，需引起临床医师的重视。治疗多为手术或经支气管镜腔内治疗。

病理学检查是确诊炎性肌纤维母细胞瘤的唯一方法，对于瘤体位于管腔外者，手术切除是治疗该疾病的有效方法；但对于气管腔内者，内镜下疗效确切。但针对肺 IMT 患者无论采取何种治疗方式，所有患者均应该长期跟踪随访有无肿瘤复发或者远处转移。

参考文献

1. LI X, LI J, RAO X, et al. A case report of tracheal inflammatory myofibroblastic tumor in a 34-week pregnant woman misdiagnosed with asthma. Medicine（Baltimore），2017，96（33）：e7872.

2. PANIGADA S，SACCO O，GIROSI D，et al. Corticosteroids may favor proliferation of thoracic inflammatory myofibroblastic tumors. Pediatric pulmonology，2014，49（3）：E109-E111.

3. GOUSSARD P，GIE R，JANSON J，et al. Intratracheal inflammatory myofibroblastic tumour mimicking severe acute asthma. BMJ Case Rep，2013，61（4）：2013.

（叶　伟　吕莉萍）

病例 49 炎性肌纤维母细胞瘤（中央型气道Ⅷ区，削瘤）

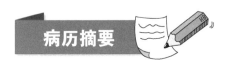

病历摘要

基本信息

患者男性，53 岁。

主诉：间断咳嗽、气短 1 月余，发现左肺不张 11 天。

现病史：2018 年 3 月 16 日患者无明显诱因出现咳嗽，以干咳为主，当时未予重视。2018 年 3 月 20 日开始出现活动后气短、喘憋，就诊于当地县医院，患者家属自诉行胸部 CT 提示肺部感染（结果未见），给予输液治疗（具体治疗不详），咳嗽、气短症状好转。2018 年 4 月 19 日患者气短症状再次加重，于当地医院行胸部 CT 提示食管术后改变，纵隔及左肺占位，左肺不张，行支气管镜检查提示左主支气管（Ⅷ区）新生物完全阻塞，为进一步治疗于 2018 年 5 月 2 日入本院。

既往史：30 年前曾行腰椎压缩性骨折术。2017 年因"食管胸中段炎性纤维性息肉"行食管胃部分切除术。否认明确高血压、冠心病、糖尿病、肾病等系统性疾病史；否认肺结核、肝炎等传染病史。

个人史：生于原籍，无化学物质、放射性物质、有毒物质接触史，吸烟 30 年，约 20 支 / 日，已戒烟 11 年，饮酒 10 年，半斤 / 日，已戒酒 11 年。

婚育史：适龄结婚，育有 2 子，配偶及儿子体健。

家族史：家族中无传染病及遗传病史。

体格检查

患者神志清，精神弱，身高 175 cm，体重 58 kg，BMI 18.9，体形偏瘦，营养良好。听诊左肺呼吸音减弱，未闻及干、湿啰音，心腹查体未见明显异常；双下肢无水肿；胸部可见陈旧性手术瘢痕。

辅助检查

胸部 CT（图 49-1）：左肺不张，左主支气管远端（Ⅷ区）阻塞；右肺多发结节灶及磨玻璃影；右侧胸膜局部钙化，左侧胸膜腔少量积液；纵隔淋巴结肿大。

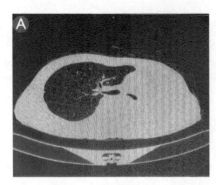
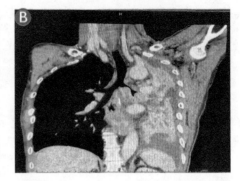

A：胸部 CT 肺窗；B：术前胸部 CT 三维重建：左侧肺不张，左侧支气管远端软组织影，右肺多发结节病灶。

图 49-1　胸部 CT 表现（术前）

动脉血气：pH 7.5，PaO_2 66 mmHg，$PaCO_2$ 33 mmHg

初步诊断

炎性肌纤维母细胞瘤。

确定诊断

炎性肌纤维母细胞瘤。

鉴别诊断

患者诊断炎症性肌纤维母细胞肿瘤明确，无须鉴别。

治疗

治疗原则：改善症状及肺功能、提高生活质量。

2018 年 5 月 24 日行支气管镜下介入治疗：患者取卧位，全麻下行喉罩插管，支气管镜经喉罩过声门后进入气管，镜下见（图 49-2）：气管黏膜光滑，管腔通畅，未见新生物。隆突钝，活动欠佳。左主支气管开口外压性狭窄，左主支气管远端见新生物完全阻塞管腔，氩离子刀逐层烧灼大气道肿物表面，活检钳分次钳出烧灼后坏死物，留取组织并送检病理，操作过程顺利。术后给予持续心电监护及低流量吸

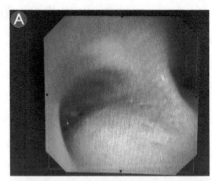
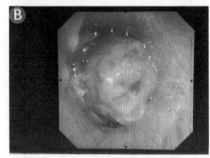

A：左主支气管近端（中央型气道Ⅶ区）管腔外压改变，狭窄 20%；

B：左主支气管远端（中央型气道Ⅷ区）被肿物阻塞，狭窄 100%。

图 49-2　支气管镜下表现

氧，病情稳定，未见不良反应。

病理结果：炎症性肌纤维母细胞肿瘤。

2018年6月19日病情稳定后出院。

复诊

术后2个月复查：

气管镜检查（图49-3）：左主支气管外压性狭窄，黏膜充血，表面光滑，远端管腔呈APC术后改变，可见左肺上、下叶开口明显狭窄，气管镜无法进入远端。余无异常。

胸部CT（图49-4）：符合食管术后改变；左侧主支气管内软组织影较前减小；双肺多发斑片状磨玻璃影较前部分吸收减少。患者后续接受局部放疗处理管腔外病灶。

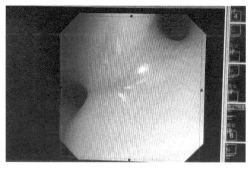

左肺上、下叶开口明显狭窄，远端无法进入。

图49-3　支气管镜下表现（术后2个月）

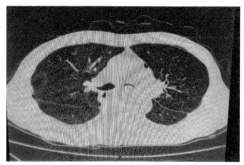

图49-4　术后胸部CT表现

病例分析

炎性肌纤维母细胞瘤（inflammatory myofibroblastic tumor，IMT）曾被称为炎性假瘤、浆细胞肉芽肿、炎症性纤维肉瘤及组织细胞炎性假瘤等。WHO将IMT定义为由分化的肌纤维母细胞组成的间叶性实体肿瘤，伴大量浆细胞、淋巴细胞等炎性细胞浸润。IMT可发生在全身多处，除呼吸系统外，肺外最好发于肝脏、脾、胃、咽喉、中枢神经系统、皮肤等处，男女发病比例无明显差异，多发生于儿童和青年，成年人也可见，IMT同时累及支气管和食道的更加少见。

手术是IMT的首选治疗方法，但是对于无手术机会的患者通常采用内科综合治疗。对于合并气管或者支气管阻塞的患者呼吸内镜下介入综合治疗对于改善气道阻塞和呼吸困难症状有良好的效果，且操作安全可控，并发症少，为这类患者提供了一种快速有效的治疗选择，也为患者接受后续治疗争取了时间。目前临床常用的支气管镜介入治疗方法包括氩气刀、冷冻、气道支架、高频电刀、激光等，应根据具体情况选择合适的方法。其中，氩气刀治疗时产生烟雾较少，视野清晰，可去除瘤体组织达到原位肿瘤治疗效果，且引起的凝固及组织穿透程度较冷冻和激光治疗表浅，去除瘤体组织时出血、穿孔风险低，安全性更高，术后疼痛时间、组织水肿消退时间、创面愈合也均优于高频电刀治疗。而气道内支架置入主要应用于气道狭窄，虽能立即改善呼吸困难症状，但不能清除肿瘤组织，达不到原位治疗肿瘤效果。因此，临床中选择氩气刀治疗气道腔内肿瘤最常见。本例患者入院前因"食道肿瘤"行手术治疗，手术范围较大，术后未进一步治疗，此次入院后发现呼吸系统和消化系统同时受累，已无手术机会，如何通过非手术方法缓解患者临床症状，提高生活质量是十分棘手的问题。结合患者经术前影像学及支气管镜检查发现左主支气管内瘤体组织较大，且病变深度已侵犯左肺上、下叶支气管，经综合考虑后给予安全性更高的支气管镜下氩离子体凝固术（APC）治疗，术后患者未见不良反应，且呼吸困难症状明显改善，不受体位限制，能日常活动，为该类患者治疗提供了可以选择的有效方法。

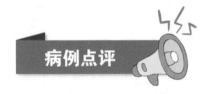

病例点评

临床中氩气刀治疗麻醉时建议使用喉罩，相比于普通气管插管用时短，对患者血流动力学影响小，气管镜操作空间更大，便于肿瘤组织或坏死物取出，但术中漏气量较普通气管插管明显增加，需注意与麻醉医师沟通设置机械通气相关参数，避免影响通气情况。

氩气刀治疗不同部位病灶疗效有一定差异，与气道内空间大小及气道直线距离存在一定正性关系。对于临床中 APC 治疗叶支气管管腔内病灶时需慎重，因为叶支气管管壁相对较薄，穿孔概率高，操作难度大，风险明显增加。

氩气刀治疗气道腔内病变并发症发生率约为 2.8%，主要为气胸、纵隔气肿和皮下气肿等，一般程度较轻，无须特殊处理即可自愈。目前尚无文献报道APC治疗过程中出现气道管壁穿孔之类的严重并发症，仅部分病例存在少量出血，给予局部止血即可好转。

对于没有手术机会或手术条件的气道内肿瘤患者，氩气刀治疗可解除气道肿瘤引起的阻塞，可作为放疗、化疗之外综合治疗的有效手段之一，迅速改善临床症状，延缓生存时间，提高生活质量。此外，氩气刀治疗操作简单，有效性好，安全性高，并发症少，临床上值得积极推广使用。

参考文献

1. 李晔，王知力．乳腺炎性纤维母细胞瘤1例报告．解放军医学院学报，2014，35（11）：1167-1168.

2. 胡德焰．成人腹腔内炎性肌纤维母细胞瘤1例报道及文献复习．中国医药指南，2009，7（10）：295.

3. 李强．呼吸内镜学．上海：上海科学技术出版社，2003：214-223.

4. 王洪武．电子支气管镜的临床应用．北京：中国医药科技出版社，2009：188-212.

5. SUTEDJA G，BOLLIGER C T. Endobronchial electrocautery and argon plasma coagulation. Interventional Bronchoscopy Progress in Respiratory Research，2004，30（1）：120-132.

6. 杨震，姜丹丹，田庆，等．支气管镜介入治疗顽固性气胸的进展．中华腔镜外科杂志（电子版），2014，7（4）：60-63.

（杨震 朱强）

病例 50　原发性中央型肺鳞状细胞癌（右上叶前段支气管 + 中央型气道 V 区，支气管动脉栓塞 + 支气管镜内削瘤 + 氩氦刀）

病历摘要

基本信息

患者男性，80 岁。

主诉：主因间断气喘 2 年，加重 1 个月。

现病史：患者于 2 年前无明显诱因出现气喘，偶有咳嗽、咳少许白痰，无咯血、胸痛、发热，到当地医院行胸部 CT 示右肺上叶后段肺门旁占位，大小约 3.5 cm×3.47 cm，考虑肺癌可能性大，纵隔及两肺门稍高密度淋巴结，行气管镜下活检示（右上叶支气管）鳞状细胞癌，未行进一步治疗。1 个月前患者气喘加重，活动后明显，平地行走 100 米即出现，并出现痰中带血，10 天前出现咳嗽、咳少许白痰，无发热、胸痛、胸闷、头痛、盗汗，于当地医院复查胸部 CT 示右上叶占位较前增大，并阻塞性肺不张、纵隔淋巴结肿大，现为进一步治疗来本院，门诊以"肺癌"收入我科。病程中，患者精神、食欲、睡眠可，大小便正常，体力下降，体重无变化。

既往史：28 年前诊断为糖尿病。诊断高血压 12 年。诊断冠心病 12 年。20 年前因阑尾炎行阑尾切除术。发现肾功能不全 2 年，1 周前当地查肾功能正常。1 年前发现甲状腺功能异常，现服用优甲乐 1 片，每日 1 次。对青霉素过敏，对酒精过敏。

个人史：生于原籍，否认有长期疫病区居住史，否认有长期有毒、有害物质接触史，吸烟 40 支 / 日，约 30 年，戒烟 2 年，无饮酒史。

家族史：已婚，育有 1 女 1 子，配偶及其儿女体健。父母已故，死因不详，5 个姐妹患糖尿病，否认家族肿瘤病史。

体格检查

体温 36.5 ℃，脉搏 80 次 / 分，呼吸 21 次 / 分，血压 120/80 mmHg。KPS 评分 90 分，PS 评分 0 分，气促评分 3 分，神志清，口唇无发绀，胸廓无畸形，右上肺呼吸音稍减低，未闻及明显干、湿啰音，心率 80 次 / 分，律齐，各瓣膜听诊区未闻及杂音，腹软，无压痛及反跳痛，双下肢无水肿。

辅助检查

2016 年 8 月 3 日外院头、胸部 CT 示右肺上叶占位并肺不张，考虑中央肺癌，侵犯肺动脉主干、右肺上叶及中叶肺动脉，纵隔内肿大淋巴结，转移不除外，胆囊结石，脑萎缩，散在腔梗。

初步诊断

原发性右肺中央型肺癌（鳞状细胞癌 T3N3M0 Ⅲ b），纵隔淋巴结转移可能性大（Ⅳ区、Ⅵ区、Ⅶ区），右肺阻塞性肺不张，高血压病 3 级（极高危），糖尿病，冠状动脉粥样硬化性心脏病，高脂血症，腔隙性脑梗死，甲状腺功能减退。

确定诊断

原发性右肺中央型肺癌（鳞状细胞癌 T3N3M0 Ⅲ b），纵隔淋巴结转移可能性大（Ⅳ区、Ⅵ区、Ⅶ区），右肺阻塞性肺不张，高血压病 3 级（极高危），糖尿病，冠状动脉粥样硬化性心脏病，高脂血症，腔隙性脑梗死，甲状腺功能减退。

鉴别诊断

患者诊断明确，无须鉴别。

治疗

治疗原则：改善通气，保持气道通畅，延缓肿瘤进展。

入院后完善检查：鳞状上皮细胞癌相关抗原（雅培）2.80 ng/mL 轻度升高，血清骨胶素 CYFRA21-1（罗氏）CYFRA21-1 56.0 ng/mL 升高，于 2017 年 8 月 7 日行肿瘤靶动脉栓塞，术中予吉西他滨及适量栓塞微粒行栓塞化疗。于 2017 年 8 月 10 日行气管镜下治疗：全麻下经口插入硬镜，经硬镜进软镜，会厌、声门结构正常，气管管腔通畅，黏膜正常，未见新生物，隆突锐利。左主支气管及分支各叶、段支气管管腔通畅，黏膜光滑，未见新生物。右主支气管开口可见新生物（图 50-1A），管腔狭窄约 40%，镜身（外径 5.9 mm）可以通过，肿物基底部位于右上叶，开口被完全阻塞，新生物形状不规则，表面粗糙，被覆大量坏死物，触之易出血，肿瘤呈管内 + 管壁 + 管外型，给予圈套器套取、CO_2 冻取、活检钳钳取削瘤，肿瘤大部分削除，管腔较前明显增宽，狭窄约 50%（图 50-1B），管腔内溢出大量脓性分泌物，右上叶前段开口未见，尖段及后段开口可见，黏膜不平，表面被覆坏死物。右中间段及下叶各段开口通畅，黏膜光滑。于右上叶开口处予以药物（顺铂 10 mg＋恩度 15 mg）黏膜下多点注射（图 50-1C）。术中出血，予冰盐水局部喷洒及氩气刀电凝止血后血止，术后无活动性出血。

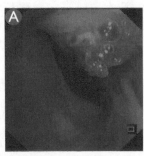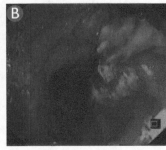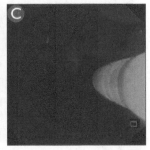

A：气管镜下右主支气管（Ⅴ区）新生物堵塞管腔；B：气管镜下右主支气管削瘤后管腔较前通畅；
C：支气管镜下肿瘤基底部黏膜下药物注射。

图 50-1　支气管镜下表现

2017 年 8 月 11 日于 CT 引导下行氩氦刀靶向治疗（图 50-2A），依据靶区控制原则确定冷冻 12 分钟＋复温 2 分钟为一个治疗循环，共 2 个治疗循环，复扫冰球覆盖靶区 95% 以上（图 50-2B），可见微量气胸，CT 引导下右前胸壁置管引流，术后安返病房。经吸氧治疗 3 天后复查胸片气胸消失。2017 年 8 月 15 日复查气管镜，清理坏死物，并再次于右上叶开口处予以药物（顺铂 10 mg＋恩度 15 mg）黏膜下多点注射。治疗后患者病情平稳出院。

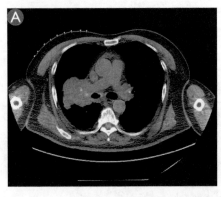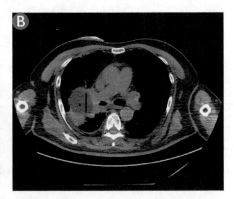

A：右侧肺门部肿块影；B：氩氦刀治疗后右侧肺门部肿块密度变低。

图 50-2　胸部 CT

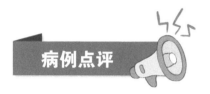

病例分析

患者高龄，无法耐受全身化疗，患者及家属要求行局部治疗，给予患者靶动脉栓塞、气管镜下介入治疗、氩氦刀等介入治疗，保证患者通气，延缓肿瘤进展，减轻肿瘤负荷。

病例点评

肺癌的发病率和死亡率均居我国恶性肿瘤的首位，其中 80% ~ 85% 为非小细胞肺癌，大约 70% 的非小细胞肺癌确诊即为晚期，失去手术切除机会。肺癌如瘤体较大，血运丰富，考虑无手术机会，且患者不能耐受全身化疗时，可先行支气管动脉栓塞化疗，减轻后续气管镜及氩氦刀介入治疗中的出血风险，同时可行经导管动脉化疗。大气道内肿瘤可行支气管镜介入治疗。肿瘤局部消融治疗可减轻肿瘤负荷，目前的消融技术包括：热消融和冷消融，主要包括射频消融、微波消融、冷冻消融、激光消融和高强度聚焦超声消融等。氩氦刀靶向治疗系统是由多探头、高精度及快速冷冻、急速复温的手术系统。通过影像系统将氩氦刀准确插入至肿瘤体内，通过氩气在刀尖的急速膨胀产生制冷作用，在极短的时间内将肿瘤病变组织冷冻至 -140 ~ -170 ℃，可使冰晶迅速在细胞内外、微静脉、微动脉内形成，细胞破裂，小血管破坏。其后通过氦气的作用迅速复温。复温的过程中，冰晶膨胀，冰球破裂，对肿瘤组织具有极大的破坏性。氩氦刀冷冻消融可以明显减少肿瘤负荷。对于直径＞ 3 cm 的病灶可行氩氦刀治疗，可减轻肿瘤负荷 90% 以上。

参考文献

1. 王洪武，周云芝，李冬妹，等 . 电视硬质气管镜下治疗中央型气道内恶性肿瘤 . 中华结核和呼吸杂志，2011，34（3）：230-232.

2. 中国抗癌协会肿瘤介入专家委员会. 经导管动脉灌注化疗药物应用原则 - 中国肿瘤介入专家共识. 介入放射学杂志，2017，26（11）：963-970.

3. 王洪武，马洪明，罗凌飞，等. 氩氦刀联合放 / 化疗粒子植入治疗肺癌. 中国肺癌杂志，2009，12（5）：408-411.

（高永平　周云芝）

病例 51　原发性中央型肺鳞癌（中央型气道Ⅴ区，削瘤）

基本信息

患者男性，58岁。

主诉：右肺上叶切除术后3年余，间断咯血3月余。

现病史：患者2013年11月无明显诱因开始出现刺激性咳嗽，无痰，无发热，无胸痛，无胸闷，无盗汗，无咯血，未诊治。2014年3月就诊战略支援部队特色医学中心查胸片考虑肺部感染，给予抗感染治疗3天，症状无好转，行胸部CT检查显示右上肺占位。于外院行支气管镜检查发现右上叶支气管占位，活检病理为鳞癌，诊断右上肺鳞癌。2014年4月至2014年5月接受顺铂＋紫杉醇化疗2周期。2014年6月行右上叶切除手术，术后恢复好。2014年7月至2014年8月接受顺铂＋紫杉醇化疗2周期。定期复查。2015年6月行PET/CT检查显示右主支气管壁结节伴高代谢，考虑复发。为进一步治疗于2015年6月来本院住院治疗。

既往史：2型糖尿病11余年，口服二甲双胍及拜糖平。高血压病病史6年，血压最高160/100 mmHg，口服施慧达治疗，平日血压130/75 mmHg左右。否认明确冠心病、肾病等系统性疾病史；否认肺结核、肝炎等传染病史。

个人史：生于原籍，无化学物质、放射性物质、有毒物质接触史，无吸烟、饮酒史。

婚育史：已婚，爱人体健。

家族史：父母体健。否认家族早发性心脑血管疾病病史，否认家族遗传病史。

体格检查

入院后查体：KPS评分90分，气促评分2分，口唇无发绀，浅表淋巴结未触及，双侧胸廓对称，双肺未闻及干、湿啰音，心率80次/分，律齐，心音正常，各瓣膜区未闻及杂音和心包摩擦音。腹软，无压痛、反跳痛。

初步诊断

肺癌（原发性右上肺中央型鳞癌，pT4N0M0，Ⅲa期），新辅助化疗后（顺铂＋紫杉醇，2周期），右上肺切除术后，辅助化疗后（顺铂＋紫杉醇，2周期），右主支气管复发？2型糖尿病，高血压病2级。

鉴别诊断

患者既往曾行气管镜检查及外科手术，病理均证实为鳞癌，故此诊断明确。目前PET/CT检查显示右主支气管壁结节伴高代谢，考虑复发，入院后需再次行气管镜检查，取活检送病理检查进一步明确病变性质。

治疗

治疗原则：行气管镜检查了解气管内病变范围，行气管镜取活检，病理检查进一步确认病变性质，以确定下一步治疗方案。气管镜检查同时可行气管镜削瘤治疗，清除大部分肿物减轻瘤负荷，同时扩宽气道，改善呼吸困难症状。

2015年6月12日支气管镜检查：会厌、声门结构正常。气管通畅，未见新生物。右主支气管见新生物堵塞管腔，病变累及气管下段（图51-1），右主支气管狭窄约70%（图51-2），病变长度1.5 cm。应用圈套器套扎、CO_2冷冻及活检钳钳取肿物，组织送病理检查，治疗后肿物大部分削除，管腔狭窄30%（图51-3、图51-4）。右中下叶管腔通畅。左主支气管及左侧各叶段支气管通畅，黏膜光滑，未见新生物。

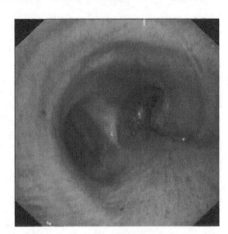

图51-1　气管下段及右主支气管肿物生长

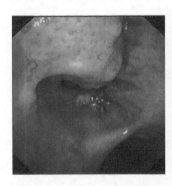

图51-2　右主支气管肿物堵塞

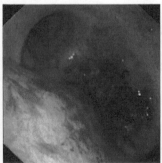

图51-3　气管病变治疗后

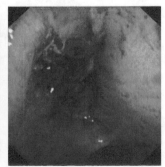

图51-4　右主支气管治疗后

术后病理：（右主支气管）鳞癌。

2015 年 6 月 20 日行气管镜检查，右主支气管原治疗处黏膜表面被覆较多坏死物，予清理坏死组织后于右主开口治疗处多点注射顺铂 10 mg+ 恩度 15 mg，过程顺利。

复诊

2015 年 6 月 27 日气管镜：会厌、声门结构正常。气管通畅，未见新生物。右主支气管原治疗处黏膜表面被覆较多坏死物，管腔狭狭窄 30%（图 51-5、图 51-6），予清理坏死组织后于右主开口治疗处多点注射顺铂 10 mg+ 恩度 15 mg，管腔狭窄 10%。右中下叶管腔通畅。左主支气管及左侧各叶段支气管通畅，黏膜光滑，未见新生物。

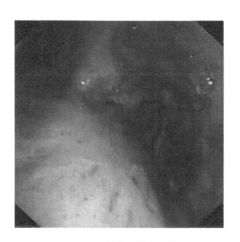
图 51-5　支气管镜下气管下段

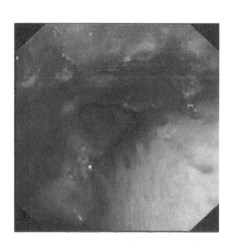
图 51-6　支气管镜下右主支气管

后每周行气管镜下药物注射治疗，于右主开口原病变处多点注射顺铂 10 mg+ 恩度 15 mg，共 4 次，末次气管镜下药物注射时间：2015 年 8 月 14 日。

向患者及家属建议联合全身化疗及局部外放疗，但家属考虑病变局限，全身化疗耐受性差，拒绝进一步放化疗，要求内科保守治疗。

2015 年 11 月 25 日复查气管镜：会厌、声门结构正常。气管通畅，未见新生物。左主支气管及左侧各叶段支气

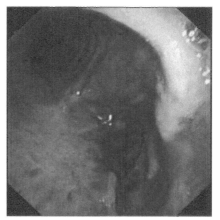
图 51-7　支气管镜下气管下段右主支气管瘢痕样改变，管腔狭窄约 20%

管通畅，黏膜光滑，未见新生物。右主支气管瘢痕样改变，管腔狭窄约20%（图51-7），未见新生物，右中下叶支气管通畅，未见新生物。

病例分析

患者肺癌诊断明确，曾行外科手术及辅助化疗治疗，术后1年肿瘤复发。复发部位位于右主支气管，病变长度约1.5 cm，无法再次行外科手术治疗。患者入院时肿瘤分期为Ⅲa期，如无法行外科手术治疗则建议全身化疗及外放疗。治疗上建议局部治疗联合全身治疗。但家属既往化疗耐受性差，拒绝进一步放化疗。因此，下一步治疗以局部微创治疗为主。

患者病变局限于右主支气管，为宽基底病变，主要为腔内向心性生长，经气管镜介入治疗已清除大部分腔内肿瘤，减轻了瘤负荷。下一步需针对病变基底部进一步治疗，抑制肿瘤生长。目前可选择的治疗方案，气管镜下尽量清除腔内瘤体，管壁内病变可行：①局部化疗药注射抗肿瘤治疗；②光动力治疗；③气管镜下 ^{125}I 放疗粒子植入术治疗；④外放疗。患者胸部 CT 提示管壁病变较薄，^{125}I 放疗粒子有效治疗半径为 1 cm，因此适用于病变厚度大于 1 cm 病灶，如气管壁厚度薄可能出现粒子脱落、粒子对气管壁刺激较大引起剧烈咳嗽等情况，该患者不适宜行放疗粒子植入术治疗。患者拒绝外放疗。因此，本患者入院后给予了气管镜削瘤治疗后，针对肿瘤基底部给予局部注射化疗药治疗。

经支气管镜局部化疗药物注射的机制，是通过支气管镜将化疗药物直接注射到肿瘤所在支气管管壁，可有效提高肿瘤局部药物浓度，降低化疗药物与血浆蛋白的结合，从而达到用量少、疗效佳的目的，同时也一定程度上减少了其不良反应。另一方面，一些药物可以直接进入肺门及纵隔淋巴结转移灶，从而抑制肿瘤的进一步扩散。

病例点评

针对不能耐受或拒绝放化疗的患者局部微创治疗已成为主要治疗手段。针对气管壁病变，有多种气管镜介入治疗方法可供选择，如病变未累及气管全层，可较长时间控制病变。

　　支气管镜介入治疗是中晚期气管癌患者治疗中不可或缺的治疗手段，起到一定的辅助治疗的作用，能够明显改善患者的通气功能障碍，提高患者生存率。

参考文献

　　1. GRONBERG B H，SUNDTROM S，KAASA S，et al. Influence of comorbidityon survival，toxicity and health-related quality of life in patientswith advanced non-small-cell cancerreceiving platinum-doubletchemotherapy. Eur J Cancer，2010，46（12）：2225-2234.

　　2. FIELD K M，MICHEAL M. Part Ⅱ：liver function in onnocology：towardssafer chemotherapy use. Lancet Oncol，2008，9（12）：1181-1190.

　　3. 洪武，张浩波. 中央型气道狭窄的诊断与腔内治疗. 中国肺癌杂志，2011，14（9）：739-743。

（李冬妹　张　楠）

病例 52 原发性肺鳞状细胞癌（中央型气道Ⅶ、Ⅷ区，支气管动脉栓塞 + 削瘤）

病历摘要

基本信息

患者男性，62 岁。

主诉：咳嗽、气促 7 年，咯血 9 天。

现病史：7 年前患者无明显诱因出现咳嗽、咳白痰，伴左侧卧位时气促，无潮热、盗汗，无胸痛、咯血，无不能平卧，在当地县医院经检查诊断为"左下肺鳞癌"，行"左下肺切除 + 淋巴结清扫术"，未化疗。2012 年常规复查提示肺癌复发（未见报告），行伽马刀治疗，总剂量 56 Gy。2015 年出现声音嘶哑，2015 年 11 月 18 日在某科学院附属医院行 PET/CT 示：左下叶肺癌术后，左肺上叶炎症，双肺多个斑点斑片影，纵隔 2R 及 4L 区高代谢淋巴结，考虑转移癌，左侧胸膜增厚伴钙化，右侧腮腺内高代谢结节，混合瘤或 Warthin 瘤可能。于 2015 年 11 月 25 日、2015 年 11 月 26 日、2015 年 11 月 27 日、2015 年 12 月 1 日、2015 年 12 月 2 日行 5 次放射治疗，总剂量约 49 Gy。20 余天前患者开始出现咳嗽，咳白色黏痰，无畏寒、发热，无胸痛，无喘憋、气促，未治疗。9 天前，患者突然出现咯血，为整口鲜血，出血量为 150 ~ 200 mL，于外院行垂体后叶素、氨甲环酸止血治疗，2017 年 11 月 3 日行支气管动脉造影检查，家属述"检查未能明确出血部位"（未见报告），2017 年 11 月 4 日胸部 CT：左肺体积减小、左侧肺门区高密度影，考虑肺癌术后改变，右上肺及左侧残肺部分实变并斑片影，考虑出血或出血吸入可能，左侧残余支气管壁增厚、强化，左侧残肺下部实变影。现患者仍间断痰中带血，为进一步诊治入本院。

既往史：既往 10 年余前间断测血压增高，收缩压最高达 180 mmHg，未治疗，自述近期测血压均正常。10 年余前间断测血糖高，未治疗。否认明确冠心病病史；否认肺结核、肝炎等传染病史，7 年前行"左下肺切除 + 淋巴结清扫术"，术中曾输血，血型 O 型。有青霉素过敏史（皮试阳性）。

个人史：吸烟史 40 年余，7 支 / 日，未戒。

婚育史：已婚，育有 1 子，配偶及子均体健。

家族史：父母已故，否认家族性遗传病及传染病史。

体格检查

KPS 评分 60 分，神志清，全身浅表淋巴结不肿大。左下肺呼吸音低，双肺未闻及干、湿啰音，心音清，律齐，各瓣膜听诊区未闻及病理性杂音。双下肢不肿。

辅助检查

PET/CT（2015 年 11 月 18 日）：左下叶肺癌术后，左肺上叶炎症，双肺多个斑点斑片影，纵隔 2 R 及 4 L 区高代谢淋巴结，考虑转移癌，左侧胸膜增厚伴钙化，右侧腮腺内高代谢结节，混合瘤或 Warthin 瘤可能。

胸部 CT（2017 年 11 月 4 日）：左肺体积减小、左侧肺门区高密度影，考虑肺癌术后改变，右上肺及左侧残肺部分实变并斑片影，考虑出血或出血吸入可能，左侧残余支气管壁增厚、强化，左侧残肺下部实变影。

初步诊断

原发性左下肺鳞癌（pTxN3M0 Ⅲ b 期），左下肺切除 + 淋巴结清扫术后，伽马刀治疗后（56 Gy），纵隔淋巴结转移（2 R 及 4 L 区），射波刀治疗后（49 Gy），咯血，肺部感染。

确定诊断

原发性左下肺鳞癌（pTxN3M0 Ⅲ b 期），左下肺切除 + 淋巴结清扫术后，伽马刀治疗后（56 Gy），纵隔淋巴结转移（2 R 及 4 L 区），射波刀治疗后（49 Gy），咯血，支气管动脉栓塞后，肺部感染。

鉴别诊断

（1）肺脓肿：此病多有高热、畏寒、寒战、咳嗽及咳大量脓臭痰，肺 CT 可见气液平面，无明确毛刺，肿瘤标志物正常。

（2）肺结核：此病多好发于年轻人，多有午后低热、乏力、盗汗等症状，病灶多位于上叶尖后段和下叶背段，病灶周围多无毛刺。需要进一步检查，如 T-SPOT、血沉、痰找抗酸杆菌、支气管镜检查等排除该病。

（3）炎性假瘤：肺部慢性炎症机化，形成团块状炎性假瘤，易与肺癌相混淆。但炎性假瘤往往形态不整，边缘不齐，核心密度较高，易伴有胸膜增厚，病灶长期无明显变化。

治疗

治疗原则：解除气道梗阻，重新开放气道，明确咯血原因。

入院后完善相关辅助检查，给予头孢噻肟舒巴坦钠抗感染，氨溴索化痰，巴曲亭及氨甲环酸止血，并予补充钠氯治疗，2017年11月13日行支气管动脉栓塞，2017年11月15日行气管镜下治疗，全麻下经口进硬镜，经硬镜进软镜，会厌、声门结构正常，气管黏膜光滑，管腔通畅，未见新生物，隆突欠锐利，右主支气管及各叶段支气管管腔通畅，黏膜光滑，未见新生物。左主支气管（Ⅶ区、Ⅷ区）可见结节样肿物阻塞管口，管腔狭窄约90%，镜身（外径4.9 mm）勉强挤过（图52-1A），左上叶开口及左下叶残端可见结节样新生物，并附着大量白色坏死物，左上叶各分支管腔通畅，未见新生物，于左主支气管（Ⅶ区、Ⅷ区）给予 CO_2 冻取、圈套器套取新生物送检 ROSE（可见可疑异型细胞），并留取标本送检病理学检查。术中出血较多，予冰盐水局部喷洒及静脉使用巴曲亭后血止，可见血栓堵塞左主支气管开口，予圈套器套取、活检钳钳血栓后管腔较前增宽，狭窄约50%（图52-1B），术后无活动性出血。患者咯血原因考虑与残端复发、放疗后黏膜改变有关，随时可能出现大咯血，患者咯血基本消失出院。

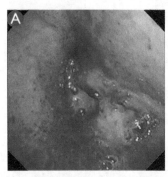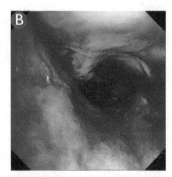

A：左主支气管（Ⅶ区、Ⅷ区）可见结节样肿物阻塞管口，管腔狭窄约90%；
B：左主支气管（Ⅶ区、Ⅷ区）支气管镜下治疗后狭窄约50%。

图52-1 支气管镜下表现

复诊

2018年1月患者再次因咯血入院，入院次日突发大咯血去世。

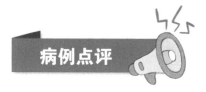

病例分析

　　患者咯血原因考虑：①左下肺手术残端复发；②放疗后气管黏膜损伤。治疗方案包括：①内科止血保守治疗；②择期行支气管动脉造影，如明确出血部位则给予栓塞处理，风险包括胸痛、发热、暂时性咯血加重、胸闷等，甚至截瘫；③支气管镜下治疗：尽量明确咯血部位及原因，并取病理明确是否存在肿瘤复发，如管腔狭窄明显可予削瘤处理，必要时放置气管支架。

病例点评

　　对于所有拟接受支气管镜诊疗操作的患者均应在术前对其发生大出血的潜在风险进行评估，包括详细询问患者的病史，进行全面体格检查，心、肺功能测定，行必要的实验室和胸部影像学检查。对于拟行支气管活检或穿刺针吸活检的患者应在术前检测血小板计数、凝血酶原时间和部分凝血活酶时间。患者一旦发生大出血后，气道内的积血常会溢入健侧气道和肺内，严重影响肺的通换气功能。患者取患侧卧位后，可有效防止患侧肺内的积血溢入健侧肺，同时亦可使已经残留于健侧肺内的积血通过咳嗽排出体外，这对于改善患者的通换气效率、有效提升血氧饱和度有极其重要的意义。对于未建立人工气道的患者应在保持气道开放的同时，迅速建立人工气道。对于支气管循环系统来源的大出血，支气管动脉栓塞是有效的非手术治疗方法，其即刻止血率高达 73% ～ 98%。

参考文献

　　1. DWEIK R A, STOLLER J K. Role of bronchoscopy in massivehemoptysis. Clin Chest Med, 1999, 20（1）：89-105.

　　2. JIN F, MU D, CHU D, et al. Severe complications of bronehoscopy. Respiration, 2008, 76（4）：429-433.

3. LORDAN J L, GASCOIGNE A, CORRIS P A. The pulmonary physician in critical care * Illustrative case 7: Assessment and management of massive haemoptysis. Thorax, 2003, 58 (9): 814-819.

4. NAJARIAN K E, MORRIS C S. Arterial embolization in the chest. J Thorac Imaging, 1998, 13 (2): 93-104.

5. DU RAND I A, BARBER P V, GOLDRING J, et al. Summary of the British Thoracic Society guidelines for advanced diagnostic and therapeutic flexible bronchoscopy in adults. Thorax, 2011, 66 (11): 1014-1015.

6. 中华医学会呼吸病学会. 支气管镜诊疗操作相关大出血的预防和救治专家共识. 中华结核和呼吸杂志, 2016, 39 (8): 588-591.

（陶梅梅　张　楠）

病例 53　原发性中央型肺鳞状细胞癌（中央型气道 Ⅶ、Ⅷ区 + 舌叶支气管，支气管动脉栓塞 + 削瘤 + 手术切除）

病历摘要

基本信息

患者男性，79 岁。

主诉：咳嗽、咳痰 1 年，咯血 5 个月。

现病史：1 年前患者无明显诱因出现间断咳嗽，咳少量白痰，无畏寒、发热，无胸痛、咯血，无喘息、气促，未就诊。5 个月前，患者在上述症状基础上出现咯血，为痰中带鲜血丝，晨起明显，不伴胸痛，无潮热、盗汗，无呼吸困难，2017 年 5 月 26 日行胸部 CT 示 "右肺上叶条索影结节灶，左主支气管内可疑占位"，予以口服药（具体不详）治疗后症状无缓解。2017 年 9 月 8 日患者复查胸部 CT 提示 "左主支气管内肿块"，行支气管镜提示左主支气管距隆突 2 cm 处黏膜弥漫小结节，2.5 cm 处新生物，触碰时出血，管腔阻塞 60%，局部喷洒冰盐水后血止，气管镜（外径 5.9 mm）不能进入远端管腔，未行活检，气管、隆突及右主支气管及分支支气管管腔通畅。患者未进一步治疗出院。1 周前患者出现喘憋，稍活动即明显，夜间尚能平卧，无明显咳痰，无发热及盗汗，为进一步诊治入本院。

既往史：高血压病史 10 余年。

个人史：吸烟史 40 余年，20 支 / 日，已戒半年，否认酗酒史。

婚育史：已婚，所育 1 子 1 女体健，爱人有直肠癌病史。

家族史：父亲患食道癌，母亲患宫颈癌，一妹患冠心病，否认家族其他遗传病史。

体格检查

KPS 评分 50 分，PS 评分 2 分，气促评分 3 分，神志清，精神可，全身皮肤无黄染，全身浅表淋巴结未触及肿大。口唇无发绀，咽无充血，双侧扁桃体不大。双侧呼吸动度对称。左肺呼吸音明显减低，双肺未闻及干、湿啰音。双下肢无水肿。

CT（图 53-1）（2017 年 9 月 7 日）：左主支气管肿块，右肺纤维硬结灶，两肺下叶炎症。

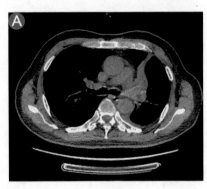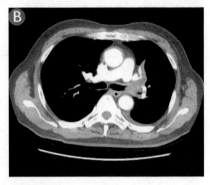

A：纵隔窗；B：增强：左主支气管肿块，轻度增强。

图 53-1　胸部 CT 表现

支气管镜（2017 年 9 月 6 日）：左主支气管距隆突 2 cm 处黏膜弥漫小结节，2.5 cm 处新生物，触碰时出血，管腔阻塞 60%。

超声心动：轻度二尖瓣关闭不全，左室舒张功能减低，左心收缩功能正常，EF 69%。

头颅平扫 MRI：脑内多发陈旧性腔隙性脑梗死，脑白质脱髓鞘病变。

骨扫描正常，双颈部超声未见异常肿大淋巴结，肝、胆、胰、脾、双肾超声未见明显异常。

初步诊断

左主支气管内新生物性质待定，肺癌可能性大，左肺阻塞性肺炎，高血压病 1 级。

确定诊断

原发性肺癌（鳞癌左主支气管 T2aN0M0，Ⅰb），左肺阻塞性肺炎，高血压病 1 级。

鉴别诊断

（1）肺部良性肿瘤及支气管腺瘤：如结构瘤、软骨瘤、纤维瘤等都较少见，但都须与周围型肺癌相鉴别，一般良性肿瘤病程较长，增长缓慢，临床上大多没有症状，X 线摄片上常呈圆形块影，边缘整齐，没有毛刺，也不呈分叶状。支气管腺瘤是一种低度恶性的肿瘤，常发生在年龄较轻的女性群体中，多起源于较大的支气管黏膜，因此临床上常有支气管阻塞引致的肺部感染和咯血等症状，经支气管镜检查常能做出诊断。

（2）肺结核：特别是肺结核瘤（球）有时很难与周围型肺癌相鉴别。肺结核瘤（球）较多见于40岁以下青年患者，病程较长，少见痰带血，血沉变化少，有16%～28%患者痰中发现结核菌。胸片多呈圆形，见于上叶尖或后段，体积较小，一般直径不超过5 cm，边界光滑，密度不匀可见钙化，16%～32%病例可见引流支气管影指向肺门，较少出现胸膜皱缩，增长慢，如中心液化出现空洞，多居中薄壁且内缘光滑。结核瘤（球）的周围常有散在的结核病灶称为卫星灶。

（3）纵隔恶性淋巴瘤（淋巴肉瘤及霍奇金病）：临床上常有咳嗽、发热等症状，X线片显示纵隔影增宽，且呈分叶状，有时难以与中央型肺癌相鉴别。如果有锁骨上或腋窝下淋巴结肿大，采取活检组织做病理切片常能明确诊断。淋巴肉瘤对放射治疗特别敏感，对可疑病例，可试用小剂量放射治疗，达到5～7 Gy时，常可使肿块明显缩小。这种试验性治疗也有助于淋巴肉瘤的诊断。

治疗

治疗原则：行气管镜下治疗，重新开放气道，缓解患者症状，并明确病理，从而为进一步治疗创造机会。

诊治经过：入院后2017年10月30日行支气管动脉栓塞术，过程顺利，安返病房，2017年11月1日行气管镜下治疗，全麻下经口插入硬镜，经硬镜进软镜，气管管腔通畅，黏膜光滑，未见新生物，中央型气道Ⅶ区、Ⅷ区可见管腔内新生物，形状不规则，表面粗糙，触之易出血，肿瘤呈管壁＋管内型，管腔狭窄约60%（图53-2A），狭窄长度约4 cm，镜身（外径5.9 mm）不能通过，给予圈套器套取、CO_2冻取、活检钳钳取削瘤，肿瘤大部分削除，管腔较前明显增宽，狭窄约30%（图53-2B），气管镜可通过，左肺上下叶开口狭窄，舌叶开口完全闭塞，取组织送检病理及ROSE，ROSE倾向鳞癌，隆突锐利，右主支气管及分支各叶段支气管管腔通畅，黏膜光滑，未见新生物，术中出血，予冰盐水局部喷洒及氩气刀烧灼后血止，患者安返病室，喘憋及咳嗽、咳痰较前好转，复查肺CT可见左上肺较前复张，左侧胸腔积液。病理回报：左主支气管中分化鳞状细胞癌。

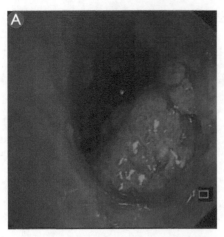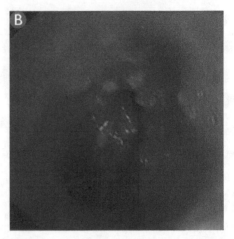

A：中央型气道Ⅶ区、Ⅷ区可见管腔内新生物，形状不规则，表面粗糙，触之易出血，管腔狭窄约60%；B：中央型气道Ⅶ区、Ⅷ区经治疗后狭窄30%。

图53-2 支气管镜下表现

复诊

2017年11月20日患者为进一步治疗就诊于外院，于2017年11月30日在全麻下行左上叶袖状切除术＋纵隔淋巴结清扫术＋胸膜粘连烙断有菌手术，术后恢复可，术后病理结果显示："左主支气管"非角化型鳞状细胞癌，腔内型，2.5 cm×1.0 cm×0.5 cm，侵至支气管壁肌层。下切缘：鳞状上皮重度不典型增生。上切缘、支气管旁淋巴结（0/2）均阴性。"第4组淋巴结"（0/3）、"第6组淋巴结"（0/2）、"第7组淋巴结"（0/15）、"第9组淋巴结"（0/1）、"第10组淋巴结"（0/4）、"第11组淋巴结"（0/2）均阴性。免疫组化："左主支气管"非角化型鳞状细胞癌。肿瘤细胞：CK7（－），CK5/6（＋），TTF1（－），SPA（－），Ki-67（60%），P63（＋），NapsinA（－），Syn（－）。2018年3月28日于上海某医院行PET/CT检查示：左侧胸腔积液（局部包裹）；左肺散在纤维灶，右肺下叶点状钙化灶，两肺慢性炎症，右侧胸膜增厚。于2018年4月3日行气管镜检查示：左总支气管吻合口黏膜隆起、荧光呈绿色，NBI（窄带）见吻合口下缘黏膜下点状血管。镜下病理示（左总支切口上缘支气管黏膜组织活检）鳞状上皮中－重度异型，小区疑有癌变，活检组织少且破碎，请结合临床其他检查综合诊断。现为进一步明确肺部病变，再来本院，2018年5月9日行气管镜下治疗，全麻下经口进软镜，中央型气道Ⅰ～Ⅲ区管腔通畅，黏膜光滑，未见新生物，隆突锐利，右主支气管及分支各叶段支气管管腔通畅，黏膜光滑，未见新生物，左主远端可见手术缝合线，局部黏膜隆起，予活检钳钳取隆起黏膜送检 ROSE 及病理学检查，ROSE 可见核异质细胞，左下叶开口狭窄约 20%，镜身（外径 5.9 mm）顺利通过，黏膜光滑，未见新生物，术中少量出血，冰盐水局部喷洒后血止，术后无活动性出血，病理示重度不典型增生。患者出院。

病例分析

　　累及隆突附近的复杂性中央型气道恶性肿瘤，常危及生命，手术难以切除，放/化疗难以短时间内缓解症状。近年来由于硬质气管镜的应用，特别是气管镜介入技术的发展，可以快速清除气道内的恶性肿瘤，畅通气道，减轻梗阻症状，明显改善患者预后。硬质气管镜插入管不但有侧孔与呼吸机相连，还有粗大的介入通道允许软性气管镜及其他器械进入气道内，大大拓宽了其应用范围，可在直视下进行支架释放、激光消融、氩气刀和冷冻等操作。要快速缓解气道内的梗阻症状，就要准确判断气道内病变的性质。根据病变部位，可分为管内型、管壁型、管外型和混合型。对管内型、管壁型主要采取以圈套、冻取和热消融治疗为主的治疗方法，可快速削除瘤负荷，改善症状。而对管外型可采取内支架置入、放射性粒子植入为主的治疗方法。该患者为管内＋管壁型，故采用镜下削瘤治疗，患者喘憋明显缓解。同时，也为后期的手术切除创造了条件。为防止肿瘤复发，该患者又进行了肺叶切除术，所幸没有淋巴结转移。

病例点评

　　气道恶性肿瘤患者气管镜下治疗以冷冻和氩气刀最常用。混合型病变先消融治疗腔内肿瘤，若还有气道狭窄，可再置入内支架。如为管内型或有蒂的肿瘤，可先用电圈套器套扎组织或肿瘤，若切除的瘤体较大，在软镜下难以取出，且易脱落引起窒息，则在硬镜下结合钳取、冻取等，取出较为简单，不会引起窒息。对基底较宽或肿瘤表面血管丰富或已有出血的肿瘤，则先用氩气刀止血，然后冻切或硬质镜铲除，再随时结合氩气刀止血。比单用软镜操作更为简单、快捷。在削瘤治疗过程中动作需轻柔，CO_2 冷冻冻取时尽量不触碰正常黏膜，以免引起局部支气管黏膜撕裂致气胸。

1. 陈辉民，卢晔，叶惠龙，等 . 肺大咯血纤维支气管镜几种不同介入治疗方法选择时机探讨与安全性评价 . 国际呼吸杂志，2013，33（5）：358-361.

2. 李泳群，冯华松，聂舟山，等 . 支气管软镜下改良冻切法即刻治疗中央型气道肿瘤 . 转化医学杂志，2014，3（3）：136-139.

3. 王洪武，张楠，李冬妹，等 . 中央型气道恶性肿瘤 881 例分析 . 中华结核和呼吸杂志，2014，37（2）：148-149.

4. 徐志宏，盛冬生，黄乃祥，等 . 气管支架置入治疗恶性气管狭窄的临床研究 . 实用放射学杂志，2014，30（10）：1753-1754.

（陶梅梅　张　楠）

病例 54 原发性肺鳞癌（左肺下叶，削瘤 + 支气管动脉栓塞 + 气管镜 + 氩氦刀）

病历摘要

基本信息

患者男性，59 岁。

主诉：发热伴咳嗽、咳痰 3 月余。

现病史：患者 3 月余前无明显诱因出现发热，伴咳嗽、咳痰，为大量白痰，间断可见痰中血丝，发热为持续性，最高体温可至 38.7 ℃，口服退烧药后体温可恢复正常，当地医院行胸片检查后未见明显异常。2 月余前患者出现双下肢水肿伴四肢关节肿痛，就诊于当地医院，肺 CT 提示双肺肺炎，左肺下叶占位性病变，肿瘤标志物未见异常，给予抗感染等对症支持治疗后症状好转出院。后为明确占位性病变性质再次就诊于当地医院，复查肺 CT 示考虑左肺下叶周围型肺癌伴纵隔内及左肺门淋巴结肿大，病变较前增大。痰脱落细胞未见阳性结果，支气管镜检查：未见明显异常。全身骨显像示右肩、右侧肘部骨代谢异常活跃。给予抗感染等对症治疗后（具体不详）症状未见明显好转。2017 年 1 月 22 日再次复查肺部 CT 示左肺下叶占位性病变，并左肺门淋巴结肿大，对比前片示左肺下叶病灶及左肺门淋巴结体积均增大，反复查痰脱落细胞，找到鳞癌细胞 1 次，找到可疑鳞癌细胞 1 次。当地医院行气管镜检查：气管隆突锐利，气管及左右主气管通畅，左下叶基底干开口外压性狭窄，左肺下叶 B10 开口可见一约黄豆大小的息肉样物，左下叶 B10 管腔黏膜轻度肿胀，管腔通畅。余肺各叶、段、亚段未见明显异常。镜下诊断：左肺下叶癌？左肺下叶 B10 开口息肉活检：支气管黏膜及肺组织见慢性炎细胞浸润，局部肺泡上皮增生。左下叶 B10 灌洗液：送检标本内均为血性成分，未见恶性细胞。2017 年 2 月 13 日行 PET/CT 检查示：①左肺下叶高代谢团块，考虑肺癌，伴灶周阻塞性炎症；纵隔（7 组）及左肺门淋巴结转移癌。②双肺局限性肺气肿；双肺炎性条索影；右肺中叶及下叶钙化灶；纵隔及双肺门淋巴结钙化；主动脉及冠脉硬化。③肝右叶钙化灶；胆囊炎；前列腺钙化。余未见明显异常。患者入院后反复查血常规 WBC 最高达 31.16×10^9/L，NE 最高达 26.10×10^9/L，Hb 120 g/L，PLT 445×10^9/L；查骨髓涂片：①骨髓有核细胞形态未见明显异常；②外周血分叶细胞比例增高。先后予美罗培南、替考拉宁、伏立康唑、头孢吡肟、米卡芬净等抗感染治疗后，复查 WBC 13.16×10^9/L，但患者仍有间断发热，近 1 个月右肩部疼痛至不能抬起，肌力无明显下降，发热时左侧腹痛明显，热退后疼痛可缓解。为行进一步诊治，以"肺癌"收入我科。

既往史：否认其他病史。

个人史：吸烟史 40 年，60 支 / 日，偶尔饮酒，无其他特殊。

婚育史：无特殊。

家族史：父亲因"肺癌"去世，母亲高龄去世，兄弟姐妹 7 人，有 1 妹为"肠癌"患者。

体格检查

KPS 评分 80 分，PS 评分 2 分，气促评分 1 分。神志清，精神可，右肩部抬举不能，肌力无明显下降，血压 90/65 mmHg，双肺呼吸音粗，双下肺呼吸音低，未闻及明显干、湿啰音，心率 80 次 / 分，律齐，各瓣膜区未闻及杂音，腹软，有压痛，无反跳痛，双下肢不肿。

辅助检查

2017 年 2 月 13 日外院 PET/CT 示：①左肺下叶高代谢团块，考虑肺癌，伴灶周阻塞性炎症；纵隔（7 组）及左肺门淋巴结转移癌。②双肺局限性肺气肿；双肺炎性条索影影；右肺中叶及下叶钙化灶；纵隔及双肺门淋巴结钙化；主动脉及冠脉硬化。③肝右叶钙化灶；胆囊炎；前列腺钙化。余未见明显异常。

初步诊断

肺癌（原发性左下肺鳞癌 T3N2M0 Ⅲ a 期），纵隔及左肺门淋巴结转移，双侧肺炎，双肺局限性肺气肿，胆囊炎，前列腺钙化。

确定诊断

肺癌（原发性左下肺鳞癌 T3N2M0 Ⅲ a 期），纵隔及左肺门淋巴结转移，双侧肺炎，双肺局限性肺气肿，低蛋白血症，糖耐量异常，轻度贫血，反流性食管炎，脾大，癌性疼痛，胆囊炎，前列腺钙化。

鉴别诊断

患者诊断明确，无须鉴别。

治疗

治疗原则：解除气道阻塞、明确病理、改善症状，抗肿瘤治疗。

2017 年 2 月 23 日气管镜检查，全麻下经口插入硬镜，经硬镜进软镜。气管通畅，黏膜光滑，腔内见中量黏稠分泌物，予保护性毛刷刷检送细菌学检查。隆突锐利。右主支气管及分支各叶、段支气管管腔黏膜光滑，未见新生物。左主支气管及左上叶支气管开口通畅，黏膜光滑。左肺下叶背段通畅，基底段开口呈外压性狭窄，局部黏膜增厚、隆起，触之易出血，肿瘤呈管内 + 管壁 + 管外型，管腔狭窄约 80%（图 54-1A），镜身（外径 5.9 mm）不能通过。局部给予活检钳钳取增厚黏膜送病理检查，并给予氩气刀烧灼，治疗后管腔狭窄约 70%（图 54-1B）。给予超声内镜检查可探及病灶（图 54-1C）。术中出血，予冰盐水局部喷洒及氩气刀凝血止血后血止，术后无活动性出血。

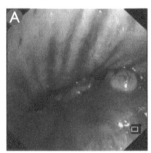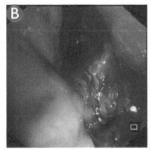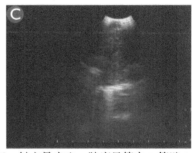

A：左下叶基底段开口呈外压性狭窄，局部黏膜增厚、隆起，触之易出血，肿瘤呈管内 + 管壁 + 管外型，管腔狭窄约 80%；B：左下叶基底段开口局部给予活检钳钳取增厚黏膜送病理检查，并给予氩气刀烧灼，治疗后管腔狭窄约 70%；C：超声内镜检查可探及左下叶病灶。

图 54-1　支气管镜下表现

2017 年 2 月 27 日气管镜病理结果回报示"左肺下叶"非小细胞癌，考虑为鳞状细胞癌。

2017 年 2 月 27 日靶动脉栓塞化疗。患者仰卧，右侧腹股沟区消毒铺巾，局部麻醉，股动脉穿刺成功后置入 5F 动脉鞘，5F 造影导管超选择插管行双侧支气管动脉造影。DSA 显示左肺门及左下肺实质不规则团块状肿瘤，呈不均匀浓密肿瘤染色，局部血流灌注明显增加，肿瘤血供来源于双侧支气管动脉分支，肿瘤血管迂曲增粗，紊乱堆积，部分成包绕分布。以双侧支气管动脉分支为靶血管，微导管进一步超选择插管，位置准确后行栓塞化疗，共用吉西他滨 400 mg、洛铂 20 mg 及栓塞微粒适量。过程顺利，安返病房。

2017 年 3 月 6 日氩氦刀治疗（图 54-2）俯卧位扫描，以左肺肿瘤为靶灶，明确肿瘤位置、大小、形态及其与邻近结构关系，依据扫描图像制定三维治疗计划，确定氩氦消融针 4 把穿刺，确定左侧后胸壁皮肤穿刺点，确定穿刺深度及角度。局部消毒铺巾，局部麻醉下以专用氩氦消融针穿刺，经 CT 引导确认冷针位置准确，启动治疗。依据靶区控制原则确定冷冻 10 min+ 复温 2 min 为一个治疗循环，共 2 个治疗循环后拔除氩氦消融针，再次扫描显示组合冰球覆盖靶灶超过 95%，穿刺点予以消毒包扎。全过程顺利，安返病房。

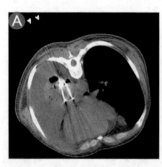 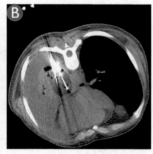 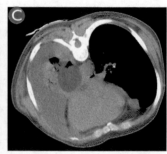

A、B：依据扫描图像制定三维治疗计划，确定氩氦消融针 4 把穿刺，确定左侧后胸壁皮肤穿刺点，确定穿刺深度及角度，经 CT 引导确认冷针位置准确，启动治疗；C：氩氦消融后再次扫描显示组合冰球覆盖靶灶超过 95%。

图 54-2　胸部 CT 表现

复诊

考虑经济、患者身体情况等因素，转当地医院继续治疗。

病例分析

肺癌发现后仅有不到 30% 的患者可接受外科手术治疗，影像学引导的各种消融技术在肺癌治疗中发挥着较大作用。以射频和微波为代表的热消融和以氩氦刀为代表的冷消融均是在影像学引导下经皮穿刺肿瘤进而进行治疗的消融手段。临床应用越来越广泛，本例患者结合血管栓塞技术，取得良好临床效果。

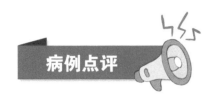

病例点评

晚期肺癌，预后差，治疗难度大，可考虑"海陆空"整合治疗策略，即支气管镜（陆路）、支气管动脉栓塞（海路）及经皮穿刺治疗（空路）解决局部肿瘤病灶。同时，需结合患者的定位、定性、定期（三定原则），采取个体化精确治疗，提高生存质量，延长生存时间。

中央型肺癌或者瘤体较大的肺癌，其主要依靠支气管动脉进行供血，对动脉栓塞具有良好的效果，在延缓肿瘤进展的同时，减少气管镜下操作气道大出血的风险，最大程度地保证临床治疗效果。

影像学引导肺癌冷冻消融包括氩氦刀治疗具有创伤小、安全性高及疗效好的优点，在肺癌的局部治疗中得到广泛应用，但同时需注意可能存在的相关并发症风险。

参考文献

1. 钟辉. 血管介入联合气道介入治疗晚期中央型肺癌合并中心气道重度狭窄患者的临床效果. 医疗装备，2018，1（31）：120-121.

2. 魏颖恬，肖越勇. 影像学引导肺癌冷冻消融治疗专家共识2018版. 中国介入影像与治疗学，2018，15（5）：259-263.

（赵玉达　张　楠）

病例 55　原发性肺鳞癌（食管、气管侵犯，栓塞 + 食管、气管支架置入）

基本信息

患者男性，54 岁。

主诉：活动后胸闷憋气 2 年余，进食困难 2 个月，加重 1 周。

现病史：患者 2 年余前（2015 年春节）无明显诱因出现发热，体温最高可至 39 ℃以上，无咳嗽、咳痰，无咯血，无胸闷憋气等不适，当地医院就诊，检查可见右肺下叶巨大占位，遂于北京某医院就诊，经支气管镜活检确诊肺鳞状细胞癌，家属拒绝行手术治疗，行"紫杉醇 + 奈达铂"化疗 6 周期，化疗后未评效，后行外放疗治疗 45 天（具体不详），偶有咳嗽、咳痰，无明显发热、呼吸困难等不适。2016 年 6 月患者出现气短，间断咯血，为整口鲜血，咯血量较大，当地医院予止血等治疗后好转，复查 CT 考虑病情进展。2016 年 10 月于当地医院行粒子植入，共植入粒子 52 颗（剂量不详），过程顺利。2016 年 12 月起患者出现气短，咳嗽、咳痰，多为黄白痰，间断呕吐胃内容物，偶有呛咳，渐进性进食困难，当地医院复查 CT 示右肺占位粒子植入术后，右肺中下叶肺不张，考虑纵隔淋巴结肿大，右侧少量胸腔积液，食管与占位境界欠清晰，食管中段扩张。患者进食困难持续加重，2017 年 2 月 15 日行电子胃镜检查示食管距门齿 34 cm 可见食道狭窄，黏膜光滑，内镜无法通过。为行进一步诊治，2017 年 2 月 21 日收入我科。

既往史：高血压病史 5 年余，血压最高可至 180/105 mmHg，口服硝苯地平缓释片，血压未规律监测。脑梗死病史 4 年余，口服拜阿司匹林晚 1 片，咯血后未再口服阿司匹林，口服脑心通、辛伐他汀等对症治疗。20 余年前因外伤造成右手中指远端指节缺如。头孢西丁过敏史。否认其他病史。

个人史：吸烟史 30 余年，15 支 / 日，已戒，不饮酒，无其他特殊。

婚育史：无特殊。

家族史：父亲因"膀胱癌"去世，母亲健在，兄弟姐妹 5 人，大哥"肺癌"患者。

体格检查

入院后查体：KPS 评分 80 分，PS 评分 2 分，气促评分 1 分。神志清，精神可，血压 130/90 mmHg，双肺呼吸音较粗，未及明显干、湿啰音，心率 82 次 / 分，律齐，各瓣膜区未闻及病理性杂音，舟状腹，无压痛及反跳痛，双下肢不肿。

辅助检查

2016 年 12 月 21 日胸部 CT：右肺占位粒子植入术后，右肺中下叶肺不张，考虑纵隔淋巴结肿大，右侧少量胸腔积液，食管与占位境界欠清晰，食管中段扩张。

2017 年 2 月 15 日电子胃镜检查示食管距门齿 34 cm 可见食道狭窄，黏膜光滑，内镜无法通过。

初步诊断

肺癌（原发性右肺下叶鳞癌 T4N2M0 Ⅲ b 期），食管侵犯，纵隔淋巴结转移，一线紫杉醇 + 奈达铂化疗 6 周期后，放疗后，粒子植入术后，肺部感染，右肺中下叶不张，右侧胸腔积液，高血压病 3 级很高危组，陈旧性脑梗死。

确定诊断

肺癌（原发性右肺下叶中央型鳞癌 T4N2M0 Ⅲ b 期），食管侵犯，纵隔淋巴结转移，一线紫杉醇 + 奈达铂化疗 6 周期后，放疗后，粒子植入术后，肺部感染，右肺中下叶不张，右侧胸腔积液，高血压病 3 级很高危组，陈旧性脑梗死。

鉴别诊断

患者肺癌诊断明确。进食困难首先考虑肺癌食管侵犯，需与原发性食管癌、良性食管狭窄等相鉴别。

治疗

治疗原则：解除食管阻塞，尽量保证肠内营养，继续抗肿瘤、抗感染等治疗。

2017 年 2 月 27 日靶动脉栓塞化疗。DSA 显示右下肺不规则团块状肿瘤，呈不均匀浓密肿瘤染色，局部血流灌注明显增加，肿瘤血供来源于右侧支气管动脉分支，肿瘤血管迂曲，紊乱堆积，部分呈包绕状。以右侧支气管动脉分支为靶血管，微导管进一步超选择插管，位置准确后行栓塞化疗，共用洛铂 20 mg 及栓塞微粒适量。

2017 年 2 月 27 日食道成形术（图 55-1）。患者仰卧，口咽部表面麻醉后经口置入 180 cm 超滑导丝，交换 5F 造影导管并注入适量造影剂，显示食管胸中段约 6 厘米走行扭曲，局部管壁僵硬，黏膜不规整，管腔完全闭塞。超滑导丝超选择通过病变段入胃，交换 260 cm 支撑导丝并延导丝送入内支架输送器，透视定位准确后释放 16 mm × 140 mm 全覆膜内支架一枚并以球囊导管适度扩张处理。再次造影显示内支架位置准确，开放满意，造影剂通过顺畅，未见异常分流。

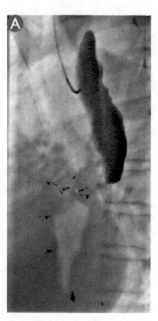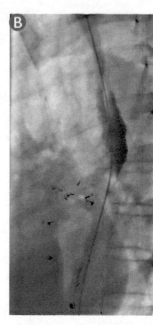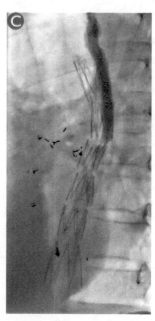

A：食管中段明显狭窄，造影剂无法通过；B：经口置入 180 cm 超滑导丝，交换 5F 造影导管并注入适量造影剂，显示食管胸中段约 6 cm 走行扭曲，局部管壁僵硬，黏膜不规整；C：透视定位准确后释放 16 mm × 140 mm 全覆膜内支架一枚并以球囊导管适度扩张处理。再次造影显示内支架位置准确，开放满意，造影剂通过顺畅，未见异常分流。

图 55-1　DSA 造影表现

复诊

2017 年 3 月起患者出现活动后喘憋，症状进行性加重，2017 年 4 月 25 日行胸部 CT 示右肺膨胀不良，右肺门、右肺下叶及右肺中、下叶支气管周围见软组织影并粒子影，符合肺癌术后改变，右肺支气管受累可能，与食管界限不清，食管支架术后改变；气管下段、双主支气管近端、右中间段支气管变窄，右肺中叶支气管闭塞，右肺中、下叶不张。右肺上叶、左肺上下叶结节，转移不除外。右肺上叶、左肺下叶渗出。双肺间质样变、肺气肿。纵隔淋巴结肿大，右侧胸腔积液。建议考虑予支架置入，家属未同意气管镜下治疗，抗感染治疗病情较前好转后出院。

2017 年 5 月 18 日气管镜检查（图 55-2）。全麻下经口插入硬镜，经硬镜进软镜，气管Ⅰ、Ⅱ区通畅，黏膜光滑，稍充血。Ⅲ区近隆突处黏膜粗糙，血管显露。隆突明显增宽变形，被覆少许坏死物，左右主支气管开口可见肿物生长（管内＋管壁＋管外），内充满大量黄白色黏稠分泌物，左主开口狭窄约 80%，右主开口狭窄约 90%，予保护性毛刷刷检送细菌学检查。予活检钳钳取、CO_2 冻取清除新生物并送病理学检查。治疗后，左主支气管狭窄 30%，可见左上、下叶开口，右主狭窄约 40%，右上叶开口狭窄约 60%，右中间段狭窄约 40%，远端结构不清。在气管镜直视下置入一枚 Y 形金属覆膜支架［规格及型号：MTN-QA-S 16 mm × 50 mm（主）/12 mm × 30 mm（左）/15 mm × 15 mm（右），生产批号 170428002］，支架位置及释放良好。

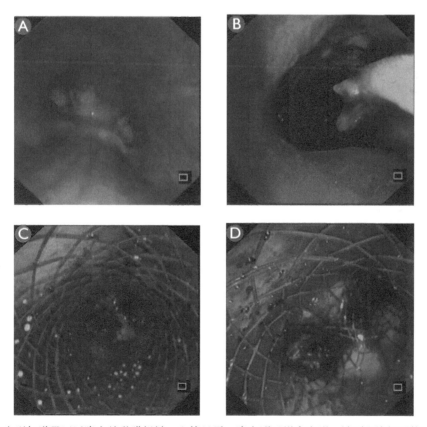

A：中央型气道Ⅲ区近隆突处黏膜粗糙，血管显露。隆突明显增宽变形，被覆少许坏死物，左右主支气管开口可见肿物生长（管内＋管壁＋管外），内充满大量黄白色黏稠分泌物，左主开口狭窄约 80%，右主开口狭窄约 90%；B：冷冻冻取肿物；C、D：治疗后，左主支气管狭窄 30%，可见左上、下叶开口，右主狭窄约 40%，右上叶开口狭窄约 60%；右中间段狭窄约 40%，远端结构不清。

图 55-2　支气管镜下表现

2017 年 6 月 21 日气管镜检查全麻下经口进软镜，气管 I ～ II 区通畅，黏膜光滑，稍充血。中央型气道 III、V、IV、VII 区可见 Y 形金属覆膜支架（规格：16 ～ 50 mm 主 /15 ～ 15 mm 右），支架位置及释放良好，支架上缘炎性反应 2 级，未见肉芽组织增生及坏死物，支架内较多黄色黏性分泌物（++），予保护性毛刷刷检送细菌培养，充分吸引清除。左主内支架下缘炎性反应 1 级，可见肉芽组织增生，狭窄约 30%，表面覆着坏死组织，给予活检钳钳取、氩气刀烧灼坏死组织后狭窄约 20%，左上下叶管腔通畅，未见新生物，右主内支架下缘未见坏死物及肉芽组织增生，右上叶及中间段开口可见，部分被支架遮挡，镜身外径 5.9 mm 不能通过，术中、术后无活动性出血。入院后患者可见营养不良、恶病质表现，期间出现房颤、急性心衰等，考虑与营养支持欠佳、感染重等相关，对症处理后较前好转出院。

病例分析

中央型肺癌属于常见的肺癌类型，发病率相对较高，通常可合并严重的中心气道狭窄、食管狭窄、神经侵犯等表现，造成患者全身情况差，KPS 评分低，丧失外科手术治疗机会，不具有全身化疗指征，或者化疗后效果欠佳，进一步治疗困难。

本例患者原发右下肺中央型肺癌，治疗过程中出现气管侵犯狭窄、食管狭窄导致喘憋、进食困难等，行全身化疗、放疗等效果欠佳，为提高生存治疗、延长生存时间，质量上以局部为主，本例患者在本院及外院分别进行了粒子植入、食管气管双支架置入、血管栓塞等治疗，迅速改善患者临床症状，提高了疗效，同时改善了患者的生命质量，促进预后恢复。

病例点评

肺癌、食管癌或者恶性肿瘤的纵隔淋巴结转移可造成食管、气管同时或者先后狭窄，严重危及患者生命，支架置入是治疗气管、食管狭窄的重要而有效的方法，不仅可以缓解呼吸困难，而且能够缓解进食困难、呕吐等症状。实际操作中要根据患者的相关症状、影像学结果评估，呼吸困难者首先置入气管支架，反之，可先行食管支架置入。双支架置入为晚期呼吸、食管梗阻患者提供了一种姑息治疗的选择。

对中央型肺癌或者瘤体较大的肺癌而言，其主要依靠支气管动脉进行供血，对动脉栓塞具有良好的效果，在延缓肿瘤进展的同时，减少气管镜下操作气道大出血的风险，最大程度地保证临床治疗效果。

参考文献

1. 王洪武，李冬妹，张楠，等．硬质气管镜治疗 810 例次呼吸道病变的疗效分析．中华结核和呼吸杂志，2013，36（8）：626-627.

2. 高继东，钱钧，吕孝军，等．双支架治疗恶性肿瘤引起的食管、气管狭窄．现代肿瘤医学，2018，4（26）：1048-1050.

（赵玉达　张楠）

病例 56 原发性肺鳞癌（中央型气道 Ⅲ、Ⅴ、Ⅵ、Ⅶ区侵犯，削瘤 +Y 形支架置入）

病历摘要

基本信息

患者男性，62 岁。

主诉：发现头部包块 1 年，活动后喘憋 20 余天。

现病史：患者于 1 年前发现右额部头皮包块，约花生米大小，无化脓，诊断不明，未予治疗，平素无恶心、呕吐、头痛，无肢体活动障碍，间断咳嗽、咳少许痰，未在意，无明显活动后喘憋，包块逐渐增大，现直径约 5 cm，为菜花样。20 天前患者无明显诱因出现喘憋，静息状态下即有，轻微活动后明显加重，不能平卧，伴咳嗽、咳少许白痰，无发热，无胸闷、胸痛，无头痛、恶心、呕吐，腹痛、腹泻，无尿频、尿急、尿痛，到外院行胸部 CT 示气管、双侧主支气管占位，气管下段、左右主支气管明显狭窄，行 PET/CT（2017 年 1 月 3 日）示：右肺纵隔旁肿块，代谢增高，考虑肺癌，肿瘤侵犯气管及右侧支气管，右肺上叶不张，纵隔多发淋巴结转移，右侧胸膜多发转移，胸 2 椎体转移，腰 4 ~ 5 椎间盘突出。脑部未见明确异常高代谢征象，额顶部头皮下软组织肿块，代谢增高，考虑转移。头皮肿物活检示中分化鳞癌。患者喘憋明显，为求进一步诊治，2017 年 1 月 19 日门诊以"肺癌"收住我科。

既往史：糖尿病病史 20 年，现皮下注射胰岛素早 20 U 晚 20 U，平素血糖控制差。2 年前因左颈动脉狭窄，行左侧颈动脉支架置入术，术后未服用抗凝药物。否认其他相关病史。

个人史：吸烟史 40 余年，20 支 / 日，偶尔饮酒，无其他特殊。

婚育史：无特殊。

家族史：父亲健在，母亲因"肺癌"去世。

体格检查

入院后查体：KPS 评分 50 分，PS 评分 4 分，气促评分 4 分，神志清，喘息貌，强迫坐位，口唇发绀，胸廓无畸形，双肺呼吸音减低，未及明显干、湿啰音。

辅助检查

2017 年 1 月 3 日 PET/CT 示：右肺纵隔旁肿块，代谢增高，考虑肺癌，肿瘤侵犯气管及右侧支气管，右肺上叶不张，纵隔多发淋巴结转移，右侧胸膜多发转移，胸 2 椎体转移，腰 4 ~ 5 椎间盘突出。脑部未见明确异常高代谢征象，额顶部头皮下软组织肿块，代谢增高，考虑转移。

2017 年 1 月 10 日头皮肿物病理：头皮肿物活检示中分化鳞癌。

2016 年 12 月 27 日超声：颈动脉硬化，左侧颈动脉支架术后。

初步诊断

肺癌（原发性右肺门中分化鳞癌 T4N2M1c Ⅳ 期），纵隔淋巴结转移，气管及右主支气管侵犯，额部头皮转移，胸 2 椎体转移，右侧胸膜转移，右肺上叶肺不张，肺部感染，2 型糖尿病，颈动脉硬化，左侧颈动脉狭窄，左侧颈动脉支架术后。

确定诊断

肺癌（原发性右肺门中分化鳞癌 T4N2M1c Ⅳ 期），纵隔淋巴结转移，气管及右主支气管侵犯，额部头皮转移，胸 2 椎体转移，右侧胸膜转移，右肺上叶肺不张，肺部感染，2 型糖尿病，颈动脉硬化，左侧颈动脉狭窄，左侧颈动脉支架术后。

鉴别诊断

患者诊断明确，可与肺结核、肺部良性肿瘤、肺结节病及淋巴瘤等相鉴别。

治疗

治疗原则：解除气道阻塞、通畅气道、改善症状，抗肿瘤治疗。

2017 年 1 月 19 日气管镜检查及镜下治疗（图 56-1）。全麻下经口插入硬镜，经硬镜进软镜，中央型气道 Ⅲ 区可见新生物，呈管内 + 管壁 + 管外型，形状不规则，表面粗糙，覆盖暗红色血性分泌物及灰白色坏死组织，狭窄程度约 50%，气管镜（外径 5.9 mm）可以通过，给予 CO_2 冻取、活检钳钳取新生物及坏死组织，治疗后管腔较前明显增宽。隆突增宽，可见不规则新生物，中央型气道 Ⅴ 区、Ⅵ 区可见新生物，呈管壁 + 管内型，中央型气道 Ⅴ 区开口管腔狭窄约 80%，气管镜（外径 5.9 mm）不能通过，给予圈套器套取、CO_2 冻取、活检钳钳取新生物及坏死组织，治疗后管腔较前明显增宽，狭窄约 20%，右上叶开口仍不可见，中央型气道 Ⅵ 区管腔狭窄约 40%，气管镜（外径

5.9 mm）可通过，中下叶开口可见，中央型气道Ⅶ区管壁黏膜粗糙不平，管腔稍狭窄，狭窄程度约 10%，中央型气道Ⅷ区、左肺上下叶各段支气管管道通畅，管壁黏膜光滑，未见新生物。术中出血，予冰盐水局部喷洒及氩气刀电凝止血后血止，术后无活动性出血。术后患者气促明显好转，可平卧，气促评分3 分。

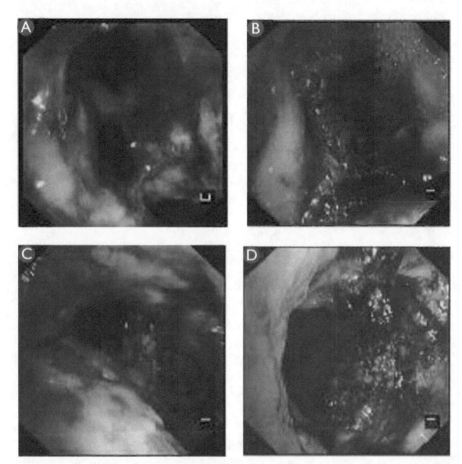

A：中央型气道Ⅶ区管壁黏膜粗糙不平，管腔稍狭窄，狭窄程度约 10%；B：中央型气道Ⅴ区、Ⅵ区可见新生物，呈管壁 + 管内型，中央型气道Ⅴ区开口管腔狭窄约 80%；C：中央型气道Ⅲ区可见新生物，呈管内 + 管壁 + 管外型，形状不规则，表面粗糙，覆盖暗红色血性分泌物及灰白色坏死组织；D：中央型气道Ⅴ区给予圈套器套取、CO_2 冻取、活检钳钳取新生物及坏死组织，治疗后管腔较前明显增宽，狭窄约 20%。

图 56-1　支气管镜下表现（2017 年 1 月 19 日）

2017 年 1 月 20 日本院肺部 CT 示中央型气道Ⅲ ~ Ⅶ区管壁增厚伴软组织密度影，符合恶性肿瘤，延至右肺上叶，包绕并压迫上腔静脉，后缘与食管前壁界限不清，中叶肺不张；纵隔 1R、2R、4R、7R、10R 区淋巴结肿大，考虑转移；胸 3 椎体低密度影，考虑转移；心包少量积液，右侧胸膜少量积液；左肺上叶尖后段微结节，建议定期复查。2017 年 1 月 26 日患者于气管镜室行镜下检查及治疗（图 56-2）。全麻下经口插入硬镜，经硬镜进软镜。中央型气道Ⅲ区可见新生物，呈管内 + 管壁 + 管外型，形状不规则，表面粗糙被覆白色坏死物，触之易出血，狭窄程度约 50%，气管镜（外径 5.9 mm）可以通过。给予 CO_2 冻取、活检钳钳取新生物及坏死组织，治疗后管腔较前增宽，狭窄 40%。隆突增宽，可见不规则新生物，中央型气道Ⅴ区、Ⅵ区可见新生物，呈管壁 + 管内型，Ⅴ区开口被分泌物完全堵塞，给予充分吸引清除，管腔狭窄约 60%，气管镜（外径 5.9 mm）勉强通过，给予 CO_2 冷冻、活检钳钳取新生物及坏死组织，治疗后管腔较前增宽，狭窄约 30%，右上叶开口仍不可见，中央型气道Ⅵ区管腔狭窄约 40%，气管镜（外径 5.9 mm）可通过，中下叶开口可见，中央型气道Ⅶ区管壁黏膜粗糙不平，管腔稍狭窄，狭窄程度约 10%，中央型气道Ⅷ区、左肺上下叶各段支气管管腔通畅，管壁黏膜光滑，未见新生物。在气管镜直视下放置 Y 形金属支架（规格：主 16 ～ 70 mm/ 左 15 ～ 15 mm/ 右 12 ～ 30 mm），支架位置及释放良好。术中出血，予冰盐水局部喷洒及氩气刀电凝止血后血止，术后无活动性出血。

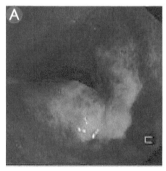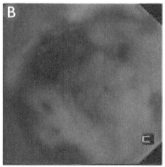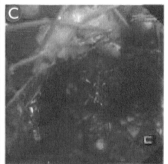

A：中央型气道Ⅲ区可见新生物，呈管内 + 管壁 + 管外型，形状不规则，表面粗糙被覆白色坏死物，触之易出血，狭窄程度约 50%；B：Ⅴ区开口被分泌物完全堵塞，给予充分吸引清除，管腔狭窄约 60%；C：气管镜直视下放置 Y 形金属支架（规格：主 16 ～ 70 mm/ 左 15 ～ 15 mm/ 右 12 ～ 30 mm），支架位置及释放良好。

图 56-2　支气管镜下表现（2017 年 1 月 26 日）

2017 年 1 月 31 日予行气管镜复查，患者因咽痛拒绝行气管镜复查，目前病情尚平稳，要求出院，告知风险、签署自动离院后出院。

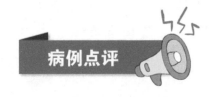

病例分析

　　本例患者肺鳞癌诊断明确，病变侵犯主气管（Ⅲ区）、双侧主支气管（Ⅴ、Ⅶ区）及右中间段支气管（Ⅵ区），造成气道堵塞，病情危重。对发生于大气道的病变，通畅气道是治疗的关键，需根据肿瘤发生的部位和类型采取不同的介入治疗策略。对管内或管壁型肿瘤，可先行削瘤治疗，畅通气道，再结合其他治疗方法。宜采取硬质镜铲切、电圈套器套扎等方法，将肿瘤取出。本例患者因气管镜下削瘤后再度出现喘憋，未能及时行全身化疗，遂行支架置入缓解症状，生命体征平稳状态下再行全身化疗，必要时考虑联合镜下药物注射、粒子支架置入等控制局部病灶进展。

病例点评

　　肺鳞癌是常见的非小细胞肺癌，如病变侵犯气管、隆突及双侧主支气管开口等部位时，往往失去手术治疗机会，或者因手术风险高，患者放弃手术，放化疗起效相对较慢，近年来由于硬质气管镜的应用，特别是气管镜介入技术的发展，可以快速清除气道内的恶性肿瘤，畅通气道，减轻梗阻症状，为进一步行全身化疗及局部放疗提供机会，明显改善患者预后。

　　当肺癌累及中央型气道，高位气道阻塞时应选择硬质支气管镜。硬质气管镜插入管不但有侧孔与呼吸机相连，还有粗大的介入通道允许软性气管镜及其他器械进入气道内，可在直视下进行支架释放、激光消融、氩等离子凝固术（argon plasma coagulation，APC）和冷冻等操作。

　　根据病变分区（八分区）和病变部位（管内型、管壁型、管外型和混合型），对中央型气道内肿瘤采取不同的治疗方法，包括圈套、冻取、热消融、粒子植入（粒子支架和经皮穿刺）及硬镜直接铲切等，要充分掌握适应证，知晓治疗风险。

　　局部介入治疗联合全身治疗，包括放化疗、靶向治疗及免疫治疗等。

参考文献

王洪武. 中央型气道新的八分区方法和恶性气道肿瘤的治疗策略. 临床荟萃, 2016, 31 (11): 1167-1169.

（赵玉达　张　楠）

病例 57 原发性肺鳞癌（中央型气道Ⅴ区 + 右上叶，削瘤）

病历摘要

基本信息

患者男性，60 岁。

主诉：间断咳嗽、咳痰、活动后气短 2 个月。

现病史：患者于 2017 年 4 月 11 日受凉后出现咳嗽、咳痰，为少量白痰，伴 1 次痰中带血，为鲜红色，伴有活动后气短，就诊于当地医院，行胸部 CT 提示右肺上叶渗出性改变，伴软组织密度影。给予抗感染、止咳、化痰、平喘等对症治疗半个月，症状明显好转，建议其半年后复查胸部 CT，观察右肺病变情况。5 月中下旬再次出现上述症状并加重，无发热、咯血、胸痛、胸闷，就诊于当地医院，行胸部 CT：右肺上叶软组织密度病变，右肺上叶支气管内软组织密度病变、右肺上叶局限性肺气肿，双肺间质性炎症，双肺多发小结节，纵隔内肿大淋巴结，双侧胸膜增厚伴钙化。支气管镜检查：声门、气管、隆突正常，右主支气管末端与右上叶开口交界处见两个息肉样肿物。表面血管丰富，见血管搏动。右肺上、中、下各叶段支气管开口正常，左主支气管，左上、下叶各段支气管开口正常，未见肿物。转至本院继续治疗。发病以来，神志清，精神可，饮食、睡眠可，大小便正常，体重无明显变化。

既往史：体健，否认高血压病、糖尿病、冠心病等病史，否认肝炎、结核等传染病病史，否认手术、输血史，无食物、药物过敏史。

个人史：生长于原籍，久居本地，未到过疫区及牧区，无毒物及放射线接触史，吸烟 40 余年，平均 20 ~ 40 支 / 天，偶有饮酒史。

婚育史：已婚，育有 1 子，配偶及儿子均体健。

家族史：父母已逝，死因不详，否认家族中有高血压病、糖尿病、冠心病及肿瘤等病史记载。

体格检查

入院后查体：KPS 评分 80 分，PS 评分 1 分，气促评分 2 分，神志清，精神可，双肺呼吸音对称，双下肺可闻及爆裂音，未闻及胸膜摩擦音，双肺语音传导对称等。心率 76 次 / 分，律齐，各瓣膜听诊区未闻及明显杂音。腹软，无压痛及反跳痛，肠鸣音 3 次 / 分，双下肢无水肿。

辅助检查

2017 年 5 月 25 日胸部 CT：右肺上叶软组织密度病变，建议进一步检查，右肺上叶支气管内软组织密度病变，建议结合支气管镜检查，右肺上叶局限性肺气肿，双肺间质性炎症，双肺多发小结节，纵隔内肿大淋巴结，双侧胸膜增厚伴钙化。

2017 年 6 月 2 日行气管镜检查：声门、气管、隆突正常。右主支气管末端与右上叶开口交界处见两个息肉样肿物。表面血管丰富，见血管搏动。右肺上、中、下各叶段支气管开口正常，左主支气管及左上、下叶各段支气管开口正常，未见肿物。

初步诊断

右肺上叶占位，纵隔淋巴结肿大，双侧肺炎，双肺间质性肺疾病。

确定诊断

肺癌（原发性右肺上叶中央型低分化鳞癌 T3N2M0 Ⅲ b 期），纵隔淋巴结转移，双侧肺炎，双肺间质性肺疾病，肠道菌群紊乱，低蛋白血症，高脂血症。

鉴别诊断

（1）肺结核：患者间断咳嗽，需注意结核。但患者无盗汗、发热、消瘦等结核全身中毒症状，为不支持处。入院后筛查结核检查进一步除外。

（2）炎性假瘤：多有明显肺部感染症状，结节形态多规则，边界清楚，本患者临床表现及影像学特点不支持本病。

（3）肺曲霉病：可表现为咳嗽、咳痰、发热、咯血等症状，影像学上表现为团片影，可有晕征、新月征。但患者无发热、咯血，影像学上表现为右肺上叶肿物影，病史及影像学表现不支持本病诊断，入院行气管镜下取病理进一步除外。

治疗

治疗原则：予气管镜检查进一步明确病理诊断。气管镜下削瘤解除气道阻塞、改善症状。

2017 年 6 月 15 日胸部 CT（图 57-1）及增强 CT（图 57-2）：右肺上叶支气管腔内结节，尖段支气管截断，并远端阻塞性肺炎可能，另双肺散在渗出样变，双下肺为著，纵隔散在多发稍大淋巴结，建议随诊除外异常，冠脉硬化。

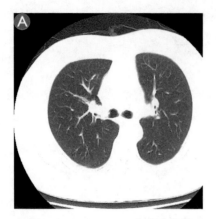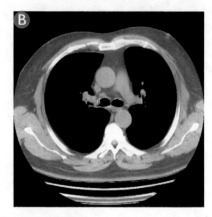

A：右上叶占位；B：右上叶占位纵隔窗。

图 57-1 胸部 CT 表现

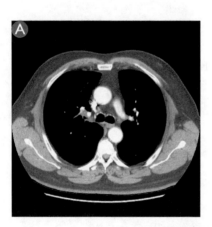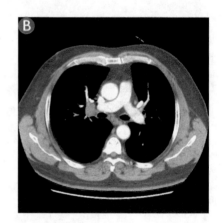

A：右上叶占位纵隔窗；B：右 11 区肿大淋巴结。

图 57-2 胸部增强 CT 表现

2017 年 6 月 21 日行支气管镜检查（图 57-3），全麻下经口插入硬镜，耗时 10 秒，经硬镜进软镜，中央型气道 Ⅰ ~ Ⅲ 区管腔通畅，黏膜光滑，隆突锐利，Ⅴ 区见菜花样新生物，管腔堵塞约 10%，给予圈套器套取削瘤，标本送病理检查，管腔通畅，无狭窄。右上叶开口可见菜花样新生物，表面粗糙，触之易出血，肿瘤呈管内 + 管壁型，无蒂，右上叶开口管腔狭窄约 60%，狭窄长度约 0.5 cm，镜身（外径：5.9 mm）不能通过。给予圈套器套取、CO_2 冻取、活检钳钳取削瘤，标本送病理检查，肿瘤大部分削除，管腔较前明显增宽，狭窄约 10%，气管镜可通过，肿瘤基底部位于右上叶开口及右上叶前段开口，在上述部位给予活检送病理。于右上叶开口及中间段行 EBUS 探查可见淋巴结肿大，弹力纤维成像 2 级，局部行 TBNA 术送病理，部分行 ROSE。右中叶、下叶及其分支各段支气管、左主支气管及其分支各叶、段支气管管腔通畅，黏膜光滑，未见新生物。术中出血，予冰盐水局部喷洒及氩气刀电凝止血后血止，术后无活动性出血。

头颅 CT：左侧基底节区腔隙性脑梗死。脊柱核磁：颈椎退行性改变，颈 6、颈 7 终板炎。颈椎椎间盘退变，颈 4 ~ 颈 7 椎间盘突出。胸 6 ~ 胸 7 椎间盘退变。腰椎退行性变改变。腰 2 ~ 骶 1 椎间盘退变、膨出，腰 4 ~ 腰 5、腰 5 ~ 骶 1 椎间盘突出。腹部 CT：考虑左肾囊肿，必要时做 CT 增强扫描。胸部 CT：左肺下叶不张，气管右移。

病理回示："右上叶前段开口"低分化鳞状细胞癌。"右上叶开口"低分化鳞状细胞癌。"淋巴结 11s"可见少许符合低分化鳞状细胞癌组织。"淋巴结 12"见少许支气管黏膜腺体、渗出和软骨组织。

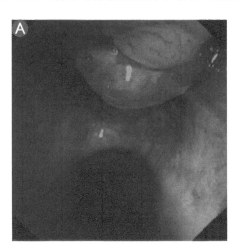
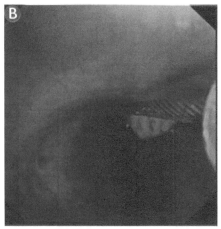
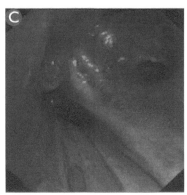
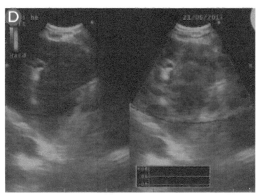

A：右上叶支气管开口肿物；B：圈套器套取肿物；C：右上叶前段支气管开口肿物；D：R11 区淋巴结 EBUS 探查。

图 57-3 支气管镜下表现

复诊

2017年6月28日复查支气管镜（图57-4）。全麻下经口进软镜，会厌、声门未见异常。中央型气道 I ~ Ⅲ 区管腔通畅，黏膜光滑，隆突锐利，Ⅴ区黏膜粗糙增厚，管腔狭窄约10%，右上叶开口黏膜粗糙，表面覆有少量坏死组织，予活检钳钳取清除，右上叶前段开口可见新生物，管腔狭窄约10%。右中叶、下叶各段支气管、左主支气管及分叶各叶、段支气管管腔通畅，黏膜光滑，未见新生物，术中少量出血，予冰盐水局部喷洒后血止，术后无活动性出血。

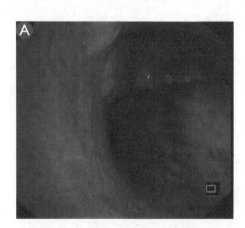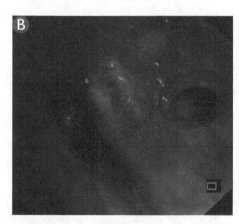

A：右上叶开口黏膜粗糙；B：右上叶前段开口可见新生物，管腔狭窄约10%。

图57-4　支气管镜下表现

病例分析

患者老年男性，有长期大量吸烟史，以间断咳嗽、咳痰、活动后气短2个月为主诉入院，入院后完善胸部CT及增强CT：右肺上叶支气管腔内结节，尖段支气管截断，并远端阻塞性肺炎可能，纵隔散在多发稍大淋巴结。支气管镜检查提示中央型气道Ⅴ区及右上叶开口可见菜花样新生物，表面粗糙，触之易出血，肿瘤呈管内＋管壁型，给予圈套器套取、CO_2冻取、活检钳钳取削瘤，肿瘤大部分削除，肿瘤基底部位于右上叶开口及右上叶前段开口，在上述部位给予活检送病理。于右上叶开口及中间段行EBUS探查可见淋巴结肿大，弹力纤维成像2级，局部行TBNA术送病理，部分行ROSE。病理回报为低分化鳞癌。淋巴结11Rs可见少许符合低分化鳞状细胞癌组织。故右肺上叶中央型低分化鳞癌 T3N2M0 Ⅲ b 期诊断成立。经支气管镜下介入削瘤治疗，减少瘤负荷，缓解症状，后期可辅以化疗或基因治疗控制疾病进展。定期复查支气管镜检查。

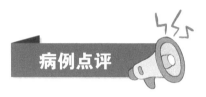

病例点评

肺癌是一种发病率很高的恶性肿瘤，具有极高的病死率，好发于 40 岁以上男性，最常见的组织学病理类型是非小细胞肺癌（non-small cell lung cancer，NSCLC），占全部肺癌的 80% ~ 85%，患者确诊时多已达到晚期，出现转移，错过手术时机。肿瘤治疗包括全身治疗和局部治疗两方面，全身治疗主要为化疗和靶向药物治疗，局部治疗包括靶动脉栓塞、气管镜下介入治疗、放疗等。其中气管镜下介入治疗包括 CO_2 冻取、热消融（激光、微波、APC）、活检钳、电圈套器和硬质镜直接铲取等。对有蒂或瘤体较长的管内型肿瘤适合用电圈套器或活检钳将肿瘤直接切除，切下的肿瘤需迅速用 CO_2 冻取，以免堵塞气道。术前应行增强 CT 扫描，若强化明显，提示病灶内毛细血管多、血流较丰富。对于血供丰富的肿瘤，在行气管镜下削瘤治疗前行肿瘤靶动脉栓塞治疗，可减少削瘤过程中出血风险。EBUS 检查对于肿瘤分期有重要意义。

参考文献

1. 周春容，胡帮聪，曹跃勇，等. 直径大于 3 厘米的周围型肺癌血流动力学的多排螺旋 CT 动态增强扫描研究. 现代生物医学进展，2015，15（18）：3516-3519.

2. HESPANHOL V，MAGALHÃES A，MARQUES A. Neoplastic severe central airways obstruction, interventional bronchoscopy: a decision-making analysis. J Thorac Cardiovasc Surg, 2013, 145（4）：926-932.

（秦　芳　周云芝）

病历摘要

基本信息

患者男性，71 岁。

主诉：右上肺癌术后 8 个月，间断咳嗽、气喘半个月。

现病史：患者 2017 年 1 月无明显诱因出现间断咳嗽、咳痰，伴发热、胸痛，就诊于当地医院，诊断为右肺感染，给予抗感染治疗 1 个月后好转，复查气管镜提示右上支气管新生物，考虑肺癌，2017 年 1 月 17 日于北京某医院行右上中肺切除术，术后病理为鳞状细胞癌。后未行放化疗治疗，自行中药治疗。半个月前患者再次出现间断咳嗽、咳痰伴发热，2017 年 8 月 18 日复查胸部 CT 提示右肺术后改变，右肺门软组织影，侵及右主支气管，下叶气管狭窄，右肺感染，局部小叶间隔增厚，不除外淋巴道转移可能，右肺下叶后基底段小结节，右侧胸膜增厚，右侧少量胸腔积液，左肩胛骨及椎体骨质密度增高影，转移可能。查气管镜提示右主支气管新生物，活检病理示鳞状上皮重度不典型增生，不除外鳞癌。于 2017 年 8 月 21 日行开胸探查术，术中见胸膜广泛粘连，胸腔无积液，打开心包探查，心包内可见肿瘤已侵及心房，质硬，中心型，右余肺不张、实变。手术无法切除后关胸。目前患者间断咳嗽、活动后气喘，为行气管镜下治疗收入本院。患者自发病以来，神志清，精神可，大小便如常，体重下降约 15 kg。

既往史：否认高血压、糖尿病及冠状动脉粥样硬化性心脏病病史，否认肝炎、结核等传染病病史，无外伤史，2014 年行腹部手术，具体不详。无输血史，曾对"头孢"过敏。

个人史：生于原籍，久居本地，未到过疫区及牧区，无毒物接触史，吸烟 30 余年，平均 1 包 / 天，已戒烟 8 个月。饮酒 30 余年，白酒平均 2 两 / 天，已戒酒 8 个月。

婚育史：已婚，22 岁结婚，育有 1 女，爱人体健。

家族史：父母已故，死因不详。否认家族中高血压、糖尿病及肿瘤等遗传相关病史。

体格检查

KPS 评分 60 分，气促评分 3 分，神志清，精神可，全身皮肤无黄染，全身浅表淋巴结未触及肿大。口唇无发绀。右侧胸壁可见手术瘢痕，辅料覆盖无渗出，右侧呼吸动度减弱，语颤减弱，右肺未闻及呼吸音明显减低，左肺呼吸音粗，未闻及干、湿啰音，未闻及胸膜摩擦音。心律齐，各瓣膜听诊区未闻及杂音，腹软，无压痛，双下肢无水肿。

辅助检查

2017 年 8 月 18 日胸部 CT（图 58-1）提示右肺术后改变，右肺门软组织影，侵及右主支气管，下叶气管狭窄，右肺感染，局部小叶间隔增厚，不除外淋巴道转移可能，右肺下叶后基底段小结节，右侧胸膜增厚，右侧少量胸腔积液，左肩胛骨及椎体骨质密度增高影，转移可能。查气管镜提示右主支气管新生物，活检病理示鳞状上皮重度不典型增生，不除外鳞癌。

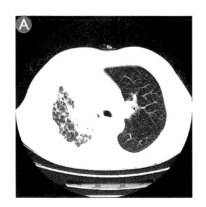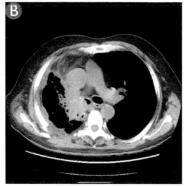

A：肺窗；B：纵隔窗。右肺门软组织影，侵及右主支气管，右主支气管堵塞。

图 58-1　胸部 CT 表现

确定诊断

右上肺癌术后复发（pT4N2M1 Ⅳ期）、纵隔淋巴结转移、右主支气管狭窄、侵犯心房、多发骨转移，右侧胸膜转移，右侧肺炎。

鉴别诊断

（1）肺结核：患者多有乏力、发热、食欲减退、体重下降等结核全身中毒症状，影像学上可表现为渗出性、增殖性病变或多种病变重叠。本患者无明显上述结核全身中毒症状，病理可除外。

（2）炎性假瘤：多有明显肺部感染症状，结节形态多规则，边界清楚，本患者临床表现及影像学特点不支持本病，病理可除外。

（3）肺曲霉病：可表现为咳嗽、咳痰、发热、咯血等症状，影像学上表现为团片影，可有晕征、新月征。但患者无发热、咯血，有声音嘶哑，影像学上表现为隆突处肿物影，不支持本病，病理可除外。

诊疗

治疗原则：气管镜下削瘤治疗维持气道通畅，尽可能保留肺功能，缓解患者呼吸困难症状。

2017 年 9 月 7 日气管镜（图 58-2）：全麻下经口插入硬镜，经硬镜进软镜，气管管腔通畅，黏膜光滑，未见新生物生长，隆突变形，右主支气管（Ⅴ区）开口可见新生物，形状不规则，表面附着坏死物，肿瘤呈（管内 + 管壁 + 管外型），将管腔完全堵塞，给予圈套器套取、CO_2 冻取削瘤，肿瘤部分削除，管腔较前增宽，狭窄约 40%，远端开口未见，仍被肿物阻塞。左主支气管及分支各叶、段支气管管腔通畅，黏膜光滑，未见新生物。术中出血，予冰盐水、巴曲亭局部喷洒及氩气刀烧灼后血止，术后无活动性出血。

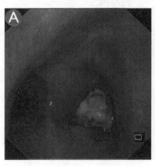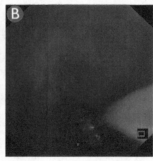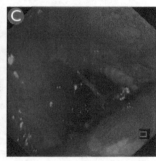

A: 右主支气管（Ⅴ区）新生物完全堵塞；B: CO_2 冻取新生物；C: 治疗后右主远端仍被新生物堵塞。

图 58-2　支气管镜下表现

复诊

2017 年 9 月 14 日气管镜（图 58-3），全麻下经口插入硬镜，经硬镜进软镜，气管管腔通畅，黏膜光滑，未见新生物生长，隆突变形，Ⅴ区开口可见新生物，形状不规则，表面附着坏死物，肿瘤呈（管内 + 管壁 + 管外型），将管腔完全堵塞，给予圈套器套取、CO_2 冻取削瘤，激光烧灼止血，肿瘤部分削除，管腔较前增宽，狭窄约 40%，远端开口可见，镜身（外镜 5.9 mm）不能通过，予肿瘤基底部黏膜多点注射（恩度 30 mg+ 顺铂 20 mg）。左主支气管及分支各叶、段支气管管腔通畅，黏膜光滑，未见新生物。术中出血，予冰盐水、巴曲亭局部喷洒及氩气刀烧灼后血止，术后无活动性出血同时给予美罗培南抗感染，氨溴索化痰等对症支持治疗。患者气喘减轻，病情好转出院。

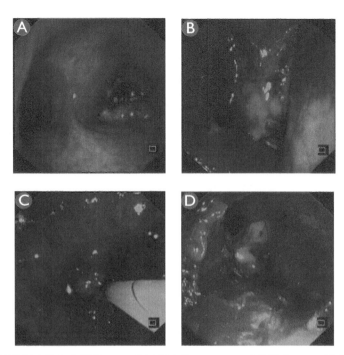

A：治疗前V区被新生物完全阻塞；B：V区新生物；C：CO_2冻取肿物；D：治疗后V区扩宽，右肺下叶开口可见。

图58-3　支气管镜下表现

病例分析

　　原发性肺癌是我国最常见的恶性肿瘤之一。晚期肺癌应采用以全身治疗为主的综合治疗，根据患者的病理类型、分子遗传学特征及患者的机体状态制定个体化的治疗策略，以期最大限度地延长患者生存时间、控制疾病进展程度、提高患者生活质量。在全身治疗基础上针对具体的局部情况，可以选择恰当的局部治疗方法以求改善症状、提高生活质量。随着支气管镜介入技术的快速发展，支气管镜介入腔内治疗支气管内局限性病灶已有非常大的进步。在恶性肿瘤引起中央型气道狭窄的治疗中，常用的技术有氩气刀、冷冻、激光等，合理选择治疗方法有助于促进气道的再通，提高患者的生存质量。对于无法手术的患者气管镜下介入治疗可以改善预后。本例患者为老年男性，肺癌晚期，右主支气管开口被新生物完全堵塞，失去手术机会，家属拒绝放化疗，目前患者呼吸困难明显，解除气道梗阻是关键，气管镜下介入治疗：圈套器套取、CO_2冻取削瘤，解除气道阻塞，减少肿瘤负荷，改善患者呼吸困难、改善生活质量，同时为下一步治疗争取条件。

病例点评

对于中央型气道恶性肿瘤，经气管镜下削瘤治疗后是控制局部肿瘤的重要方法，近期疗效满意。

对于中央型晚期肺癌患者尽量采用支气管镜下介入治疗联合放化疗或靶向治疗等，进行综合性个体化治疗，将取得更好的远期疗效。

参考文献

姚汉清，王正东，朱湘平，等．经支气管镜氩气刀联合高频电刀治疗中央型晚期肺癌 68 例临床分析．江苏医药，2016，42（22）：2447-2450.

（李小丽　周云芝）

中国呼吸内镜介入治疗典型病例集锦（第二卷）

第二篇 恶性气道肿瘤 Malignant airway tumors

病例 59　原发性肺鳞癌（中央型气道Ⅴ、Ⅵ区 + 右上叶，削瘤）

病历摘要

基本信息

患者男性，61 岁。

主诉：刺激性咳嗽伴痰中带血 2 月余，加重伴发热 5 天。

现病史：患者 2016 年 11 月出现刺激性咳嗽，偶有白痰及痰中带血，胸部 CT 可见右肺门肿块影，右主支气管狭窄，右肺上叶支气管部分管腔狭窄，远端可见阻塞性肺不张及肺炎改变，肿块影及肺门血管关系紧密。气管镜检查：右侧主支气管新生物堵塞管腔。病理提示鳞癌。予全身化疗 1 周期（方案为吉西他滨 1.8 g+ 奈达铂 140 mg），过程顺利。2017 年 1 月 4 日欲行 2 期化疗，因发热，给予抗感染治疗 5 天，后开始第二次化疗，方案同前，化疗第三天再次发热，复查血常规提示无骨髓抑制，继续抗感染治疗，体温较前有所下降。2017 年 1 月 15 日复查胸片见右肺大片高密度影，对比 1 个月前胸片考虑肺不张，胸部 CT 检查提示右上肺不张，右主支气管内肿物，右肺门肿块影，右侧胸腔积液。患者目前仍发热，喘憋明显，不可平卧。

体格检查

查体：KPS 评分 50 分，气促评分 4 分，右肺呼吸音明显减低，双肺可闻及湿啰音，未闻及胸膜摩擦音。心率 92 次 / 分，心律齐，心音正常。腹软，无压痛及反跳痛，双下肢轻度水肿。

辅助检查

2017 年 1 月 16 日胸部 CT 检查提示右上肺不张，右主支气管内肿物，右肺门肿块影，右侧胸腔积液。

初步诊断

原发性右上肺中央型肺鳞癌，T3N2M0，Ⅲ b 期，右上肺不张，全身化疗后 1 周期（奈达铂 + 吉西他滨），右侧肺炎，右侧胸腔积液。

确定诊断

原发性右上肺中央型肺鳞癌，T3N2M0，Ⅲb 期，右上肺不张，右主支气管（Ⅴ区）侵犯，全身化疗后 1 周期（奈达铂＋吉西他滨），右侧肺炎，右侧胸腔积液，肺炎旁积液？

鉴别诊断

患者诊断明确，无须鉴别。

治疗

治疗原则：解除气道阻塞，通畅气道，改善症状，抗感染，抗肿瘤治疗。

2017 年 1 月 16 日胸部 CT 检查提示右上肺不张（图 59-1A、图 59-1B、图 59-1C），右主支气管内肿物（图 59-1D），右肺门肿块影（图 59-1E），右侧胸腔积液（图 59-1F），右上肺不张（图 59-1G ~图 59-1Ⅰ），右主支气管内肿物，右肺门肿块影，右侧胸腔积液（图 59-1J、图 59-1K）。

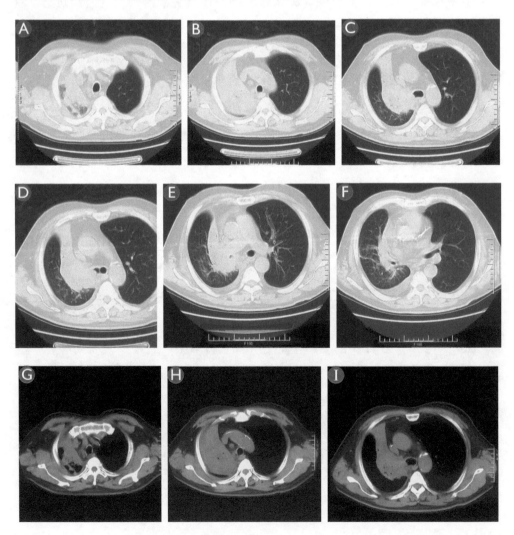

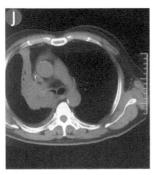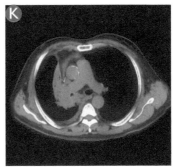

A、B、C：右上肺不张；D：右主支气管内肿物；E：右肺门肿块影；F：右侧胸腔积液；
G、H、I：右上肺不张；J、K：右主支气管内肿物，右肺门肿块影，右侧胸腔积液。

图 59-1　胸部 CT 表现

2017 年 1 月 20 日气管镜：中央型气道 Ⅰ ~ Ⅲ 区管腔通畅，黏膜光滑，隆突锐利（图 59-2A），右主支气管（Ⅴ区）可见管腔内新生物（图 59-2B），形状不规则，表面粗糙，触之易出血，肿瘤呈管内 + 管壁 + 管外型，右肺上叶开口完全阻塞，肿物侵及右中间段（Ⅵ区，图 59-2C），管腔狭窄约 40%，狭窄长度约 2 cm，镜身（外径 5.9 mm）可通过，给予硬镜铲切、CO_2 冷冻冻取、氩气刀烧灼削除大部分肿瘤，组织送病理检查，治疗后管腔狭窄 20%（图 59-2D、图 59-2E），右上叶开口未见，右中下叶开口可见（图 59-2F）。病理："右主支气管"低分化鳞状细胞癌。术后气促评分 2 分，KPS 评分 70 分。患者气喘症状好转，体温恢复正常，继续抗感染治疗。

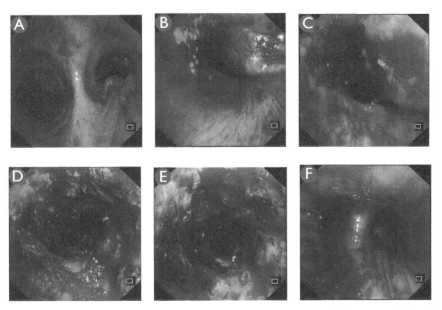

A：隆突；B：Ⅴ区新生物；C：Ⅵ区新生物；D：Ⅴ区削瘤后；E：Ⅵ区削瘤后；F：右中下叶开口。

图 59-2　支气管镜下表现

复诊

2017 年 1 月 23 日气管镜：右主支气管（Ⅴ区）及右中间段支气管（Ⅵ区）可见管腔内新生物（图 59-3A、图 59-3B），肿瘤呈管内 + 管壁 + 管外型，管腔狭窄 30%，肿物表面凹凸不平，散在分布坏死物，给予活检钳钳取清除坏死组织后管腔狭窄约 20%（图 59-3C），右上叶开口未见，右中下叶开口可见（图 59-3D）。术后气促评分 1 分，KPS 评分 80 分。

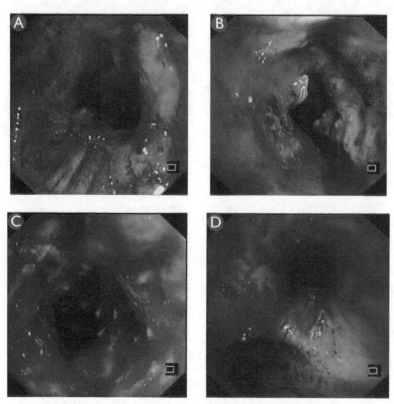

A：Ⅴ区；B：Ⅵ区；C：Ⅵ区治疗后；D：右中下叶开口。

图 59-3　支气管镜下表现

2017 年 1 月 24 日患者体温恢复正常，气喘症状缓解，病情稳定出院。

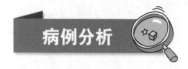
病例分析

患者为肺鳞癌晚期，失去手术机会，治疗首选全身化疗。该患者在化疗期间出现病情进展，呼吸困难症状加重并出现发热，胸部 CT 提示右上肺不张，故终止化疗。为缓解症状，可选择支气管镜下介入治疗，削除右主支气管腔内肿瘤，改善通气。该患者腔内的肿瘤源自右上叶，肿瘤自右上叶侵犯至右主支气管及右中间段支气管，导致管腔堵塞狭窄。我们首先对右主支气管肿瘤用硬镜进行了铲切，将大部分肿瘤削除，之后使用 CO_2 冻取残留肿瘤及右中间段肿瘤，同时使用氩气刀烧灼肿瘤并止血。手术中注意吸引出血及分泌物，避免流入健肺导致吸入性肺炎或堵塞下段支气管口。经治疗患者右主及右中间段支气管通畅，但右上叶支气管已被肿瘤侵及，未能发现上叶开口。

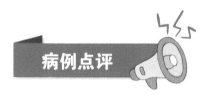

病例点评

患者肿瘤呈管内＋管壁＋管外型，对于累及气道的腔内型肿瘤，内镜下采用热、冷消融术清除或用硬质镜尖端直接切除即可。对于管壁的肿瘤可行黏膜下药物注射控制肿瘤。而腔外肿瘤可采取氩氦刀、射频或微波等消融方法治疗。亦可以考虑外放疗或放射性粒子植入。

一般对气道狭窄 75% 以上的恶性肿瘤以硬质镜治疗为佳。硬镜铲除是利用半弧形的硬镜前端直接将肿瘤铲下，再利用活检钳将肿瘤取出。对基底较宽或肿瘤表面血管丰富或已有出血的肿瘤，可先用 APC 止血，然后冻切或硬质镜铲除，再随时结合 APC 止血。

参考文献

1. 王洪武，张楠，李冬妹，等. 881 例中央型气道恶性肿瘤分析. 中华结核和呼吸杂志，2014，36（9）：26-27.

2. 北京健康促进会呼吸及肿瘤介入诊疗联盟. 恶性中心气道狭窄经支气管镜介入诊疗专家共识. 中华肺部疾病杂志（电子版），2017，12（6）：647-654.

（王书方　周云芝）

病例 60 纵隔型鳞癌气管侵犯（中央型气道Ⅱ、Ⅲ区，削瘤＋支架置入）

病历摘要

基本信息

患者男性，60 岁。

主诉：咳痰伴闷喘半月余，加重伴痰血 1 周。

现病史：患者半个月前无明显诱因下出现咳痰伴闷喘症状，未予重视。1 周前出现痰中带血，色鲜红，出血量 10 ～ 20 mL，遂就诊于当地医院，查胸部 CT 提示前纵隔占位，气管狭窄。为进一步诊治于 2017 年 5 月 19 日入住我科。

既往史：可疑高血压病史，未行正规血压监测及药物降压治疗。

个人史、婚育史、家族史：均无特殊。

体格检查

体温 36.8 ℃，脉搏 110 次 / 分，呼吸 22 次 / 分，血压 136/75 mmHg。神志清，精神差。皮肤、巩膜无黄疸，全身浅表淋巴结未触及肿大。胸廓无畸形，听诊气管呼吸音粗，偶可闻及喉鸣音，两肺呼吸音减低，未闻及明显干、湿啰音，心率 110 次 / 分，律齐，未闻及病理杂音。腹软，肝脾肋下未触及，无压痛及反跳痛。脊柱及四肢无异常。外生殖器未检。双下肢无明显水肿。NS（－）。

辅助检查

2017 年 5 月 20 日血常规、肝肾功能、血凝、大小便常规、心电图未见明显异常。2017 年 5 月 19 日外院胸部 CT 示：右上纵隔占位，气管狭窄（图 60-1）。

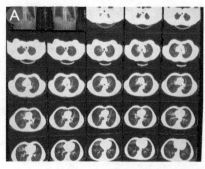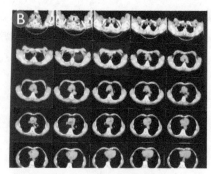

A（肺窗）：两上肺见结节状阴影，右上纵隔占位压迫导致气管狭窄；

B（纵隔窗）右上气管旁纵隔块影压迫导致气管狭窄。

图 60-1 胸部 CT

初步诊断

纵隔占位性质待查，气管中下段狭窄。

确定诊断

纵隔鳞癌，气管狭窄。

鉴别诊断

主要需要与其他纵隔占位性疾病相鉴别，对于纵隔肿瘤按解剖部位进行划分，可分为以下几点：

（1）前上纵隔肿瘤：常见好发肿瘤为胸腺瘤、淋巴瘤、畸胎瘤、异位甲状腺、异位甲状旁腺、间叶组织肿瘤等。

（2）中纵隔肿瘤：多为淋巴系统肿瘤，常见肿瘤为霍奇金淋巴瘤、淋巴肉瘤等，此外较少见的有胸膜与心包囊肿、神经管囊肿等。

（3）后纵隔肿瘤：绝大多数来源于神经源性肿瘤，常见肿瘤有神经鞘瘤、神经纤维瘤、恶性神经鞘瘤及神经纤维肉瘤等。

对于上述疾病的诊断有赖于 TBNA、EBUS-TBNA 或纵隔镜等检查手段。当纵隔肿瘤累及气管壁时，气管镜下常规活检亦能协助诊断。

治疗

治疗原则：明确病理，通畅气道。

患者入院后给予完善相关检查后，于 2017 年 5 月 22 日行支气管镜检查，镜下见气管中下段外压狭窄，狭窄程度约 80% 左右，表面伴有新生物浸润。考虑患者喘憋症状尚可，且支架置入术后后期管理较复杂，因此支架置入时机可放缓，给予镜下消融治疗为主。故在瘤体表面予以 ECO-100 型多功能型微波治疗仪行热凝固治疗，治疗后气管狭窄程度及患者喘憋症状改善（图 60-2）。建议患者立即行胸部放疗缓解气管压迫症状，但患者拒绝放疗要求出院。

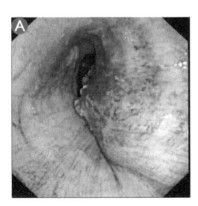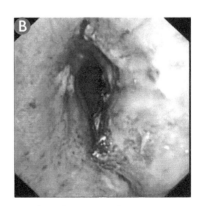

A：气管中下段（Ⅱ、Ⅲ区）外压性狭窄，表面见新生物浸润；
B：气管中下段微波消融治疗后管腔扩大。

图 60-2 支气管镜下表现

2017年5月27日（气管下段）活检病理报告：送检灰红色碎组织0.2 cm×0.2 cm×0.1 cm大小。

病理诊断：鳞状细胞癌（图60-3）。

免疫组化标记：肿瘤细胞CK（＋）、CK5/6（＋）、P63（＋）、Ki-67（50%＋）、CK7（－）、TTF（－）、syn（－）。

复诊

2017年6月25日患者因喘憋加重再次入院。入院KPS评分40分，气促评分3分，予以急诊气管镜诊疗，镜下提示气管中下段狭窄程度90%，由于患者严重呼吸困难，立即予以高频电圈套及微波电凝固治疗，

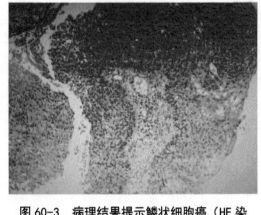

图60-3　病理结果提示鳞状细胞癌（HE染色×10）

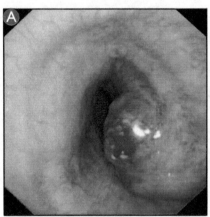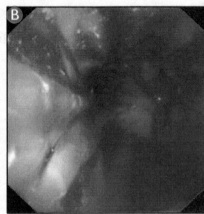

A：气管中下段肿瘤致管腔狭窄程度达90%；
B：置入西格玛金属覆膜支架一枚后，气管管腔较前通畅。

图60-4　支气管镜下表现

削瘤后即刻经支气管镜导丝引导下置入西格玛直筒形金属覆膜支架一枚，气管管腔较前通畅（图60-4），随后予以转入放疗科行胸部放疗。放疗结束后患者闷喘症状明显改善，胸部CT示纵隔肿块明显缩小（图60-5）。

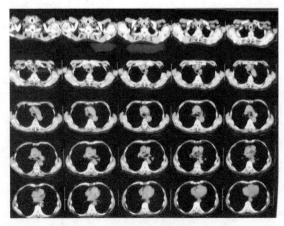

放疗后纵隔肿块明显缩小，气管支架在位，气管管腔通畅。

图60-5　胸部CT表现

后期予以"GP"方案（吉西他滨联合顺铂）化疗维持。期间因患者咳嗽剧烈，痰液黏稠不易咳出，复查胸部CT提示纵隔肿块显著缩小，气管中下段管腔显著扩大。气管镜检查见金属覆膜支架上下缘刺激肉芽生长，因考虑到患者通气功能已经得到明显改善，支架置入的并发症显现，影响了患者的生活质量，故予取出气管支架。支架取出后气管中下段管径稳定，咳痰及肉芽增殖状况改善，随访病情稳定（图60-6）。

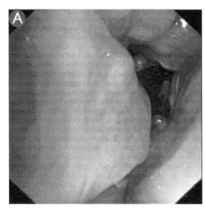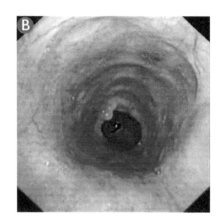

A：西格玛金属覆膜支架上下缘刺激肉芽生长；
B：金属覆膜支架取出，取出后气管中下段管径稳定。

图60-6　支气管镜下表现

病例分析

气管恶性肿瘤主要分为原发性及继发性，其中原发性气管恶性肿瘤以支气管肺癌多见，病理类型以鳞癌为主。继发性恶性肿瘤以食管癌、甲状腺癌等多见。早期患者可无明显特异症状，后期可因严重的气道狭窄导致呼吸困难，危及生命。因这类患者发现时常处于肿瘤晚期且无手术时机。因此，尽早镜下介入治疗改善气道通气显得尤为重要。文献报道指出，支气管镜下冷冻治疗、氩气刀、高频电刀和圈套器及气管支架置入等治疗可有效改善大气道通气，提高患者生存质量。本例患者气管狭窄主要表现为外压伴新生物浸润，通过镜下消融治疗后，患者闷喘症状显著改善，考虑支架后期管理及相关并发症，建议患者尽早行局部放疗以控制肿瘤生长。因患者依从性差，伴随后期瘤体的生长，患者出现重度气管狭窄，此时单纯镜下消融治疗已无法获得满意疗效。文献报道指出，气道支架置入已成为大气道恶性狭窄的重要治疗手段，且安全有效，并发症少。因此，对于该患者我们主要采用镜下热消融治疗基础上联合金属覆膜支架置入术。对于支架类型的选择，既往报道指出，镍钛记忆合金裸支架置入治疗恶性肿瘤致严重大气道狭窄后期可出现肿瘤和（或）肉芽组织向支架内生长，引起气道再次狭窄，因此我们在治疗中选择在支气管镜下置入西格玛金属覆膜支架。后期患者经放疗后，纵隔肿瘤显著缩小，且气管管径稳定，此时金属覆膜支架已无必要支撑管壁，且导致排痰障碍、顽固性咳嗽及刺激支架上下缘管壁肉芽增殖，故将金属覆膜支架取出。

病例点评

对于气道恶性肿瘤所致的管腔狭窄，应结合肿瘤性状、狭窄类型及个体差异等情况，合理选择镜下治疗手段。对于晚期肿瘤管壁浸润伴重度外压狭窄患者，镜下热消融治疗联合支架置入安全有效。对于支架类型的选择，应综合支架特点、后期管理及并发症等因素综合考虑来进行选择。支架置入的目的主要是改善患者气道通气及临床症状，为后续综合治疗赢得时机，其远期相关并发症在临床工作中亦应引起警惕。

参考文献

1. 李勤，何元兵，夏宇，等．经支气管镜介入治疗大气道狭窄 40 例疗效分析．中国内镜杂志，2015，21（8）：884-886.

2. KEITARO MATSUMOTO, NAOYA YAMASAKI, TOMOSHI TSUCHIYA, et al. Double stenting with silicone and metallic stents for malignant airwaystenosis. Surq Today, 2017, 47（8）: 1027-1035.

3. NOBORU TANIQAWA, SHUJIKARIYA, ATSUSHI KOMEMUSHIB, et al. Metallic stent placement for malignant airway stenosis. Minimally Invasive Therapy and Allied Technologies, 2012, 21（2）: 108-112.

（吕莉萍 程 超）

病例 61　左肺鳞癌（中央型气道Ⅷ区＋左上叶，削瘤）

病历摘要

基本信息

患者男性，45 岁。

主诉：咳嗽、咳痰伴胸痛 5 天。

现病史：患者于 5 天前无明显诱因出现阵发性咳嗽、咳痰，痰色白，无血块，无腥臭味，无牵拉成丝，伴胸痛，胸痛局限于左心前区，呈阵发性闷痛，无放射痛，无发热，无声音嘶哑、骨关节痛，无头痛、胸闷，无气促、咯血，无夜间盗汗，无恶心、呕吐，无大汗淋漓。就诊于当地医院，查胸片提示：考虑左上肺占位性病变合并左肺阻塞性肺不张。现为求进一步诊治，门诊拟"左上肺占位性质待查、左侧阻塞性肺不张、左侧阻塞性肺炎"，于 2017 年 11 月 13 日入本院。

既往史、婚育史、家族史：均无特殊

个人史：吸烟 20 年，平均 2 包／天，未戒烟。

体格检查

入院后查体：KPS 评分 80 分，气促评分 2 分，神志清，精神可，血压128/75 mmHg，巩膜、皮肤无黄染，全身浅表淋巴结无肿大。双肺呼吸音清，未闻及干、湿啰音，未闻及胸膜摩擦音。心率 78 次／分，各瓣膜未闻及病理性杂音。腹软，无压痛及反跳痛，双下肢不肿，病理征（－）。

辅助检查

2017 年 11 月 8 日胸片：考虑左上肺占位性病变合并左肺阻塞性肺不张。

初步诊断

左上肺占位性质待查，左侧阻塞性肺不张。

确定诊断

左肺鳞癌 T2N2M0 Ⅲa 期，左侧阻塞性肺不张，纵隔少量气肿，双肺肺大疱，乙肝病毒携带者，窦性心动过缓，前列腺增生伴结石，轻度脑萎缩，慢性鼻窦炎。

鉴别诊断

左上肺占位性病变性质不明，考虑病因如下：

（1）肺癌：患者为中年男性，有长期吸烟史，外院胸片提示左上肺占位性病变合并左肺阻塞性肺不张，考虑为肿瘤性病变，予查血肿瘤标志物及支气管镜检查等进一步明确。

（2）肺结核：患者无午后低热、夜间盗汗、消瘦等结核中毒症状，否认有结核接触史，予以行 PPD 试验进一步排除本病可能。

（3）炎性假瘤：多无呼吸系统症状，肺 CT 显示肺内病灶边缘光滑、界清、无分叶，待完善胸部 CT 及支气管镜检查结果回报协助诊断。

治疗

治疗原则：抗感染，解除气道阻塞、通畅气道、改善症状，抗肿瘤治疗。

入院后 2017 年 11 月 27 日查胸部 CT：①左主支气管远端及上叶支气管近端占位性病变（图 61-1），考虑中央型肺癌或腺瘤可能，建议支气管镜活检；伴左肺上叶阻塞性肺气肿及少量炎症；余双肺气肿伴肺大疱征，以右上肺为著。②纵隔内少许小及轻度肿大淋巴结征，纵隔少量气肿征。入院后予"左氧氟沙星"抗感染 6 天、卡巴克络止血等处理。

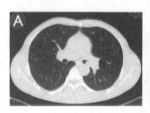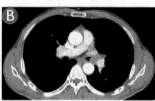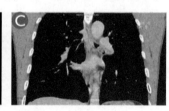

A：肺窗：左主支气管远端腔内占位；B：纵隔窗：左主支气管远端腔内占位；
C：矢状面：左主支气管远端腔内占位致管腔几乎闭塞。

图 61-1 胸部影像学表现

于 2017 年 12 月 1 日行支气管镜检查，左主支气管远端见一新生物阻塞大部分管腔。新生物基底部位于左上叶，左下叶各段支气管黏膜光滑、管腔通畅，未见新生物。左上叶开口新生物处活检送病理检查，并在该处予 ERBE 冷冻治疗仪冻取部分新生物一并送病理，病理回报镜下见大片多量纤维素性坏死物，其中见极少量散在核大深染退变的细胞，未见组织结构。

于 2017 年 12 月 8 日全麻 + 喉罩下行支气管镜下介入治疗 + 氩等离子凝固 + 冷冻治疗，术中见左主支气管远端一新生物阻塞大部分管腔（图 61-2A）。予高频电圈套器分 3 次切除新生物组织（图 61-2B）（一并送病理检查），每次电切时间为 5 ~ 6 s，逐渐暴露左下叶和左舌叶支气管开口（图 61-2C、图 61-2D），见左下叶及左舌叶支气管黏膜光滑，未见新生物，在新生物处局部止血处理，后见新生物基底部位于左固有上叶开口，并致管腔阻塞，予活检钳和冷冻探头钳除部分新生物，使新生物进一步缩小，但因新生物基底部血供较丰富，未能全部清除左固有上叶开口新生物。后予冷冻探头在该新生物处分次冷冻处理（图 61-2E）。

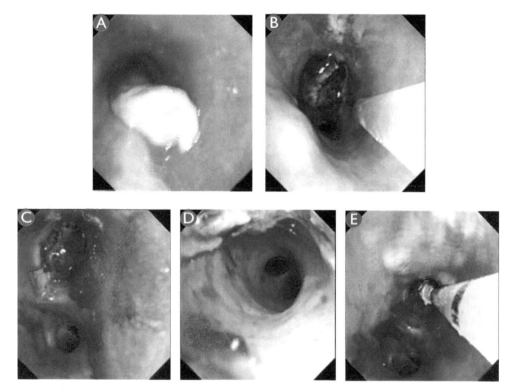

A：左主支气管（Ⅷ区）一新生物阻塞大部分管腔；B：高频电圈套器切除新生物组织；C：切除新生物后，逐渐暴露出左上叶开口，左下叶开口未见累及；D：进一步暴露出左舌叶开口，并未见累及，提示病灶来源于左固有上叶开口；E：冷冻探头在新生物基底部分次冻融处理。

图 61-2　首次治疗支气管镜下表现

于 2017 年 12 月 12 日再次行支气管镜检查：左主支气管远端和左上叶开口黏膜肿胀、轻微糜烂，左上叶开口见新生物和坏死物阻塞管腔，左下叶支气管黏膜光滑、管腔通畅，未见新生物（图 61-3A）。予 ERBE 冷冻治疗仪（图 61-3B）和高频电圈套器分别冻取和切除部分新生物和坏死物，暴露左舌叶开口和左固有上叶与舌叶分嵴，见黏膜光滑，舌叶管腔通畅。新生物局限于左固有上叶。予 ERBE 冷冻治疗仪冻融处理该新生物。荧光镜下见左主支气管远端和左上叶开口黏膜呈紫红色改变（图 61-3C）。在左主支气管远端紫红色改变处活检送病理检查，局部止血处理，并行刷检找瘤细胞。

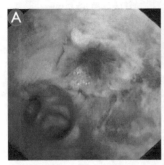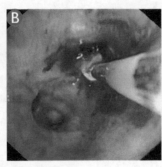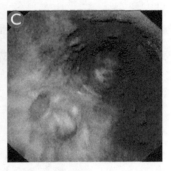

A：左上叶开口见新生物和坏死物阻塞管腔；B：冷冻治疗仪冻取部分新生物和坏死物；C：治疗后荧光镜下见左主支气管远端和左上叶开口黏膜呈淡紫红色改变。

图 61-3 第 2 次治疗支气管镜下表现

术后病理报告：（毛刷）送检涂片见片状排列的异性细胞，考虑鳞癌细胞。病理报告：（左肺上叶）：送检多量纤维素性坏死物，其中见少量散在的核大深染退变的细胞。补充报告（左主支气管远端黏膜）：送检肺穿刺活检组织，镜下见异性细胞巢浸润，结合免疫组化及形态学，符合鳞状细胞癌。免疫组化结果：TTF-1（－），NapsinA（－），ALKp80（－），P40（+++），CK5/6（+++），Ki-67（45%+）。完善颅脑磁共振、全腹彩超、全身骨显像均未见明显转移灶。

故左肺鳞癌 T2N2M0 Ⅲ a 期诊断明确。建议行进一步手术及术前新辅助化疗治疗。但患者及家属拒绝外科手术治疗及化疗，于 2017 年 12 月 19 日出院。

复诊

2018 年 1 月 4 日支气管镜检查：左固有上叶见中等量脓性黏稠分泌物，予以清除。左主支气管远端和左上叶开口、左上下叶分嵴黏膜充血肿胀肥厚、稍粗糙，荧光镜下呈紫红色改变，浸润上缘距隆突约 2.5 cm，左固有上叶开口下壁和前段支气管见新生物隆起，致前段

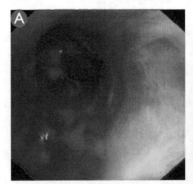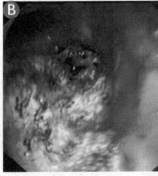

A：左固有上叶开口下壁和前段支气管见新生物隆起，致前段支气管几乎闭塞，尖后段通畅；B：在左固有上叶开口和前段支气管新生物予冷冻、APC 治疗后，见焦痂形成。

图 61-4 第 3 次治疗支气管镜下表现

几乎闭塞，尖后段通畅（图61-4A），左舌叶和左下叶各段支气管黏膜尚光滑，管腔通畅，未见新生物。在左固有上叶予生理盐水40 mL+沐舒坦12 mg分次冲洗，吸出中量絮状物。予ERBE冷冻治疗仪在左固有上叶前段新生物处和左主支气管远端黏膜浸润处分别行冻融治疗，后在左固有上叶前段新生物处予ERBE氩等离子体凝固烧灼（APC）治疗，见焦痂形成（图61-4B）。

2018年1月9日再次行支气管镜检查：左固有上叶见中等量脓性黏稠分泌物和坏死物（图61-5A），予ERBE冷冻治疗仪冻取清除该坏死组织（图61-5B），清除分泌物后见左固有上叶前段黏膜浸润、糜烂，腔内中量脓性分泌物，予清除，尖后段管腔黏膜粗糙（图61-5C），左舌叶和左下叶各段支气管黏膜尚光滑，管腔通畅，未见新生物。予ERBE冷冻治疗仪在左固有上叶前段和左主支气管远端黏膜浸润处分别行冻融治疗。

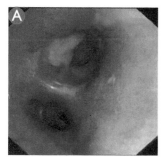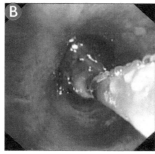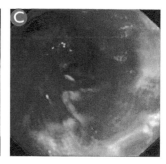

A：左固有上叶见中量脓性黏稠分泌物和坏死物；B：冷冻治疗仪冻取清除坏死组织；
C：清除后见左固有上叶前段黏膜浸润、糜烂，尖后段管腔黏膜粗糙。

图61-5 第4次治疗支气管镜下表现

后期电话随访，仍强烈要求患者手术治疗或新辅助化疗。患者及家属仍不考虑手术治疗及化疗，目前在家口服中药治疗。

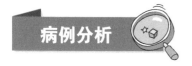

病例分析

外科手术切除是治疗非小细胞肺癌的最有效手段，Ⅰ、Ⅱ期和经过筛选的部分Ⅲa期患者是外科治疗的主要适应证。对于N2的Ⅲa期患者采取新辅助化疗即术前化疗是目前研究的热点，有报道称新辅助化疗可提高该期患者手术切除率和生存率。至于Ⅲb、Ⅳ期肺癌，手术不应列为主要的治疗手段。

对于该例患者来说应该是有手术切除指征的，或者进行新辅助化疗后手术切除，但患者及家属暂不考虑手术治疗及化疗，经多方沟通及考虑，患者选择呼吸介入治疗。目前来说对于气道内肿瘤的介入治疗手段还是比较多的，如高频电刀、激光、微波、氩气刀、支架置入、冷冻治疗等。近来经支气管镜植入放射性粒子治疗中晚期中央型肺癌，疗效可靠、操作安全，尤其是对放疗较为敏感的鳞癌。如何选择并进行优化组合，需根据肿瘤发生的部位和类型来决定。本例患者气道内肿瘤起源于左固有上叶，并向腔内生长，逐渐阻塞左舌叶、左上叶、左主支气管，因此采用介入手段对突入并阻塞气道腔的瘤体进行剥离、切除是目前主要的介入治疗方案。首先我们采用高频电圈套器分3次将大部分的瘤体切除，并暴露出位于左固有上叶的瘤体基底部。此时瘤体已明显缩小，且局限于左固有上叶开口。我们采用活检钳和冷冻探头再钳除部分瘤体，使瘤体进一步缩小，但其基底部血供较丰富，未能完全清除，予冷冻探头在其基底部分次冻融处理后，首次呼吸介入治疗到此结束。后期继续予以高频电圈套器切除、冷冻治疗及氩等离子凝固治疗，巩固疗效。

为求安全起见，予以全麻＋喉罩下行气道介入治疗，目前喉罩在气道介入治疗应用越来越广泛，具有安全、有效、利于介入操作、不良反应小等优点，尤其是对于气管高位病变患者，相对于局部麻醉，该方法的安全性及患者的耐受性显著提高，给手术操作者带来了极大的便利。本例患者病灶虽不在主气管，但采取全麻＋喉罩后，大大提高了患者耐受性，操作难度及时间均较初次检查时明显减少。在内镜下高频电圈套器将瘤体切除（功率40～60W），再用APC技术或冷冻进一步清除肿瘤基底部残余组织，术中操作顺利，术后患者恢复可。内镜下电圈套治疗多用于消化道内镜下切除息肉等治疗，在气管支气管应用较少。较高频电凝、冷冻及微波治疗相比，高频电凝圈套的优点在于快速、出血少、一次性可以获得足够标本，对带蒂病灶是首选的治疗方法。操作关键是选取合适大小的圈套器、手术者手腕的灵活转动、助手的熟练配合。该瘤体为恶性肿瘤，基底部血供较丰富，需注意止血处理，APC或冷冻稳定基底部出血情况。

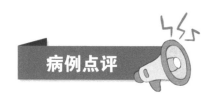

病例点评

对于带蒂病灶高频电圈套器是首选的治疗手段，同时高频电圈套器可快速切割病灶组织，并起到即刻止血作用，又能获得足够量的活检标本。

对于估算瘤体大小，选择合适大小的圈套器，以及术者手腕的灵活转动、跟助手的配合程度也是至关重要的。

对于圈套器的切割时间应根据瘤体的质地及基底部大小确定，同时可调节电凝功率大小以利于操作。本例患者瘤体质地较脆，一次切割时间仅为5～6 s，有报道显示，对于质地较硬的瘤体，如气管内神经鞘瘤，切割时间可长达50 min。呼吸介入医师，应在术前或术中开始阶段敏锐地做出判断和决策，减少操作时间。

参考文献

1. 柯明耀，姜燕，王珠缀，等. 经支气管镜植入放射性粒子治疗晚期中央型肺癌. 临床肺科杂志，2006，11（2）：247-248.

2. 高立芳，肖琅，梁静. 经支气管镜植入放射性粒子^{125}I治疗中心型肺癌. 天津医药，2006，34（11）：823-824.

3. 张杰，党斌温，郭伟，等. 全麻下经喉罩对高位气管狭窄实施腔内介入治疗二例经验介绍. 中华内科杂志，2006，45（11）：934-936.

4. REICHLE G，FREITAG L，KULLMANN H J, et al. Argon plasma coagulation in bronchology：a new method-alternative or complementary?Pneumologie，2000，54（11）：508-516.

5. 张杰. 经支气管镜进行气管、支气管腔内治疗技术的评价. 中华结核和呼吸杂志，2005，28（12）：853-855.

6. 胡轶，张景熙，夏阳，等. 经气管镜高频电凝圈套治疗气管及支气管腔内良性神经鞘瘤三例. 中华结核和呼吸杂志，2012，35（3）：229-231.

（林昌建　郑冠英　谢宝松）

▌病例 62　右下肺鳞癌术后气管内复发（中央型气道Ⅱ区，高频电圈套器切除 + 氩等离子体凝固术 + 冷冻治疗）

病历摘要

基本信息

患者男性，68 岁。

主诉：右下叶肺癌术后 2 年，咯血 2 月余。

现病史：患者 2 年前因"反复咯血 1 个月"就诊本院，行支气管镜检查，镜下见右下叶开口新生物阻塞管腔，活检病理为鳞状细胞癌Ⅱ级，遂于本院胸外科行全麻下"右中下肺叶切除 + 纵隔淋巴结清扫 + 右上肺大泡楔形切除术"。手术顺利，术后病理：（右肺中下叶）肺中央型鳞状细胞癌Ⅱ级。手术切端未见癌浸润，支气管周围淋巴结及右上肺门淋巴结转移。术后予"健泽 1.6 g d1，8+ 顺铂 40 mg d1 ~ 3"方案化疗，过程顺利。入院前 2 月余出现咳嗽、咳痰、咯血，为血丝痰，偶有血块咳出。为进一步诊疗，于 2016 年 7 月 20 日入本院。

既往史：2015 年于上海中山医院行"主动脉瓣生物瓣膜置换术"，术后口服华法林至 1 个月前停用。否认其他病史。

个人史：吸烟史 40 年，15 支 / 日，已戒烟 3 年，无其他特殊。

家族史：患者母亲已故（死因不详），其父及兄弟姐妹无肿瘤病史和家族遗传病史。

体格检查

入院后查体：KPS 评分 90 分，气促评分 1 分，PS 评分 1 分。神志清，精神可，血压 106/63 mmHg，巩膜、皮肤无黄染，双锁骨上可触及肿大淋巴结，右侧胸部见一长约 20 cm 手术瘢痕，愈合良好，胸骨正中见一长约 15 cm 陈旧手术瘢痕，愈合良好。两肺呼吸音清，两肺未闻及干、湿啰音，未闻及胸膜摩擦音。心率 80 次 / 分，各瓣膜未闻及病理杂音，腹软，无压痛及反跳痛，双下肢不肿，病理征（−）。

辅助检查

2016 年 7 月 21 日胸部 CT（图 62-1）：①气管中段（Ⅱ区）近分叉部后壁一浸润性软组织肿块，考虑肺癌复发，建议支气管镜活检，纵隔内多发淋巴结肿大。右肺下叶术后征，双肺散在慢性炎症，部分炎性肉芽肿；②双肺气肿伴肺大泡征；③右侧胸膜轻度增厚。

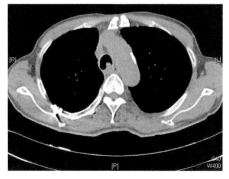

图 62-1　2016 年 7 月 21 日胸部 CT 气管下段后壁一浸润性软组织肿块

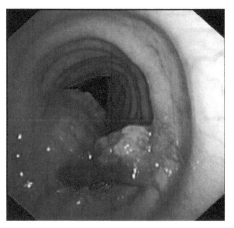

图 62-2　支气管镜表现中央型气道Ⅱ区新生物

2016 年 7 月 26 日支气管镜检查（图 62-2）：右肺中下叶切除术后，气管中段（Ⅱ区）新生物。活检病理：（气管中下段新生物）送检鳞状上皮乳头状增生，伴重度不典型增生（原位癌），局部癌变为中分化鳞状细胞癌。

初步诊断

气管占位；右下肺鳞癌术后化疗后（pT2N0M0 Ⅰa 期），主动脉瓣置换术后。

确定诊断

中央型气道Ⅱ区转移性鳞癌，右下肺鳞癌术后化疗后（cT4N0M0 Ⅲa 期），主动脉瓣置换术后。

鉴别诊断

患者诊断明确，无须鉴别。

治疗

治疗原则：解除气道阻塞、通畅气道、改善症状，抗肿瘤治疗。

2016 年 8 月 4 日行支气管镜下介入治疗：静脉麻醉下，电子支气管镜经右鼻腔进入，气管中段（Ⅱ区）膜部见新生物突出管腔致管腔狭窄约 50%（图

62-3A），新生物基底宽，局部黏膜呈浸润样改变，新生物下缘距隆突约 3 cm，隆突锐利，搏动良好，右侧中下叶术后改变，残端黏膜光滑，右上叶及左主支气管、左侧各叶段支气管黏膜光滑，管腔通畅，未见新生物。予高频电圈套器切除部分新生物并送病理检查，后予 APC 局部凝固烧灼治疗，新生物大部分清除（图 62-3B）。

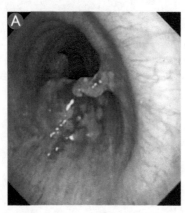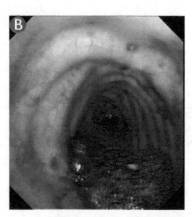

A：Ⅱ、Ⅲ区膜部新生物突出管腔致管腔狭窄约 50%；B：气管新生物电圈套切除 +APC 治疗后。

图 62-3　支气管镜下表现

2016 年 8 月 9 日复查气管镜：静脉麻醉 + 喉罩通气下，电子支气管镜经喉罩进入，见Ⅱ区肿物较前明显缩小（图 62-4A），隆突锐利，搏动良好，右侧中下叶术后改变，残端黏膜光滑，右上叶及左主支气管、左侧各叶段支气管黏膜光滑，管腔通畅，未见新生物。在气管肿物处行 APC 凝固烧灼治疗，后肿物基本清除（图 62-4B）。

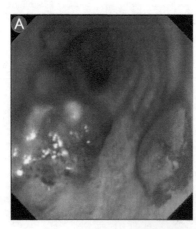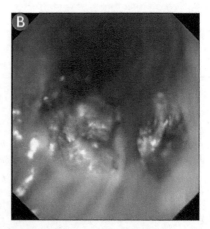

A：中央型气道Ⅱ区肿物治疗后明显缩小；B：APC 治疗后。

图 62-4　支气管镜下表现

2016 年 8 月 16 日复查支气管镜，局部麻醉下，电子支气管镜经右鼻腔进入，见气管腔内新生物基本清除，残留基底部轻微隆起（图 62-5A），覆盖少量坏死物。予冷冻治疗仪局部冻融处理（图 62-5B）。

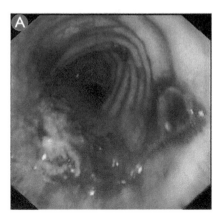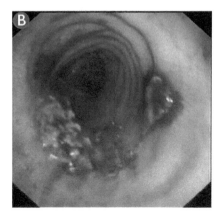

A：气管新生物基本清除，残留基底部轻微隆起；B：冷冻治疗后。

图 62-5　支气管镜下表现

化疗：分别于 2016 年 8 月 18 日，2016 年 9 月 22 日和 2016 年 10 月 23 日予"奈达铂 120 mg 静滴 d1 + 健择 1.6 g 静滴 d1，5 q3W"方案补充化疗 3 周期。

2016 年 9 月 29 日复查支气管镜：局部麻醉下，电子支气管镜经右鼻腔进入，见原气管腔内新生物基本清除，残留基底部少许小结节样隆起（图 62-6A）。予 APC 烧灼处理（图 62-6B）。

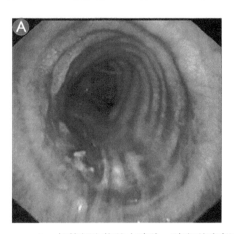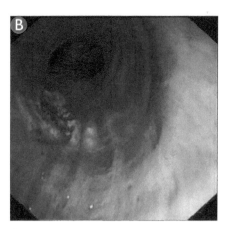

A：气管新生物基本清除，残留基底部少许小结节样隆起；B：APC 治疗后。

图 62-6　支气管镜下表现

2016 年 11 月 22 日复查支气管镜，局部麻醉下，电子支气管镜经右鼻腔进入，见原气管腔内新生物处基本平坦（图 62-7A），但荧光镜见局部呈紫红色改变（图 62-7B）。予冷冻治疗仪冻融处理。

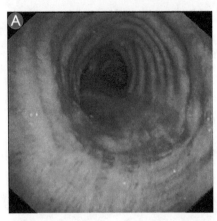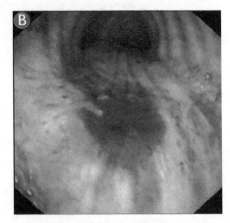

A：原气管腔内新生物处基本平坦；B：荧光镜见局部紫红色改变。

图 62-7　支气管镜下表现

复诊

2017 年 3 月 7 日复查支气管镜，局部麻醉下，电子支气管镜经右鼻腔进入，见原气管腔新生物处小结节样隆起，考虑肿瘤进展（图 62-8A）。予 APC 烧灼治疗（图 62-8B）。

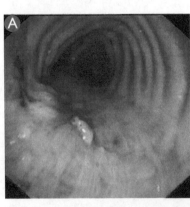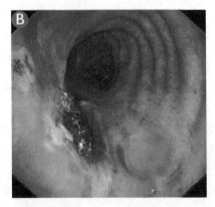

A：原气管腔新生物处小结节样隆起，考虑肿瘤进展；B：APC 治疗后。

图 62-8　支气管镜下表现

2018 年 1 月 12 日复查胸部 CT（图 62-9）：①气管下段右侧壁局部略呈梭形稍增厚，较前大致相仿；②右中下肺癌术后；③慢性支气管炎、肺气肿伴余双肺感染性病变，较前有所吸收，部分间质性病变，右侧少许胸腔积液；④纵隔内及双侧锁骨上下多发小淋巴结，部分稍大，较前大致相仿。

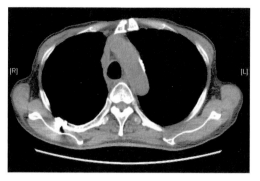

气管腔内未见新生物，气管下段右侧壁局部略呈梭形稍增厚。

图 62-9　2018 年 1 月 12 日胸部 CT

2018 年 1 月 16 日复查支气管镜，局部麻醉下，电子支气管镜经右鼻腔进入，见原气管腔新生物处平坦，黏膜基本光滑，荧光镜下局部小片状紫红色改变。予冷冻治疗仪冻融处理。

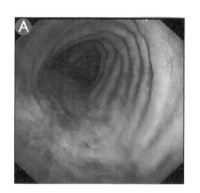
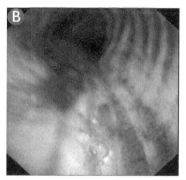

A：见原气管腔新生物处平坦，黏膜基本光滑；B：荧光镜下局部小片状紫红色改变。

图 62-10　支气管镜下表现

病例分析

患者右下肺鳞癌术后，气管内肿物病理亦为鳞癌，考虑肿瘤转移，主要采取全身治疗与局部治疗相结合的方法。全身治疗上，因肺鳞癌尚无明确的靶向治疗药物，故仍是选择细胞毒性药物化疗处理。局部治疗上，选择经支气管镜下气管肿瘤的电圈套切除 +APC 烧灼 + 冷冻治疗仪冻融治疗，达到通畅气道、减轻症状，并减轻肿瘤负荷的效果。

APC 利用离子化的氩气喷射流传导电子，通过非接触方式破坏肿瘤组织，且较为表浅，具有凝固深度的自限性，一般不超过 3 mm，不易出现穿孔，止血效果佳。冷冻治疗能使冷冻组织形成微血栓致其死亡并减少操作中的出血量，在冷冻治疗后的几天中，缺血性损伤导致细胞坏死或凋亡。APC 与冷冻治疗相结合，可以提高治疗效果，用于气道肿瘤的治疗安全有效，减少并发症，提高患者的生存质量。

病例点评

晚期肺鳞癌的治疗，应以局部治疗与全身治疗联合应用为主。尤其存在大气道阻塞的患者，使用经支气管介入的热消融和冷消融相结合安全高效，能够提高患者的生存质量。

参考文献

1. 鲁德矸，王超，陈方方，等.经支气管镜 APC 联合冷冻治疗肺癌所致气道内狭窄.国际呼吸杂志，2016，1（36）：12-15.

2. 杨雯，宋勇.晚期肺鳞癌治疗进展.中华医学杂志，2013，38（93）：3079-3081.

（林桂阳　谢宝松　郑冠英）

病例 63　原发性肺鳞癌支气管转移（中央型气道Ⅶ区，削瘤 + 后装放疗）

病历摘要

基本信息

患者男性，65 岁。

主诉：肺癌术后 2 年余，气喘 3 个月，加重 1 个月。

现病史：于 2013 年 9 月因体检行胸部 CT 检查发现右肺占位，住院完善相关检查排除手术禁忌，于 2013 年 9 月 12 日在全麻胸腔镜下行右中下肺叶切除术，术后病理示：肺高中分化鳞状细胞癌，癌组织未累及胸膜脏层，支气管切缘阴性；支气管旁淋巴结 3 个，第 2、第 4 组淋巴结 1 个，第 7 组淋巴结 9 个，第 9 组淋巴结 1 个，第 10 组淋巴结 1 个，第 11 组淋巴结 4 个未见癌转移；癌周围肺组织呈慢性阻塞性肺炎。本例 2010 年 AJCC 第七版肿瘤 TNM 分期：T2aN0Mx。术后恢复良好出院。患者于 2015 年 12 月出现气喘，且进行性加重，初起爬 2 层楼出现气喘，1 个月前平地行走即感气喘，伴咳嗽、咳痰，痰为白色黏痰，无发热、畏寒，无夜间阵发性呼吸困难，无下肢水肿。为进一步治疗就诊本院，胸部 CT 示（2016 年 2 月 2 日）：①原右中下肺切除术后，现右肺呈术后改变；②右上肺斑片状密度增高影，考虑炎性病变，较前（2016 年 1 月 21 日）大致相仿；③右上肺陈旧性病灶；④主动脉钙化；⑤右侧胸膜局限性增厚。门诊拟"肺癌术后"收入我科。目前精神状态良好，体力下降，食欲一般，睡眠正常，体重无明显变化，大小便正常。

既往史、个人史、家族史：均无特殊。

体格检查

体温 36.8 ℃，脉搏 86 次 / 分，呼吸 20 次 / 分，血压 152/85 mmHg。全身浅表淋巴结未触及肿大，呼吸运动正常，肋间隙正常，左侧语颤减弱。叩诊清音，呼吸规整，左肺呼吸音低，可闻及干啰音，右肺呼吸音粗，未闻及胸膜摩擦音。心、腹查体未见异常。

辅助检查

2016 年 1 月 21 日胸部 CT 示左主支气管开口处有一肿物阻塞管腔，2016 年 3 月 14 日行左主支气管（Ⅶ区）新生物圈套器套扎及高频电等治疗，2016 年 3 月 22 日行后装放疗后复查（图 63-1）。

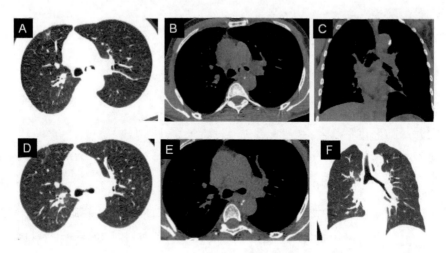

A、B、C：2016 年 1 月 21 日胸部 CT 示左主支气管开口处有一肿物完全阻塞管腔；
D、E、F：2016 年 6 月 2 日复查胸部 CT 示左主支气管新生物消失，管腔完全通畅。

图 63-1　胸部 CT

初步诊断

肺癌（右中下 鳞癌 T2aN0Mx），左主支气管继发恶性肿瘤。

确定诊断

肺癌（右中下 鳞癌 T4NxMx），左主支气管（Ⅶ区）继发鳞癌。

鉴别诊断

（1）气管支气管转移癌。气管支气管转移癌（EEM）是指来自于肺、支气管以外的恶性肿瘤转移至气管、支气管。绝大多数的恶性肿瘤均可转移至气管、支气管，最常见的原发病灶见于乳腺、肾脏和结肠。EEM 的临床表现与病变侵犯气管、支气管的部位相关，侵犯不同的部位临床表现亦有所不同，其中最常见的症状为咳嗽、咳痰、咯血、胸闷、发热、气喘、胸痛。胸部 X 线及 CT 常表现为肺不张、阻塞性肺炎、肺门肿块及纵隔淋巴结肿大等，与原发支气管肺癌无明显不同，因此临床表现和影像学检查对 EEM 的鉴别诊断价值有限。支气管镜检查被认为是一种对气管支气管转移癌的诊断和治疗方式选择有很大价值的辅助检查方法。

（2）原发性气管支气管肿瘤。患者早期缺乏典型表现，常被误诊为支气管哮喘、慢性支气管炎、咽炎，甚至有报道部分病例被长期误诊为癥症，提醒临床医师对临床治疗效果欠佳的患者应考虑原发性气管支气管肿瘤的可能，胸部X线对诊断帮助不大，胸部CT结合支气管镜检查可有助于诊断，确诊还需要支气管镜下或手术后的病理。

治疗

治疗原则：解除气道阻塞、通畅气道、改善症状，局部放射治疗。

2016年3月10日行支气管镜检查见右主支气管呈术后改变；左主支气管开口处（Ⅶ区）见息肉样新生物，左主支气管近乎完全阻塞。行新生物活检后，用圈套器分次套扎及电灼新生物，局部出血较多，予APC烧灼及0.05%去甲肾上腺素、白眉蛇毒血凝酶局部喷洒。结合使用上述方法，直至左主支气管远端可见后停止操作（图63-2A、图63-2B），左主支气管肿物活检病理提示浸润性肺鳞状细胞癌。2016年3月14日再次行支气管镜检查，左主支气管开口处见原高频电及APC治疗后焦痂、假膜及少许新生物，新生物基底较宽，位于左主支气管前内侧壁，范围覆盖左主支气管全长，左主支气管管腔较前通畅。用活检钳清理坏死焦痂、假膜后用APC烧灼新生物基底部（图63-2C、图63-2D）。2016年3月22日支气管镜检查见气管腔内少许分泌物，管腔通畅，左主支气管前内侧壁见菜花样新生物浸润管壁及原高频电治疗遗留白色甲膜样物质，范围包括左主支气管全长。左侧上、下叶支气管开口通畅。右侧支气管呈术后改变。经气管镜钳道置入后装放疗导管，导管远端位于左下叶支气管（图63-2E）。2016年6月27日支气管镜下右主支气管上方见一异常分支气管。右侧支气管呈术后改变。左主支气管前内侧壁见一小结节样突起，AFI下左主支气管管壁呈粉红色至褐色发光。左主支气管左侧后壁黏膜增生，AFI下呈粉红色。镜下诊断：左主支气管继发恶性肿瘤后装放疗术后改变（图63-2F、图63-2 g）。2017年6月1日右主支气管开口外后方可见一变异气管开口，管腔通畅，右主支气管管腔通畅，右上叶各段管腔通畅，右下叶基底段开口处可见黏膜异常隆起，管腔通畅。左主支气管前内侧可见斑片状浸润性新生物，距隆突2.5 cm处可见一小孔，考虑支气管瘘口可能，左上叶及左下叶各段支气管管腔通畅（图63-2H、图63-2I）。

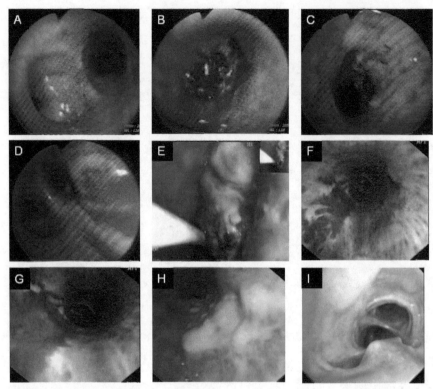

A、B：2016 年 3 月 10 日左主支气管开口处见息肉样新生物，用圈套器分次套扎及电灼新生物；C、D：2016 年 3 月 14 日左主支气管开口处见原高频电及 APC 治疗后焦痂、假膜及少许新生物，左主支气管管腔较前通畅，活检钳清理坏死焦痂、假膜后用 APC 烧灼新生物基底部；E：2016 年 3 月 22 日经气管镜钳道置入后装放疗导管，导管远端位于左下叶支气管；F、G：2016 年 6 月 27 日左主支气管前内侧壁见一小结节样突起，AFI 下左主支气管管壁呈粉红色至褐色发光。左主支气管左侧后壁黏膜增生，AFI 下呈粉红色；H、I：2017 年 6 月 1 日左主支气管前内侧可见斑片状浸润性新生物，距隆突 2.5 cm 处可见一小孔，考虑支气管瘘口可能，左上叶及左下叶各段支气管管腔通畅。

图 63-2　内镜下表现及治疗过程

复诊

2018 年 7 月 1 日复查胸部 CT 示：左肺上叶支气管截断，考虑中央性肺癌伴左上肺阻塞性炎症，左上肺不张（图 63-3）。2018 年 7 月 4 日予以多西他赛 + 奈达铂方案化疗后失访。

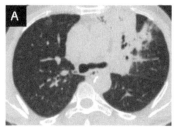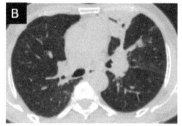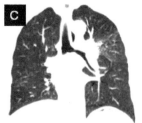

图 63-3　2018 年 7 月 1 日胸部 CT

病例分析

中央型肺癌指段以上支气管组织内上皮细胞癌变后所形成的一种恶性肿瘤，其能够向上侵袭上端呼吸道，向下浸润肺部连接气管及支气管管壁、管腔，引起多发性肺癌。临床中，中央型肺癌患者由于肺部所连接气管受到堵塞，可致其远端健康肺组织血氧供应不足及功能障碍，严重侵害肺癌患者生活质量，并极大提高其生命危险系数，降低其癌症存活率。并且由于早期诊断不足致使预后差，尤其是中央型肺癌及晚期肺癌患者出现大气道阻塞、呼吸困难等症状时，随时可危及生命，患者失去手术机会，放、化疗起效慢或者近期疗效不理想。应用激光击穿、冷冻疏导、高频电刀、置入支架等可疏通癌变肺部远端气管，改善和增强患者肺呼吸通气功能，这些方法虽能在短时间内暂时性疏通气道和解决气道关闭、堵塞的问题，但无法有效改善及治疗气管管壁和管腔周边的癌变组织，使得患者随着时间发展而引起气管及支气管管壁穿孔，从而造成其周围组织易出现损伤。

理论上，体外放疗能够控制中央型肺癌患者肿瘤局部病灶发展及浸润，但肺组织耐受射线放射量仅为 30 ~ 50 Gy，而接受放疗患者术后仍有 45% 可能并发放射性肺炎，其中约 8% 患者可因放射性肺炎而出现病情恶化后快速死亡。有研究表明，经支气管镜引导腔内后装放疗是一种新型治疗支气管肺癌的方法，能够有效地改善患者的病况，能够减少患者的放射性肺炎、肺纤维化等并发症的发生，因此腔内放射治疗在支气管肺癌中央型及晚期肺癌的治疗中十分必要，占据着重要地位，为肺癌的综合治疗增添了新的方法。

随着医学技术发展，临床中逐渐采取支气管腔内后装放疗治疗中央型肺癌，与外照射相比，近距离治疗避免了射线穿透周围危及器官而可以直接达到肿瘤，肿瘤周围正常组织处于低剂量，高剂量可以聚集在肿瘤所在的区域，而且由于遵循平方反比定律，肿瘤周围剂量迅速跌落，肿瘤旁周围正常组织剂量明显低于靶区剂量，可以实现肿瘤高剂量的同时满足危及器官低剂量的要求。

病例点评

从确诊原发肿瘤到出现支气管内继发肿瘤历时 3 年，临床上对于有恶性肿瘤病史的患者出现咳嗽、咳痰、胸闷及气喘等临床表现时应及时完善肿瘤标志物、胸部影像学等辅助检查，必要时行支气管镜检查明确腔内病变，可进行支气管镜下病灶活检，明确病变性质，指导下一步诊疗。

支气管继发恶性肿瘤首选手术治疗，对部分晚期或者不能手术的患者支气管镜下高频电刀、APC、放置支架等方法可显著缓解症状。为起到治疗肿瘤的目的，可选择近距离腔内后装放疗，经支气管镜引导腔内后装放疗治疗支气管肺癌疗效显著，明显延长了患者的生存期，改善生活质量。

参考文献

1. 王西华，李萍，李名娣，等．支气管转移癌的内镜下表现和病理诊断．中国内镜杂志，2014，20（4）：381-384.

2. ONORATI M，PETRACCO G，UBOLDI P，et al. A solitary polypoid gastric metastasis 20 years after renal cell carcinoma：an event to be considered，and a brief review of the literature. Pathologica，2013，105（4）：132-136.

3. 杨利红，徐旋里，周建英．老年肺癌手术并发症及相关因素．中国老年学杂志，2015，3（12）：3320-3322.

4. 刘志远，洪梅，杨玖．支气管腔内后装近距离放疗对 87 例中央型肺癌的临床效果分析．贵州医药，2016，40（11）：1173-1175.

5. 李勋济，柳俊杰，邹萌丽，等．经支气管镜引导腔内后装放疗治疗支气管肺癌的研究．中国当代医药，2016，23（35）：91-93.

（谷 雷 叶 嘉）

病例 64　原发性肺鳞癌术后气管转移（中央型气道Ⅱ、Ⅲ、Ⅶ区，ECMO+ 削瘤）

基本信息

患者男性，66 岁。

主诉：右全肺切除术后 7 年，活动后喘息 6 月余，加重 2 周。

现病史：患者于 7 年前因右肺鳞癌行右全肺切除术，6 月余前出现喘息，偶有咳嗽、声嘶、咯白色黏痰，活动后加重，休息后可缓解，无发热、盗汗、胸痛、咯血，无饮水呛咳和吞咽困难，3 周前于当地医院就诊，查胸部 CT 示右肺切除术后，未发现新占位性病变。入院前 2 周，患者憋喘症状较前加重，痰量增加，轻微活动即感明显喘息，遂就诊于当地医院，胸部 CT 显示右全肺切除术后，纵隔患侧移位，气道内可见占位性病变，左肺肺气肿。予抗感染解痉祛痰对症治疗未见好转，憋喘症状进行性加重，为进一步诊治来本院。

既往史：高血压病史 26 年；慢性阻塞性肺疾病病史 21 年；脑梗死病史 8 年；冠心病病史 6 年余，先后共置入支架 6 枚，目前服用阿司匹林肠溶片联合氯吡格雷。

个人史：生于原籍，无化学物质、放射性物质、有毒物质接触史，吸烟 35 年，每天 20 支，7 年前已戒烟，间断饮酒史。

婚育史：24 岁结婚，育有 1 子，配偶体健。

家族史：家族无遗传病史。

体格检查

入院后查体：体温 36.3 ℃，脉搏 107 次 / 分，呼吸 26 次 / 分，血压（服用依那普利、氨氯地平）118/81 mmHg，SpO_2：98%（吸氧 4 L/min）。神清，精神可，患侧卧位喘息貌，静息状态可闻及喘鸣音。右侧胸廓塌陷，无胸壁静脉曲张及皮下气肿。左肺呼吸音粗，可闻及大气道和左肺吸气相喘鸣音，未闻及湿啰音，无胸膜摩擦音。心率 107 次 / 分，律齐。腹软，腹壁无压痛、无反跳痛，未触及包块、未触及异常搏动。肝、脾肋下未触及。双下肢无水肿。

辅助检查

2018 年 6 月 15 日 WBC 10.98×10^9/L，NEUT% 81.6%，Hb 163 g/L，PLT 370×10^9/L，FIB 9.38 g/L，D- 二聚体 0.58 μg/mL。血气分析：pH 7.479，PaO_2 116 mmHg，$PaCO_2$ 46 mmHg（吸氧浓度 37%），血生化：Cr 148 μmol/L，电解质、肝功能基本正常。癌胚抗原（CEA）1.07 ng/mL，神经元特异性烯醇化酶（NSE）17.946 ng/mL，细胞角蛋白 19 片段（Cyfra21-1）1.84 ng/mL。心脏超声：各房室腔大小正常，EF 49%，PAP 30 mmHg，左室功能低下，心动过速（HR 120 bpm）。胸部 CT（图 64-1）（层厚 1.5 mm）：右全肺切除术后，纵隔患侧移位，气道内可见占位性病变，长度约 4 cm，气管下段及左主支气管严重堵塞，左肺小叶中心性肺气肿。图 64-2 为胸部 CT 三维重建。

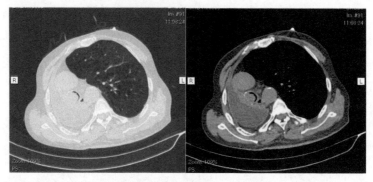

右全肺切除术后，纵隔患侧移位，气道内可见占位性病变，长度约 4 cm，气管中段（Ⅱ、Ⅲ区）及左主支气管（Ⅶ区）严重堵塞。

图 64-1　胸部 CT

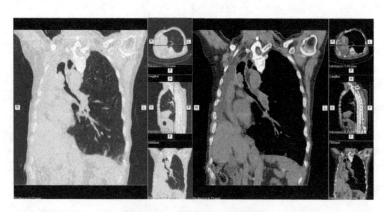

图 64-2　胸部 CT 三维重建

初步诊断

右肺鳞癌术后复发，T4N2M0 Ⅲ b 期；气管－左主支气管肿物？；慢性阻塞性肺病；高血压病 3 级（极高危）；冠状动脉粥样硬化型心脏病；冠脉支架植入术后，心功能不全，心功能Ⅳ级（NYHA），陈旧性脑梗死。

确定诊断

右肺鳞癌术后复发，T4N2M0 Ⅲ b 期，气管－左主支气管（中央型气道Ⅱ、Ⅲ、Ⅶ区）转移；慢性阻塞性肺病；高血压病 3 级（极高危）；冠状动脉粥样硬化型心脏病；冠脉支架植入术后，心功能不全，心功能Ⅳ级（NYHA），陈旧性脑梗死。

鉴别诊断

（1）肺癌：有多年吸烟史，可以表现为刺激性咳嗽、咯痰、咯血、胸痛、消瘦，病变侵及大气道及支气管可导致部分阻塞或完全阻塞；胸片及 CT 结合痰细胞学、支气管镜检查、血肿瘤标志物可诊断。病例发现肺癌细胞为金标准。患者既往肺癌切除病史，目前气道出现占位，首先考虑肺癌复发。

（2）支气管内膜结核：多有结核中毒症状，表现为发热、盗汗、乏力，累及气道可引起气管狭窄和阻塞，导致远端炎症和不张，痰或刷检发现结核菌可确诊，患者症状不符，暂不考虑该诊断。

（3）气管、支气管良性肿瘤：原发性气管良性肿瘤早期常无症状，可存在假性支气管哮喘或伴有咳嗽、呼吸困难及咯血，瘤体表面光滑，黏膜完整，常有瘤蒂，多数生长缓慢，不发生淋巴结转移和远处转移，结合患者病情，暂不排除该诊断。

治疗

治疗原则：清除气道肿物，解除气道阻塞，改善症状。

2018 年 6 月 14 日请胸外科会诊认为无外科指征，停用阿司匹林和氯吡格雷。

2018 年 6 月 20 日全麻后经口气管插管（OD 8.5）连接呼吸机行机械通气，SIMV 模式，Vt：350 mL，F：18 bpm，FiO_2：50%，PEEP：3 cmH_2O，PS：20 cmH_2O，Ti 1.2 s 建立股静脉－颈静脉（V-V），ECMO 维持氧合（图 64-3），流量 4.5 L/min，氧浓度 60%，并停用肝素抗凝。

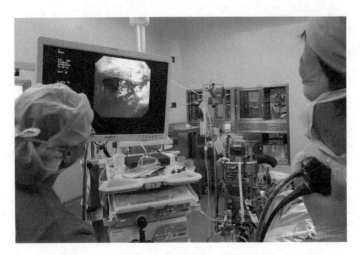

图 64-3 （V-V）ECMO 支持下气道内介入治疗

停用肝素 1.5 h 后，治疗镜进入气道探查，可见气管下段距声门约 6 cm 无蒂肿物阻塞气道约 95%，仅有缝隙，气管镜无法通过（图 64-4）。分次电圈套器套切、冷冻冻切肿物（图 64-5 ~ 图 64-7），出血量较多，创面 APC 止血，术中呼吸机报警，峰压 40 cmH$_2$O，潮气量不足 100 mL，完全失去通气作用，ECMO 维持氧合，流量 4.5 L/min，氧浓度 60%，患者血氧饱和度 90% ~ 98%，心率血压稳定。切除肿物全长约 4.5 cm，术毕可见远端气道黏膜浸润性改变，上下叶开口及间嵴正常，发现较多术中出血及冲洗液体流至远端气道，吸引直至各叶断无分泌物、痰液、开口通畅后，探查创面无活动性出血。此时呼吸机参数同前，监测指标峰压 25 cmH$_2$O，潮气量恢复 300 ~ 400 mL，手术时间 5.5 h，因术后肺氧合不佳且需要定期探查并清理气道，带气管插管机械通气和 ECMO 回监护病房，根据监测 ACT 予以肝素抗凝。

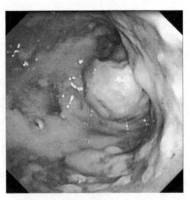

气管下段距声门约 6 cm 无蒂肿物阻塞气道约 95%，仅有缝隙，气管镜无法通过。

图 64-4 支气管镜探查所见

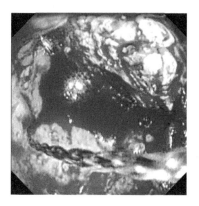 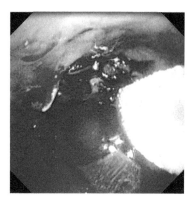

图 64-5　电圈套器切除肿物　　　　　图 64-6　冷冻切除肿物

　　术后定期支气管镜探查气道，清理肿物、坏死物、焦痂及分泌物（图 64-7），术后 18 h，降低 ECMO 气流量和氧浓度直至停止，血氧饱和度未下降，撤除 ECMO。

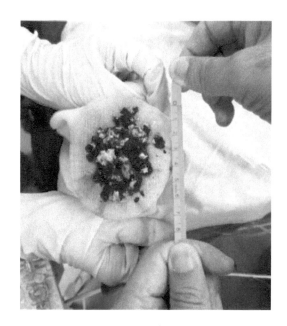

图 64-7　切除的肿物

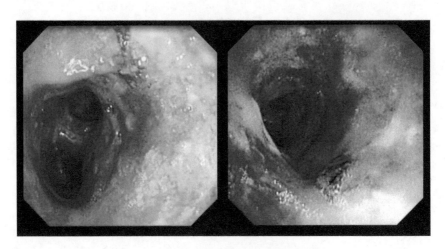

图 64-8 治疗后第 5 天支气管镜下表现

术后第 3 天开始逐渐降低呼吸机参数，第 5 天（2018 年 6 月 25 日）复查气管镜，大气道及左主支气管通畅，于呼吸相未见闭塞，黏膜可见浸润性改变，触之易出血，左主支气管远端可见其上下叶开口通畅（图 64-8）。停用呼吸机。复查心脏超声提示下腔静脉内可见中等回声团，大小约 1.0 cm×0.6 cm，继续普通肝素抗凝 9 天后复查超声心动图，下腔静脉内中等回声团消失。

术后第 7 天（2018 年 6 月 27 日）后复查气管镜未见活动性出血，予以拔除气管插管。术后病理报鳞癌（图 64-9、图 64-10）。

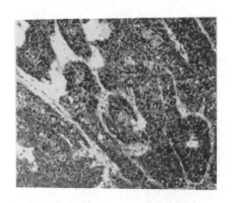 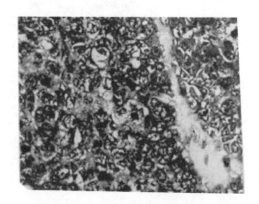

图 64-9 HE 染色放大倍率 100 **图 64-10 HE 染色放大倍率 400**

送检支气管黏膜及黏膜下组织，其中见癌组织，结合免疫组化染色结果，倾向鳞型，部分神经内分泌分化伴坏死。免疫组化染色：P40（＋），P63（＋），TTF（－），CD56（＋）。

患者序贯为华法林 1.5 mg qd 口服后于 2018 年 7 月 7 日出院，在外院放疗治疗。

复诊

2018 年 9 月 14 日自己坐公交车来复诊：生活自理，无呼吸困难症状。气促评分 0 分。复查胸部 CT 发现管腔通畅，未见肿瘤复发（图 64-11、图 64-12）。

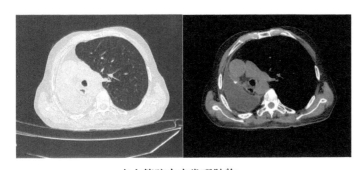

右主管腔内未发现肿物。

图 64-11　2 个月后复查胸部 CT

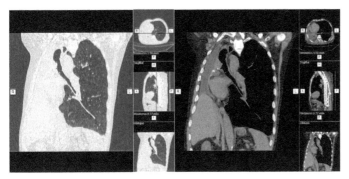

气管、支气管管腔通畅，未见新生物。

图 64-12　胸部 CT 三维重建

病例分析

肺癌复发造成气道腔内阻塞，往往只能采用姑息治疗延长生存时间、减轻患者痛苦。此患者气道内肿物堵塞大于 90%，且肿物长径约 4 cm，不进行腔内切除随时可能危及生命。因肾功能不全无法行强化 CT 判断气道腔内肿物血液供应情况，患者因右全肺切除术后只剩气管 - 左主支气管的唯一呼吸通路，且只剩单侧左肺，如果在未能详细评价病变时贸然进行介入切除，极有可能因肿物出血影响通气造成窒息，威胁患者生命。

目前，很多医疗机构已经开展 ECMO 技术，ECMO 提供了充足的气体交换支持，其辅助应用为支气管镜及其他治疗提供了可能和必要的保障。因此，对于此类患者 ECMO 支持下行气道内肿物切除，可以维持充分的氧合直至气道完全再次开通，保证了气道内介入治疗的安全性。但也有术中和术后出血、局部损伤或感染、费用较高、需要多科室协作等缺点。此患者术前将阿司匹林＋氯吡格雷改为低分子肝素，并于术前 24 h 停用低分子肝素。建立 ECMO 支持后停用肝素行无抗凝 ECMO，不仅保证了切除的安全性，还减少了术中出血，缩短了手术时间。

气道内肿物切除术后，因术中出血流和液体至远端肺组织影响氧合，且有可能出现坏死物焦痂阻塞气道，故患者带 ECMO 和人工气道机械通气返回监护室，待肺氧合改善后停用 ECMO 以降低并发症风险。该患者术后第 5 天超声心动图发现下腔静脉内中等回声团，考虑为 ECMO 造成的血管损伤或患者的基础病等原因形成血栓，继续抗凝后 9 天复查超声心动图，下腔静脉内中等回声团消失。

病例点评

该例患者单肺、极高危高血压、冠心病植入 6 枚冠脉支架；仅存的左肺不仅是代偿性肺气肿，还有小叶中心性肺气肿，提示有 COPD。选择人工气道建立机械通气联合 ECMO 行呼吸和循环支持，保证了介入手术的安全性；气道开通前，几乎是依靠 ECMO 支持氧的输送。气道开通后，保留人工气道可以顺利地清除肿瘤切除过程中流入左侧气道内的血液和组织碎块及远端的分泌物。

气道肿物的内镜下介入治疗，需要术前完善地评估病变部位、长度、性质、与气管壁的关系、血供情况，对于因患者基础病无法详尽评估的患者应考虑各种可能出现的情况，提前做好相关应急预案。此病例 ECMO 支持采用 V-V 模式即可满足氧合的需要，避免了 V-A 模式的并发症。待术后肺氧合改善，气道已通畅，及时停用 ECMO，以机械通气行呼吸支持至患者自主呼吸能满足自身需要。

人工气道机械通气支持在患者术后恢复中也起到重要作用，气道分泌物的清理和坏死物的清除都需要人工气道作为通路，患者慢性阻塞型肺病的基础病也需要人工气道机械通气作为拔管前的辅助支持。

参考文献

1. LANG G，GHANIM B，HÖTZENECKER K，et al. Extralcorporeal membrance oxygenation support for complex tracheo-bronchial procedures. Eur J Cardiothorac Surg，2015，47（2）：250-255.

2. HONG Y，JO K W，LYU J，et al. Use of venovenous extracorporeal membrane oxygenation in central airway obstruction to facilitate interventions leading to definitive airway security. J Crit Care，2013，28（5）：669-674.

（张　力　贾　玮　李月川）

病例 65　肺原发性低分化鳞癌（中央型气道Ⅳ、Ⅴ区，削瘤）

病历摘要

基本信息

患者男性，65 岁。

主诉：确诊肺癌 5 个月，胸闷气急 3 天。

现病史：患者 5 个月前无明显诱因出现胸部隐痛，间歇性缓解，痰中带血，量少，偶感胸闷气急，就诊于当地医院，2018 年 2 月 6 日行胸部增强 CT 示右上肺团块大小约 60 mm×30 mm，考虑右上肺叶肺癌，右肺门及纵隔淋巴结转移；行支气管镜检病理示右上肺后段低分化癌，结合免疫组化结果显示低分化鳞状细胞癌；肺功能示轻度阻塞性通气功能障碍，肺弥漫功能轻度降低，支气管舒张试验阴性；全身骨显像示左侧胫骨中上段骨代谢异常增强，考虑肿瘤骨转移。2 个月前 PD1/PD-L1 检测提示：PD1/PD-L1 类抑制剂相对获益较低；免疫治疗提示 TMB 检测结果低，对 Opdivo 和 Keytruda 等免疫治疗获益较低；靶向药物提示对 EGFR 和 ALK 靶向药物治疗敏感性降低。期间，患者在外院曾行 GP 方案（顺铂＋吉西他滨，剂量不详）化疗 6 周期。3 天前患者出现胸闷气急，伴咳嗽、咳痰，为进一步诊治，前来本院。

既往史：无特殊。

个人史：有饮酒习惯，白酒每天 150 mL，已饮 40 年，已戒。有吸烟习惯，纸烟每天 20 支，已吸 40 年，已戒。否认毒物及放射性物质接触史。

婚育史：20 岁结婚，配偶体健。育有 2 子、2 女。子女体健。

家族史：父亲有肠癌病史，母亲及兄弟姐妹无肿瘤病史及其他类似病史。

体格检查

入院后查体：KPS 评分 20 分，气促评分 3 分，PS 评分 2 分。脉搏 77 次/分，呼吸 25 次/分，血压 121/74 mmHg，体温 36.5 ℃，神志清，精神弱，锁骨上淋巴结未触及肿大，胸骨无压痛，右肺听诊呼吸音低，未闻及广泛干、湿啰音，心率 77 次/分，律齐，各瓣膜听诊区未闻及明显病理杂音，肝脾肋下未触及，腹平软，无压痛、反跳痛，双下肢无水肿，神经系统检查未见明显异常。

辅助检查

2018 年 7 月 3 日经查胸部平扫：右肺门占位性病变，右肺不张，纵隔、右肺门淋巴结肿大。建议必要时增强扫描检查。左肺肺气肿；左肺下叶含钙化结节。右侧胸腔积液。

初步诊断

肺癌（原发性右肺上叶低分化鳞癌 T4N3M1c，Ⅳ b 期），气管、右主支气管转移，胫骨转移，一线化疗 6 周期后（顺铂 + 吉西他滨，剂量不详）PD，右侧阻塞性肺炎。

确定诊断

肺癌（原发性右肺上叶低分化鳞癌 T4N3M1c，Ⅳ b 期），隆突（中央型气道Ⅳ区）、右主支气管（Ⅴ区）转移，胫骨转移，一线化疗 6 周期后（顺铂 + 吉西他滨，剂量不详）PD，右侧阻塞性肺炎。

鉴别诊断

患者诊断明确，无须鉴别。

治疗

治疗原则：解除气道阻塞、通畅气道、改善症状，抗肿瘤治疗。

2018 年 7 月 4 日行支气管镜下介入治疗：全麻下经口插入硬镜，经硬镜进软镜，气管通畅，黏膜光滑，隆突（Ⅳ区）可见肿瘤累及（图 65-1A），右主支气管（Ⅴ区）可见肿瘤阻塞（图 65-1B），予以 APC、柱形电刀、冷冻探头及异物钳分别切除肿瘤组织，治疗后Ⅴ区管腔狭窄约 10%（图 65-1C），右中间段支气管（Ⅵ区）管腔通畅，黏膜光滑，未见新生物（图 65-1D）。隆突增宽，左侧主、叶、段支气管开口通畅，黏膜光滑，未见新生物。术中出血较多，给予冰盐水局部喷洒、氩气刀烧灼后血止。术后气促评分 1 分，KPS 评分 70 分。

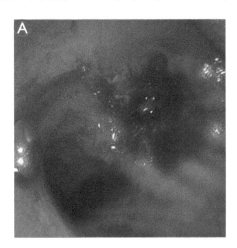
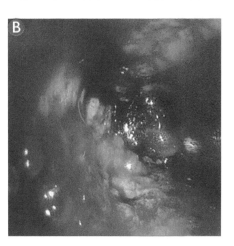

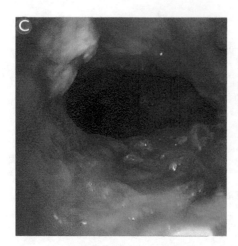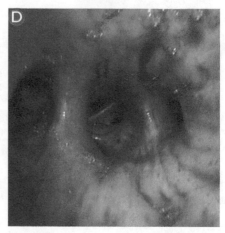

A：隆突Ⅳ区可见肿瘤侵犯；B：右主支气管（Ⅴ区）可见肿瘤阻塞；
C：Ⅴ区管腔狭窄约 10%；D：Ⅵ区管腔通畅，黏膜光滑，未见新生物。

图 65-1　支气管镜下表现

2018 年 7 月 6 日复查支气管镜：局部麻醉下行支气管镜，气管通畅，黏膜光滑，Ⅴ区可见肿瘤组织及部分坏死物质阻塞管腔，管腔狭窄程度约 40%（图 65-2A），予活检钳及冷冻冻取肿瘤及坏死物后管腔狭窄 10%（图 65-2B），Ⅵ区管腔通畅，黏膜光滑，未见新生物。右上叶气管堵塞，隆突增宽，左侧主、叶、段支气管开口通畅，黏膜光滑，未见新生物。术后气促评分 1 分，KPS 评分 70 分。

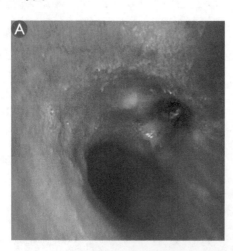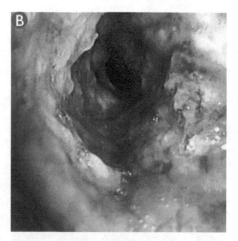

A：Ⅴ区可见肿瘤组织及部分坏死物质阻塞管腔，管腔狭窄程度约 40%；
B：活检钳及冷冻冻取肿瘤及坏死物后管腔狭窄 10%。

图 65-2　支气管镜下表现

2018 年 7 月 10 日出院后到肿瘤医院行放射治疗。

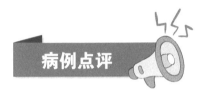

病例分析

非小细胞肺癌是目前临床中最常见的肺癌类型，鳞癌是其中的主要组成部分。肺鳞癌起源于气道内纤毛柱状上皮细胞的鳞化，故以中央型最常见。因此，它是恶性中央型气道狭窄最常见的病理类型。而严重的气道狭窄会导致患者呼吸困难，明显影响患者活动耐力及生活质量，严重者可导致窒息甚至威胁生命。

本患者外院诊断肺鳞癌时，已经发现远处骨转移，已失去手术机会，结合患者多种基因检测均为阴性，故前期以化疗为主。来本院之前，患者出现气急加重，查胸部 CT 提示右全肺不张，行支气管镜提示肿瘤已完全阻塞右主支气管。此时，气道内的肿瘤进展导致中央型气道阻塞是患者当时最急需解决的问题。气道狭窄按表现形式不同可分为腔内新生物阻塞、腔外肿物压迫、腔内新生物阻塞伴腔外肿物压迫及瘢痕狭窄 4 种类型。本例患者属于腔内新生物为主型，支气管镜介入手术是该类患者治疗的主要方式。硬质支气管镜应为此时首选方式，其有可控制通气、提供更大操作空间和更好的内镜视野等一系列优势。本例患者在硬质支气管镜下予以了 APC、高频电刀、冷冻等多种方式联合治疗，较高效、顺利地完成了开放气道的目的。

对于恶性气道狭窄患者，支气管镜下介入治疗仍属于姑息治疗，后续治疗成功与否决定了其疗效是否能长期维持。对于鳞癌一线化疗失败患者目前可选择二线化疗、放疗或 PD1/PDL-1 抑制剂等免疫治疗。该患者因一般情况较差，且前期曾行检测提示 PD1/PD-L1 类抑制剂相对获益较低，故最终推荐患者以放疗为后续维持治疗选择。

病例点评

肺鳞癌作为常见的恶性中央型气道狭窄的病理类型，应给予充分重视。

对于中央型气道狭窄患者，硬质支气管镜因其独有的特点，应作为治疗的首选。

肺癌，尤其对于失去手术机会的晚期肺癌，治疗必定是以全身性治疗为基础的。支气管镜下介入手术对于这类患者属于姑息治疗，后续必须序贯其他治疗以巩固介入治疗的疗效。

参考文献

1. HURET B，PEREZ T，DHALLUIN X，et al. Treatment of malignant central airways obstruction by rigid bronchoscopy. Rev Mal Respir，2015，32（5）：477-484.

2. RECK M，RODRÍGUEZ-ABREU D，ROBINSON A G，et al. Pembrolizumab versus Chemotherapy for PD-L1-Positive Non-Small-Cell Lung Cancer. N Engl J Med，2016，375（19）：1823-1833.

（穆德广　邵方淳　邬盛昌）

病例 66 原发性气管鳞癌（中央型气道Ⅲ、Ⅶ区，削瘤）

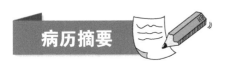
病历摘要

基本信息

患者男性，72 岁。

主诉：咳嗽、咳痰伴胸闷气急 1 个月。

现病史：患者 1 个月前受凉后出现咳嗽、咳痰，呈阵发性咳嗽，夜间明显，咳黄色黏液痰，量多，偶痰中带血（暗红色凝血块），伴胸闷气急，夜间无法平卧，活动后加重；无双下肢水肿，无发热、畏寒、寒战。至当地医院查血常规：WBC 12.9×10^9/L，超敏 CRP 14.7 mg/L；BNP 4623 ng/L。胸部 CT 气管软组织影，占位？右肺中叶支气管狭窄，右肺中叶斑片影，两肺多发结节，纵隔、隆突下、肺门多发淋巴结肿大，心影增大。当地医院先后予"哌拉西林他唑巴坦、舒普深、头孢西汀"等抗感染治疗。患者仍有咳嗽、咳痰，为进一步治疗转至本院，遂急诊留观。查胸部平扫：两肺散在慢性炎性灶，局部肺气肿。气管内结节，邻近纵隔内软组织密度影增多，肿瘤性病变可能，建议支气管镜及增强检查。两肺散在结节，性质待定，建议随访。心脏增大，符合扩张型心肌病表现。急诊予莫西沙星 0.4 g qd 抗感染，辅以化痰、激素抗感染、升压、利尿等对症治疗后，患者胸闷、气促较前稍好转。现为求进一步诊治，以"气管占位"于 2018 年 4 月 3 日收住本科室。患者神志清，精神软，睡眠差，胃纳差，二便如常，体重无明显增减。

既往史：既往扩张性心肌病 10 余年，房颤 5 年，长期口服呋塞米 20 mg qd，螺内酯 20 mg qd，氯吡格雷 50 mg qd，美托洛尔 23.75 mg qd，地高辛 0.125 mg qd 治疗，未口服抗凝药物。 否认其他病史。

个人史：吸烟史 40 余年，20 支/日，戒烟 3 年，饮酒 40 余年，白酒 4 两/天，戒酒 3 年，无其他特殊。

婚育史：适龄结婚，妻子体健。育有 2 子，均体健。

家族史：患者父母及兄弟姐妹无肿瘤病史，无与患者类似疾病者。

体格检查

入院后查体：KPS 评分 40 分，气促评分 3 分，PS 评分 2 分。体温 37.2 ℃，脉搏 80 次 / 分，呼吸 19 次 / 分，血压 114/64 mmHg，神志清，精神软，口唇无发绀，双肺听诊呼吸音粗，未闻及明显干、湿啰音，心尖部可见抬举性搏动，心界叩诊扩大，心律不齐，第一心音强弱不等，脉搏短促，各瓣膜听诊区未闻及明显病理性杂音，舟状腹，无压痛、反跳痛，肝脾肋下未触及，双下肢中度水肿，神经系统检查未见明显异常。

辅助检查

2018 年 4 月 1 日胸部平扫提示：两肺散在慢性炎性灶，局部肺气肿。气管内结节，邻近纵隔内软组织密度影增多，肿瘤性病变可能，建议支气管镜及增强检查。食管中上段明显增厚，上端食管扩张明显。两肺散在结节，性质待定，建议随访。心脏增大，符合扩张型心肌病表现。

2018 年 4 月 6 日心脏超声：主动脉硬化，全心增大，左室壁运动减弱，主动脉瓣、三尖瓣轻度反流，二尖瓣增厚、毛糙伴中度反流，左室收缩功能减退，EF 35%，心律不齐，轻度肺动脉高压。

2018 年 4 月 6 日 24 小时动态心电图：快心室率，心房颤动，室性期前收缩，短阵室性心动过速，部分呈二、三联律，非特异性室内传导阻滞。

2018 年 4 月 3 日血气 + 电解质：K^+ 3.90 mmol/L，Na^+ 136.0 mmol/L，pH 7.448，PaO_2 154.00 mmHg，$PaCO_2$ 分压 35.8 mmHg，SaO_2 99.7%，HCO_3^- 24.3 mmol/L，Lac 1.00 mmol/L。

初步诊断

气管占位（恶性肿瘤？），双侧肺炎，扩张型心肌病，心房颤动，心功能Ⅲ级。

确定诊断

原发性气管鳞癌，双侧肺炎，扩张型心肌病，心房颤动，心功能Ⅲ级。

鉴别诊断

患者诊断明确，无须鉴别。

治疗

治疗原则：解除气道阻塞、通畅气道、改善症状，抗肿瘤治疗。

入院完善胸部 CT，鉴于患者有扩心病病史，完善心脏评估（心电图、心超、动态心电图、BNP）。术前行胸外科、心内科、麻醉科多学科 MDT，讨论结果：患者目前考虑恶性肿瘤性病变，气道肿瘤阻塞气道，呼吸困难，随时有完全堵塞管腔，危及生命。但患者扩张型心肌病数年，评估心功能极差，终末期心功能衰竭，术中可能发生心跳随时骤停、血压下降、出血、缺氧、脑梗死、肺栓塞等风险。围术期亦可出现以上风险。与患者家属充分沟通后，方可选择手术治疗。拟后续采取措施及预防策略：患者心功能不全，可予以心内科起搏器植入术；患者房颤病史，为防止中风发生，建议予以抗凝药物治疗，但气道出血风险增大，拟行手术，暂不予使用；若患者术中发生心肺衰竭，必要时可予以人工肺（ECOM）等治疗，但费用巨大应告知家属。上述风险及措施充分告知家属，患者家属表示知情理解，但患者家属拒绝置入起搏器，表示以继续目前药物治疗为主。

2018 年 4 月 11 日患者上午突发呼吸困难，张口呼吸。查体：神志清，精神软，胸骨上窝、锁骨上窝、肋间隙可见明显"三凹征"，双肺听诊呼吸音粗，未闻及明显干、湿啰音；心尖部可见抬举性搏动，心界叩诊扩大，心律不齐，第一心音强弱不等，脉搏短促，各瓣膜听诊区未闻及明显病理性杂音。患者病情突变，予患者家属充分告知病情后，急诊行全麻下气管内恶性肿瘤切除术。

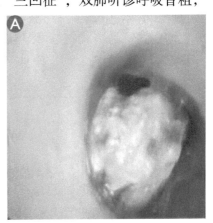

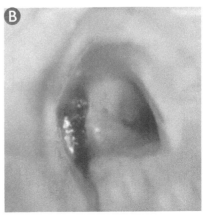

全麻下经气管插管入气道，中央型气道Ⅲ区近隆突处新生物，堵塞 90% 管腔（图 66-1A）。予电圈套器、APC、冷冻探头、异物钳及活检钳分别切除新生物后，管腔较前明显通畅，见隆突锐利，搏动存在（图 66-1B）。左主支气管开口（Ⅶ区）及气管下段（Ⅲ区）左侧壁新生物部分堵塞，左侧远端支气管管腔通畅，黏膜未见异常。右主支气管及右中间段支气管管腔通畅。新生物送检，并予冰生理盐水喷注止血，血止退镜。麻醉时间 90 min，手术时间 30 min。手术过程顺利，出血少量，但患者心率持续 140 ～ 180 次 / 分，血压曾短暂下降至 80/40

A：中央型气道Ⅲ区近隆突处新生物，堵塞 90% 管腔；B：术后气管Ⅲ区管腔较前明显通畅，见隆突锐利。

图 66-1 支气管镜下表现

mmHg，心电图提示快速心室率性心房颤动，术后转 ICU，监测生命体征、监测心功能情况，处理心力衰竭及心律失常等治疗。术后气促评分 2 分，KPS 评分 60 分。

2018 年 4 月 11 日手术当天下午拔除气管插管，生命体征平稳。于 2018 年 4 月 12 日转回呼吸内科病房。2018 年 4 月 18 日气管下段新生物鳞状细胞癌。免疫组化染色结果：P53（＋）、Ki-67（85%＋）、CK5/6（＋）、P63（＋）、CD34（血管＋）、CK（Pan）（＋）、CK（34βE12）（＋）。患者诊断明确，家属要求转回当地医院继续治疗，予签字出院。

病例分析

该患者为中央型气道Ⅲ区新生物阻塞，病理证实为鳞状细胞癌，恶性中央型气道狭窄易造成气道严重狭窄甚至阻塞，导致患者呼吸困难、窒息，甚至危及患者生命。该患者入院评估后考虑存在两大风险：首先，该患者新生物位于主气道且堵塞管腔程度高达 90%，随时存在急性加重风险；其次，患者存在扩心病、房颤基础，心功能极差，这些都大大增加围手术期风险。本例患者在住院期间也确实出现了因气道阻塞突然加重，由择期手术改为急诊手术的情况。因此，对于大气道狭窄患者必须警惕突发气道狭窄加重，甚至危及生命的风险。

与此同时，因患者存在手术中的高风险，术前多学科 MDT、精细化的围手术期管理尤为重要。对于非心脏手术存在心脏衰竭患者做好一整套围手术期管理尤为关键。术前做好相关检查评估，包括心电图、胸部影像学、心脏超声、管理会引起负性心律的药物等，术中加强管理，包括控制心律、控制液体量、慎重使用影响心脏的药物。术后加强监护管理。本例患者我们在术前—术中—术后都准备了相应应急处理方案，以保证手术的顺利进行。在术前根据心内科建议予心脏起搏器置入，但患者家属商量后拒绝了该方案。术中加强监测、管理，故虽术中患者全程为快室率房颤且血压曾短暂下降至 80/40 mmHg，但最终仍顺利完成手术，成功开放气道。此外，术中本团队也准备了人工肺等后续方案，以应对突发事件。术后患者进入重症监护室密切监测生命体征、病情变化，并成功在手术当天拔除气管插管，手术第二天转回普通病房。

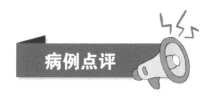

病例点评

大气道阻塞患者需尤为重视，随时可能病情加重，出现致命性气道狭窄风险。

对于存在心脏等其他高危并发症患者加强围手术期精细化管理，做好后备应急方案，是保证手术顺利进行、术后顺利恢复的关键。

参考文献

OLSSON K M, HALANK M, EGENLAUF B, et al. Decompensated right heart failure, intensive care and perioperative management in patients with pulmonary hypertension. Dtsch Med Wochenschr, 2016, 141（S 01）: S42-S47.

（邵方淳　穆德广）

病例 67　原发性气管鳞癌（中央型气道Ⅲ区，削瘤 + 黏膜下注射）

病历摘要

基本信息

患者女性，78 岁。

主诉：咳嗽、咳痰 1 年，加重伴胸闷气短 1 月余。

现病史：患者 1 年前无明显诱因出现咳嗽，当时症状较轻，未予重视，间断口服止咳药物，咳嗽可减轻。近 1 个月咳嗽明显加重，并出现胸闷气短，活动后明显，就诊于社区门诊，静滴抗生素（具体用药不详），效果不佳，于 2016 年 1 月 25 日查肺 CT 示双肺纹理增多、模糊，肺内散在条索影，肺门影不大。气管下段右壁见结节影，局部管腔变窄，纵隔内见小淋巴结。心脏及大血管形态未见异常。所示肝脏内见小圆形低密度影，界清，右肾上极见类圆形低密度影。2017 年 1 月 2 日复查肺 CT 较（2016 年 12 月 25 日）大致相仿。遂就诊于本院门诊。近期体重略有下降，具体不详。

既往史：高血压病史 20 余年，血压最高 175/100 mmHg，现自服苯磺酸氨氯地平，血压控制可；冠心病病史 20 余年；自述血糖升高 4 年，控制饮食后血糖可降至正常，未系统诊治及规律用药。否认结核、肝炎等传染病病史。

个人史、婚育史、家族史：均无特殊。

体格检查

老年女性，发育正常，营养良好，神志清，精神可，自主体位，查体合作。口唇发绀，气管左移，甲状腺未触及肿大，胸廓对称，无畸形，无隆起，无塌陷，肋间隙正常，无"三凹征"，呼吸动度两侧对称，节律规则，触诊无胸膜摩擦感，语音震颤对称，叩诊清音，听诊双肺呼吸音低，吸气相及呼气相均可闻及响亮哮鸣音。心前区无隆起，心界无扩大，心率 80 次 / 分，律齐，各瓣膜听诊区未闻及病理性杂音。气促评分 3 分，KPS 评分 60 分，PS 评分 3 分。

辅助检查

胸部 CT（2017 年 1 月 2 日）：双肺纹理增多、模糊，肺内散在条索影。

气管下端右壁见结节影，局部管腔变窄。纵隔内见小淋巴结。（图 67-1）

实验室检查：肿瘤标志物：AFP 2.57 IU/mL，CEA 2.03 ng/mL，CA199 21.70 U/mL，FER 136.60 ng/mL，NSE 14.11 ng/mL，CYFRA21-1 1.42。

心电图：窦性心律，大致正常心电图。

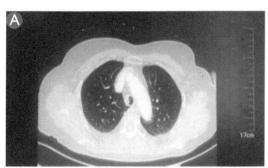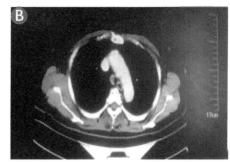

A：气管下端右壁结节；B：胸部强化 CT 表现（2017 年 1 月 14 日）。

图 67-1　胸部 CT 表现

气管下段右壁见软组织影，最大径约 1.7 cm×1.0 cm×1.8 cm，增强扫描明显强化。

初步诊断

气管高密度影性质待诊，冠状动脉粥样硬化性心脏病，心功能Ⅲ级，高血压（2 级）。

确定诊断

原发性中央型（Ⅲ区）肺鳞癌 cT4N0M0 Ⅲa 期，冠状动脉粥样硬化性心脏病心功能Ⅲ级，高血压（2 级）。

鉴别诊断

患者诊断明确，无须鉴别。

治疗

治疗原则：明确病理，解除气道阻塞，明确治疗方案。

2017 年 1 月 6 日行电子支气管镜检查，镜下可见中央型气道Ⅲ区新生物（图 67-2），堵塞管腔约 75%，给予电子支气管镜取活检。2017 年 1 月 11 日病理回示：病变符合外生性鳞状细胞癌（镜下见鳞状上皮呈乳头状增生，轻度 - 中度异性）（图 67-3）。免疫组化回示：Ki-67 60%（+）、CK5/6（+）、P40（+）、CK7（−）、CD56（−）、TTF-1（−）、Syn（−）、P53（−）、P63（+）、NapsinA（−）、villin（−）、CK20（−）。基因检测：EGFR 野生型。2017 年 1 月 14 日骨扫描：放射性核素全身骨显像图像清晰，对比度良好。诸骨及关节放射性分布基本均匀，对称，双肾及膀胱显影，颅脑 CT 未见明显异常。

依据 2017 非小细胞肺癌 NCCN 指南，不推荐 T4N0M1 Ⅲ a 期手术切除治疗。患者 PS 评分为 3 分，结合血常规及肾功能检查均有异常改变，不符合全身化疗及放疗标准。患者为中央型气道内恶性肿瘤，喘憋气促症状明显，综合以上结果，结合家属意见，于 2017 年 1 月 14 日静脉全麻下行电子支气管镜下介入治疗。经喉罩进软镜，镜下见气管Ⅲ区新生物，表面欠光滑，触之易出血，堵塞管腔口约 75%，镜身（外径 4.9 mm）可通过，新生物距隆突 1 cm，隆突锐利，左、右主支气管及各叶、段支气管管腔通畅，黏膜光滑。于中央型气道Ⅲ区新生物处给予圈套、APC 烧灼、CO_2 冷冻冻融、冻取并钳取肿瘤组织（图 67-4A ～图 67-4D），于肿瘤残根处应用恩度 15 mg，每次 0.5 mL 交替注射瘤体 6 个部位（图 67-4E）。术中少量出血，予冰盐水局部喷洒后血止，术后无活动性出血。

术后患者气促评分 1 分，KPS 评分 70 分，PS 评分 2 分。

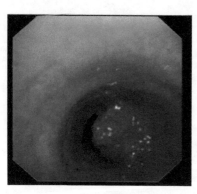 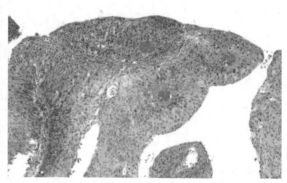

中央型气道Ⅲ区可见新生物，距隆突 1 cm，管口堵塞约 75%，镜身（4.9 mm）可以通过。

图 67-2　支气管镜表现（2017 年 1 月 6 日）

病变符合外生性鳞状细胞癌（镜下见鳞状上皮呈乳头状增生，轻度—中度异性）。

图 67-3　病理（2017 年 1 月 11 日）（HE 染色 ×100）

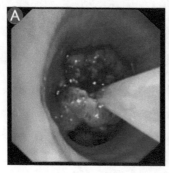 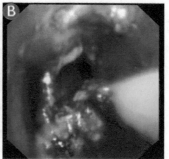

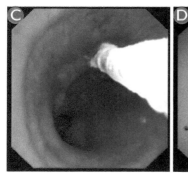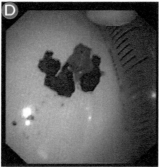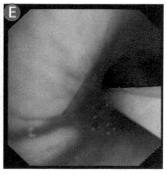

A：支气管镜下表现予圈套器套切新生物；B：支气管镜下表现新生物处 APC 烧灼；C：支气管镜下表现新生物处冷冻、冻融；D：支气管镜下表现分次取下的瘤体；E：支气管镜下表现肿瘤残根处药物注射。

图 67-4　2017 年 1 月 14 日支气管镜下表现

复诊

2017 年 1 月 18 日复诊。镜下见中央型气道Ⅲ区新生物，表面被覆白色坏死物，触之易出血，堵塞管腔口约 20%，镜身（外径 4.9 mm）可通过，新生物距隆突 1 cm，予镜下清理坏死组织，于新生物处给予 APC 灼烧、CO_2 冻融并钳取肿瘤组织，于肿瘤残根处应用恩度 15 mg，每次 0.5 mL，交替注射瘤体 6个部位。术中及术后无明显出血。

2017 年 1 月 22 日 复诊。镜下见中央型气道Ⅲ区新生物，表面被覆白色坏死物，触之易出血，堵塞管腔口约 20%，镜身（外径 4.9 mm）可通过，新生物距隆突 1 cm，予镜下清理坏死组织，于中央型气道Ⅱ～Ⅲ区新生物处给予 CO_2冻融，于肿瘤残根处应用恩度 15 mg，每次 0.5 mL，交替注射瘤体 6 个部位。术中及术后无明显出血。

2017 年 1 月 26 日再次给予气管镜下治疗，镜下所见中央型气道Ⅱ～Ⅲ区管腔狭窄 20%（图 67-5），镜身（外径 4.9 mm）可通过，于中央型气道Ⅲ区新生物处给予 CO_2 冻融，于肿瘤残根处应用恩度 15 mg，每次 0.5 mL，交替注射瘤体 6 个部位。术后病理所见（图 67-6），胸部 CT 所见（图 67-7），气促评分1 分，术后 KPS 评分 90 分，PS 评分 1 分。

2018 然后 1 月 11 日复查电子支气管镜，镜下所见气管Ⅱ～Ⅲ区管腔狭窄10%（图 67-8）。

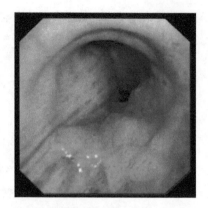

中央型气道Ⅲ区管腔狭窄 20%，镜身（外径 4.9 mm）可通过。

图 67-5　支气管镜表现（2017 年 1 月 26 日）

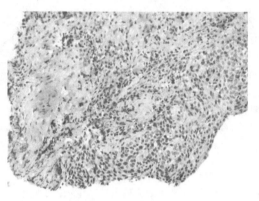

可见大量坏死，中央可见细胞凋亡，病理评价Ⅱb。

图 67-6　病理（2017 年 1 月 29 日）（HE 染色 ×100）

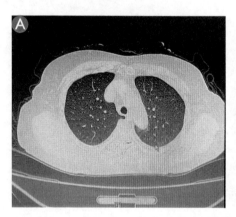

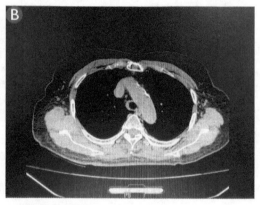

A：肺窗；B：纵隔窗。

图 67-7　胸部 CT（2017 年 2 月 3 日）气管下端右壁略增厚

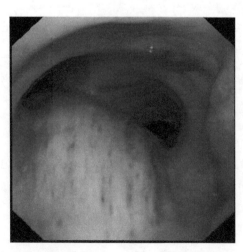

中央型气道Ⅲ区管腔狭窄 10%，镜身（外径 4.9 mm）可通过。

图 67-8　支气管镜表现（2018 年 1 月 11 日）

病例分析

关于肺癌的治疗，有手术条件的肺癌患者仍首选手术治疗，但大多数肺癌患者在确诊时已发展至中晚期，约 70% 的患者失去外科手术的机会。全身化疗或经动脉局部化疗联合放疗成为肺癌治疗的主要方法。因本患者高龄，喘憋症状重，有肾功能异常及白细胞降低，PS 评分 3 分，不符合放疗及化疗标准，因此，为了延缓患者气道内肿瘤生长速度，缓解喘憋症状，首先考虑镜下气道内治疗。目前经支气管镜介入治疗中央型肺癌的方法主要包括以下几种：①热消融：使用微波、激光、高频电刀（电烧或电切）和 APC 的方法，使组织加热、坏死、汽化，从而达到减少组织体积的方法；②冷消融：通过冻融或冻切的方式使组织破坏、坏死或经冻切方式祛除肿瘤病灶的目的；③机械性切除：通过硬镜、光镜的前端直接切除肿瘤或部分肿瘤，或通过硬镜下较大的活检钳直接钳取肿瘤，以达到快速通畅气道的目的。对于基层医院而言，前两种方法操作相对简单，设备要求低，更易推广使用。我们采取常规圈套、高频电切、APC、冷冻削瘤后，选择向瘤体根部药物注射，这种方法可明显提高肿瘤部位的药物浓度，使药物在局部有充分的作用时间且用量小，能明显减少不良反应，从而使晚期肺癌患者减轻痛苦，提高生活质量，延长寿命。其操作简单，成功率高，尤其是对于低度恶性肿瘤，已成为重要治疗手段之一。我们在高分化低度恶性肿瘤病例中选用恩度单药注射，是其具有显著抗肿瘤血管新生的作用并能显著降低血管内皮生长因子的表达的特点，对于抑制肿瘤的浸润和转移有较大的疗效。具有抗瘤谱广、毒性低及不产生耐药性等优点，在用药剂量方面，我们参照应急总医院王洪武教授的临床经验用药。目前腔内注射常用的药物有化疗药物（顺铂、丝裂霉素、表柔比星）、无水乙醇、白介素 -2（IL-2）、基因药物（目前用于临床的药物有重组人 p53 腺病毒注射液，今又生）等，均处在探索阶段，我科常规选用顺铂 + 恩度联合注射的方式，本患者因 PS 评分较低，肾功能异常，白细胞减少，为预防化疗药物不良反应，故选用恩度单药注射治疗。

病例点评

当肿瘤累及中央型气道时，应首先考虑支气管镜下介入消融治疗，目前主要采取热消融与冷冻结合的治疗方法，其优势在于热消融中圈套治疗能够迅速地切除气道内的肿瘤或占位病灶，解除气道梗阻，改善通气，又能选择性杀伤肿瘤细胞，增强化疗、放疗的抗肿瘤效应和宿主的抗肿瘤免疫效应。同时电烧灼或氩气刀治疗有较好的止血作用，但其缺点是切除肿瘤后容易出现肉芽组织增生，而 CO_2 冷冻治疗，避免了肉芽组织增生的出现。同时冷冻治疗能够迅速将热消融切除的组织或热消融治疗形成的焦痂快速清除，相对于活检钳夹取更快捷，能明显缩短手术时间。治疗过程中，两种方式可交替反复进行，相较单一的治疗方式，能够缩短治疗时间，同时减少术中出血，可大大提高气道内恶性肿瘤的治疗效率。在此基础上，配合气管镜下行恩度瘤体内注射，可控制肿瘤生长，维持气管、支气管管腔通畅，延长气管再狭窄的时间，无明显并发症发生，是快速、有效、安全的支气管镜下介入治疗方法。

本例患者高龄、患Ⅲ a 期肺鳞癌，EGFR 野生型，入院 PS 评分 3 分，基础肾功能异常、白细胞降低，口服靶向药物、放疗及化疗均不能实施。根据患者镜下情况，予以镜下消融＋药物注射治疗，有效缓解了患者症状，减轻了瘤负荷，避免了放疗及化疗带来的不良反应，通过随诊可见中短期效果明显。

气管镜下的介入治疗短期内能够快速畅通气道，解除阻塞，改善病情，但从长期来看，仍需配合全身综合治疗，该患者通过镜下介入治疗后，PS 评分明显升高，为患者赢得全身治疗机会，有望取得较长的 PFS、OS。

参考文献

1. 张丽琴，王小伟，赵毅超，等 . 支气管镜介导下冷冻联合氩等离子电凝技术治疗气道狭窄 . 当代医学，2014，20（8）：19.

2. 李波，张晓霞，吴雪，等 . 氩气刀联合冷冻治疗恶性肿瘤引起中央型气道狭窄的临床疗效 . 现代肿瘤医学，2015，12（6）：1679-1680.

（姜文青　殷　彬　李　乐　杨晓萍）

病例 68　腺癌（中央型气道Ⅲ、Ⅳ、Ⅴ、Ⅵ、Ⅶ区，支架置入）

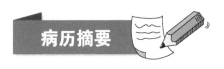

基本信息

患者男性，80 岁。

主诉：活动后胸闷、气短伴腹胀 1 个月。

现病史：患者于 1 个月前无诱因开始出现胸闷、气短，偶有咳嗽、痰中带血，伴有腹胀，食欲稍差。就诊于省人民医院，给予抗感染及对症治疗 10 天（具体用药不详），查心肺 CT 示右主支气管狭窄，右中叶肺不张。为行支气管镜检查入院。

既往史：9 年前高血压病史，最高 190/90 mmHg，目前未口服降压药物治疗。9 年前脑梗死病史，遗留左侧肢体活动障碍。2 年前小脑出血史。

个人史：有吸烟嗜好，吸烟 60 年，每日 40 支，无戒烟。少量饮酒嗜好。

家族史：父亲、母亲已故，母亲曾患有脑梗死，兄弟姐妹、子女体健，家族中无同类疾病、遗传病及传染病史。

体格检查

入院后查体：KPS 评分 40 分，气促评分 4 分，PS 评分 3 分。神志清楚，精神可，血压 135/84 mmHg，全身皮肤无黄染，浅表淋巴结未触及肿大。头颅无畸形，双肺呼吸音稍粗，左肺下可少许湿啰音，心率 87 次 / 分，律不齐，心音有力，各瓣膜听诊区未闻及杂音。腹膨隆，未见胃肠型及蠕动波，无腹壁静脉曲张，全腹无压痛，无反跳痛及肌紧张。肝脾未触及，双下肢无水肿。病理征（－）。

辅助检查

2017 年 5 月 3 日胸科医院肺强化 CT：双侧胸廓对称，右肺门增大，可见不规则软组织密度影，呈明显均匀强化，平扫 CT 值 39.3 HU，三期强化 CT 值分别为：59.2 HU、55.3 HU、77.4 HU。右主支气管、右肺上下叶支气管增厚，管腔狭窄。右肺上叶肺动脉狭窄，右肺中叶支气管管腔闭塞。右肺中叶不张。

右肺上下叶支气管血管束增多，可见树芽征。右肺下叶胸膜下见斑片影。右肺下叶前基底段见一小结节影，直径约 0.5 cm。右侧胸腔积液。双侧胸膜局部增厚，纵隔内 4 区、7 区见明显肿大淋巴结，局部环形强化。主动脉、冠状动脉管壁钙化。肺动脉干增宽。心包少量积液。左右心室增大。左肾上腺见一囊状低密度影。印象：①右肺门可见不规则软组织密度影，呈明显均匀强化；右主支气管，右肺上下叶支气管增厚，管腔狭窄；右肺上叶肺动脉受侵；考虑恶性病变可能，请结合临床；建议进一步检查。②右肺中叶支气管管腔闭塞，右肺中叶不张。③右肺上下叶支气管肺炎。④右肺下叶前基底段见一小结节影，建议随访。⑤双侧胸膜局部增厚，右侧胸腔积液。⑥纵隔内 4 区、7 区见明显肿大淋巴结，考虑淋巴结转移。⑦主动脉、冠状动脉管壁钙化，肺动脉干增宽。⑧心包少量积液，左右心室增大。⑨左肾上腺见一囊状低密度影。

初步诊断

右肺中叶原发性腺癌侵及右肺动脉、右肺下叶，纵隔淋巴结转移，T4N3M0 ⅢB 期，右中叶综合征，右肺中叶阻塞性肺炎，慢性阻塞性肺病，高血压病 3 级极高危，陈旧性脑梗死，小脑出血后遗症。

确定诊断

右肺中叶原发性腺癌侵及右肺动脉、右肺下叶，纵隔淋巴结转移，T4N3M0 ⅢB 期，右中叶综合征，右肺中叶阻塞性肺炎，慢性阻塞性肺病，高血压病 3 级极高危，陈旧性脑梗死，小脑出血后遗症。

鉴别诊断

患者诊断明确，无须鉴别。

治疗

治疗原则：解除气道阻塞、通畅气道、改善症状，抗肿瘤治疗。

2017 年 5 月 4 日为患者行硬质气管镜下治疗，患者于心电监护、全身麻醉状态下进行操作，插入硬质支气管镜后，插入电子支气管镜观察，中央型气道Ⅰ区、Ⅱ区气管光滑，未见新生物，中央型气道Ⅲ区支气管黏膜增厚，管腔轻度狭窄（图 68-1A），隆突（Ⅳ区）明显增宽（图 68-1B）。中央型Ⅶ区黏膜明显增厚，管腔狭窄约 40%，左上叶及左下叶支气管通畅，黏膜可见纵行皱襞。中央型气道Ⅴ区黏膜明显增厚，可见新生物，致管腔狭窄约 70%（图 68-1C），气管镜通过狭窄处后见右上叶支气管几近闭塞（图 68-1D），Ⅵ区黏膜明显增厚，管腔狭窄约 40%，可见较多脓性分泌物溢出。右中叶支气管可见新生物完全阻塞管腔（图 68-1E），右下叶黏膜增厚，管腔轻度狭窄。于硬镜下清除部分右主支气管新生物后，于 4 mm 支气管镜直视下行 Y 形覆膜支架（型号：气管 18 mm×40 mm，左主 12 mm×30 mm，右主 12 mm×18 mm）置入术，支架膨胀良好（图 68-1F、图 68-1G），左主支气管（图 68-1H）及右主支气管（图 68-1I）管腔明显扩大。术毕应用气管镜直视观察支架位置好。操作过程顺利，心电监护示生命指征平稳。

2017 年 5 月 9 日 EGFR、ALK、ROS-1 基因检测阴性。

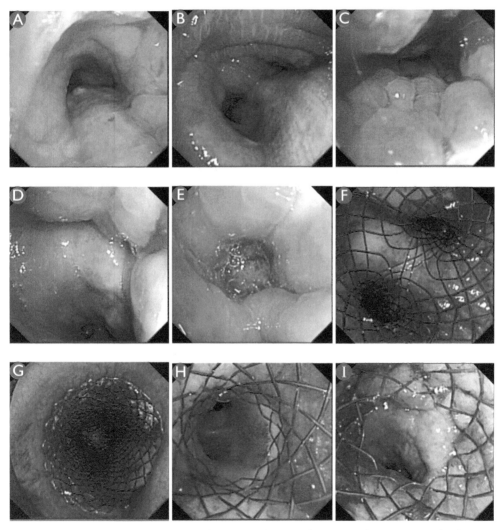

A：中央型气道Ⅲ区支气管黏膜增厚，管腔轻度狭窄；B：隆突明显增宽；C：中央型气道Ⅴ区黏膜明显增厚，可见新生物，致管腔狭窄约 70%；D：右上叶支气管几近闭塞；E：右中叶支气管可见新生物完全阻塞管腔；F、G：Y 形覆膜支架置入术后支架膨胀良好；H：左主支气管管腔明显扩大；I：右主支气管管腔明显扩大。

图 68-1　支气管镜下表现

2017 年 5 月 9 日患者于床旁站立小便后出现喘息、气短明显，端坐位，查体：SpO$_2$ 78%，喘息貌，左肺呼吸音明显减低，双肺未可闻及明显干、湿啰音。心率 94 次 / 分，偶可闻及期前收缩，各瓣膜听诊区未闻及杂音。急查血气分析：PaCO$_2$ 32.7 mmHg，PaO$_2$ 50 mmHg，FiO$_2$ 37%。患者于心电监护、吸氧、静脉麻醉状态下行支气管镜检查。可见气管及支架内多量灰褐色黏稠分泌物致左主支气管阻塞（图 68-2A），应用冷冻探头多次冻取黏稠分泌物（图 68-2B），并用生理盐水多次冲洗并清理分泌物后，左右主支气管通畅，患者氧和较前明显好转。给予加强静脉及雾化吸入化痰药物吸氧对症治疗。

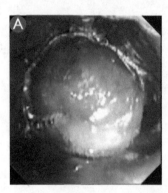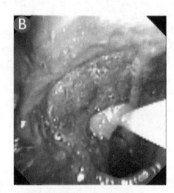

A：气管及支架内多量灰褐色黏稠分泌物致左主支气管阻塞；
B：应用冷冻探头多次冻取黏稠分泌物。

图 68-2 支气管镜下表现

此后患者较多出现痰液堵塞气管氧和下降情况，每次均需要气管镜下清理支架内痰栓缓解症状。患者靶向基因检测阴性，建议患者化疗，患者家属拒绝化疗，但同意放疗，如果出现不良反应随时停止放疗。

2017 年 6 月 8 日行胸部肿瘤放疗，放疗计划剂量：6-MV-X 线 DT PTV 52 gy/26 F。

2017 年 7 月 5 日放疗剂量至 40 gy/20 F 时，胸部 CT 示放射性肺炎（图 68-3），遂停止放疗。

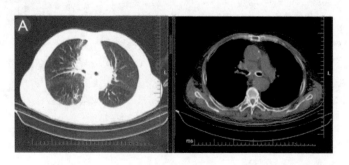

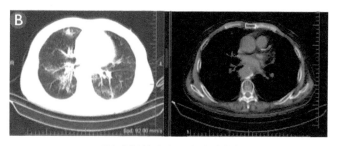

A、B：两肺弥漫性病变，考虑放射性肺炎。

图 68-3　胸部 CT 表现

复诊

2017 年 7 月 30 日复查胸片：右肺野透光度减低，右肺多发斑片影，密度不均，左肺纹理增多、增粗；右肺门影增浓。双侧膈肌光滑，双侧肋膈角锐利。心影不大。（图 68-4A）2017 年 8 月 3 日复查胸片：右肺野透光度减低，双肺沿支气管走行可见斑片、结节影，密度不均，左肺纹理增多、增粗；双肺门影增浓，较（2017 年 7 月 30 日）CT 片状影略增多。双侧膈肌光滑，双侧肋膈角锐利。心影不大。气管及双侧主支气管走形区见网状影（图 68-4B）。

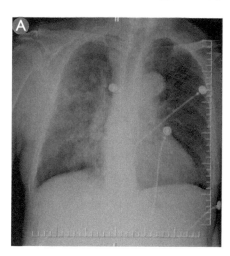
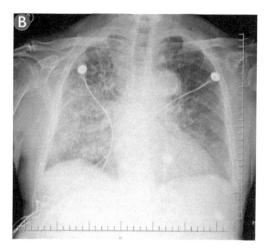

A：右肺野透光度减低，右肺多发斑片影，密度不均，左肺纹理增多、增粗；右肺门影增浓。双侧膈肌光滑，双侧肋膈角锐利。心影不大；B：较 2017 年 7 月 30 日 CT 片状影略增多。双侧膈肌光滑，双侧肋膈角锐利。心影不大。气管及双侧主支气管走形区见网状影。

图 68-4　胸部 X 线表现

2017 年 8 月 9 日胸部 CT：胸廓双侧对称，双侧胸膜局部粘连，双侧胸腔见液体密度影，以右侧为著。气管及左右主支气管管壁增厚，管腔内见金属网影；双肺散在斑片、片状磨玻璃及网格影。纵隔结构居中，纵隔（7 区）见肿大淋巴结影，心脏增大，左、右冠状动脉管壁部分钙化。印象：①肺癌支气管支架置入术后，请结合临床；②双肺病变较 2017 年 7 月 25 日 CT 明显加重，请结合临床；③纵隔淋巴结肿大；④双侧胸膜局部粘连，双侧胸腔积液，双肺膨胀不全；⑤心脏增大，冠状动脉管壁部分钙化（图 68-5）。

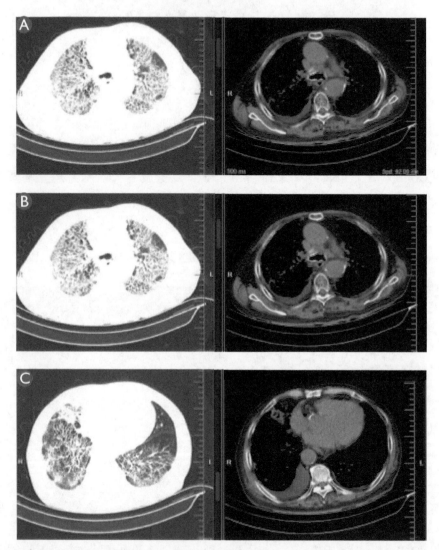

胸廓双侧对称，双侧胸膜局部粘连，双侧胸腔见液体密度影，以右侧为著。气管及左右主支气管管壁增厚，管腔内见金属网影；双肺散在斑片、片状磨玻璃及网格影。纵隔结构居中，纵隔（7 区）见肿大淋巴结影，心脏增大，左右冠状动脉管壁部分钙化。

图 68-5 胸部 CT 表现

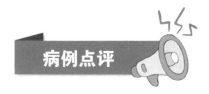

病例分析

对于晚期肺癌，特别是侵犯主气管的肺腺癌，无法手术切除病灶，一般采用全身治疗（分子靶向治疗、放化疗）与气管镜下局部治疗（局部削瘤、支架置入等）相结合的方法。本患者院外诊断为肺腺癌，由于大气道狭窄不能进行放化疗，未能取得组织标本进行肿瘤基因突变检测，未进行任何针对肿瘤的治疗，来本院时病变侵犯主气管及左主支气管，造成气道堵塞，病情危重。对发生于大气道的病变，通畅气道是治疗的关键，对管外为主的混合型肿瘤，可通过适当电圈套器套扎、CO_2冻取、硬质镜铲切等方法，清除气管内肿瘤，然后置入气管支架支撑气道达到通畅气道的目的。

本例患者为亚裔吸烟男性腺癌，非 EGFR 突变高发的人群，经基因检测 EGFR、ALK、ROS-1 均为阴性，分子靶向治疗非首选，患者高龄，支架置入后 KPS 评分 60 分，化疗风险高且家属拒绝化疗，故分子靶向治疗和全身化疗不适合此患者，因此采取放疗，放疗前制定合理的放疗计划，放疗期间严密监测化疗不良反应，在出现放疗不良反应时及时停止放疗并采取相应对症处理措施。

病例点评

肺腺癌是较常见的非小细胞肺癌，易出现全身多部位转移，包括血行转移和淋巴道转移，治疗宜根据患者身体状况、肿瘤分期及靶向基因检测结果采取相应的治疗方法，可采用局部治疗与全身治疗相结合的方法进行个体化精准治疗。

当肺癌累及中央型气道、出现大气道梗阻时应选择硬质支气管镜，根据气道肿瘤的类型进行处置，管内型和管壁型肿瘤可以采用电圈套器、CO_2冻取、使用硬质气管前端的斜面直接铲除肿瘤组织。削瘤过程中需要及时清除出血和分泌物，保证视野清晰；要注意保护气道壁黏膜，避免穿孔。对于气道外压性混合型狭窄需要必要的削瘤，同时置入适合种类和型号的气道支架恢复气道通畅。

腺癌患者务必行突变基因检测，如有 EGFR 基因突变，应行 TKI 治疗；如有 ALK 阳性，可一线选择克唑替尼治疗。如身体条件允许，基因突变情况不明确，可用培美曲塞联合铂类药物治疗。如果分子靶向和化疗都不能进行，才可考虑放疗。本患者肿瘤突变基因检测阴性，高龄身体状况较差，家属拒绝化疗，且肿瘤有进展，最终被迫采取放疗。

参考文献

1. 王洪武，周云芝，李冬妹，等. 电视硬质气管镜下治疗中央型气道内恶性肿瘤. 中华结核和呼吸杂志，2011，34（3）：230-232.

2. 王洪武，李冬妹，张楠，等. 硬质气管镜治疗 810 例次呼吸道病变的疗效分析. 中华结核和呼吸杂志，2013，36（8）：626-627.

（李幸彬　李振生）

病例 69　肺炎型肺癌（双肺，支气管肺组织冷冻活检 + 超声引导下经支气管肺活检术）

基本信息

患者男性，60 岁。

主诉：胸痛 3 天。

现病史：入院前 3 天，患者无明显诱因出现左侧牵扯样胸痛，伴咳嗽、活动后喘累，无畏寒发热，无咯血，无放射样疼痛，右侧卧位时加重，左侧卧位可缓解。为进一步治疗就诊于重庆医科大学附属第一医院呼吸内科。

既往史、个人史、家族史：均无特殊。

体格检查

神志清，呼吸平稳，全身皮肤、黏膜无黄染，无全身浅表淋巴结肿大，颈软，无抵抗感，胸廓正常，双肺未闻及明显干、湿啰音及哮鸣音，心界不大，心率 83 次 / 分，节律齐，各瓣膜区未闻及明显干、湿啰音，腹部平软，无压痛、反跳痛，肝脾肋下未触及，双下肢无水肿。

辅助检查

（1）检验（2018 年 8 月 21 日）血气分析（未吸氧）：pH 7.43，$PaCO_2$ 41 mmHg，PaO_2 69 mmHg，BE 2.6 mmol/L，HCO_3^- 27.2 mmol/L，Lac 0.6 mmol/L，SO_2 94%。血常规：WBC 7.73×10^9/L，Hb 157.0 g/L，PLT 93×10^9/L，NEUT% 78.6%。CRP 31.20 mg/L。凝血象：FIB 4.44 g/L，D- 二聚体 11.60 mg/L，FEU 纤维蛋白（原）降解产物 57.2 μg/mL。

血沉 42 mm/h。大便常规＋隐血：大便隐血（免疫法）阳性 P，RBC 8 ~ 12/HP，WBC 3 ~ 5 /HP。肺癌谱：细胞角蛋白 19 片段 8.6 ng/mL，神经元特异性烯醇化酶 19.6 ng/mL。结核杆菌抗体、G 试验、GM 试验阴性。肝肾功、电解质、PCT、尿常规、乙肝两对半、输血前检查、ANCA、ANA 未见明显异常。2018 年 9 月 7 日肺癌谱：细胞角蛋白 19 片段 13.9 ng/mL，神经元特异性烯醇化酶 22.0 ng/mL。

（2）影像 2018 年 8 月 18 日门诊胸片提示：双肺纹理增多，左肺门片状模糊影及条索影（图 69-1）。

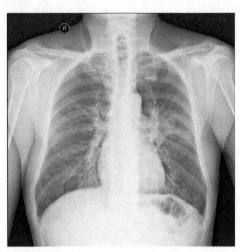

双肺纹理增多，左肺门片状模糊影及条索影。

图 69-1　门诊胸片

2018 年 8 月 23 日胸部增强 CT+CTPA：左肺上叶团块影，左肺上动脉局部管腔变细；周围斑片影，考虑为炎症可能性大，建议进一步检查。双肺少许炎症。双肺尖点状钙化。纵隔淋巴结增大。右侧胸膜增厚，左侧少量胸腔积液，邻近肺组织压迫性不张。CTPA：左肺上动脉局部管腔变细，余肺动脉主干及其主要分支未见明显栓塞征象（图 69-2A、图 69-2C、图 69-2E）。

2018 年 8 月 30 日重庆医科大学附属第一医院 PET/CT：左肺上叶前段团片状高密度影，代谢活性不均匀增高，考虑炎性病变可能，建议活检明确病变性质。双肺散在炎性病变及纤维条索影；双肺散在多个微小增殖灶；右肺尖钙化灶；双肺间质性改变；左侧胸腔积液。双肺门及纵隔多个淋巴结影，代谢活性增高，考虑淋巴结反应性增生。右侧上颌窦慢性炎症；前列腺点状钙化灶。全脊柱退行性变。

2018 年 9 月 6 日胸部 CT：左肺上叶不规则团片影，与前 2018 年 8 月 23 日比较团片影稍增大。双肺间质性肺炎较前无明显好转，随访。右肺尖小结节状钙化。纵隔淋巴结增多，部分轻度增大，较前变化不大。右侧胸膜增厚，左侧少量胸腔积液，较前略增多，邻近肺组织压迫性不张。主动脉、弓上动脉及双侧冠状动脉钙化（图 69-2B、图 69-2D、图 69-2F）。

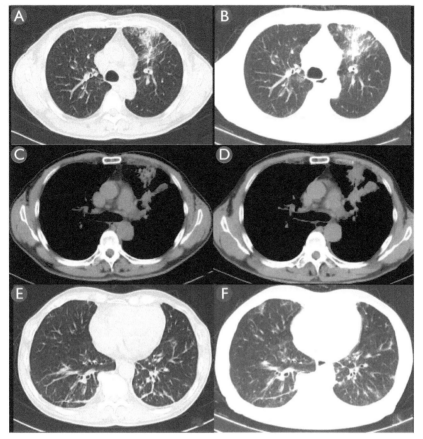

A、C、E：治疗前；B、D、F：治疗后左肺上叶不规则团片影，与治疗后比较团片影稍增大。

图 69-2 胸部 CT 表现

其他：2018 年 8 月 22 日肺功能：①通气功能：轻度阻塞性通气功能障碍；②残气功能：基本正常；③弥散功能：轻度下降；④最大呼气 - 流速容量曲线：除 PEF 外，余项均有降低；⑤呼吸阻力：周边气道阻力增高，支气管解痉试验阴性。

初步诊断

左肺病变待查：肺栓塞？左肺炎伴肺炎旁胸腔积液？

鉴别诊断

（1）肺部肿瘤：常见老年发病患者，多有长期吸烟史，有咳嗽、咳痰、胸闷、胸痛表现，门诊胸片提示左肺门片状模糊影及条索影，入院查肺癌谱轻度升高，故需考虑。

（2）肺结核：常见于青年男性，有结核接触史，主要表现为咳嗽、咳痰、发热，多为午后低热，多有典型消瘦、盗汗、体重下降等表现，影像学多表现为肺上叶的尖后段、下叶的背段和后基底段浸润、增生、纤维化、空洞等改变。

诊疗经过

2018 年 8 月 26 日支气管镜检查：见左主支气管及左上叶支气管开口活动性出血（病程中患者否认出血咯血症状），清理气道内积血后局部管腔未见狭窄或新生物生长，左肺上叶灌洗液中未找到癌细胞（图 69-3）。

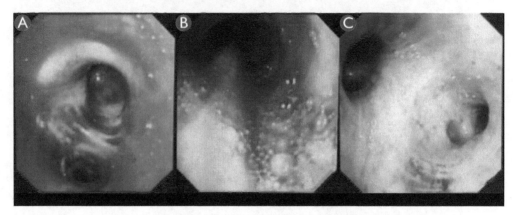

A：左主支气管；B：左主支气管；C：左上叶支气管。

图 69-3 普通支气管镜检

2018 年 9 月 13 日左上叶前段前侧支 EBUS-GS-TBLB 术、左下叶 TBCB 术：全麻下在软镜引导下经口置入 7.5 号硬质支气管镜，术前巴曲亭 2 U 静推。镜下见声带活动度正常，气管通畅，黏膜光滑，隆突锐利。双侧主支气管及各叶段支气管未见明显异常。沿操作孔道置入 200C 型号导向鞘，在左上叶前侧支处予径向超声探头扫描，探及管腔邻近部位低回声病灶回声（对称性），病灶直径 2.18 cm，冷冻探头无法进入此支气管，在此处钳夹组织送病检、涂片、灌洗送检脱落细胞及抗酸染色、结核培养，快速现场评价。操作过程中，局部少许出血，盐水喷洒后出血停止。后在左下叶前基底段、左下外基底段分别进行支气管肺组织冷冻活检（将冷冻探头伸至远端支气管内，当探头不能再伸入时将探头后退 2 cm，冷冻 3 ~ 6 s 后取组织），共取得组织 5 块分别送检病理检查、PAS、抗酸染色、银染、细菌、真菌、结核菌培养。手术顺利，术后转 RICU 观察。

2018 年 9 月肺组织冰冻活检：①左肺上叶前段 TBLB 活检：少许血凝块、支气管黏膜上皮和炎症细胞。②左下叶前基底段：肺组织肺泡腔扩大；左下叶外基底段结合免疫组化符合腺癌［免疫组化：TTF-（+）、CK5/6（+）、P40（-），p63（-），NapsinA（+），CK7（+），Ki-67 20%（+）］（图 69-4）。

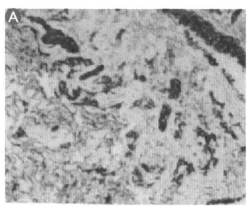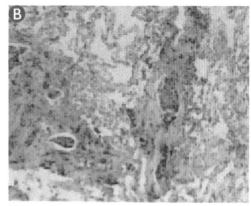

左下叶外基底段病理结合免疫组化符合腺癌。

图 69-4　术后病理组织（ HE 染色 ×200）

晚期肺炎型肺癌的治疗无手术指征，主要为以化疗为主的综合治疗，化疗方案可选择培美曲塞或多西他赛联合铂类，同时行 EGFR 基因突变的检测，如基因突变可考虑行分子靶向治疗。

明确诊断

左肺腺癌伴双侧肺门及纵隔淋巴结、胸膜转移 T3N0M1a Ⅳa 期。

治疗及复诊

治疗方案：多西他赛 120 mg+ 奈达铂 130 mg 方案化疗，注意患者有无化疗不良反应，随访血常规、肝功、肾功等变化。患者定期返院化疗，诉咳嗽、喘累等症状好转。

病例分析

此例患者以短时间突出的胸痛表现为主要就诊原因入院，胸部 CT 表现示左上肺大片渗出伴同侧少量胸腔积液，易因起病时间短、临床症状轻、影像学表现形似肺炎而考虑肺炎伴肺炎旁胸腔积液。在最初抗感染治疗过程中我们观察到，该患者感染相应的临床检验指标不高或是轻微增高，不符合常见感染导致肺炎的基本表现；其次，该患者在治疗过程中反复述"喘累症状"，肺功能提示除了轻度通气功能障碍外，还合并了轻度弥散功能下降。仔细阅片发现，该患者双下肺合并类似间质性改变，表现为血管纹理增粗，小叶间隔增厚，沿支气管血管束走行的小结节。复查胸部 CT 后发现经过正规抗感染治疗，肺部病灶增多，支气管镜下管腔内虽无异常，但左侧气道内有新鲜的活动性出血。综合以上几点不符合普通肺炎的表现，我们调整诊断思路为：①肿瘤伴淋巴管浸润？②肿瘤合并间质性肺病？③间质性肺病的一种表现形式，需病理诊断明确分型？为明确诊断，我们选择行超声引导下支气管镜肺活检（EBUS-GS-TBLB）+TBCB，一方面在左上叶前段利用 EBUS-GS-TBLB 技术进行探查，尽可能做到精准定位，避免活检时损伤大血管；另一方面利用 TBCB 术明确下肺间质性病变的病理类型。最终经过成功活检，患者明确诊断为肺炎型肺腺癌。

病例点评

肺炎型肺癌（pneumonia type carcinoma of lung，PTCL）是一种特殊类型的肺癌，占原发性肺癌的 0.48% ~ 3.33%。其临床症状缺乏特异性，胸部影像学缺乏肺癌典型的肿块表现，极易误诊为肺炎或者肺结核。肺炎型肺癌漏诊、误诊率高，患者诊断明确时往往已发展至病程中晚期。及早明确诊断、早期干预治疗是改善预后的关键，以期延长患者生存期。病理检查是该疾病诊断的金标准，病理类型多为腺癌。

肺炎型肺癌临床需要与肺炎、肺结核等进行鉴别诊断。如果患者症状上出现刺激性咳嗽、痰中带血表现；胸部 CT 病灶以外周分布为主、可见充气支气管征（其中支气管走行不规则，管腔狭窄、扭曲）、血管造影征；经正规足疗程抗感染治疗后复查病灶无明显吸收或有增大者应高度怀疑肺炎型肺癌，及时行病理活检检查以明确诊断，尽早予以干预治疗。目前临床常用诊断方法为 CT 引导下经皮肺穿刺活检术及 TBLB，前者阳性率较高，可达 74% ~ 99%，但该检查术后出血及发生气胸风险高，所获得的组织块小常难以获得确切的病理诊断，且受病灶部位限制，该患者病灶周围血供丰富，考虑术后发生出血风险大，故未采取上述检查方法。而 TBLB 对于中心型病灶而言诊断意义更大。与经皮肺穿及 TBLB 相比较而言，TBCB 具有可多点多部位获取肺组织、标本数量及大小满足病理诊断需求、诊断率高的特点。本案例对靠近心脏且血供丰富的左上肺叶病灶行 EBUS-GS-TBLB 术，可有效避免出血风险，同时对下肺间质性病变行冷冻肺活检术获取标本，最终获得确切病理诊断。

在呼吸介入兴起的今天，通过介入手段明确病因诊断切实可行。借助微创方式，帮助患者获取足够的病理学标本，避免了外科手术的创伤、降低患者的花费、减轻家庭的负担；同时也可以使患者达到早诊断、早治疗的目的、从而从根本上改善患者的生存及预后。

参考文献

1. BALESTRA R，SELVARAJU A，BENZAQUEN S，et al. Pneumonic-type mucinous lung adenocarcinoma diagnosed by transbronchial cryobiopsy. Respirol Case Rep，2017，5（3）：e00222.

2. YUAN D M，YAO Y W，LI Q，et al. Recurrent "pneumonia" in left lower lobe lasting for 8 years：a case report. Transl Lung Cancer Res，2016，5（3）：356-362.

3. 刘铖，刘春芳，陈智鸿. 肺炎型肺癌的临床、病理与分子诊断相关研究进展. 中华肺部疾病杂志（电子版），2018，11（3）：359-361.

4. 冯家义，刘美红，陈华平，等. 肺炎型肺癌的影像学特点及误诊分析. 现代医用影像学，2016，25（3）：387-390.

5. KEBBE J，T ABDO. Interstitial lung disease：the diagnostic role of bronchoscopy. J Thorac Dis，2017，9（Suppl 10）：S996-S1010.

6. 李一诗，郭述良，曹友德. 经支气管冷冻肺活检二例. 中华结核和呼吸杂志，2016，39（11）：905-907.

7. USSAVARUNGSI K，KERN R M，RODEN A C，et al. Transbronchial Cryobiopsy in Diffuse Parenchymal Lung Disease：Retrospective Analysis of 74 Cases. Chest，2017，151（2）：400-408.

（郭述良　李一诗　戴枥湾　李　鑫）

病例 70 原发性肺腺癌（右上叶后段，电磁导航 + 超声小探头）

病历摘要

基本信息

患者女性，54 岁。

主诉：胸闷、气短 2 个月。

现病史：2018 年 6 月患者无明显诱因出现胸闷、气短，伴咳嗽，咳黄痰，于当地医院行胸部 CT 提示右肺上叶结节影，伴心包积液，给予对症治疗（具体不详），效果欠佳。8 月初患者就诊于本院门诊，行心脏超声提示大量心包积液，并经超声引导下行心包积液穿刺置管引流术，引流血性液体 700 mL，现为进一步诊疗，于 2018 年 8 月 24 日入院。

既往史：体健。否认明确高血压、冠心病、糖尿病、肾病等系统性疾病史；否认肺结核、肝炎等传染病史。

个人史：生于原籍，无化学物质、放射性物质、有毒物质接触史。无吸烟及饮酒史。

婚育史：已婚，适龄结婚，配偶及子女体健。

家族史：家族中无遗传性病及肿瘤病史。

体格检查

患者神志清，精神可，身高 163 cm，体重 71 kg，体表面积 1.77 m^2。胸廓无畸形，两侧对称，呼吸运动正常，听诊双肺呼吸音清，未闻及干、湿啰音及哮鸣音，无胸膜摩擦音。心脏查体未见异常。双下肢无水肿。

辅助检查

2018 年 8 月 24 日肿瘤标志物：CEA 6.46 μg/L，NSE 28.33 ng/mL，CYFRA21-1 15.11 ng/mL，SCC 15.4 ng/mL。

2018 年 8 月 24 日胸部 CT 平扫 + 增强：右上叶可见不规则结节影，大小约 1.35 cm × 1.32 cm，其内可见支气管扩张及血管穿行，增强扫描可见轻度强化，考虑恶性病变。纵隔及右肺门见增大淋巴结影，增强后轻度强化，考虑转移可能（图 70-1）。

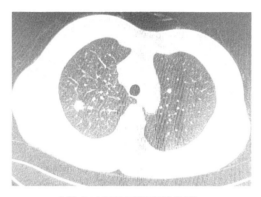

右肺上叶可见不规则结节影。

图 70-1　胸部 CT

初步诊断

右肺上叶结节影性质待查。

确定诊断

肺癌（右肺腺癌 T1N2M1a Ⅳ A 期），纵隔淋巴结转移。

鉴别诊断

临床中鉴别肺结节主要为判断其良恶性。恶性疾病主要包括原发肺癌或转移癌，良性疾病主要包括感染、肉芽肿性疾病、良性肿瘤等。主要鉴别要点有：①形态，恶性结节以圆形较多，良性结节形状常呈斑片状或多角形，贴近胸膜下结节有呈弧形或咖啡豆状的肺内淋巴结；②大小，肺结节直径一般 < 3 cm，大多数研究显示结节越小，良性可能性越大；③边缘及密度，恶性结节边缘可见毛刺、分极、胸膜牵拉、支气管充气征，密度不均，良性结节边缘光滑、规整，密度均匀；④生长速度，恶性结节可缓慢增大，部分可表现为爆发性增大，而良性结节大小基本无明显变化。如果病变保持 2 年以上不变，很大程度上可以判断为良性病变；⑤结节内钙化灶，钙化可能是良性结节的一个表现，但没有钙化并不能说明结节的良恶性，钙化的形状和分布有助于判断。分层状、爆米花状钙化或环状弧形钙化是良性钙化的特征，偏心性、无定形钙化或沙砾状钙化多为恶性结节。该患者胸部 CT 表现为肺结节，其内可见空洞，周缘长毛刺，伴血管集宿征，支气管牵拉、增厚，增强后轻度，考虑恶性病变。

治疗

治疗原则：明确组织病理学诊断，专科抗肿瘤治疗。

入院后行肺CT平扫＋增强，采用电磁导航系统术前制定导航路径图（图70-2），2018年8月28日行电磁导航支气管镜活检术。手术过程：局部麻醉下经口插入气管镜。气管黏膜光滑，软骨环清晰，管腔通畅，未见新生物。隆突锐利，动度好。左肺、右肺各支气管黏膜正常，管腔通畅，未见新生物。电磁导航管经气管镜操作孔道进入气管，完成气管定位匹配后，在电磁导航引导探头到达右上叶后段支气管病灶，退出导航留置导航鞘管位于病灶原处，经导航鞘管送入超声小探头，超声确认导航鞘管末端已位于病灶内部（图70-3），经导航鞘管送入活检钳，钳取病灶组织8块，给予止血并见无活动性出血后结束检查。

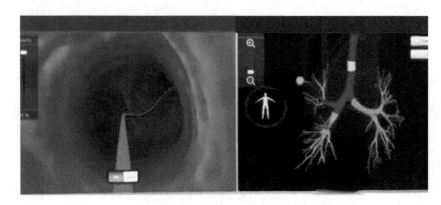

图70-2　电磁导航路径

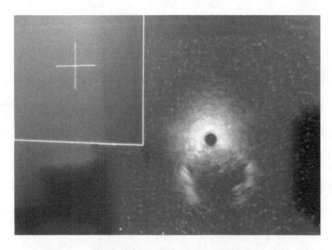

图70-3　超声小探头经电磁导航鞘管确认病灶

（右肺组织）病理：肺腺癌，CK7（+），NapsinA（+），TTF-（+），Ki-67（+2%）。结合病史，诊断明确为右肺腺癌伴纵隔及肺门淋巴结、心包转移（T1N2M1a ⅣA 期）。

肿瘤组织基因检测：EGFR 19Del 突变。

2018 年 9 月开始口服吉非替尼治疗并出院。

复诊

2018 年 10 月复查胸部 CT：右上叶不规则结节影较前明显缩小（图 70-4），纵隔及右肺门见增大淋巴结影较前缩小。

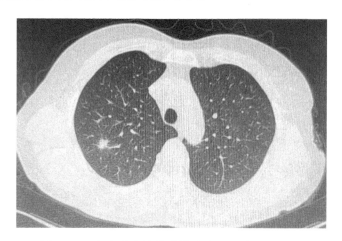

图 70-4　右上肺小结节病灶治疗后 1 个月（CT）

病例分析

目前，中国肺癌发病率及死亡率日渐升高，早期发现、及时治疗至关重要，低剂量螺旋 CT 扫描可作为重要的筛查工具。随着接受低剂量螺旋 CT 筛查患者数的增加，许多肺小结节需要进行评估，而常规支气管镜仅能进入段以上支气管，无法达到病变部位取样，造成肺外周结节诊断困难。经电磁导航支气管镜（electromagnetic navigation bronchoscopy，ENB）能深入远端支气管，通过电磁定位、虚拟支气管镜及三维 CT 成像技术的有机结合，将支气管镜工作通道引导至目标病灶进行活检或治疗，为肺部可疑病灶进行定向精确诊断。此外，ENB 具有准确性高、创伤小、诊断率高等优势，为肺外周结节病灶的诊断提供了前所未有的微创诊断解决方案，是早期肺癌发现和诊断的重大突破，同时也可在术前提供精确的病理参考和手术标记，提高肺手术的安全性和准确性，在未来还可进行介入治疗（如局部注射药物或行放射性粒子植入等）。虽然其诊断率不及经胸壁针吸活检（TTNA），但操作带来的风险性较低，安全性更高，可以替代或补充 TTNA。本例患者影像学表现为右肺上叶不规则结节影，常规支气管镜检查未见异常，通过电磁定位、虚拟支气管镜及三维 CT 成像技术定位目标病灶并建立导航路径，经电磁导航行支气管镜活检，结合术后病理明确诊断为右肺腺癌伴纵隔及肺门淋巴结、心包转移（T1N2M1a Ⅳ A 期）。

对于晚期腺癌，无法行手术根治，主要采取全身治疗与局部治疗相结合的方法。全身治疗包括分子靶向、Checkpoint 免疫治疗、化疗。NCCN 指南指出，对于携带驱动基因突变的患者首选分子靶向治疗。本例患者为亚裔不吸烟的女性腺癌患者，EGFR 突变发生率率相对较高，分子检测结果最终证实患者携带 EGFR 19Del 突变，经吉非替尼治疗后病灶明显缩小。

病例点评

评估肺部小结节良恶性存在一定难度，尤其以肺外周结节活检诊断更加困难。ENB 可准确导航到达常规支气管镜无法到达的肺外周病灶，获取病变组织进行病理检查。该项技术已在世界范围内广泛应用，累计病例数超过 20 000 例，无严重不良事件报道，临床中值得推广。

电磁导航引导鞘管到达病灶后，采用超声小探头即可确认导航成功，而并非必须采用透视等存在放射线的技术确认，减少了放射危害。

Navigate 研究中期数据分析发现，气胸和出血的发生率相对 CT 引导肺穿刺要更低，安全性相对更好。

在肺癌精准治疗时代，获取足够的组织标本用于病理诊断和分子检测是十分必要的，与其他微创活检技术相比，电磁导航技术可在更安全的情况下达成这一目标。

参考文献

1. WANG MEMOLI J S，NIETERT P J，SILVESTRI G A. Meta-analysis of guided bronchoscopy for the evaluation of the pulmonary nodule. Chest，2012，142（2）：385-393.

2. KHANDHAR S J，BOWLING M R，FLANDES J，et al. Electromagnetic navigation bronchoscopy to access lung lesions in 1000 subjects：first results of the prospective，multicenter NAVIGATE study. BMC Pulmonary Medicine，2017，17（1）：59.

3. DIBARDINO D M，YARMUS L B，Semaan R W. Transthoracic needle biopsy of the lung. J Thorac Dis，2015，7（Suppl 4）：S304-S316.

（杨　震　朱　强）

病例 71 原发性肺腺癌（中央型气道Ⅲ、Ⅶ区，削瘤）

基本信息

患者女性，47 岁。

主诉：咳嗽、喘憋 2 个月，加重 1 周。

现病史：患者于 2017 年 7 月无明显诱因出现咳嗽，为刺激性干咳，伴活动气喘，无咯血，无胸痛，未就诊，2017 年 8 月 29 日就诊于当地医院查胸部 CT 显示气管下段右侧壁、右主支气管占位伴管腔狭窄，右下肺结节。2017 年 9 月 8 日胸部 CT 显示气管下段右侧壁、右主支气管占位伴管腔狭窄，右下肺结节，2017 年 9 月 13 日头颅 CT 未见异常，行气管镜检查见气管下段、右主支气管新生物，右主支气管管腔堵塞 90%，活检病理显示低分化腺癌，基因检测 EGFR 阴性，ALK 突变阳性。期间患者气喘症状逐渐加重，2 周前开始出现静息下气喘，仍可少量活动，1 周前气喘症状明显加重，不能平卧，端坐呼吸，建议其就诊于本院行气管镜下检查及治疗。患者乘火车来院途中多次出现呼吸困难加重，为进一步诊治入院。患者发病以来，神志清，精神差，睡眠饮食欠佳，大小便正常，体重变化不详。

既往史：高血压病史 20 年，间断口服药物。否认其他病史。

个人史：否认有长期有毒、有害物质接触史，无吸烟、饮酒史。

婚育史：无特殊。

家族史：患者父母及兄弟姐妹无肿瘤病史，无与患者类似疾病者。

体格检查

入院后查体：KPS 评分 10 分，气促评分 4 分。端坐呼吸，贫血貌，神志清，精神弱，右肺呼吸音消失，左肺呼吸音低，未闻及干、湿啰音，未闻及胸膜摩擦音。心率 115 次 / 分，心律齐，心音正常，无心音亢进、分裂。各瓣膜区未闻及杂音和心包摩擦音。腹软，无压痛及反跳痛，双下肢无明显水肿。

辅助检查

2017 年 9 月 7 日血常规：WBC 8.21×10^9/L，Hb 93 g/L，PLT 380×10^9/L。2017 年 9 月 8 日胸部 CT：气管下段右侧壁、右主支气管占位伴管腔狭窄，右下肺结节。气管镜：气管下段、右主支气管新生物，右主支气管管腔堵塞 90%，活检病理显示低分化腺癌，基因检测 EGFR 阴性，ALK 突变阳性。2017 年 9 月 27 日血气分析（吸氧，氧流量 15 L/min）：pH 7.32，$PaCO_2$ 50 mmHg，PaO_2 64 mmHg，BE –0.9 mmol/L。

初步诊断

原发性右肺中央型低分化腺癌 T4N2Mx Ⅲ b 期，气管、隆突、右主支气管受累，Ⅱ型呼吸衰竭，高血压病，贫血。

确定诊断

原发性右肺中央型低分化腺癌 T4N2Mx Ⅲ b 期，气管、隆突、右主支气管受累，克唑替尼治疗中，Ⅱ型呼吸衰竭，高血压病，贫血，低蛋白血症，肝功能不全。

鉴别诊断

患者诊断明确，无须鉴别。

治疗

治疗原则：解除气道阻塞、通畅气道、改善症状，抗肿瘤治疗。

2017 年 9 月 27 日 02：30 患者呼吸困难明显，查血气分析（吸氧，氧流量 15 L/min）：pH 7.32，$PaCO_2$ 50 mmHg，PaO_2 64 mmHg，BE –0.9 mmol/L，提示 Ⅱ 型呼吸衰竭，给予气管插管后转入 ICU 机械通气维持呼吸。查胸片（图 71-1）：右肺不张。

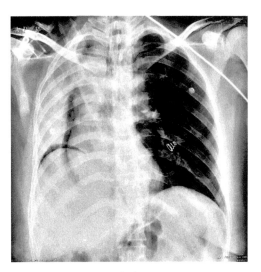

图 71-1 胸片右肺不张

2017 年 9 月 27 日气管镜（图 71-2）：拔除气管插管，全麻下经口插入硬镜，经硬镜进软镜，耗时 7s，中央型气道 Ⅰ 区、Ⅱ 区管腔通畅，表面光滑，中央型气道 Ⅲ 区可见管腔内新生物，管腔狭窄约 40%，形状不规则，表面光滑，触之易出血，累及管壁，呈管内 + 管壁型，病变延及 Ⅳ 区及 Ⅴ 区，致隆突增宽，右主管腔狭窄，管腔狭窄约 90%，狭窄长度约 1 cm，镜身（外径：5.9 mm）勉强挤过。可吸出大量脓性分泌物，给予肺段灌洗，留取标本送细菌学检查。于肿瘤部位给予硬镜铲切、圈套器套取、CO_2 冻取、活检钳钳取肿物，部分组织送病理学检查，肿瘤大部分削除。中央型气道Ⅲ区及Ⅴ区狭窄约 20%，于Ⅲ区，Ⅴ区肿物基底部给予多点注射药物（顺铂 20 mg+ 恩度 30 mg），左主支气管及分支各叶、段支气管管腔通畅，黏膜光滑，未见新生物。右侧各叶、段支气管管腔通畅，黏膜光滑，未见新生物。术中出血，予氩气刀电凝止血后血止，术后无活动性出血。病理：隆突低分化癌，符合腺癌。术后患者呼吸困难缓解，转回普通病房。因 ALK 突变阳性，开始口服克唑替尼控制肿瘤。

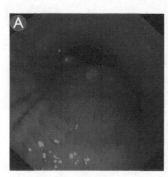
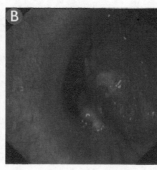
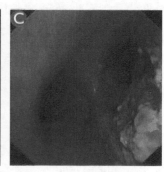

A：气管内新生物；B：气管内新生物致管腔狭窄 40%；C：气管新生物（治疗后）。

图 71-2　支气管镜下表现

2017 年 9 月 29 日行胸部 CT（图 71-3）：双侧胸廓对称，双肺纹理增重，右肺及左肺下叶多发条索影，气管中下段右侧壁及右主支气管近段软组织影，气管狭窄，左肺尖及右肺下叶前基底段结节，3 ~ 5 mm，纵隔内多发淋巴结增大，心影大血管无异常，纵隔前方见少量气体影，双侧胸膜腔积液征象，右侧明显。

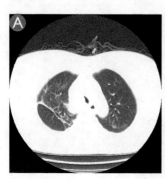
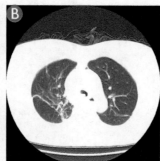
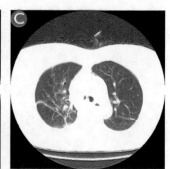

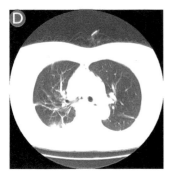
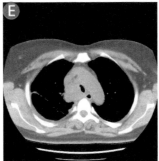
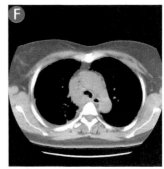

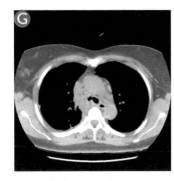
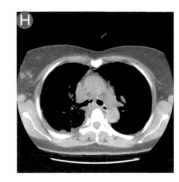

A：气管中下段狭窄；B：气管中下段狭窄；C：右主支气管狭窄；
D、E：气管中下段右侧壁软组织影；F、G、H：右主支气管近段软组织影。

图 71-3　胸部 CT

2017 年 9 月 30 日复查气管镜（图 71-4）：全麻下经口进软镜，会厌、声门结构正常，中央型气道Ⅰ区、Ⅱ区管腔通畅，表面光滑，中央型气道Ⅲ区可见管腔内新生物，管腔狭窄约 30%，形状不规则，表面被覆白色坏死物，累及管壁，呈管内 + 管壁 + 管外型，病变延及Ⅳ区及Ⅴ区，致隆突增宽，右主管腔扭曲狭窄，坏死物将管腔完全堵塞。予活检钳钳取坏死物及肿瘤组织，肿瘤大部分削除。治疗后中央型气道Ⅲ区及Ⅴ区狭窄约 20%，左主支气管及分支各叶、段支气管管腔通畅，黏膜光滑，未见新生物。右侧各叶、段支气管管腔通畅，黏膜光滑，未见新生物。术中出血，予氩气刀电凝止血后血止，术后无活动性出血。

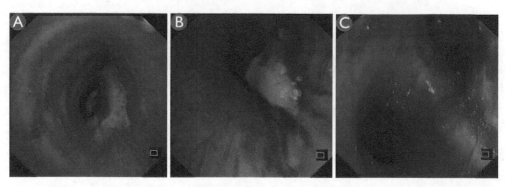

A：气管新生物（治疗前）；B：气管右侧壁新生物；C：气管新生物（治疗后）可见隆突。

图71-4　支气管镜下表现

2017年10月9日支气管镜检查（图71-5）：全麻下经口进软镜，会厌、声门结构正常，中央型气道Ⅰ、Ⅱ区管腔通畅，表面光滑，中央型气道Ⅲ区可见管腔内新生物，管腔狭窄约40%，形状不规则，表面被覆白色坏死物，累及管壁，黏膜粗糙，呈管内＋管壁＋管外型，病变延及Ⅴ区及Ⅴ区，隆突增宽，予活检钳钳取坏死物及肿瘤组织，肿瘤大部分削除。治疗后中央型气道Ⅲ区及Ⅴ区狭窄约20%，予病变处药物多点注射（恩度30 mg，顺铂20 mg）。左主支气管及分支各叶、段支气管管腔通畅，黏膜光滑，未见新生物。右侧各叶、段支气管管腔通畅，黏膜光滑，未见新生物。术中少量出血，予冰盐水局部喷洒后血止，术后无活动性出血。

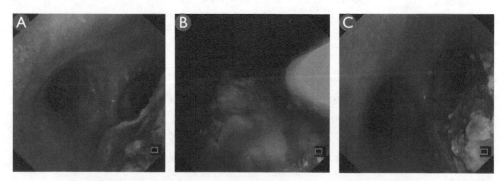

A：气管新生物（治疗前）；B：药物注射；C：气管新生物（治疗后）。

图71-5　支气管镜下表现

复诊

2017年10月10日复查胸部增强CT（图71-6）：与2017年9月29日胸部CT比较，双肺纹理增重，右肺下叶新见多发渗出性病变，右肺及左肺下叶多发条索影同前，气管中下段右侧壁及右主支气管近段软组织影较前减小，轻度－中度强化，同层面现为 3.14 cm，原为 3.55 cm，气管狭窄较前减轻，左肺尖及右肺下叶前基底段结节同前，纵隔内多发淋巴结增大，右侧胸膜腔积液较前减少。患者胸部 CT 气管中下段右侧壁及右主支气管近段软组织影较前减小，提示肿瘤较前缩小，治疗有效。

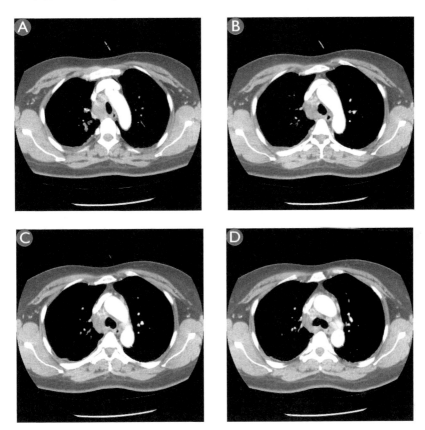

A、B：气管中下段右侧壁新生物较前减小，轻度－中度强化；
C、D：右主支气管近段软组织较前减小，轻度－中度强化。

图 71-6　胸部 CT 增强表现

患者病情稳定，肿瘤控制，2017 年 10 月 12 日出院。

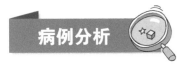

晚期肺腺癌患者特别是侵犯主气管肺腺癌无法行手术切除，主要采取全身治疗与局部治疗相结合的方法，即双靶向治疗（分子靶向与物理靶向）。累及隆突附近的复杂性中央型气道恶性肿瘤，常危及生命，手术难以切除，放化疗

及分子靶向治疗难以短时间内缓解症状。近年来由于气管镜介入技术的发展，可以快速清除气道内的恶性肿瘤，畅通气道，减轻梗阻症状，明显改善患者预后。该患者就诊时肿瘤侵犯主气管及右主支气管，造成气道堵塞、右肺不张，出现呼吸衰竭，病情危重，必须先处理气道肿瘤，解除气道梗阻，纠正呼吸衰竭，挽救生命，为后续的治疗创造机会。在无介入治疗的条件下，可先行气管插管机械通气维持呼吸，并尽快安排气管镜下介入治疗。根据肿瘤发生的部位和类型需采取不同的介入治疗策略，对管内型、管壁型主要采取以圈套、冻取和热消融治疗为主的治疗方法，可快速削除瘤负荷，改善症状。管内型或有蒂的肿瘤，可先用电圈套器套扎组织或肿瘤，若切除的瘤体较大，在软镜下难以取出，且易脱落引起窒息，则在硬镜下结合铲切、钳取、冻取等取出较为简单，不会引起窒息。对基底较宽或肿瘤表面血管丰富或已有出血的肿瘤，则先用 APC 止血，然后冻切或用硬质镜铲除，再随时结合 APC 止血。一般对气道狭窄 75% 以上的恶性肿瘤以硬质镜治疗为佳。

在 NSCLC 患者中，ALK 阳性率大约为 3% ~ 5%，克唑替尼是 ALK/c-MET 小分子抑制剂，对于 ALK 阳性的 NSCLC 患者克唑替尼显示出了显著的治疗活性，并可延长患者的生存期。该药最常见的不良反应为视力障碍、恶心、腹泻、呕吐、水肿和便秘。本例患者为亚裔不吸烟女性腺癌，ALK 基因阳性，故后期给予克唑替尼治疗，治疗后复查胸部 CT 瘤体缩小。

病例点评

累及隆突附近的复杂性中央型气道恶性肿瘤，常危及生命，手术难以切除，放化疗及分子靶向治疗短时间内难以缓解症状，应采取局部治疗与全身治疗相结合的办法治疗肿瘤，可先行气管镜介入治疗，维持管腔通畅，挽救生命，再行后续全身治疗。

根据病变类型，可分为管内型、管壁型、管外型和混合型。对管内型、管壁型主要采取以铲切、圈套、冻取和热消融治疗为主的治疗方法，可快速削除瘤负荷，改善症状。而对管外型可采取内支架置入为主的治疗方法。

对气道狭窄 75% 以上的恶性肿瘤以硬质镜治疗为佳。经口插入硬质气管镜，通过硬质气管镜的侧孔连接麻醉机或高频喷射通气，维持足够的氧饱和度。同时，在不停呼吸机的情况下通过硬质气管镜后孔进行各种操作。术中通过电子气管镜活检孔插入 APC 电极、冷冻探头、电圈套器等设备进行介入治疗。

气管镜介入能快速有效切除肿瘤，维持气道通畅，出血少，痛苦小，改善生存质量，且有较好的安全性，是姑息性治疗恶性肿瘤造成的中央气管狭窄及阻塞非常有效的手段。如果不配合综合治疗，肿瘤可能继续生长，气道狭窄将再次发生。因此，应联合局部放疗、全身化疗和靶向治疗。

参考文献

1. RICH A L, KHAKWANI A, FREE C M, et al. Non-small cell lung cancer in young adults: presentation and survival in the English National Lung Cancer Audit. QJM, 2015, 108 (11): 891-897.

2. SHOJAEE S, DAWSON J, SHEPHERD R W, et al. Palliative interventional pulmonology procedures in the incarcerated population with cancer: a case series. Lung, 2014, 192 (6): 915-920.

（王书方　周云芝）

病例 72 原发性肺类癌（中央型气道Ⅷ区，削瘤）

病历摘要

基本信息

患者男性，32 岁。

主诉：咳嗽、气短 3 年，加重 6 天。

现病史：3 年前无明显诱因出现活动后气短，休息后可缓解，偶有咳嗽，呈阵发刺激性，偶有痰中带血，无胸闷、胸痛，无体重下降，无心悸、心慌，无头晕、头痛。未重视，未就诊。2 年前因"肺炎"就诊于当地医院，经治疗后好转，胸部 CT 未见明显占位（未见原片）。6 天前劳累后出现上述症状加重，无胸闷、胸痛，无体重下降，无心悸、心慌，无头晕、头痛。5 天前就诊某县医院，查胸部 CT：左主支气管占位并左上肺阻塞性炎症。考虑支气管结核可能，予以"利福平＋吡嗪酰胺＋乙胺丁醇＋异烟肼"抗结核治疗 3 天。2 天前查支气管镜：左主支气管下段可见一新生物完全阻塞管腔，表面覆盖脓性分泌物，吸除后试活检，但易出血，未能钳夹组织送病理。为进一步明确诊断，就诊本院，门诊拟"①左主支气管占位：支气管内膜结核？支气管恶性肿瘤？②阻塞性肺炎（左肺）"收住入院。患者目前精神状态良好，体力正常，食欲正常，睡眠正常，体重无明显变化，大便正常，排尿正常。

既往史、个人史：均无特殊。

家族史：父母体健，兄弟姐妹均体健，家族中有"肝炎"病史。

体格检查

体温 36.7 ℃，脉搏 113 次／分，呼吸 20 次／分，血压 118/80 mmHg。呼吸运动正常，肋间隙正常，左肺语颤减弱，右肺语颤正常。左肺叩诊实音，右肺叩诊清音，呼吸规整，右肺呼吸音粗，左上肺呼吸音消失。双肺未闻及干、湿啰音及胸膜摩擦音，心、腹查体未见明显异常。

辅助检查

ESR 113 mm/h，CRP 42.1 mg/L，肝、肾、凝血功能及降钙素原未见明显异常。予莫西沙星抗感染及化痰、平喘等对症处理。

2017 年 3 月 9 日胸部平扫＋增强 CT 示左主支气管分叉处软组织影，考虑肺癌继发左肺不张、阻塞性肺炎及左侧胸腔积液（图 72-1A ～图 72-1C）。

2017 年 3 月 29 日 PET/CT 提示：左主支气管软组织密度结节影，呈稍高代谢，考虑低度恶性肿瘤（图 72-1E）。

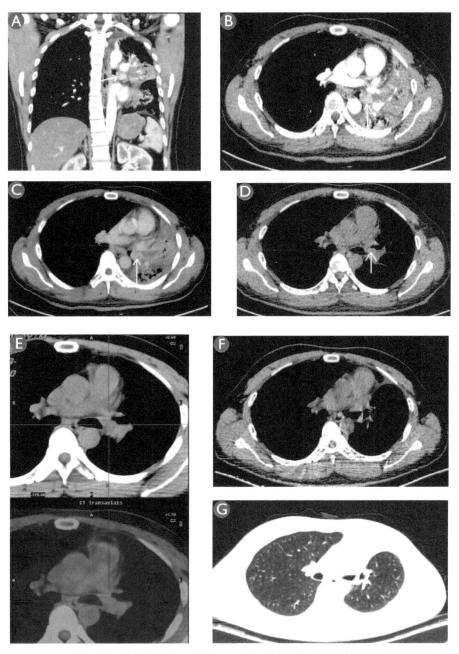

A、B、C：2017 年 3 月 9 日 胸部平扫＋增强 CT 示左主支气管分叉处软组织影（白色箭头）及左肺不张；D：2017 年 3 月 30 日胸部 CT 示左肺不张好转；E：2017 年 3 月 29 日 PET-CT 示左主支气管软组织密度结节影，呈稍高代谢，考虑低度恶性肿瘤；F、G：2017 年 5 月 15 日胸部 CT 示原左上肺切除术后复查，现左肺呈术后缺如。

图 72-1　胸部 CT 及 PET-CT

初步诊断

左主支气管占位：支气管内膜结核？支气管恶性肿瘤？阻塞性肺炎（左肺）。

确定诊断

原发性肺类癌（左主 T2M0N0 Ⅱa 期），阻塞性肺炎（左肺）。

鉴别诊断

（1）肺部良性肿瘤及肺癌：肺部良性肿瘤如结构瘤、软骨瘤、纤维瘤等都较少见，但都须与周围型肺癌相鉴别，一般良性肿瘤病程较长，增长缓慢，临床上大多没有症状，X 线片上常呈圆形块影，边缘整齐，没有毛刺，也不呈分叶状。支气管腺瘤是一种低度恶性的肿瘤，常发生于年龄较轻的女性患者，多起源于较大的支气管黏膜，因此临床上常有支气管阻塞引致的肺部感染和咯血等症状，经纤维支气管镜检查常能做出诊断。

（2）纵隔恶性淋巴瘤（淋巴肉瘤及霍奇金病）：临床上常有咳嗽、发热等症状，X 线片显示纵隔影增宽，且呈分叶状，有时难以与中央型肺癌相鉴别。如果有锁骨上或腋窝下淋巴结肿大，采取活组织做病理切片常能明确诊断。

（3）支气管内膜结核：支气管内膜结核是以侵犯肺叶、肺段支气管黏膜为主。病理过程为结核菌侵犯支气管黏膜，引起支气管黏膜炎性充血、水肿、溃破、肉芽组织增生及纤维瘢痕形成等一系列病理变化，可引起病变支气管狭窄、阻塞，继发肺叶或肺段不全性或完全性肺不张。

治疗

治疗原则：解除气道阻塞、通畅气道、改善症状，进一步明确诊断。

2017 年 3 月 21 日行支气管镜检查见左主支气管腔内见一息肉样新生物阻塞管腔（图 72-2A），质韧，表面光滑，由于肿物呈膨胀性生长，几乎占据整个管腔，无法观察其基底部及黏膜浸润情况，于左主支气管用电圈套切除管腔内新生物（图 72-2B），后见新生物基底位于左侧上、下叶支气管间嵴突处，基底部仍有较多新生物残留，创面渗血较多（图 72-2C），用高频电凝处理局部创面后退镜。病理回报：神经内分泌肿瘤，免疫组化支持类癌（图 72-3A）。2017 年 3 月 31 日行纤维支气管镜检查左主支气管腔内仍可见息肉样新生物，距隆突约 4 cm，基底位于左上、下叶支气管分叉处（图 72-2D），绕过新生物后可见远端支气管管腔通畅。经胸外科医师会诊后，转入胸外科于 2017 年 4 月 6 日行胸腔镜下左上肺癌根治术，术后予以抗感染、止咳化痰等治疗，患者咳嗽、咳痰、气喘等症状明显好转，术后恢复可。术后病理回报：结合形态学及病史符合非典型类癌；免疫组化 NSE、Ki-67、CgA、TTF-1、CD56、Syn 阳性，支持非典型类癌，核分裂象 6 个 /10HPF（图 72-3B）。

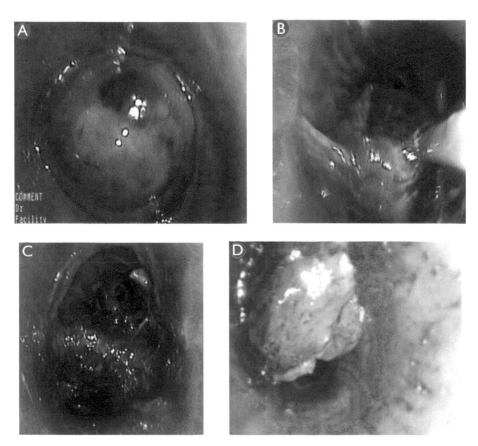

图 72-2　支气管镜下表现及治疗过程

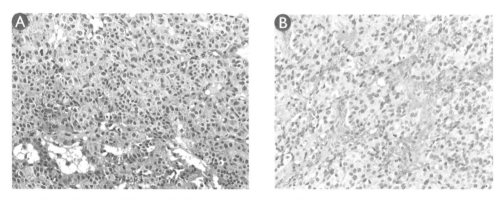

A：气管镜活检病理回报神经内分泌肿瘤，免疫组化支持类癌（HE 染色 ×10）；B：左上肺切除病理回报免疫组化支持非典型类癌，核分裂象 6 个 /10HPF（HE 染色 ×10）。

图 72-3　组织病理

复诊

患者出院后定期于解放军福州总医院门诊随访，末次随访时间是 2018 年 3 月 28 日，无特殊不适，胸部 CT 平扫示左上肺呈术后改变，未见明显复发及转移征象（图 72-4）。

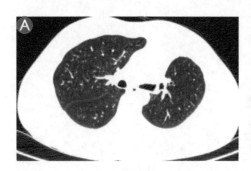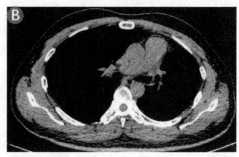

图 72-4　2018 年 3 月 28 日胸部 CT 平扫呈术后改变

病例分析

肺类癌是一种罕见的起源于支气管肺黏膜神经内分泌细胞的肿瘤，占所有肺恶性肿瘤的 1% ~ 2%，分为典型类癌（typical carcinoid，TC）和不典型类癌（atypical carcinoid，AC）。其中不典型类癌占肺类癌的 11% ~ 24%。2004 版 WHO 肺肿瘤分类中将肺典型类癌定义为核分裂 < 2 个 /10 HPF 并无坏死的类癌，而不典型类癌为核分裂 2 ~ 10 个 /10 HPF 或伴有坏死的类癌。类癌临床表现缺乏特异性，主要与肿瘤部位、大小、扩散程度有关，约 3/4 支气管肺类癌为中央型，余 1/4 特别是 AC 为外周型的孤立结节。由于肿瘤组织富血供，中央型肿瘤患者会有咳嗽、气道阻塞、发热、胸痛、呼吸困难、咯血等临床表现，气道阻塞会造成反复同一部位的肺炎、肺不张。外周型类癌患者由于缺乏临床症状，常在体检时发现。同时该肿瘤细胞属于神经内分泌细胞，细胞质内有神经内分泌颗粒，具有内分泌功能，可分泌 5-HT 等多种血管活性物质和多肽类激素，出现阵发性皮肤潮红、腹泻、喘憋、心动过速等表现，临床上将此类症状统称为类癌综合征。影像学上，大部分 TC 为中央型，CT 表现为边界清楚的球形或卵圆形肿块影伴有支气管管壁增厚及管腔狭窄，或阻塞支气管，由于肿瘤既向支气管管腔内生长，也有较大腔外病灶，呈现出典型的"冰山"征象。而 AC 多为较规整的、密度均匀的圆形或椭圆形孤立肿块。

临床工作中应注意与支气管哮喘、支气管扩张、支气管炎、肺结核等相鉴别。病理学依据为其确诊的金标准。支气管镜及经皮肺穿刺检查是明确诊断此病的主要方法，对于周围型肺类癌患者可行经皮肺穿刺协助诊断。国外文献报道肺类癌支气管镜活检准确率达 84%，可疑肺类癌患者应常规行支气管镜检查，因 75% 的肺类癌起源于三级支气管开口，由于 K 细胞分布于上皮的基底部及支气管壁的深层，故气管镜下刷片及灌洗行细胞学检查价值不大。根治性手术为其主要治疗手段，手术切除范围取决于肿瘤大小、部位、浸润程度及淋巴结转移情况。由于类癌的恶性程度明显低于一般肺癌，一般认为可适当放宽手术指征，淋巴结转移不应成为类癌手术的禁忌证。对于发生远处转移、手术切除不彻底及不能手术的患者可考虑行化放疗或靶向治疗等综合内科治疗。本病预后一般较好。

病例点评

类癌临床表现缺乏特异性，临床上易误诊为支气管内膜结核，且部分患者由于类癌综合征，可能误诊为支气管哮喘。对于反复咳嗽、气喘患者应及时完善胸部 CT，胸部 CT 能帮助发现肿块，可行气管镜活检进行病理确诊。

目前手术治疗是肺类癌首选的治疗方法，放、化疗疗效尚不肯定。

参考文献

1. KAIFI JUSSUF T，KAYSER GIAN，RUF JURI，et al. The Diagnosis and Treatment of Bronchopulmonary Carcinoid. Dtsch Arztebl Int，2015，112（27-28）：479-485.

2. 梁联哨，宋晓晴，邓静敏，等 . 肺类癌研究进展 . 国际呼吸杂志，2015，（19）：1506-1509.

3. 刘丽君，张泽明，杨泽西 . 误诊为哮喘的肺类癌 1 例报道 . 医学研究与教育，2014（6）：110-112.

4. 钟文娟，邱峰，胡丽丽，等 . 31 例原发性肺类癌的诊治及预后分析 . 中国肿瘤临床，2014（11）：724-728.

（林　炽　叶　嘉）

病例 73　平滑肌肉瘤（中央型气道Ⅰ区，削瘤）

病历摘要

基本信息

患者男性，40 岁。

主诉：喉平滑肌肉瘤术后 6 年余，间断咯血 1 个月，胸闷、憋气伴活动后加重 3 周。

现病史：6 年前无明显诱因出现声音嘶哑，无饮食呛咳，无活动后胸闷、憋气，无咳嗽、咳痰，于当地医院诊断为喉平滑肌肉瘤，行肿瘤切除术，术后行放疗治疗（具体剂量、疗程不详），术后定期门诊复查，肺 CT 未见复发征象。1 年前无明显诱因出现声音嘶哑，在当地医院复查 CT 提示纵隔淋巴结肿大，诊断"肿瘤复发"，随后行放射性 ^{125}I 粒子植入治疗，术后声音嘶哑缓解，胸闷、憋气症状缓解，咳嗽、咳痰减轻。3 个月前再次出现声音嘶哑，行第二次放射性 ^{125}I 粒子植入术，术后仍有声音嘶哑，无发热，无饮食呛咳，伴活动后胸闷、憋气，伴咳嗽、咳痰，咳白黏痰。1 个月前出现咯血，为新鲜血液，量约 10 ~ 20 mL/d，于当地医院抗感染及对症处理后咯血停止。3 周前出现胸闷逐渐加重，在当地医院复查胸部增强 CT 检查提示：气管颈部左后壁不规则软组织影，凸向管腔内生长，增强明显不均匀强化，纵隔内见增大淋巴结，部分融合。患者为进一步治疗，先来本院介入医学科就诊。介入医学科以"喉平滑肌肉瘤、气道狭窄、伴纵隔淋巴结转移"收入院。入院后介入科以不适合再次行放射性 ^{125}I 粒子植入治疗，将患者转入呼吸科治疗。患者自发病以来精神好，饮食尚可，睡眠差，不能平卧，大小便无明显异常，体重无明显异常变化。

既往史：既往体健，无药物过敏史。

个人史：无吸烟、饮酒史，无特殊职业接触史。

婚育史：结婚年龄 24 岁，配偶体健。

家族史：父母健在，兄弟姐妹健在，否认家族中有类似疾病者。

体格检查

PS 评分 3 分，KPS 评分 50 分，AST 气促分级 4 分，血压 140/80 mmHg。

神志清楚，精神可，语言清晰，查体合作。巩膜皮肤无黄染，声音嘶哑，左侧锁骨上可触及肿大淋巴结。颈前部皮肤可见一长约 1.5 cm 术后瘢痕，颈软，颈动脉搏动正常，颈静脉无怒张，气管居中，气管处可闻及吸气相干啰音，双肺呼吸音清，双肺未闻及干、湿啰音，无胸膜摩擦音。心浊音界无扩大，心率 92 次 / 分，律齐，各瓣膜听诊区未闻及病理性杂音，无心包摩擦音。腹部平软，无压痛及反跳痛，肝脾肋下未触及，肠鸣音 4 次 / 分，双下肢无凹陷性水肿，病理征（ – ）。

辅助检查

2017 年 1 月 11 日肺部强化 CT：①气管上段肿瘤，气管上段腔内见片状软组织密度影，边界欠清，动态增强扫描呈轻度强化，管腔变窄，范围约 15 mm×14 mm；②左侧锁骨下及前纵隔多发淋巴结转移粒子植入术后所见；③左肺慢性炎症可能性大；④甲状腺改变，建议超声检查协诊；⑤肝内多发小囊肿可能性大（图 73-1）。

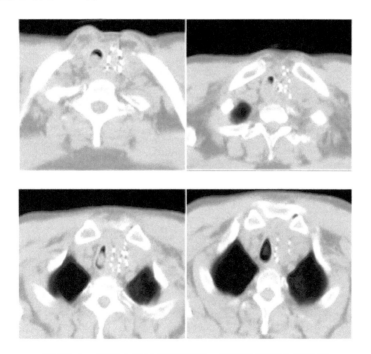

图 73-1　气管内肿块堵塞管腔，周围软组织内见粒子

2017 年 1 月 12 日心脏超声：①主动脉瓣反流（轻度）；②二尖瓣反流（轻度）。

2017 年 1 月 12 日消化系统超声：未见异常。

2017 年 1 月 12 日甲状腺超声：①左锁骨上淋巴结肿大；②左侧颈内静脉血栓形成。

初步诊断

平滑肌肉瘤，气道狭窄（重度），颈部、纵隔淋巴结转移，恶性肿瘤术后、放疗后。

确定诊断

平滑肌肉瘤（TxN3MI，Ⅵ分期），气道狭窄，颈部、纵隔淋巴结转移，恶性肿瘤术后、放疗后，恶性肿瘤术后、放疗后（诊断日期 2017 年 1 月 11 日）。

鉴别诊断

中央型气道狭窄（central airway obstruction，CAO）是指气管、隆突、左右主支气管及右中间段支气管横断面积减少 10% 以上，临床上常见的病因主要有 3 类：①各种炎症：包括气管炎、支气管炎、支气管内膜结核等；②异常增生：包括各类肿瘤或良性病变，气管肿瘤 70% ~ 80% 是鳞癌和腺样囊性癌，良性病变常见气管插管或切开后瘢痕狭窄、甲状腺肿大压迫、气管软化等；③气道异物：包括血块、痰栓、食物等。需要与气管异物、良性气道狭窄、鉴别诊断。

该病例气道恶性肿瘤病史长，既往多次进行肿瘤放化疗及介入治疗，诊断明确。

治疗

治疗原则：解除气道梗阻、保持气道通畅。

病情评估：经呼吸内科、耳鼻喉科、胸外科、介入科、麻醉科、ICU 进行 MDT 讨论，患者为肿瘤晚期，病情复杂危重，预计生存期短，随时可能出现窒息、猝死，不建议外科手术治疗，且行全身麻醉风险大。

治疗方案：鉴于本院目前尚不具备硬质支气管镜治疗设备，且患者目前病情紧急，无转院治疗的条件，家属商议后同意行局部麻醉下经软质电子气管镜行气管肿瘤切除术。

手术过程：局部麻醉后，经超细电子气管镜置入导丝，越过气道肿瘤至气管下段，退镜后沿导丝置入吸痰管至气管下段，撤出导丝，吸痰管接麻醉机供氧，保证通气，心电监护仪监测生命体征（图 73-2A ~ 图 73-2C）。经软质电子支气管镜下行电圈套器套扎、冷冻等方法治疗，切除气道肿瘤。待大部分肿瘤切除后，行全麻下喉罩，再进一步行 APC、冷冻治疗，密切观察出血情况（图

73-2D ～图 73-2F)。

术后观察气道通畅，可见少量出血，治疗结束后转至 ICU 监测病情。

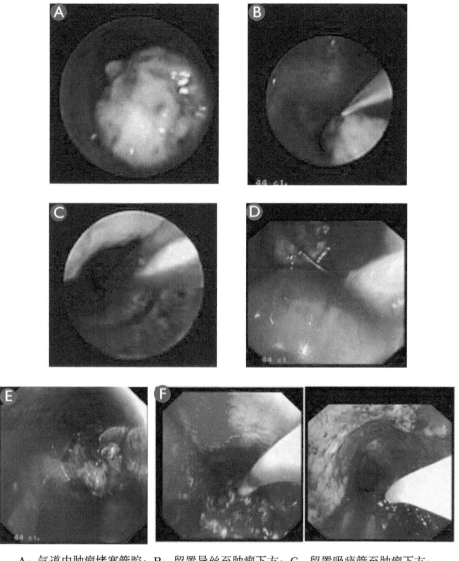

A：气道内肿瘤堵塞管腔；B：留置导丝至肿瘤下方；C：留置吸痰管至肿瘤下方；
D：圈套器切割肿瘤；E：活检钳钳夹肿瘤组织；F：反复冷冻冻取肿瘤。

图 73-2　支气管镜下表现

复诊

患者术后第三天返回当地医院观察，未行其他介入治疗，半年后电话随访，患者无明显胸闷、憋气，KPS 评分 80 分，PS 评分 1 ～ 2 分，AST 气促分级 2 分。

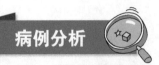

恶性中央型气道狭窄是各种恶性肿瘤晚期较危重的临床表现之一，累及气管、隆突、左右主支气管及中间段支气管，可导致患者出现不同程度的呼吸困难或窒息死亡。随着介入呼吸病学技术的快速发展，经呼吸内镜介入已成为恶性中央型气道狭窄诊疗的主要手段之一。对于确诊中央型气道狭窄的患者要根据辅助检查评估病情严重程度，以此来制定下一步治疗方案。气道狭窄严重程度的分级通常依据管径的狭窄程度（%）进行分级，中央型气道狭窄的严重程度分级见表 73-1，国内王洪武等根据狭窄的解剖部位将恶性中心气道狭窄划分为八个分区，见表 73-2。

表 73-1　中心气道狭窄的严重程度分级

分级	狭窄程度（%）
1	≤ 25
2	26 ~ 50
3	51 ~ 75
4	76 ~ 90
5	90 ~ 100

表 73-2　气道病变的部位

分段	病变部位
I	主气管上 1/3 段
II	主气管中 1/3 段
III	主气管下 1/3 段
IV	隆突
V	右主支气管
VI	右中间段支气管
VII	左主支气管近 1/2 段
VIII	左主支气管远 1/2 段

对于重度气道狭窄的患者全身麻醉＋硬质支气管镜＋开放通气的治疗方式是比较安全的。但不同地区、不同级别的医院，其气管镜介入诊治水平参差不齐，很多医院并没有实施全麻＋硬质支气管镜下治疗的条件，而且，重度气道狭窄的患者往往因为明显的胸闷、憋气症状失去转院治疗的时机。

本病例即为在局部麻醉下完成了非硬质支气管镜下重度中央型气道肿瘤狭窄患者的切除术，术前先经超细支气管镜留置导丝，越过肿瘤部位，再沿导丝置入吸痰管 1 根，外接麻醉机供氧，保障通气。然后经口行软质电子支气管镜下进行介入操作，包括点圈套器套取、钳取及冷冻治疗，由于瘤体较大、留置吸痰管亦占用部分操作空间，故本次介入手术采用多次切割、反复冷冻取瘤的方式完成手术。在切除大部分肿瘤后，再行全麻下经喉罩进一步治疗，包括APC、冷冻治疗，手术过程中，密切监测出血情况及氧饱和度，保证患者生命体征平稳。手术顺利，术后胸闷憋气症状明显减轻，AST 气促分级 2 分。

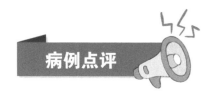

病例点评

累及隆突附近的复杂性中央型气道恶性肿瘤，常危及生命，手术难以切除，放 / 化疗难以短时间内缓解症状。近年来由于硬质气管镜的应用，特别是气管镜介入技术的发展，可以快速清除气道内的恶性肿瘤、畅通气道、减轻梗阻症状，明显改善患者预后。在没有硬质支气管镜的情况下，本病例提供了一种可行的手术方式，为患者解除痛苦，为广大呼吸科医师提供借鉴经验。

参考文献

胡芸倩，杨洁，汪蜀 . 中央型气道狭窄的诊断进展 . 老年医学与保健，2016，22（6）：424-428.

（曹艺巍　崔世超　林存智）

基本信息

患者男性，62 岁。

主诉：间断咳嗽、咳痰 8 月余伴气喘 5 个月。

现病史：患者 8 月余前无明显诱因出现间断咳嗽、咳痰，伴痰中带血，无发热，无胸痛、乏力、消瘦等，无声音嘶哑，无头痛、无恶心、呕吐，无腹痛、腹泻，就诊于当地医院查胸部 CT 示右肺占位，气管镜取活检病理为腺癌，后给予培美曲塞 + 顺铂化疗 4 周期（具体不详），病情进展，5 个月前出现间断气喘，给予放射治疗 30 次，后患者未再咯血，气喘较前减轻。1 个月前气喘逐渐加重，稍动即喘，胸部 CT 示右肺门占位伴周围炎症，考虑中央型肺癌，右肺下叶不张，左肺上叶炎症，肝内多发小囊肿。2017 年 6 月 20 日行气管镜检查示右主支气管管腔近乎完全闭塞，新生物表面可见出血，应用圈套器电切、氩气刀电凝，后新生物部分清除。后患者呼吸困难加重，查胸片示右全肺不张，并纵隔右移。半个月前患者呼吸困难明显加重，不能平卧，2017 年 7 月 2 日当地医院行气管镜下削瘤治疗，病理为鳞癌，后患者气喘明显好转，近 3 天患者诉活动后气短，间断咳嗽、咳痰，少量白色黏痰，无胸痛，为进一步治疗于 2017 年 7 月 17 日收入本院。患者自发病以来，神志清，精神可，大小便如常，体重较前无明显变化。

既往史：无高血压、冠心病及糖尿病等病史，否认肝炎、结核等传染病病史，无外伤、手术史，无输血史，"拉氧头孢"过敏史。

个人史：生于原籍，久居本地，未到过疫区及牧区，无毒物及放射线接触史，吸烟 40 年，平均 40 支 / 天，已戒烟半年余。无饮酒史。

婚育史：已婚，25 岁结婚，育有 1 子 1 女，爱人及子女体健。

家族史：父母健在，3 个妹妹 1 个弟弟均体健，否认家族中高血压、糖尿病及肿瘤等遗传相关病史。

体格检查

KPS 评分 70 分，PS 评分 2 分，气促评分 2 分，神志清，精神可，全身皮肤无黄染，全身浅表淋巴结未触及肿大。口唇无发绀，咽无充血，双侧扁桃体不大。双侧呼吸动度对称。右肺呼吸音明显减低，双肺未闻及干、湿啰音。心律齐，腹软，无压痛，双下肢无水肿。

辅助检查

2017 年 7 月 3 日胸部 CT 示右肺门占位，右主支气管及右中间段狭窄，右肺下叶不张，左肺上叶炎症，肝内多发小囊肿。

入院诊断

原发性右肺癌（腺癌 + 鳞癌 T4N2M1a Ⅳ 期），纵隔淋巴结转移，侵犯隆突、右主、右中间段支气管，右下叶不张，右侧胸膜转移伴胸腔积液，一线化疗后（培美曲塞 + 顺铂），放射治疗后。

确定诊断

原发性右肺癌（腺癌 + 鳞癌 T4N2M1a Ⅳ 期），纵隔淋巴结转移，侵犯隆突、右主、右中间段支气管，右下叶不张，右侧胸膜转移伴胸腔积液，一线化疗后（培美曲塞 + 顺铂），放射治疗后。

鉴别诊断

（1）肺结核：患者多有乏力、发热、食欲减退、体重下降等结核全身中毒症状，影像学上可表现为渗出性、增殖性病变或多种病变重叠。本患者无明显上述结核全身中毒症状，影像学表现不支持，已有病理，可除外。

（2）炎性假瘤：多有明显肺部感染症状，结节形态多规则，边界清楚，本患者临床表现及影像学特点不支持本病，已有病理，可除外。

（3）肺曲霉病：可表现为咳嗽、咳痰、发热、咯血等症状，影像学上表现为团片影，可有晕征、新月征。但患者无发热、咯血，有声音嘶哑，影像学上表现为右肺占位性病变，无新月影，不支持本病。

治疗

治疗原则：气管镜下削瘤治疗维持气道通畅，尽可能保留肺功能，缓解患者呼吸困难症状。

2017 年 7 月 18 日胸部 CT（图 74-1）：气管下段右侧壁及右肺上叶支气管、下叶支气管管壁明显增厚，考虑恶性，双肺多发磨玻璃影，双侧少量胸腔积液。

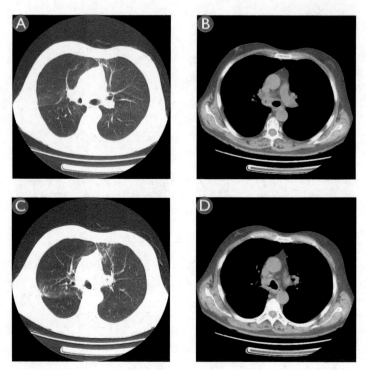

A：中央型气道Ⅲ区管壁增厚伴狭窄；B：中央型气道Ⅲ区狭窄；
C：右主右中间段狭窄；D：右主支气管肿物伴狭窄。

图 74-1　胸部 CT 结果

2017 年 7 月 19 日气管镜（图 74-2）：全麻下经口进软镜，会厌、声门未见异常，中央型气道Ⅰ~Ⅱ区管腔通畅，中央型气道Ⅲ区可见新生物，表面被覆大量坏死物，Ⅴ区开口被大量坏死物完全堵塞，充分吸引清除坏死物及分泌物后，Ⅴ区可见管腔狭窄约 80%，更换硬镜，经口插入硬镜，经硬镜进软镜，给予活检钳钳取、CO_2 冻取坏死物及新生物，中央型气道Ⅴ、Ⅵ区可见新生物及大量坏死物，给予活检钳钳取及 CO_2 冻取，右上叶、中间段开口可见，于右中间段开口充分吸引，可吸出大量脓性分泌物，右中下叶各叶段开口通畅，未见新生物。于中央型气道Ⅵ区予活检钳钳取新生物送病理学检查。后于中央型气道Ⅲ区、Ⅴ区、Ⅵ区肿瘤基底部给予多点药物注射（顺铂 20 mg+ 恩度 30 mg），术中出血，予冰盐水及肾上腺素局部喷洒、氩气刀电凝后血止，术后无活动性出血。

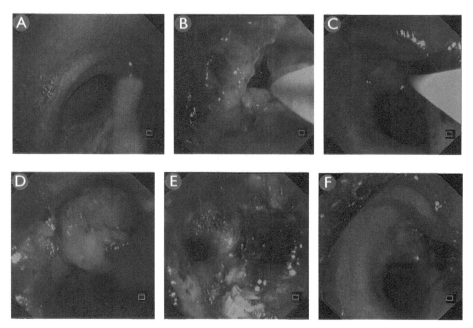

A：右主完全堵塞；B：CO$_2$冻取肿物；C：于右主黏膜下药物注射；D：右肺上叶被新生物堵塞；
E：右肺中间段黏膜增厚狭窄；F：治疗后右主较前增宽。

图 74-2　支气管镜下表现

复诊

2017 年 7 月 24 日气管镜（图 74-3）：示全麻下经口进软镜，会厌、声门未见异常，中央型气道Ⅰ ~ Ⅱ区管腔通畅，中央型气道Ⅲ区可见新生物，表面被覆大量坏死物，给予活检钳钳取坏死物，隆突增宽，右主支气管开口可见新生物表面被大量坏死物，充分吸引清除坏死物及分泌物后，管腔狭窄约 60%，右上叶开口未见，中间段开口可见，狭窄约 60%，开口处可见大量坏死物及新生物，给予圈套器套取、CO$_2$ 冻取削瘤，右下叶开口狭窄约 70%，镜身（5.9 mm）可勉强挤过，未见新生物。术中少量出血，予氩气刀电凝后血止，术后无活动性出血。患者气喘症状好转出院。

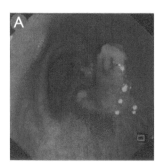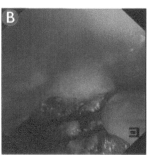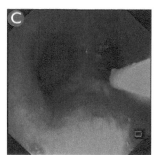

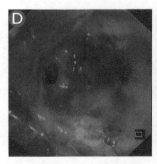
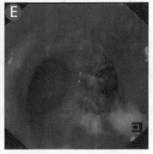

A：右主被新生物堵塞；B：应用圈套器套取肿物；C：于右主黏膜下药物注射；
D：右上叶完全被肿物堵塞；E：治疗后右主明显增宽。

图 74-3　支气管镜下表现

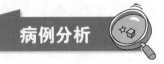

病例分析

对于晚期肺癌，特别是病变侵犯主气管的肺癌患者主要采取全身治疗与局部治疗相结合的方法，全身治疗主要为全身化疗及靶向药治疗。局部治疗即肿瘤局部采取"海陆空"联合作战的指导思想。对发生于中央型气道内的肿瘤，采取气管镜下介入治疗（陆路）。对发生于大气道的病变，通畅气道是治疗的关键，需根据肿瘤发生的部位和类型采取不同的介入治疗策略。对管内或管壁型肿瘤，可先行削瘤治疗，畅通气道，宜采取硬质镜铲切、电圈套器套扎等方法，将肿瘤取出。本患者病变侵犯主气管及右主、右中间段支气管，造成气道堵塞，病情重者先行气管镜下削瘤治疗扩宽气道保证通气，再结合其他治疗方法，如于病变基底部位多次行顺铂＋恩度局部黏膜下药物注射控制肿瘤生长，尽可能较长时间维持气道通畅，改善呼吸困难症状。

病例点评

对于中央型气道恶性肿瘤，经气管镜下削瘤治疗后黏膜下化疗药物注射是控制局部肿瘤生长的重要方法，对晚期放、化疗无效的患者仍有效。

对于中央型晚期肺癌患者尽量采用支气管镜下介入治疗联合放化疗或靶向治疗等，进行综合性个体化治疗，将取得更好的远期疗效。

参考文献

姚汉清，王正东，朱湘平，等. 经支气管镜氩气刀联合高频电刀治疗中央型晚期肺癌68例临床分析. 江苏医药，2016，42（22）：2447-2450.

（李小丽　周云芝）

病例 75　原发性肺腺鳞癌（双上肺，虚拟导航支气管镜 +EBUS-GS）

病历摘要

基本信息

患者男性，63 岁。

主诉：左胸部疼痛 2 天。

现病史：2 天前患者无明显诱因下出现左侧胸痛，阵发性，针刺样，夜间加重，深呼吸时加重，无畏寒发热，无咳嗽、咳痰，无胸闷气急，遂至当地医院就诊，查胸部 CT：①两上肺团块状影，建议进一步检查；②右中肺感染；③左侧第 5 ~ 第 6 肋骨占位伴骨质破坏；④右侧第 9 ~ 第 10 肋骨水平皮下脂肪瘤，为进一步治疗，来本院就诊，以"肺部阴影待查"收住我科。

既往史：糖尿病病史 3 年余，平素口服药降血糖，具体不详。否认高血压、心脏病、肝炎、肺结核等病史，20 余年前外伤致骨盆骨折及尿道损伤，行手术治疗，具体不详，否认其他重大手术外伤史，否认中毒、输血史，否认药物、食物过敏史。

个人史：吸烟史 40 年，20 支 / 天、饮酒史 40 年余，白酒半斤 / 天。其他无特殊。

家族史：父母已故，否认类似疾病史，否认家族中传染病、遗传病、精神病、家族性疾病及肿瘤性疾病史。

体格检查

脉搏 85 次 / 分，呼吸 19 次 / 分，血压 127/77 mmHg，体温 36.5 ℃。

神志清，精神可，皮肤、黏膜无黄染，浅表未触及明显淋巴结肿大，口唇无发绀。颈软，气管居中。两肺呼吸音清，未闻及明显干、湿啰音。左侧季肋区压痛。心律齐，各瓣膜区未闻及病理性杂音。腹软，全腹无压痛及反跳痛，肝脾肋下未触及，双下肢无水肿，双侧病理征阴性。

辅助检查

2016 年 10 月 8 日胸部 CT：①两上肺团块状影，建议进一步检查；②右中肺感染；③左侧第 5 ~ 第 6 肋骨占位伴骨质破坏；④右侧第 9 ~ 第 10 肋骨水平皮下脂肪瘤。

初步诊断

肺部阴影待查（肺癌？结核？肺炎？）；左侧肋骨占位；2型糖尿病；胆囊结石。

确定诊断

原发性肺腺鳞癌；骨转移；糖尿病；胆囊结石。

鉴别诊断

（1）肺癌：多见于老年患者，可表现为咳嗽、咳痰、痰中带血情况，胸部CT可见占位性改变，肿瘤指标常增高，抗生素治疗无明显好转，可进一步行PET/CT，确诊仍需进一步行气管镜活检或肺穿刺检查。

（2）肺炎：多表现为咳嗽、咳痰、发热，炎症指标升高，胸部CT表现为片状阴影，抗生素治疗有效。

（3）肺结核：可表现为全身毒血症状，如反复咳嗽、咳痰、咯血伴发热、乏力、盗汗等，肺部CT可见片状模糊影、胸腔积液，可予痰找抗酸杆菌、PPD和支气管镜灌洗液找抗酸杆菌等明确诊断。

治疗

治疗原则：对症处理，明确肺部阴影性质。予抗感染，化痰雾化对症处理，完善相关检查。

血常规 WBC 8.0×10^9/L、RBC 4.97×10^{12}/L、Hb 144 g/L、PLT 242×10^9/L、NEUT% 70.0%。ESR 15.00 mm/h。肿瘤标志物全套：癌抗原125 41.1 U/mL↑、余无特殊。结核感染T细胞检测（全血）：MTB抗原 ESAT-6 50.00↑、MTB抗原CFP-10 18.00↑。多次痰找结核菌涂片检查涂片未找到抗酸杆菌和细菌。

全身骨显像：右侧肱骨上端、左侧6后肋骨代谢异常增强（图75-1）。

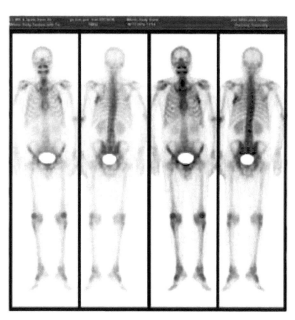

图75-1　骨扫描：右侧肱骨上端、左侧6后肋骨代谢异常增强

气管支气管导航增强 CT（图 75-2）：两上肺团片影，结核可能性大，肺癌待排，建议穿刺活检；左侧第 6 侧肋骨质破坏伴软组织肿块形成；右中肺炎性病变；右肺下叶背段增殖灶；左肺下叶外基底段钙化灶。

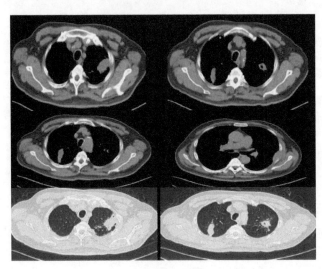

两上肺团片影，结核可能性大，肺癌待排，建议穿刺活检；左侧第 6 侧肋骨质破坏伴软组织肿块形成；右中肺炎性病变；右肺下叶背段增殖灶；左肺下叶外基底段钙化灶。

图 75-2 胸部 CT 表现

虚拟导航支气管镜联合 EBUS-GS 探查：支气管镜下未见明显异常。超声支气管镜：①左上叶尖后段 b 亚支内探及低回声团块；②右上叶后段 a 亚支内探及低回声团块。

气管镜经鼻顺利插入，声门闭合可。内镜所见（图 75-3）：气管环存在，隆突锐利，活动可，气管及左右两侧各叶支气管黏膜正常，管腔通畅，未见狭窄、出血及新生物。超声所见：超声微探头于左上叶尖后段亚支内探及低回声团块，内部回声不均匀，边界不清，于该处行 TBLB 及刷检，超声微探头于右上叶后段亚支内探及低回声团块，内部回声不均匀，边界不

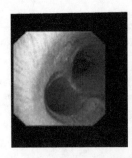
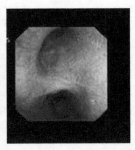
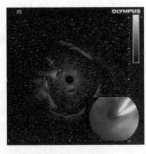

气管环存在，隆突锐利，活动可，气管及左右两侧各叶支气管黏膜正常，管腔通畅，未见狭窄、出血及新生物。超声所见：超声微探头于左上叶尖后段亚支内探及低回声团块，内部回声不均匀，边界不清。

图 75-3 支气管镜下表现

清，于该处行 TBLB、刷检及灌洗。活检部位：左上叶尖后段、右上叶后段。

气管镜相关结果：支气管镜下毛刷及肺泡灌洗液中未找到结核杆菌、真菌。

细胞学：右上叶尖后段毛刷涂片见支气管黏膜上皮及少量挤压退变的异型细胞，右上叶尖后段灌洗液涂片见少量组织细胞及支气管黏膜细胞，左上叶尖后段涂片见脱落的支气管黏膜上皮（图 75-4）。

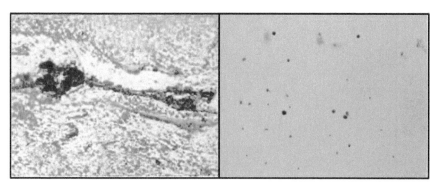

见少量组织细胞及支气管黏膜细胞，脱落的支气管黏膜上皮（HE 染色 ×100）。

图 75-4　右上叶尖后段灌洗液病理涂片

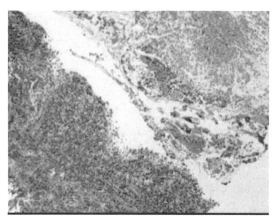

病理学：左上叶尖后段小块肺组织及炎性坏死组织，右上叶后段片状坏死组织及见上皮样细胞，考虑肉芽肿性病变（图 75-5）。

片状坏死组织及见上皮样细胞，考虑肉芽肿性病变。

图 75-5　右上叶后段病理（HE 染色 ×40）

患者双上叶病灶，周围卫星灶分布，部分空洞形成；支气管镜病理提示：肉芽肿性炎伴坏死；T-SPOT 阳性，因此肺内病灶首先考虑肺结核。但 CT 见左侧 6 后肋骨质破坏伴软组织肿块形成，是否也是骨结核伴周围软组织结核？为明确诊断，我们进一步行肋骨肿物穿刺。

CT 引导下肋骨肿物穿刺（图 75-6）初步病理结果：低分化癌（图 75-7），待免疫组化进一步明确。目前肺部病灶病理未见恶性证据，结核首先考虑，但肋骨穿刺病理提示低分化癌。一元论？二元论？骨转移癌是否来源于肺？为此，我们等待免疫组化的同时，进一步行 PET/CT 检查。

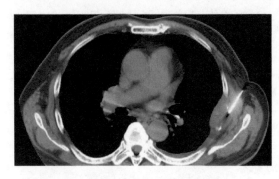

图 75-6　经皮 CT 引导下肋骨肿物穿刺

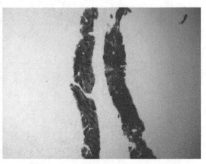

图 75-7　骨穿刺病理：低分化癌（HE 染色 ×40）

全身 PET/CT 显像（图 75-8）：①双肺尖占位伴周围区域代谢异常增高，需考虑肿瘤性病变可能，伴炎症改变；右上肺前段炎症考虑；左肺下叶小气囊及钙化灶；左侧胸腔积液；纵隔及双肺门代谢增高淋巴结，提示淋巴结炎；②左 6 肋溶骨性骨质破坏，并软组织肿块形成，糖代谢明显异常增高，考虑肿瘤转移；③右侧脑室后角旁软化灶；④前列腺左侧低密度影，建议进一步检查（肿瘤？尿道憩室？）；⑤胆囊结石。

PET/CT 见双上叶病灶边

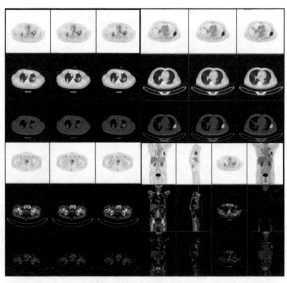

双肺尖占位伴周围区域代谢异常增高，需考虑肿瘤性病变可能，伴炎症改变；右上肺前段炎症考虑；纵隔及双肺门代谢增高淋巴结，提示淋巴结炎；左 6 肋溶骨性骨质破坏，并软组织肿块形成，糖代谢明显异常增高，考虑肿瘤转移；前列腺左侧低密度影，建议进一步检查（肿瘤？尿道憩室？）。

图 75-8　全身 PET-CT

缘、肋骨破坏区域及前列腺 SUV 高摄取，结合气管镜病理结果，考虑肺结核瘢痕癌骨转移合并前列腺增生？还是前列腺癌骨转移合并肺结核？气管镜病理免疫组化结果：左侧肋腺癌，转移性腺癌，首先考虑肺腺癌转移。免疫组化结果：TTF-1（++），NapsinA（−），ALK（−），Lung（−），ALK（−），Lung（−），NC（−），P53（−），P40（+++），P63（+++），CDX2（−），PSA（−），CK20（−），CK7（+），CK5/6（+++）。提示癌细胞具有肺腺癌和鳞状细胞癌双向分化的免疫组化表型，分别呈 TTF-1/CK7 和 P40、P63/CK5/CK6 表达阳性。首先考虑转移性肺癌。倾向腺鳞癌可能性。

至此，患者诊断明确：①肺腺鳞癌 T4N0M1 Ⅳ期；②前列腺增生。

病例分析

对于肺部占位合并局部骨质破坏伴软组织肿块，我们的诊疗思路包括：①肺癌并全身骨转移；②血液肿瘤（包括淋巴瘤和骨髓瘤）累及肺和全身骨；③ IgG4 相关肺疾病；④可以引起骨质破坏的，感染性慢性化脓性肉芽肿样病变的感染性疾病，具体包括：a.结核分枝杆菌（多表现为不可逆骨质破坏，椎体骨累及多见）；b.马尔尼菲青霉病（通常表现为广泛性骨质破坏常伴有皮肤损害）；c.放线菌（常累及颌面部及颈部骨骼，但极少由淋巴结传播）；d.副球孢子菌（较少见，多累积颌面部骨骼）；e.非结核分枝杆菌（表现类似结核分枝杆菌）。因此，我们在考虑常见的肿瘤性疾病的同时，仍不能忽视非肿瘤性疾病的存在可能，积极获取组织病理是诊断的核心要务。若病理支持肿瘤性病变则诊断明确，若病理不支持肿瘤性病变，我们要与微生物室紧密合作，进行组织研磨涂片、组织培养及利用现有的高通量技术，如下一代测序技术、芯片技术和 PCR 技术来明确干扰病原体。当然，高通量技术相比传统方式有其独特的优势，包括简单易行、快速评价、数据精准、覆盖全面、类型和药敏一站式解读。但其也存在致命的缺陷，如存在人源性污染，尤其对于组织检测，人源性序列高、cutoff 值的选择、比对数据库的建立等。

沿着肿瘤和非肿瘤性疾病的诊疗思路，我们在影像学、实验室检查和气管镜病理均提示结核的情况下，认为肋骨骨质破坏并非结核典型的好发部位，我们进一步肺穿刺后明确为肺来源腺癌。PET/CT 见肺内病灶边缘强化，故我们考虑为肺结核后瘢痕癌，进而出现骨转移。

病例点评

对于肺部占位合并局部骨质破坏在临床上可见，我们要开拓诊疗思路，在常见的肿瘤性病变的基础上，认识到非肿瘤性病变的可能，甚至如此病例中二者并存。

病原学的分子诊断和传统的涂片、培养方法各有千秋，我们要灵活运用，不可偏废，积极比对，让老技术焕发新活力，让新技术不断改良，更好地服务于临床。

该病例提示每种活检技术均有其优势及不足，内镜下外周超声技术解决了很多外周病灶带来的困惑，但其标本量小，不能反映病灶全貌。因此，我们需要结合患者病情，综合考虑，全面运用，减少误诊漏诊率。

参考文献

1. 牛黎明，丁群力，叶小磊，等. 391 例呼吸道感染的病原学蛋白芯片技术检测与分析. 中华实验和临床病毒学杂志，2014，（2）：150-152.

2. LEFTEROVA MARTINA I，SUAREZ CARLOS J，BANAEI NIAZ，et al. Next-Generation Sequencing for Infectious Disease Diagnosis and Management：A Report of the Association for Molecular Pathology. J Mol Diagn，2015，17（6）：623-634.

3. MALIOGKA V I，MINAFRA A，SALDARELLI P，et al. Recent Advances on Detection and Characterization of Fruit Tree Viruses Using High-Throughput Sequencing Technologies. Viruses，2018，10（8）：E436.

4. YANG XIAO-JUN，WANG YAN-BO，ZHOUZHI-WEi，et al. High-throughput sequencing of 16S rDNA amplicons characterizes bacterial composition in bronchoalveolar lavage fluid in patients with ventilator-associated pneumonia. Drug Des Devel Ther，2015，9：4883-4896.

5. CABOCHE S，AUDEBERT C，HOT D. High-Throughput Sequencing，a versatile weapon to support genome-based diagnosis in infectious diseases：applications to clinical acteriology. Pathogens，2014，3（2）：258-279.

（夏旸 李雯）

病例 76　气管腺样囊性癌（中央型气道Ⅴ区，削瘤）

基本信息

患者女性，50 岁。

主诉：反复气短 10 余年，加重 1 月余。

现病史：患者 10 余年前（2007 年）无明显诱因突发气短，伴咳嗽，抗感染治疗后好转。2010 年 12 月因气短加重于外院行支气管镜检查见管腔内新生物，长约 4 cm，右主支气管堵塞，镜下治疗及平喘治疗后好转。2011 年 3 月增强 CT 示气管及右主支气管肿物，隆突下淋巴结增大，支气管镜活检病理：腺样囊性癌。当时未发现转移，综合评估不宜手术，行支气管镜下冷冻治疗后症状好转。2011 年 12 月复查支气管镜见右主支气管狭窄。患者遂就诊于本院，2012 年 2 月 6 日行胸部 CT 检查示气管下段－右主支气管起始部恶性占位，右肺结节，双肺渗出性病变（图 76-1）。2012 年 2 月 7 日行支气管镜检查，经口进镜，气管下段右侧壁瘢痕，管腔扭曲变形，予氩气刀烧灼瘢痕，右主支气管开口狭窄约 80%，镜身外径 5.9 mm，不能通过；予球囊扩张后右主支气管开口扩宽，可见右主支气管外侧壁有一肿物将管腔堵塞约 50%，将右上叶遮挡 80%，钳取及 CO_2 冷冻后送检，再予 CO_2 冻融瘢痕狭窄处。治疗后右主管腔狭窄约 10%，右上叶开口狭窄约 20%，各段开口可见，右中叶及下叶开口可见，未见新生物。病理示腺样囊性癌。随后行 2 次气管镜下清理，病情平稳后出院。当时出院诊断：原发性右主支气管腺样囊性癌、右主支气管狭窄、纵隔 7 区淋巴结转移、肺部感染。患者自上次出院后因经济原因 5 年间未遵医嘱复查，未治疗，无明显活动后气短症状。1 月余前出现流涕、感冒，活动后气短，无明显咳痰、咯血、胸痛等不适，于当地医院输液抗感染治疗后好转，但活动后气短无明显好转，2017 年 2 月 27 日于外院行肺部 CT 平扫检查示右肺中央型肺癌伴阻塞性肺不张，左肺多发转移瘤，左侧胸腔积液。患者遂于本院就诊，为进一步治疗于 2018 年 3 月 5 日入院。

既往史：否认其他病史。

个人史：不吸烟，不饮酒。

婚育史：无特殊。

家族史：患者父母及兄弟姐妹无肿瘤病史，无与患者类似疾病者。

体格检查

入院后查体：KPS 评分 70 分，气促评分 2 分，血压 130/84 mmHg，神志清，精神可，皮肤无明显黄染，无皮疹、出血点，全身未触及明显肿大的浅表淋巴结。右侧胸廓塌陷，左侧胸壁肋间隙变宽，语颤，右侧实音，右肺叩诊呈实音，左肺呈清音，右肺未闻及呼吸音，左肺呼吸音粗，可闻及少量湿啰音，未闻及胸膜摩擦音。心率 130 次 / 分，心律齐，各瓣膜区未闻及杂音。腹软无压痛。双下肢不肿。病理征（－）。

辅助检查

2012 年 2 月 6 日胸部 CT：气管下段 - 右主支气管起始部恶性占位，右肺结节，双肺渗出性病变。

2012 年 2 月 7 日支气管镜检查：气管下段右侧壁瘢痕，管腔扭曲变形，予氩气刀烧灼瘢痕，右主支气管开口狭窄约 80%，镜身外径 5.9 mm，不能通过；予球囊扩张后右主支气管开口扩宽，可见右主支气管外侧壁有一肿物将管腔堵塞约 50%，将右上叶遮挡 80%，钳取及 CO_2 冷冻后送检，再予 CO_2 冻融瘢痕狭窄处。治疗后右主管腔狭窄约 10%，右上叶开口狭窄约 20%，各段开口可见，右中叶及下叶开口可见，未见新生物。病理示腺样囊性癌。

2017 年 2 月 27 日外院胸部 CT：右肺中央型肺癌伴阻塞性肺不张，左肺多发转移瘤，左侧胸腔积液。

初步诊断

肺癌（原发性右主支气管腺样囊性癌 T4N2M1a Ⅳa 期），纵隔淋巴结多发转移，左肺多发转移，右全肺不张，肺部感染，左侧胸腔积液。

确定诊断

肺癌（原发性右主支气管腺样囊性癌 T4N2M1a Ⅳa 期），纵隔淋巴结多发转移，左肺多发转移，右全肺不张，肺部感染，左侧胸腔积液，甲状腺功能亢进。

鉴别诊断

（1）气管鳞癌：占原发性气管恶性肿瘤的 30% ~ 40%，多见于吸烟者，约 2/3 发生于气管下段，靠近隆突和左、右主支气管的起始水平。需考虑气管鳞癌的可能，该患者病理已明确，故排除此诊断。

（2）支气管脂肪瘤：脂肪瘤可发生于身体的任何部分，多见于体表的皮下脂肪内，亦可见于支气管内、肺实质内，多见于左、右主支气管内，以单发肿块形式存在。部分肿瘤在支气管黏膜下组织，部分向管腔内生长，其表面覆盖完整的黏膜，形成哑铃状。该患者病理已明确，故排除此诊断。

（3）气管腺瘤：起源于支气管黏液腺体、腺管上皮或黏膜下 Kulchitsky 细胞的一组良性肿瘤，但有恶变倾向。常见于 30 ~ 50 岁，男女比例相仿。气管镜下肿瘤若向管腔内生长，多形成表面光滑、血管丰富的息肉样肿块，阻塞管腔。该患者病理已明确，故排除此诊断。

治疗

治疗原则：解除气道阻塞、通畅气道、改善症状，抗肿瘤治疗。

入院后患者完善相关实验室检查，发现甲状腺功能亢进，肿瘤指标：NSE 25.0 ng/mL，CA12-5 141.30 U/mL。2018 年 3 月 9 日胸部 CT 示与 2012 年 2 月 6 日片比较（图 76-1），气管下段右侧壁轻度增厚，呈结节状突向管腔。右主支气管闭塞，右肺不张，气管及纵隔右移，左肺新见多发结节及团块，结合临床，考虑转移，左侧新发胸膜肥厚（图 76-2）。

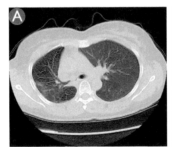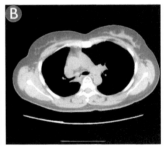

A：肺窗；B：纵隔窗：胸部 CT 示气管下段 - 右主支气管起始部恶性占位，右主支气管狭窄。

图 76-1　2012 年 2 月 6 日胸部 CT

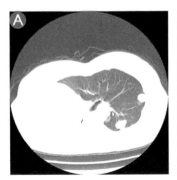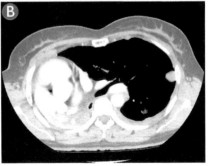

A：肺窗；B：纵隔窗：与 2012 年 2 月 6 日片比较，气管下段右侧壁轻度增厚，呈结节状突向管腔。右主支气管闭塞，右肺不张，气管及纵隔右移，左肺新见多发结节及团块，考虑转移，左侧新发胸膜肥厚。

图 76-2　2018 年 3 月 9 日胸部 CT

2018年3月13日行支气管镜示：全麻下经口插入硬镜，经硬镜进软镜。气管管腔通畅，黏膜光滑，无充血水肿，未见新生物。中央型气道Ⅲ区瘢痕样扭曲，狭窄约40%（图76-3A），隆突变形，右主支气管开口完全闭塞，给予电针切割、活检钳探查未探及右主支气管开口（图76-3B）。左主支气管及各叶段开口通畅，黏膜光滑完整，无充血水肿，未见新生物。术后气促评分：2级，

KPS 评分 70 分。患者入院后经评估已为肿瘤晚期，且行气管镜发现已无法开通右主支气管。左肺周围多发转移瘤目前对通气功能影响较小。目前可考虑放疗等全身治疗，患者表示将于外院行放疗。

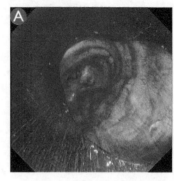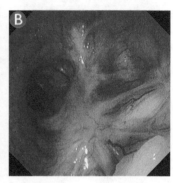

A：中央型气道Ⅲ区瘢痕样扭曲，狭窄约40%；B：隆突变形，右主支气管开口完全闭塞。

图 76-3　支气管镜下表现

复诊

2018 年 6 月电话随访患者因经济原因未行放疗。目前症状较 2018 年 3 月无明显变化。

病例分析

　　腺样囊性癌是一种少见的低度恶性肿瘤，起源于黏膜腺体或黏膜下腺体，可结节状隆起于管腔或呈息肉样突出，主要发生于涎腺、气管及主支气管，占气管原发恶性肿瘤的 33%，仅次于鳞癌。发病年龄无特异性，男女比例无明显差异。临床相对少见，起病隐匿，生长缓慢，症状不明显。易漏诊、误诊。临床症状常出现咳嗽、气短、咯血等，管腔阻塞大于 75% 时出现明显的呼吸困难。CT 为早期发现该病的首选方法，常表现为沿管壁梭行走行的软组织肿块，气管壁表现为弥漫性管腔增厚。支气管镜检查表现常多种多样，可呈息肉样或结节状向管腔内生长，宽基底，管壁局部浸润增厚，也可侵犯管腔外。病理活检对诊断意义最大。

　　治疗：①手术治疗：早期患者首选手术切除，但常因气管腺样囊性癌具有

沿气管壁向周围浸润性生长的特点，病变范围宽，边界难界定，可隐匿侵犯周围结缔组织及血管、神经，且气管切除一般不宜超过 4 ~ 6 cm，故术后局部复发多，远期疗效不理想。同时发病隐匿，发现时多数患者已处于肿瘤晚期，病变范围广泛，通常无法手术。②放疗：气管腺样囊性癌对放疗有一定的敏感性，术前、术后或无法手术的患者进行放疗均可获益。但放疗可导致气管收缩性降低，且可存在放疗后炎性反应，更易在气管镜介入治疗时出血。需根据情况选择。③支气管镜介入治疗：通过支气管镜下介入治疗（如硬质镜、圈套器套取、高频电刀、冷冻、氩气刀、激光、支架置入等）可快速解决患者的气道梗阻，改善预后，提升生活质量。另外如患者支气管远端同时存在狭窄及塌陷，也可考虑选择结合球囊扩张、无创呼吸机通气治疗。

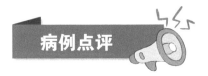

病例点评

该患者由于家庭经济原因未行手术、放射治疗，所行介入治疗有限，首次住院主要为确诊，同时由于经济原因未规律行支气管镜下介入治疗，患者病程基本为疾病的自然病程。目前患者呼吸困难症状主要由于原发病变右主支气管完全闭塞，右全肺不张引起，患者肺部周围转移对通气功能影响较小。本欲行靶动脉栓塞治疗后行支气管镜下治疗，尽量打通右主支气管，但因患者存在甲状腺功能亢进（初治），故未行支气管动脉栓塞治疗。而遗憾的是，由于 5 年未复诊，气管镜下已经无法探及右主支气管开口。患者若早期行支气管镜下介入治疗，也许可以保证右侧支气管通畅从而避免肺不张，提升活动耐力和生活质量。

参考文献

SHI Y K，SUN Y. Trend of molecular targeted therapy of nonsmall cell cancer. Chin J Oncol, 2014, 36（7）：481-484.

（王智娜　张　楠）

病例 77　气管支架后再狭窄（中央型气道 I 区，低温等离子射频消融术）

病历摘要

基本信息

患者男性，71 岁。

主诉：间断气短伴咳嗽、咳痰两年半，加重 1 个月入院。

患者两年半前曾出现气短，活动后加重，伴咳嗽、咳痰，查肺 CT 示：①两肺下叶基底段，左肺上叶舌段慢性炎症或纤维条索；②气管前方高密度影，性质待定；主气管高密度，不排除分泌物。考虑肺炎，给予患者"抗感染、化痰"治疗，气短、咳痰症状好转出院。患者 7 个月前出现气短、咳嗽、咳痰加重再次入笔者所在医院治疗，行硬质支气管镜检查，术中可见：声门下 6 cm 混合型气管狭窄，管腔自右前侧受压，伴息肉样新生物形成，狭窄部位表面血运丰富，管腔狭窄 90%，狭窄部位距隆突 5 cm，右中间干支气管可见白色黏稠分泌物阻塞管腔，予以充分吸引。电圈套清除新生物后送病理，应用激光消融残留组织，气管狭窄基本解除，给予 18 mm×60 mm 金属覆膜气管支架置入，支架下端距隆突 1 cm，上端距声门 4 cm。术后病理示：腺样囊性癌。给予抗感染、化痰、气管镜下介入治疗后病情好转出院。1 个月前上述症状再次加重，间断就诊于当地医院，症状缓解不明显，为行进一步诊治，于 2016 年 5 月 24 日入我科。

既往史：既往有风湿性心脏病病史 30 余年，3 年前于外院行联合心脏瓣膜置换术，术中曾输血。心房颤动病史 3 年，曾行射频消融术治疗，术后复发，现口服"地高辛、富马酸比索洛尔"治疗。否认其他病史。

个人史：吸烟史 50 年，1 包／天。无饮酒史，无其他特殊。

婚育史：无特殊。

体格检查

入院后查体：体温 36.5 ℃，脉搏 69 次／分，呼吸 23 次／分，血压 108/78 mmHg，神志清，口唇无发绀，周身浅表淋巴结未触及肿大，双肺呼吸音粗，可闻及干、湿啰音，心率 72 次 / 分，心律绝对不齐，第一心音强弱不等，各瓣膜听诊区未闻及明显杂音，腹软，无压痛、反跳痛，肝脾肋下未触及，双下肢无水肿。

辅助检查

肺 CT：气管重度狭窄（未见报告）。

初步诊断

气管狭窄、气管支架置入术后，肺部感染，风湿性心脏病、心脏瓣膜置换术后，冠心病，心律失常，心房颤动。

确定诊断

气管狭窄、气管支架置入术后，肺部感染，风湿性心脏病、心脏瓣膜置换术后，冠心病，心律失常，心房颤动。

鉴别诊断

患者诊断明确，无须鉴别。

治疗

气管镜检查（2016 年 5 月 25 日）：声门下肉芽组织，阻塞管腔 90%。2016 年 5 月 27 日气管镜下取出金属覆膜支架，并行气管插管为手术做准备。2016 年 5 月 30 日于手术室行气管切开术，随后行支撑喉镜(Storz 支撑喉镜系统）及气管镜（OLYMPUS 1T260）引导下行肉芽组织低温等离子消融术（美国杰西低温等离子系统）。手术过程顺利，术后患者脱机成功。胸闷、气短症状缓解，病情好转出院。

复诊

半个月后（2016 年 6 月 13 日）患者再次入院，复查气管镜：经鼻进入可见少许肉芽组织及分泌物，予以充分吸引；经气管切开套管进入，未见明显肉芽组织增生。患者间断咳嗽，咳黄色脓痰，给予患者充分抗感染、痰液引流后，于 2016 年 7 月 8 日予换用金属套管。最终于 2016 年 7 月 17 日拔除金属套管后，患者出院。2 个月后（2016 年 8 月 11 日）复查支气管镜见声门下少量肉芽组织，未见明显狭窄。1 年后（2017 年 6 月 15 日）复查支气管镜见声门下 0.5 cm 气管环形略狭窄，余未见明显异常（图 77-1）。

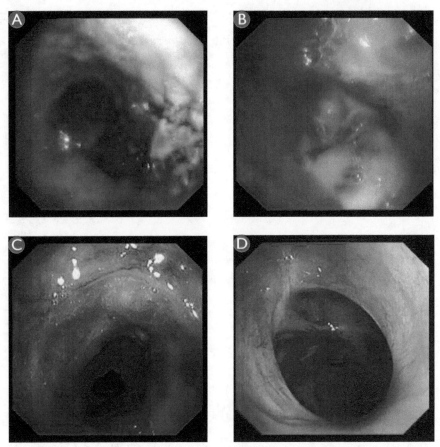

A：中央型气道Ⅰ区可见金属覆膜支架；B：中央型气道Ⅰ区支架上缘可见肉芽组织增生；
C：中央型气道Ⅰ区管腔通畅；D：声门下 0.5 cm 气管环形略狭窄。

图 77-1　支气管镜下表现

病例分析

　　中心气道狭窄是指累及气管、隆突、左右主支气管或中间段支气管的狭窄，一些病变造成中心气道口径减小（减小 10% 以上），导致临床上出现不同程度的呼吸困难，阻塞性肺炎、窒息，甚至死亡。常见原因包括原发或转移的恶性肿瘤、气道良性肿瘤、损伤性狭窄、感染性和非感染性炎症等。针对不同病因、狭窄程度往往需要进行个体化治疗方案的选择。我国目前治疗气道狭窄的方法中常规热治疗起效快，但其治疗温度较高，易引起气道穿孔和气道内着火，治疗本身促进瘢痕组织增生。冷治疗的优点在于可减轻瘢痕组织增生，没有气道内起火等风险，但具有延迟效应，起效慢，不能作为解除重度气道狭窄首要方案。但低温等离子射频消融术原理是利用双极射频产生的能量，将电解液转化成等离子薄层，解离靶组织中构成细胞成分的分子键，造成组织消融气化和凝固性坏死。利用低温等离子射频的能量，以较低的温度（40~70 ℃）来进行组织的切除，可以避免对组织的损伤。低温等离子身频消融术可自动识别血液、黏膜、肌肉组织精准输出能量，将治疗深度始终控制在 1 mm 以内，把对周围组织的损伤降到最小。低温等离子射频消融术在其他科室已有成熟的应用，如在外科手术中，该技术展现了良好的止血效果，尤其是针对感染、出血的伤口甚至正在接受抗凝治疗患者的伤口均有好的止血作用，它可应用于各种类型的外科清创处理。在耳鼻喉科该技术多用于扁桃体、鼻息肉的切除等治疗，取得了良好的效果。应用该技术治疗小儿声门下狭窄近几年也可见到少量报道，均取得了较好的治疗效果。

该患者属于气道支架置入后出现二次狭窄，位于中央型气道 I 区，低温等离子射频消融术在耳鼻喉科领域处理增生的肉芽组织时取得了良好的效果，因此结合它的作用原理和临床应用，我们首次将该技术应用于肉芽组织增生的气道狭窄患者的治疗达到管腔再通、减低复发的目的。

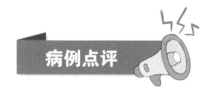

病例点评

低温等离子射频消融术对比其他热消融手段有显著优势：①安全性高，作用范围、深度局限，不易发生穿孔，恢复更快；②复发率低，温度的降低，使得形成肉芽及瘢痕的概率下降；③出血量少，且该装置具有止血的作用，可用凝固踏板控制。

但低温等离子射频消融术也存在局限性：①该技术需要在全麻下，通过支撑喉镜或硬质支气管镜的帮助完成；②受到该装置的长度和弯曲度限制，它的操作范围多在上、中段主气道，无法对左主、右主气道狭窄进行处理；③对于该技术治疗气道狭窄的临床研究病例数少，需要继续总结经验。

1. 张健，袁晖，王玉林，等. 低温等离子射频消融术在咽喉部手术中的应用价值. 浙江临床医学，2017，19（9）：1650-1651.

2. JUDD H FASTENBERG, SOHAM ROY, LEE P SMITH. Coblation-assisted management of pediatric airway stenosis. International Journal of Pediatric Otorhinolaryngology, 2016, 87: 213-218.

3. CHAN C L, FRAUENFELDER C A, FOREMAN A, et al. Surgical management of airway stenosis by coblation. The Journal of laryngology and otology, 2015, 129: S21-S26.

4. CHING H H, SPINNER A G, REEVE N H, et al. A novel technique for unilateral supraglottoplasty. International Journal of Pediatric Otorhinolaryngology, 2018, 104: 150-154.

（蔡志刚）

病例 78 原发支气管黏液表皮样癌（左下外基底段，支气管动脉栓塞 + 削瘤）

病历摘要

基本信息

患者男性，38 岁。

主诉：因"间断咯血半年，再发 8 天"于 2017 年 12 月 6 日入院。

现病史：患者于半个月前无明显诱因下出现咯血一次，色鲜红，量约 10 mL，无明显咳嗽、咳痰，无发热、胸痛、气喘，遂就诊于笔者所在医院门诊，胸片示两肺纹理增强，予对症支持治疗，后无咯血。8 天前再次出现咯血，色鲜红，量约 10 mL，偶咳嗽，无明显咳痰，无气喘、发热、盗汗，再次就诊于笔者所在医院，行胸部 CT 示左肺下叶炎症，右肺上叶尖段条索影影。为进一步治疗，收入我科。发病以来，精神、食欲、睡眠一般，大小便正常，体重有下降。

既往史：既往有肺结核病史 10 余年，抗结核治疗半年，诉已治愈。无高血压病史，无手术史，无外伤史，无输血及血制品史，无药物或食物过敏史。

体格检查

入院查体：体温 36.5 ℃，脉搏 112 次 / 分，呼吸 19 次 / 分，血压 96/65 mmHg，神志清楚，咽部稍充血，双肺呼吸音粗，未闻及干、湿啰音，心率 112 次 / 分，律齐，心音有力，各瓣膜听诊区未闻及杂音。腹部平软，无压痛、反跳痛，肝脾肋下未触及，双下肢无水肿。

辅助检查

胸部 CT 示左肺下叶炎症，右肺上叶尖段条索影影。

初步诊断

咯血查因：肺炎？肺结核？

确定诊断

原发性黏液表皮样癌 T1N0M0。

鉴别诊断

患者诊断明确，无须鉴别。

治疗

治疗原则：解除气道阻塞、通畅气道、改善症状。

患者入院后完善相关检查。血常规：白细胞计数 $5.48 \times 10^9/L$，中性粒细胞百分比 75.6%，凝血功能、肝肾功能、C-反应蛋白、糖化血红蛋白、肺支二项、电解质、心肌酶四项及心肌二项均正常，D-二聚体 279 ng/mL，肿瘤五项正常，增强 CT 示：①左肺下叶外后基底段支气管腔内占位，建议支气管镜检查，与上次 CT 片 2017 年 11 月 28 日比较，远端阻塞性炎症明显吸收；②右肺上叶尖段条索影影，提示纤维化病灶；③肝内多发囊肿（图 78-1）。

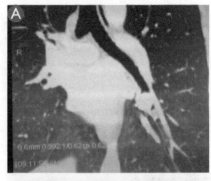

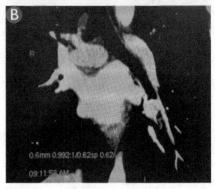

A、B：左肺下叶外后基底段支气管腔内软组织影。

图 78-1 胸部 CT 表现

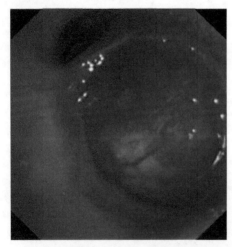

镜下见左下叶外基底段的新生物将管腔完全堵塞。

图 78-2 支气管镜检查

患者入院后于 2017 年 12 月 13 日行气管镜检查示左下叶外基底段可见新生物（图 78-2），血供丰富，活检前冷冻处理，极易出血，于 2017 年 12 月 15 日在 DSA 下行左下肺支气管动脉栓塞术（图 78-3）。

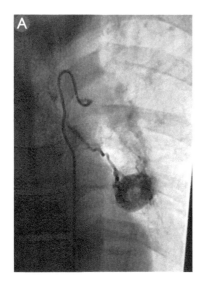
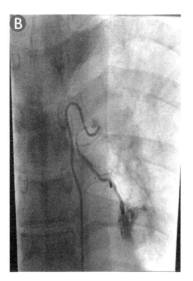

A：支气管动脉造影，左下血管增粗紊乱；
B：用明胶海绵颗粒行支气管动脉栓塞后肿物供血较前明显减少。

图 78-3　支气管动脉造影

于 2017 年 12 月 16 日在全麻下用支气管镜下圈套器套切、冷冻、APC 等治疗方法对左下肺支气管腔内新生物进行清除（图 78-4）。新生物病理示左下肺支气管新生物考虑低度恶性黏液表皮样癌可能，建议会诊（或可能加做免疫组化）（图 78-5）。

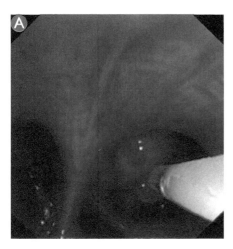
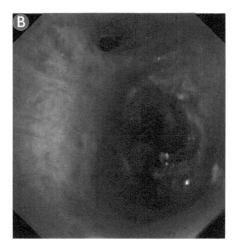

A：应用 CO_2 冷冻冻取肿物；B：经支气管镜下介入治疗后肿物削除，管腔较前明显通畅。

图 78-4　支气管镜下表现

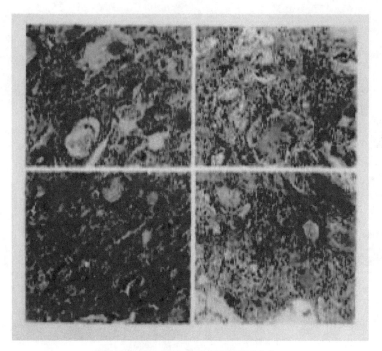

考虑低度恶性黏液表皮样癌可能性大。

图 78-5　组织病理学（HE 染色 x40）

复诊

转胸外科手术切除。

病例分析

　　黏液表皮样癌（mucoepidermoid carcinoma，MEC）通常发生于唾液腺、腮腺或乳腺，在肺部尤其罕见。它和腺样囊性癌均是涎腺型肿瘤。1952 年 Smetana 等首先报道了气管 - 支气管 MEC，是一种较为罕见的低度恶性潜能的肺部肿瘤，起源于气管、支气管黏膜下腺体的外分泌管，占原发性肺癌的 0.1% ~ 0.2%，较原发性支气管肺癌恶性程度低。

　　支气管 MEC，主要起源于支气管树的小黏液腺。细胞遗传学研究发现，支气管 MEC 的发生与 t（11；19）（q21；p13）染色体易位和 MECT1-MAML2 融合有关。诊断主要根据临床、影像学表现及支气管镜检查，确诊靠病理。支气管镜检查是获取组织学诊断的重要选择。根据 WHO 定义，这是一种由黏液细胞、鳞状细胞及中间型细胞三种细胞成分呈实体状、腺状或囊状排列而构成的恶性上皮肿瘤。对于内镜治疗策略，在一些病例中，息肉样肿瘤可能表现为完全是管腔内的，此类可进行镜下切除。然而，进行支气管镜下切除并不能够治愈绝大多数中央型病变的患者，其原因在于肿瘤可能侵犯到支气管管壁或穿透管壁。在如下的临床情况下，可考虑支气管镜下切除：存在中心气道阻塞的患者不能耐受手术或患者拒绝手术及发生远处转移的晚期患者，气管镜下肿瘤切除是有价值的姑息性疗法。气管镜下切除阻塞性病灶有助于外科医师设定最合适的手术过程。对于高选择的息肉样支气管 MEC 患者气管镜下切除可能延长无复发生存期。这些患者表现为腔内息肉样病变、肿瘤远端视野清楚、无支气管壁受累的证据、高分辨 CT 无淋巴结转移证据。

Kesrouani A 等报道了 1 例应用硬质镜铲切及 APC 治疗妊娠期气管 MEC 患者，治疗后 5 年患者肿瘤未复发。Wang H 等报道了 6 例 MEC 患者，5 例管内型患者应用 CO_2 冷冻及 APC 成功削除肿瘤，并达到随访终点肿瘤无复发；1 例混合型患者最终接受了手术治疗；提示气管镜下治疗可作为支气管 MEC 的一项有效治疗手段。内镜操作的要点和注意事项：对于完全是腔内的局限性息肉样肿瘤，可行圈套器直接套取切除，或行 CO_2 冷冻切除，亦可行 APC 直接烧灼切除，肿瘤根部则行 APC 烧灼，既可以破坏肿瘤组织，又可以止血。如切除的息肉样肿瘤为低级别 MEC，需定期行气管镜检查及镜下 CO_2 冻融治疗。疾病稳定的可长期随访；如局部复发、有手术指征的建议手术治疗。对于不愿手术或无手术指征的患者可在肿瘤根部局部注射化疗药或行放射性粒子植入治疗。对于少数侵犯气管壁的腔内较大肿瘤，直接行 APC 治疗出血风险大，一般可先行圈套器套取或 CO_2 冻取肿瘤组织，对残存肿瘤组织进行 APC 烧灼；如无手术指征，后续的治疗是局部注射化疗药或行放射性粒子植入治疗，亦可配合镜下光动力治疗。这位患者第一次行支气管镜检查，镜下发现患者左下肺腔内新生物表面血管增粗明显，肿物较为饱满，轻碰易出血，所以不能随意活检，以免诱发大出血，导致窒息。最后予安排行 DSA 下左下肺支气管动脉栓塞术，术后再行支气管镜下圈套器套切、冷冻及 APC 治疗，取得良好效果。病理结果明确诊断后，由于患者担心预后问题，到外院行进一步手术治疗。

病例点评

（1）支气管黏液表皮样癌是一种低度恶性肿瘤，一般预后好。

（2）腔内局限性肿瘤血供丰富的可以先行支气管动脉栓塞，接着再行经支气管镜下治疗，这样既安全，又有效。

（3）对于有手术指征的可以行手术治疗。

参考文献

1. 王洪武. 电子支气管镜的临床应用. 北京：中国医药科技出版社，2009.

2. BELGOD S R, REDDY R H, KUMAR S P. Mucoepidermoid carcinoma of the lung: a rare entity. Oxf Med Case Reports, 2015（2）：203-205.

3. HUANG H K, CHEUNG Y L, CHANG H, et al. Mucoepdermoid carcinoma of the lung. J Med Sci, 2009, 29（6）：305-308.

（沈观乐　梁　杰）

病例 79　原发性支气管黏液表皮样癌（中央型气道 Ⅱ区，削瘤）

基本信息

患者女性，27 岁。

主诉：间断气短 1 年余。

现病史：患者 1 年余前无明显诱因出现咳嗽，无痰，伴有活动后气短，无发热，无咯血，无胸痛、胸闷等不适，因患者处于妊娠期，故未行进一步检查，考虑为支气管哮喘。于结束妊娠后，给予抗感染等对症治疗，患者喘憋有所好转，2 个月前患者感喘憋有所加重，夜间偶有阵发性呼吸困难，就诊于本院行肺功能检查示：中度阻塞性通气功能障碍，支气管舒张试验阳性，仍考虑为感染性病变。后就诊于另一医院行胸部 CT：双肺纹理增多，右肺上叶见斑片状磨玻璃密度影，气管内见高密度影，局部管腔变窄，肝内低密度灶，肝囊肿？为进一步诊治于 2018 年 1 月 12 日收入院，患者发病以来神志清，精神可，饮食睡眠可，大小便症状，体重无明显改变。

既往史：体健。

个人史：无特殊。

家族史：父母健在。否认家族肿瘤病史，否认家族遗传病史。

体格检查

入院后查体：KPS 评分 80 分，PS 评分 2 分，气促评分 3 分。全身未触及明显肿大淋巴结。胸廓无畸形，两侧对称，呼吸运动正常。无胸壁静脉曲张及皮下气肿。双肺呼吸音粗，可闻及吸气相哮鸣音，未闻及胸膜摩擦音。腹软，腹壁无压痛、反跳痛，未触及包块、未触及异常搏动。肝、脾肋下未触及。双下肢无水肿。

辅助检查

胸部 CT：双肺纹理增多，右肺上叶见斑片状磨玻璃密度影，气管内见高密度影，局部管腔变窄，肝内低密度灶，肝囊肿？

初步诊断

中央型气道Ⅱ区肿物性质待查（恶性肿瘤？良性肿瘤？）。

确定诊断

中央型气道Ⅱ区黏液表皮样癌（低级别）。

鉴别诊断

患者诊断明确，无须鉴别。

治疗

治疗原则：解除气道阻塞、通畅气道、改善症状，抗肿瘤治疗。

入院后完善术前检查，于入院后第3天行支气管镜下检查：全麻下经口插入硬镜，经硬镜进软镜，耗时4秒，中央型气道Ⅰ区管腔通畅，未见新生物，中央型气道Ⅱ区右侧壁，距声门5 cm处可见管腔内新生物（管内＋管壁）（图79-1A），范围1.5 cm，形状不规则，表面粗糙，触之易出血，累及管壁不伴外压，管腔狭窄约90%，镜身（外径4.9 mm）可挤过，新生物下缘距隆突5 cm。给予圈套器套取、CO_2冻取、硬镜铲切削瘤，肿瘤基本削除（图79-1B），部分组织送ROSE（可见异型细胞）及病理学检查。治疗后管腔通畅，隆突锐利，左、右主支气管及分支各叶、段支气管管腔通畅，黏膜光滑，未见新生物。术中出血，予冰盐水局部喷洒及氩气刀电凝止血后血止，术后无活动性出血。术后无明显不适症状，喘憋明显好转，查体：KPS评分100分，气促评分0分。

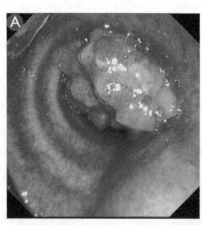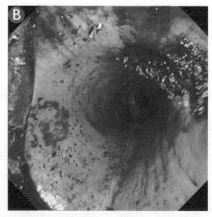

A：中央型气道Ⅱ区右侧壁，距声门5 cm处可见管腔内新生物（管内＋管壁），范围1.5 cm，形状不规则，表面粗糙，触之易出血，累及管壁不伴外压，管腔狭窄约90%；B：中央型气道Ⅱ区经治疗后管腔通畅，右侧可见肿瘤残根。

图79-1 支气管镜下表现

术后病理回报：低级别黏液表皮样癌。建议可以外科就诊明确是否能手术治疗，但患者拒绝外科手术治疗，要求支气管镜下治疗。2天后复查气管镜清理坏死物后出院。

复诊

患者自出院后分别于 2018 年 1 月 30 日、2 月 9 日、3 月 4 日、4 月 17 日每月复诊一次，每次于肿物残根处给予取活检，同时给予行 CO_2 冷冻冻融治疗，同时给予局部黏膜下注射顺铂 10 mg。反复取活检病理均未再发现恶性细胞。2018 年 7 月 2 日再次来院复查支气管镜，全麻下经口进软镜，会厌声门结构正常，中央型气道 I 区管腔通畅，未见新生物，中央型气道 II 区右侧壁，距声门 5 cm 的声门下原肿物残根处可见少量瘢痕形成（图 79-2），管腔通畅，于肿物残根部给予注射顺铂 10 mg，后予多点 CO_2 冷冻治疗，隆突锐利，左、右主支气管及分支各叶、段支气管管腔通畅，黏膜光滑，未见新生物。术中少量出血，术后无活动性出血。

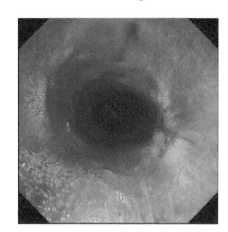

中央型气道 II 区右侧壁，距声门 5 cm 的声门下原肿物残根处可见少量瘢痕形成。

图 79-2　复查支气管镜下表现

病例分析

在 1952 年由 Smetana 首次提出肺部黏液表皮样癌（mucoepidermoid carcinoma，MEC），起源于气管支气管黏膜下层的导管上皮细胞，发病率较低。在组织学上，MEC 由不同类型的组织细胞构成，包括分泌黏液的腺细胞、鳞状细胞和中间细胞。根据细胞形态不同分为低级别和高级别。低级别侵袭性较低，生长缓慢，很少发生转移；高级别侵袭性较高，易发生转移。报道以低级别肺部 MEC 多见。发病年龄较低，有报道平均年龄在 40 岁以下，报道性别分布男女差异不明显。

MEC 多起源于中央型气道，周围型较少见，在支气管中发生率较气管高。肿瘤多局限于支气管内，管腔内可以有蒂或无柄，成息肉样、蕈伞样，表面光滑，肿瘤直径可以达 6 cm。气管支气管黏液表皮样癌的临床症状无特异性，与肿瘤大小、生长部位有关。病程初期肿瘤体积较小时无明显临床症状，当肿瘤生长到一定体积后可以出现临床症状。病变位于中央型气道时症状较重，尤其位于气管时，可以出现咳嗽、咳痰，偶有咯血，严重时可以出现胸憋、气短，位于支气管的病变可以造成阻塞性肺炎出现发热等肺炎表现，病变位于远端支气管时可无明显症状，病变累及胸膜时可以出现胸痛。

气管支气管 MEC 治疗目前无统一标准。目前国内外文献对气管支气管 MEC 治疗报道多以外科手术为主。如手术能完整完全切除肿物，并清扫纵隔淋巴结可以延长其生存期。有报道对于高级别 MEC 可以手术治疗联合全身治疗，化疗的方案同非小细胞肺癌，但放、化疗的地位仍不明确。气管支气管 MEC 手术治疗可以行肺切除、肺叶切除和袖状肺叶切除术，术式的选择多根据病变部位、病变大小。也有报道采用支气管镜下介入治疗的方式进行治疗，张杰教授等曾报道对 8 例低级别的气管支气管 MEC 患者行支气管镜下介入治疗后只有 1 例复发。

对于气管支气管腔内 MEC 的气管镜下治疗，本组患者中多采用冷、热消融联合治疗，对于腔内较大的病灶可以应用圈套器套取，对于贴附于管壁的病灶采用 CO_2 冷冻冻取、APC 烧灼。因支气管镜下 CO_2 冷冻是根据焦耳 - 汤姆逊原理，高压 CO_2 气体通过小孔释放、节流膨胀制冷产生低温，最低温度可以达 -80 ℃，冷冻治疗通过冻结的细胞毒作用破坏生物学物质，故本研究中为减少复发在复查气管镜时于肿物生长处予以冻融治疗，一般给予持续冷冻 1 ~ 2 分钟，复温后再行下一个治疗周期，一般给予 1 ~ 2 个治疗周期。

病例点评

（1）气管支气管黏液表皮样癌是少见气道内肿瘤。

（2）累计中央型气道，高位气道阻塞时应选择硬质支气管镜。削瘤可以采用机械移除、使用硬质气管镜前端的斜面直接铲除肿瘤组织。铲除过程中需要及时清除出血和分泌物，保证视野清晰。要注意保护气道壁黏膜，避免穿孔。

（3）对于可以行手术切除的患者可以行外科手术切除，对于无手术切除机会的患者可以行支气管镜下介入治疗。

参考文献

1. OMESH T，GUPTA R，SAQI A，et al. A rare case of endobronchial mucoepidermoid carcinoma of the lung presenting as non-resolving pneumonia. Respir Med Case Rep，2018，25：154-157.

2. KUMAR V，SONI P，GARG M，et al. A comparative study of primary adenoid cystic and mucoepidermoid carcinoma of lung. Front Oncol，2018，8：153.

3. 侯晶晶，王慧娟，张国伟，等. 29例肺黏液表皮样癌的临床分析. 中国肺癌杂志，2017，20（3）：168-174.

4. FALK N，WEISSFERDT A，KALHOR N，et al. Primary pulmonary salivary gland-type tumors：a review and update. Adv Anat Pathol，2016，23（1）：13-23.

5. BELGOD S R，REDDY R H，KUMAR S P. Mucoepidermoid carcinoma of the lung：a rare entity. Oxf Med Case Reports，2015（2）：203-205.

6. ZHANG X P，HU P Z，SHEN S，S，et al. Clinical characteristics and prognostic analyses of 87 patients with pulmonary mucoepidermoid carcinoma. Zhonghua Zhong Liu Za Zhi，2018，40（6）：452-455.

（高　鸿　周云芝）

病例 80　原发性肺低分化癌（纵隔 7 区、11R 淋巴结，EBUS-TBNA）

病历摘要

基本信息

患者男性，56 岁。

主诉：刺激性咳嗽 1 年，加重 1 个月。

现病史：患者 1 年前出现刺激性咳嗽，无痰。按慢性咽炎诊治，症状可减轻。1 个月前咳嗽加重，伴咳少量白痰，活动后气喘，行胸部 CT 增强显示右肺门团块影，右下肺小结节影，2017 年 6 月 16 日行支气管镜检查未见明显异常，给予止咳、化痰、消炎等治疗，症状有所减轻，考虑右肺肿瘤，为进一步诊治入院。

体格检查

查体：KPS 评分 90 分，气促评分 1 分，神志清，精神尚可，全身浅表淋巴结未触及，口唇无发绀。双侧呼吸运动度对称，节律规整，双肺呼吸音清，未闻及干、湿啰音。心界不大，心率 70 次 / 分，律齐，腹平软。

辅助检查

2017 年 6 月 12 日胸部 CT：右肺门团块影（图 80-1），右下肺小结节影。

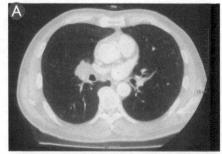
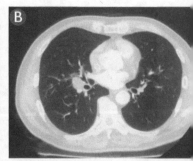
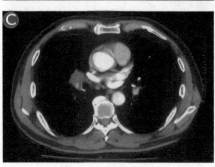
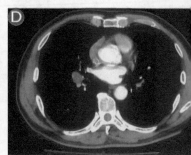

A: 右肺门软组织影; B: 右下肺门软组织影; C: 右肺门软组织影; D: 右下肺门软组织影。

图 80-1　胸部 CT 表现

2017 年 6 月 20 日 PET/CT：①右下肺门处软组织肿块（图 80-2A、图 80-2B），大小 3.5 cm×2.4 cm，可见分叶和毛刺，与肺门淋巴结分界不清，伴放射性浓聚，SUV_{max}10.76，考虑恶性可能大，右肺下叶前基底段软组织影（图 80-2C），伴代谢增高，不除外炎性，右肺上叶及左肺下叶小结节，未见代谢，纵隔 7 区及右肺门淋巴结转移（图 80-2D、图 80-2E）；②喉咽炎症：右侧上颌窦炎，左锁骨区炎性小淋巴结可能性大，双肺钙化灶，双肺条索影，肝顶部小囊肿，副脾，多发骨岛，脊柱退变；③脑代谢未见明显异常。

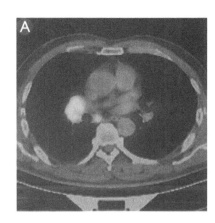
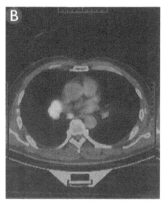
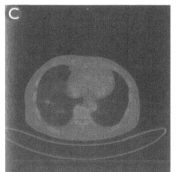
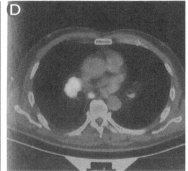
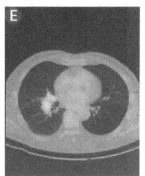

A：右下肺门软组织影；B：右下肺门软组织影；C：右肺下叶前基底段软组织影；
D：纵隔 7 区淋巴结转移；E：右肺门淋巴结转移。

图 80-2　PET-CT 表现

2017 年 6 月 23 日气管镜下检查：中央型气道 Ⅰ～Ⅲ区管腔通畅，黏膜光滑。隆突锐利（图 80-3A），左、右主支气管（图 80-3B）及分支各叶、段支气管管腔通畅，黏膜光滑。于气管 7 区、11R 淋巴

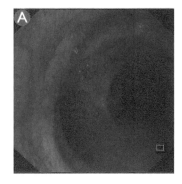
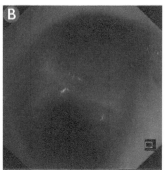

结行 EBUS 见淋巴结肿大（图 80-3C、图 80-3D），行 TBNA 穿刺活检（图 80-3E），送病理学检查。ROSE 提示气管 7 区淋巴结不除外低分化恶性肿瘤。

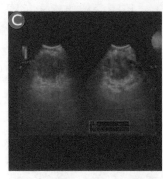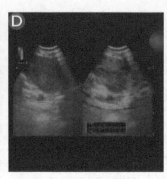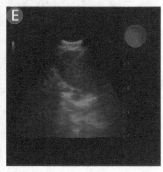

A：隆突；B：右中间段支气管；C：7 区淋巴结；D：11R 淋巴结；E：淋巴结穿刺。

图 80-3　支气管镜下表现

初步诊断

右肺门占位性质待查，肺癌？

确定诊断

原发性右下肺周围型肺癌 T2N2M0 Ⅲ a 期，右肺门淋巴结、纵隔 7 区淋巴结转移。

鉴别诊断

患者诊断需与结核、结节病、淋巴瘤鉴别。

治疗

患者病理明确后回当地医院进行诊治；患者 2017 年 6 月 26 日出院。

病例分析

该患者表现为刺激性咳嗽，胸部 CT 发现右肺门增强占位，PET/CT 示右下肺门处软组织肿块伴高代谢，纵隔 7 区及右肺门淋巴结增大伴高代谢，根据上述情况诊断首先考虑肺癌，需要和结核鉴别。支气管镜检查各管腔通畅，黏膜光滑。于气管 7 区、11R 淋巴结行支气管内超声引导针吸活检术（endobronchial ultrasound-guided transbronchial needle aspiration，EBUS-TBNA）获得组织标本。病理回报低分化恶性肿瘤。EBUS-TBNA 是在专用可曲支气管镜上安置微型线性超声探头，实现实时超声监测下的经支气管针吸活检。EBUS-TBNA 可以穿刺活检主气管旁淋巴结、隆突下淋巴结、肺门淋巴结及中央型肺部肿瘤，便于对纵隔及肺部疾病进行诊断。其并发症主要包括纵隔炎、纵隔气肿、气道损伤、出血等。

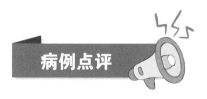

病例点评

（1）正电子发射断层扫描 CT 成像（PET/CT）在评估 NSCLC 患者的纵隔淋巴结转移评判的灵敏度和特异度偏低，仅为 60% 和 77%。在 PET 提示为阳性的纵隔淋巴结中，EBUS-TBNA E 的诊断灵敏度高达 95%。

（2）由于一些中央型肺部病变存在坏死及炎性反应，穿刺前应对病变部位的回声进行评估，避免穿刺这些部位，提高穿刺准确率。

（3）穿刺前行多普勒检查，明确病变与周围血管关系及病变内是否存在较粗大的血管。

（4）针吸活检技术所获得的标本量较少，可能出现假阴性，无法提供足够的病理学诊断依据，且对部分恶性肿瘤分型有困难。EBUS-TBNA 中采用 ROSE 技术可降低无效标本率，减少不必要的穿刺，减少操作相关并发症，帮助获取阳性诊断。

参考文献

1. GUO H，LIU S，GUO J，et al. Rapid on-site evaluation during endobronchial ultrasound-guided transbronchial needle aspiration for thediagnosis of hilar and mediastinal lymphadenopathy in patients withlung cancer. Cancer Lett，2016，371（2）：182-186.

2. COLLINS B T，CHEN A C，WANG J F，et al. Improved laboratory resourceutilization and patient care with the use of rapid on-site evaluationfor endobronchial ultrasound fine-needle aspiration biopsy. Cancer Cytopathol，2013，121（10）：544-551.

（王书方　周云芝）

病例 81 非小细胞肺癌（中央型气道Ⅲ、Ⅴ区，削瘤）

基本信息

患者男性，93 岁。

主诉：间断咳嗽、咳痰、呼吸困难 7 月余，加重 1 周。

现病史：患者于 1 年前体检时查胸部 CT 提示双肺小结节，未予重视。7 个月前无明显诱因出现咳嗽、咳痰、呼吸困难，痰中无血丝，量中等，不易咳出，无发热、盗汗、消瘦，无咯血、胸痛，无意识障碍及肢体活动障碍，就诊于外院，诊断为非小细胞肺癌（未做具体分型），给予抗感染（未进行手术、化疗及放疗）、对症处理等治疗后，病情好转出院。半年来反复在外院住院治疗，均以对症治疗为主，住院好转后出院。1 周前出现上述症状加重，休息时呼吸困难明显，为进一步诊疗，于 2018 年 5 月 21 日入本院。自发病以来，患者精神、饮食、睡眠差，大小便正常。

既往史、婚育史：均无特殊。

个人史：无烟酒等不良嗜好，无其他特殊。

家族史：患者父母均去世，死因不详，兄弟姐妹无肿瘤病史，无与患者类似疾病者。

体格检查

患者入院后突发意识不清，立即给予喉镜引导下气管插管，并给予镜下吸痰。插管后患者神志转清，烦躁不安，气管插管接呼吸机辅助呼吸，模式 SIMV，频率 14 次 / 分，潮气量 400 mL，氧浓度 60%，PEEP 5 mmHg。体温 36.5 ℃，脉搏 123 次 / 分，呼吸 31 次 / 分，血压 125/80 mmHg，SpO_2 99%。右侧胸廓饱满，左侧胸廓正常，右肺叩诊呈浊音，左肺叩诊呈清音，右肺呼吸音减低，左肺呼吸音粗糙，双肺均可闻及干、湿啰音，未闻及胸膜摩擦音。心界不大，心率 123 次 / 分，律齐，心音低钝，各瓣膜未闻及病理性杂音，腹软，无压痛及反跳痛，双下肢轻度凹陷性水肿，病理征（－）。

辅助检查

2017 年 10 月 19 日检查：

支气管镜：右肺上叶前段支气管黏膜病变，请结合相关检查结果。

细胞学检查：（肺泡灌洗液）查见癌细胞，细胞学倾向于非小细胞肺癌。

胸部 CT 示：①右上肺门区不规则软组织肿物，考虑肺癌，伴右上肺阻塞性炎症。②纵隔内及右肺门区多发肿大淋巴结，考虑转移。

初步诊断

肺癌（原发性右肺上叶非小细胞肺癌 T4N3M1a，Ⅳ期），纵隔淋巴结转移，气管、右主支气管转移，右侧胸膜转移，双侧肺炎。

确定诊断

肺癌（原发性右肺上叶非小细胞肺癌 T4N3M1a，Ⅳ期），纵隔淋巴结转移，气管、右主支气管转移，右侧胸膜转移，双侧肺炎。

鉴别诊断

患者诊断明确，无须鉴别。

治疗

治疗原则：解除气道阻塞、通畅气道、改善症状。

2018 年 5 月 22 日入院第 2 天立即行支气管镜下介入治疗：全麻下经气管插管进镜，气管下段近隆突处可见新生物生长，将管腔阻塞，阻塞约 95%（图 81-1A），镜身（外径 4.9 mm）勉强通过后，可见左主支气管及其左侧远端各级支气管管腔通畅，未见新生物，未见右主支气管开口。新生物处予以圈套器套取，用异物网篮取出新生物时，新生物过大，卡在声门下，不能取出，并气道内出血形成血栓，将气道完全堵塞，致氧饱和度下降至 30%，心搏骤停，立即给予胸外心脏按压，反复静推肾上腺素等对症处理，更换外径 5.9 mm 的气管镜，将血栓吸出，反复用冷冻探头及异物网篮取新生物，终于取出新生物，测量新生物大小为 2 cm×7 cm（图 81-1B）。治疗后主气管完全通畅，可见隆突，右主支气管开口完全堵塞（图 81-1C）。新生物取出后，恢复有效通气，并恢复窦性心律，生命体征平稳，安返病房。

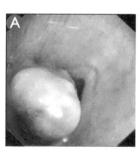
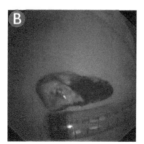
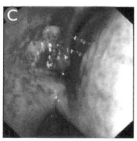

A：气管下段近隆突处可见新生物生长，将管腔阻塞，阻塞约 95%；B：取出的新生物；C：主气管完全通畅，可见隆突，右主支气管开口完全堵塞。

图 81-1　支气管镜下表现

复诊

患者因年龄大，病情较重未再复查气管镜。无复诊。

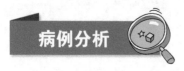

对于晚期非小细胞肺癌，特别是侵犯主气管的肺癌，无法行手术切除，主要采取全身治疗与局部治疗相结合的方法，即双靶向治疗（分子靶向与物理靶向）。分子靶向治疗即全身治疗，如化疗；物理靶向即局部采取削瘤、通畅气道的治疗。对发生于大气道的病变，通畅气道是治疗的关键，需根据肿瘤发生的部位和类型采取不同的介入治疗策略。对管内或管壁型肿瘤，可先行削瘤治疗，畅通气道，再结合其他治疗方法。宜采取硬质镜铲切、电圈套器套扎等方法，将肿瘤取出。

患者年龄 93 岁，确诊已经 7 月余，院外均未行任何抗肿瘤治疗，也未行支气管镜下介入治疗，直到患者呼吸困难症状明显，才来本院。本例患者病理未具体分型，也未行 EGFR、ALK 等基因检测。对该例患者介入治疗本应首选硬镜，但麻醉医师评估后认为，做硬镜需要加深麻醉深度，该患者年龄太大，麻醉风险太高，故采取全麻气管插管下软镜治疗。

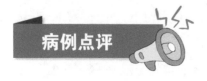

（1）该例患者为非小细胞肺癌，因为年龄大，在首诊医院行支气管镜检查时，未行活检，只是经肺泡灌洗液诊断为非小细胞肺癌，亦未行基因突变检测。如果当时能行活检明确病理类型，并进行基因突变检测，看能否分子靶向治疗，可能会延缓疾病进展，使患者获得更长的生存期。

（2）非小细胞肺癌患者务必行突变基因检测，如有 EGFR 基因突变，应行 TKI 治疗；如有 ALK 阳性，可一线选择克唑替尼治疗；如果支气管镜下取活检受限，可以进行胸腔积液或血液检测。如身体条件允许但基因突变情况不明确，可用含铂双药化疗。该患者年龄大，化疗、放疗均有风险，不予考虑。

（3）当肺癌累及中央型气道，应选择硬质支气管镜。削瘤可以采用机械移除、使用硬质气管前端的斜面直接铲除肿瘤组织。铲除过程中需要及时清除出血和分泌物，保证视野清晰。要注意保护气道壁黏膜，避免穿孔。但麻醉医师评估后认为，做硬镜需要加深麻醉深度，该患者年事已高，麻醉风险太高，故采取全麻气管插管下软镜治疗。

（4）该例患者经圈套器套取新生物，套切下的新生物过大，导致不能顺利取出，患者年龄大，心功能差，从而心搏骤停。故针对新生物过大的患者不能一次性套切新生物，应分次套切，这样新生物取出时，不易卡在气道。

参考文献

1. RICH A L, KHAKWANI A, FREE C M, et al. Non-small cell lung cancer in young adults: presentation and survival in the English National Lung Cancer Audit. QJM, 2015, 108（11）：891-897.

2. SHI Y K, SUN Y. Trend of molecular targeted therapy of nonsmall cell cancer. Chin J Oncol, 2014, 36（7）：481-484.

3. MOK T S, WU Y L, THONGPRASERT S, et al. Gefitinib or carboplatin-paclitaxel in pulmonary adenocarcinoma. N Engl J Med, 2009, 361（10）：947-957.

4. LI Y, YE X, LIU J, et al. Evaluation of EML4-ALK fusion proteins in non-small cell lung cancer using small molecule inhibitors. Neo- plasia, 2011, 13（1）：1-11.

5. 王洪武，周云芝，李冬妹，等. 电视硬质气管镜下治疗中央型气道内恶性肿瘤. 中华结核和呼吸杂志，2011，34（3）：230-232.

6. 王洪武，李冬妹，张楠，等. 硬质气管镜治疗810例次呼吸道病变的疗效分析. 中华结核和呼吸杂志，2013，36（8）：626-627.

（潘　蕾）

▍病例 82　骨肉瘤肺转移（右中叶，电圈套 + 氩等离子体凝固术 + 手术切除）

病历摘要

基本信息

患者男性，21 岁。

主诉：咳嗽、咳痰伴咯血 20 天。

现病史：20 天前，患者受凉后出现咳嗽，程度剧烈，咳少量白黏痰，无发热、胸痛、咯血、呼吸困难，次日无明显诱因咯血数次，为鲜红色，全天咯血量约 80 mL。于当地医院行胸部 CT 及 PET/CT 检查考虑右中肺感染性病变伴肺不张，支气管镜检查示"右中叶口完全被血块阻塞、并持续有鲜血溢出"，刷检未见恶性细胞及抗酸杆菌。住院治疗仍反复咯血，每次 5 ~ 10 mL，每天 3 ~ 5 次。9 天前出现发热，最高体温 37.9 ℃，发热无规律，伴盗汗、乏力，快步行走及爬坡后感气促，伴左侧胸痛，为持续性刺痛，与体位、呼吸无关，未行特殊治疗。5 天前发热、胸痛自行缓解。

既往史：6 年余前因"骨肉瘤"行"左侧膝关节置换术"。术中输血 400 mL，无输血反应。术后无下肢疼痛、肿胀不适，未规律随访。

婚育史：未婚。

家族史：家人体健。否认家族遗传病、肿瘤病史。

体格检查

体温 36.8 ℃，脉搏 90 次 / 分，呼吸 20 次 / 分，血压 120/70 mmHg。皮肤、黏膜正常，无皮疹、皮下出血。全身浅表淋巴结无肿大。气管居中，甲状腺无肿大。右肺呼吸音稍低，双肺未闻及干、湿啰音，未闻及胸膜摩擦音。心律齐，各瓣膜区未闻及病理性杂音及心包摩擦音。腹软、无压痛、反跳痛。双下肢无水肿，双下肢未扪及肿块。

辅助检查

支气管镜（2017年10月19日，外院）：右中叶口被血块阻塞，并持续有鲜血溢出。刷检未见恶性细胞及抗酸杆菌。

PET/CT（2017年10月24日，外院）：右中叶肺不张，伴实变及钙化，部分代谢增高。右上肺磨玻璃斑片影，左上肺胸膜下小结节，代谢未见增高。腹膜后、左侧盆腔及髂血管旁及左侧腹股沟区多发淋巴结肿大，大部分伴钙化，代谢未见增高。

初步诊断

咯血原因待查：肺结核？肺部肿瘤？肺部感染；骨肉瘤术后。

确定诊断

骨肉瘤右肺中叶转移；肺曲霉菌病；骨肉瘤术后。

鉴别诊断

肺结核：①支持点：患者青年男性，存在咳嗽、咳痰、咯血、发热、盗汗、乏力等症状，CT提示右中肺不张，见实变、钙化、小结节、磨玻璃斑片影等多形性病灶，PET/CT提示病灶代谢增高不明显。气管镜可见右中叶血凝块阻塞，且存在活动性出血。②不支持点：缺乏肺结核影像学典型卫星灶改变，肿块中钙化灶较大，纵隔淋巴结未见钙化，且支气管镜刷检物未查见抗酸杆菌。需进一步行支气管镜灌洗液结核培养、T-SPOT等检查明确诊断。

治疗

治疗原则：抗感染、止血，病理活检明确诊断，确定下一步治疗方案。

入院后2017年11月4日胸部增强CT示（图82-1）：右肺中叶支气管近肺门处异常软组织密度影及团块状钙化影，远端阻塞性肺不张。2017年11月13日行镇静镇痛喉罩下支气管镜治疗（图82-2）：镜下见右中叶开口被完全阻塞。先予冷冻探头取出大小约12 mm×10 mm及20 mm×9 mm的组织块；后再予右肺中叶局部圈套取出大小约15 mm×8 mm组织块。可见右肺中叶内侧段开口通畅，外侧段开口管腔大，1～5点钟方向疑似组织块附着，基底较宽，局部出血较明显，予APC局部止血及冰生理盐水局部喷洒后出血停止。将组织块送病理活检，回示（图82-3）：恶性肿瘤，结合病史及免疫组化，符合骨肉瘤转移，另见较多真菌。气管镜抽吸物培养提示曲霉菌生长。

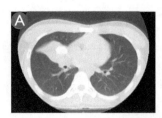
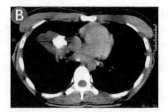
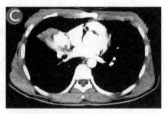

A：肺窗；B：纵隔窗；C：增强 CT；右肺中叶支气管近肺门处
异常软组织密度影及团块状钙化影，远端阻塞性肺不张。

82-1　胸部 CT 表现

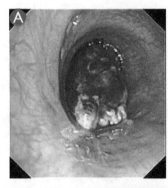
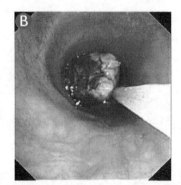

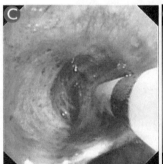
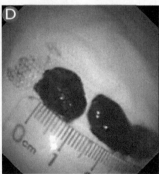
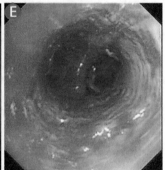

A：右中叶开口被病变组织完全阻塞；B：电凝圈套套切；C：APC 止血；D：肿瘤组织，大小约
12 mm×10 mm 及 20 mm×9 mm；E：术后中叶开口通畅。

图 82-2　支气管镜下治疗

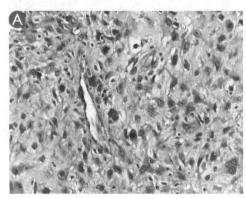
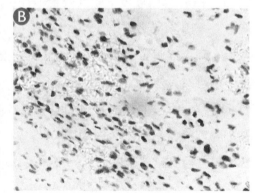

A：骨肉瘤 HE 染色 ×40；B：骨肉瘤免疫组化染色 [SATB2]（＋）×40

图 82-3　组织病理

2017 年 11 月 30 日胸外科手术：患者全麻下行胸腔镜下右肺中下叶切除 + 淋巴结清扫术。

复诊

术后一年随访患者一般情况良好，未再出现咯血、呼吸困难等不适，定期复查胸部 CT 未见病灶复发。

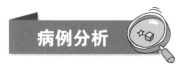

病例分析

肺部钙化灶，常见于肺结核，其他偶可见于硅沉着病、肺吸虫病、支气管结石、肺泡微石症等，但肺部钙化病变，并不一定都代表良性疾病。该病例为青年男性患者，急性起病，以咳嗽、咯血为主要表现，伴有低热、盗汗，胸部 CT 上见钙化灶，极易误诊为肺结核，但 CT 表现遇到肿块影基础上的团块状钙化影不能以肺结核解释时，应想到骨肉瘤及软骨肉瘤肺转移等少见疾病，并积极追问病史、完善体格检查、做骨骼系统的影像学筛查。该例患者综合运用冷冻活检（endobronchial cryobiopsy，EBCB）、圈套等方式取出长径达 12 ~ 20 mm 大小组织块，为免疫组化提供了足够量的标本明确了诊断，运用 APC 配合药物止血保障了大咯血患者的安全，同时实现了右肺中叶再通，达到了止血及改善患者肺功能的效果，最终通过外科手术进一步提高患者的生存率。

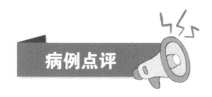

病例点评

（1）骨肉瘤的转移存在器官及组织特异性，肺脏是骨肉瘤最常见的转移部位，大约 15% 的骨肉瘤患者在就诊时就已经出现影像学可发现的肺转移灶，而 25% ~ 40% 的患者在治疗过程中或治疗结束后会出现影像学可发现的肺转移灶。骨肉瘤原发灶切除术后仍应定期做肺部影像学检查，在原发肿瘤诊断的同时或经治疗后的随访过程中，肺内出现单发或多发结节，应首先考虑肺转移瘤。胸部 CT 是目前骨肉瘤肺转移的最佳影像学诊断方法，骨肉瘤肺转移瘤典型的 CT 表现为肺内单发或多发结节影，多位于肺周边，为边缘光滑的球形，直径通常不超过 3 cm。

（2）骨肉瘤肺转移诊疗的主要参与学科为骨科及胸外科，呼吸科医生在临床中尤其是气管镜下对骨肉瘤诊断经验相对不足。该患者气管镜下所见肿瘤组织形态极易与血栓混淆导致误诊，以往呼吸科医生气管镜下处理大咯血患者很少将取出的"血栓"及血凝块等送组织病检。该病例再次警示我们送病理检查的重要性。

参考文献

康晓征，黄真，石安辉，等.骨肉瘤肺转移存在诊断治疗不足——中国骨肉瘤肺转移多学科诊疗现况调查.中国肺癌杂志，2016，19（3）：153-160.

（迟　晶　何　林　戴栎湾　李　娴　李一诗　郭述良）

病例 83 甲状腺癌气管内侵犯（中央型气道 I 区，削瘤）

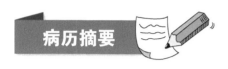

病历摘要

基本信息

患者男性，65 岁。

主诉：间断胸闷、憋气 3 月余，加重 2 天。

现病史：患者入院 3 月余前无明显诱因出现胸闷、憋气，活动后明显，就诊于某医院耳鼻喉门诊，查喉镜示：气管内肿物。颈部超声示：①左侧甲状腺区不均质回声团块；②甲状腺右侧叶中等回声结节；③双侧颈部淋巴结可见。胸部 CT 示：①左侧颈根部占位侵犯气管；②纵隔淋巴结稍大；③右肺多发钙化灶；④冠脉钙化。考虑存在气管内占位就诊于心胸外科住院治疗，行甲状腺组织活检病理结合免疫组化示，符合滤泡型乳头状癌。给予对症治疗后，患者喘憋症状好转后出院，未口服药物。2 天前患者无明显诱因出现胸闷、憋气症状加重，夜间不能平卧，伴咳嗽、咳痰，黏痰，不易咳出，为求进一步诊治入我科。

既往史：、个人史、婚育史：均无特殊。

家族史：患者父母及兄弟姐妹无肿瘤病史，无与患者类似疾病者。

体格检查

入院后查体：KPS 评分 20 分，气促评分 4 分。神志清楚，喘息明显，端坐位，吸气相呼吸困难，双肺呼吸音低，可闻及散在呼气相干鸣音，心率 120 次/分，心律齐，未闻及明显病理性杂音，腹软，无压痛、反跳痛、肌紧张，双下肢无水肿。

辅助检查

喉镜示：气管内肿物。

颈部超声示：左侧甲状腺区不均质回声团块，甲状腺右侧叶中等回声结节，双侧颈部淋巴结可见。

2017 年 8 月 19 日胸部强化 CT 示：考虑甲状腺左叶癌侵犯喉及气管，并突入管腔，气道狭窄，左侧甲状软骨受累，甲状腺右叶低密度结节，右主支气管内分泌物。

2017 年 8 月 20 日肿物病理：转移性乳头状癌（结合病史及免疫组化结果符合源于甲状腺）。

初步诊断

甲状腺癌气管内侵犯，阻塞性肺炎。

确定诊断

甲状腺癌气管内侵犯，阻塞性肺炎。

鉴别诊断

患者诊断明确，无须鉴别。

治疗

治疗原则：解除气道阻塞、通畅气道、改善症状。

2017 年 8 月 21 日患者全麻状态下，经口插入硬镜，经硬镜进软镜，可见声门下肿物阻塞管腔约 90% 以上，应用硬镜铲切气管内肿物，经冷冻探针冷冻取出铲下的肿物组织，可见较多的渗血。应用氩气刀于渗血处止血，并应用肾上腺素局部喷洒，后出血停止，远端气管内可见较多脓性痰液，以右侧支气管为著，给予气管镜下吸引清理痰液。术后患者气管狭窄处明显增宽（图 83-1）。

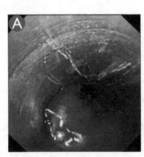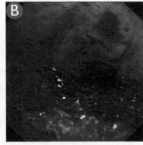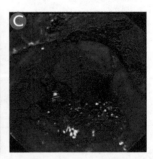

A：气管Ⅰ区可见新生物生长，将管腔阻塞，阻塞约 80%，硬镜插入过程仅见气管狭窄较为明显；B、C：术后支气管镜下示原气管狭窄处明显增宽，术中应用硬镜铲除后瘤体基底渗血，给予 APC 止血。

图 83-1　支气管镜下表现

复诊

2017 年 9 月 10 日电话告知患者返院复诊，患者由于个人原因未返院，询问患者病情，患者呼吸状态可，未见明显的呼吸困难加重。

2017 年 10 月 10 日电话随访，患者呼吸困难较前稍加重，但未影响日常活动。

2017 年 1 月 5 日电话随访，患者呼吸困难继续加重，影响日常活动，后再次联系患者失访。

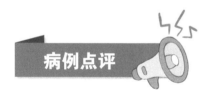

有报道甲状腺癌侵犯呼吸道者占 0.9% ~ 22%，晚期患者可达 29.7%。50% 的甲状腺癌死于气道阻塞。目前，多数主张对侵犯上呼吸道的癌症行积极彻底的手术治疗，即使姑息切除，也要尽可能多地切除瘤组织。

对于各种原因不能行手术切除的患者，硬质气管镜是解除严重气道阻塞的最有效的方法之一。硬镜能保持气道通畅，并且在操作端有侧孔与呼吸机相连，故硬镜亦称"通气支气管镜"。对于处于声门下的肿瘤，硬质气管镜插入困难，但借助硬质气管镜本身的金属材质铲除气管内肿瘤也是一种有效的手段，甚至可以减少手术时间，减少操作风险。

术后需密切随访，早期处理气管内病变。针对甲状腺癌，需要结合放化疗，也可行放射粒子植入等手段处理，该例患者由于个人原因未行进一步处理，后期必然再次出现呼吸困难等情况，是本病例的遗憾之处。

病例点评

（1）气管内占位的患者呼吸困难明显，生活质量下降，肿瘤的进展往往短期内即可致命。对于各种原因不能行手术者，气管镜介入治疗可以很好地缓解症状，改善患者的生活质量，延长生存期。

（2）甲状腺癌侵犯气管，瘤体不规则生长，应用冷冻、圈套的手段切除时，用时长，对于大气道狭窄的患者通气的风险增大，通过硬镜铲除瘤体的方法可以快速解除气管梗阻，通畅气管，改善通气。

（3）术后做好随诊，尽可能早期处理肿瘤的气管内生长。但针对甲状腺癌的进一步处理更是必要的，可予放化疗，包括放射粒子植入等手段，以期延长患者的生存期，改善生活质量。

参考文献

1. FRIEDMAN M，DANVEIZADEH J A，CALDERELLI D D. Treatment of patients with carcinoma of the thyroid invading the airway. Arch Otolaryngol Head Neck Surg，1994，120（5）：1377-1381.

2. WANG X C，YAO Y Z. The characteristics of local encroachment and surgery in differentiated thyroid cancer. Hainan Med，2003，14（11）：6-8.

3. XU W，TANG P Z. The treatment of well-differentiated thyroid cancer with laryngotracheal invasion. Chin Med J，2001，81（21）：1298-1300.

（邱庆国）

病例 84　喉癌气管侵犯合并气管切开术后气管狭窄（削瘤 + 支架置入）

病历摘要

基本信息

患者男性，62 岁。

主诉：喉癌术后 2 年，喘憋 10 余天，加重 3 天。

现病史：患者 2 年前因喉癌于当地医院化疗 3 个周期后（具体化疗方案不详）行半喉切除术。1 年后肿瘤复发，呼吸困难，遂于当地医院行全喉切除——气管颈前造口并行气管切开导管套管置入及化疗。10 余天前无明显诱因出现喘憋，伴咳嗽、咳痰，无发热、寒战，无咯血，无恶心、呕吐，无头晕、头痛，未予重视及治疗。入院前 3 天患者喘憋加重，就诊于当地医院，查气管镜示气管狭窄，予更换气管切开导管套管后症状略有改善。后患者再次出现喘憋加重，再次在当地医院就诊给予更换气管切开导管套管（具体规格不详），症状未见明显缓解，为求进一步治疗以"气管狭窄呼吸困难"收入院。患者发病以来，神志清，精神可，饮食二便可，体重无明显变化。

既往史：高血压 10 余年，最高血压 180/100 mmHg，未规律治疗，平日血压 130/85 mmHg；冠心病 10 年，平日口服银杏叶片。

个人史：无特殊。

婚育史：已婚，配偶及子女均体健。

家族史：否认家族遗传病史。

体格检查

体温 36.8 ℃，脉搏 75 次 / 分，呼吸 20 次 / 分，血压 125/80 mmHg。

颈前可见气管切开导管套管，气管居中，甲状腺不大。胸廓对称，双肺呼吸音粗，未闻及干、湿啰音，心音有力，心率 75 次 / 分，律齐，各瓣膜听诊区未闻及明显病理性杂音。

辅助检查

2017 年 9 月 8 日胸部 CT：气管局限性狭窄并插管术后，右上纵隔胸廓入口处软组织密度团块，与气管、食管、血管分界不清。

初步诊断

气管狭窄，肺部感染，喉咽癌切除术后（全喉切除术后），气管切开术后，心律失常、心房纤颤，冠心病、心功能不全，高血压。

确定诊断

气管狭窄，肺部感染，喉咽癌切除术后（全喉切除术后），气管切开术后，心律失常、心房纤颤，冠心病、心功能不全，高血压。

鉴别诊断

病理诊断明确，无须鉴别。

治疗

治疗原则：解除气道狭窄、通畅气道、改善症状。

入院后于 2017 年 9 月 8 日急诊局部麻醉下行气管镜探查，气管内活检，气管切开导管套管更换术。术中见气管导管套管末端气管因肿瘤内侵并外压致缝隙样狭窄，导管套管末端抵于气管前壁仅约 1/5 通畅（图 84-1A），稍退出气管导管套管，见气管狭窄约 80%（图 84-1B），管壁粗糙易出血，活检数块。拔出原导管套管，更换为 9# 加长气管导管套管（图 84-1C）。新更换的导管套管通过狭窄段约 1 cm。远端气道通畅，气管及两侧支气管树管壁光滑，管腔通畅，未见新生物。

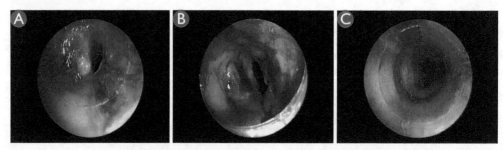

A：术前气管切开导管套管末端抵于气管前壁仅约 1/5 通畅；B：术前气管导管套管末端气管因肿瘤内侵并外压致缝隙样狭窄；C：更换后气管切开导管套管开口处通畅无狭窄。

图 84-1　支气管镜下表现（2017 年 9 月 8 日）

术后患者呼吸困难缓解，但气切导管套管固定稍有松动后即又出现通气不畅。考虑加长气切导管套管仍会移位至狭窄以上部位，遂于 2017 年 9 月 15 日行气管镜探查 + 气管支架置入术，局部麻醉下经气管切开导管套管进镜见导管基本通畅，导管末端摩擦气管壁形成小溃疡。远端气道通畅。取一 15 mm×70 mm 硅酮支架及另一段硅酮支架，分别斜行切除末端，并将 2 段支架呈约 120°角以 2-0 prolene 线缝合固定（图 84-2A）。将缝合后支架置入气管内（治疗效果见图 84-2B ~ 图 84-2D）。患者感觉舒适。安返病房。术后症状改善，生命体征平稳，咳痰困难较前明显改善，予以平喘祛痰、雾化辅助排痰、抗感染治疗，复查 CT 未见明显气管狭窄，病情好转出院。

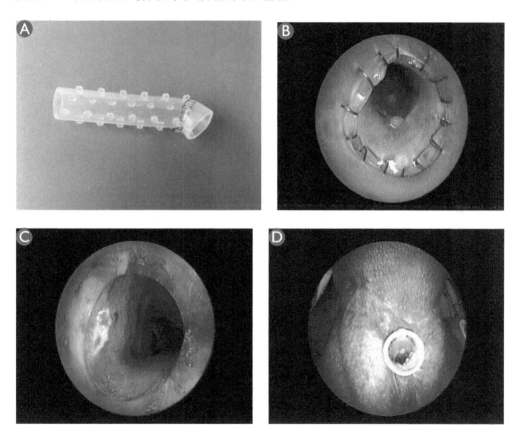

A：缝合后支架形状图；B：气管支架内缝合图样；
C：术后气管支架开口通畅图；D：气管支架外口外观。

图 84-2 支气管镜下表现（2017 年 9 月 15 日）

2018 年 1 月 24 日再次入院。入院前 4 小时，患者突然出现呼吸困难，有痰难以咳出，自行经气管切开支架吸痰失败，导管无法插入支架远端，遂由 120 来院急诊。患者呼吸困难，意识不清，监护提示 SpO_2 60% 左右，呼吸动度微弱，并出现呼吸停止，立即抢救，先予吸痰，导管难以深入气管支架远端，考虑不除外痰栓堵塞气管支架之可能，紧急拔除气管支架（可见气管支架远端有胶冻状痰栓完全堵塞管腔，质硬），经气管切开处插入气管插管后吸痰，吸出大量黄黏痰，患者呼吸、神志逐渐恢复，SpO_2 上升至 95% 左右。患者病情逐渐稳定后，追问病史，患者未遵医嘱在家中行雾化治疗。为进一步治疗收入胸外科，入院后查气管镜见支架末端切割气管左后壁（图84-3A），管腔狭窄约60%（图84-3B），考虑病情进展。复查胸部CT提示原支架角度不适合患者现气道情况（图84-4A、图84-4B）。

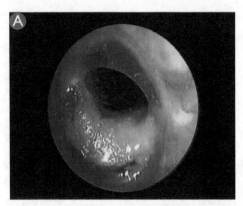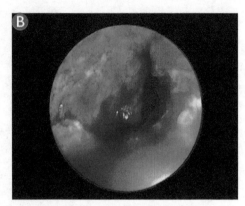

A：气管镜见支架末端切割气管左后壁图；B：撤出气管支架后气管狭窄。

图 84-3　支气管镜下表现（2018 年 1 月 24 日）

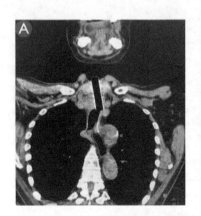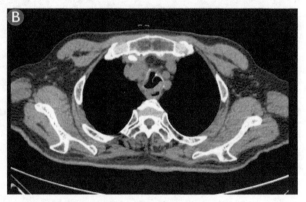

A：气管支架与气管走向成角图；B：CT 见气管支架末端切割气管壁。

图 84-4　胸部 CT 表现

遂于 2018 年 1 月 30 日局部麻醉下行气管镜探查 + 原气管支架取出 + 新气管支架置入术，经气管支架进镜，见支架末端切割气管左后壁，管腔狭窄约60%。局部麻醉下取出原气管支架。以一直径 15 mm 硅酮支架做成合适的形状（图 84-5A）：气管部分长 9 cm，距离下端 15 mm 处楔形切除部分支架壁使之向右稍前成角约 15°（图 84-5B），支架末端剪开 8 个楔形缺口长约 5 mm（图84-5C），支架上端斜接一 15 mm 直径支架段，成角约 120°，调整角度使支架末端位于管腔中央。支架越过狭窄段，位置良好（图 84-6）。术后患者未诉喘憋等不适，患者目前恢复顺利，好转出院。

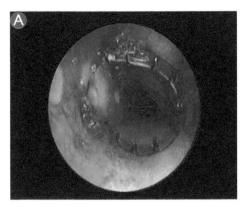
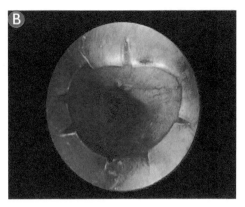

A：缝合后支架形状；B：气管支架末端内部缝合。

图 84-5 支气管镜下表现（2018 年 1 月 30 日）

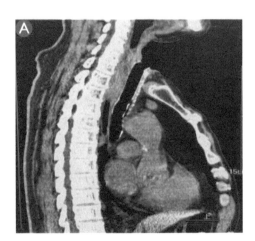
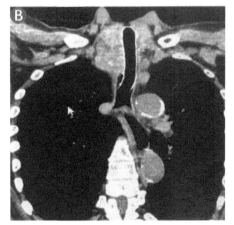

A：气管支架前端适应气管及切开处走行方向；

B：术后 CT 显示气管支架末端适应气管走行方向，末端无明显贴壁。

图 84-6 重新置入支架后复查胸部 CT 表现

复诊

末次手术后电话随访（2018 年 6 月 4 日）：患者出院后一直呼吸顺畅，咳痰容易，无不适感觉。

病例分析

患者系全喉切除、气管造口术后，术后一直以气管切开导管通气。但由于肿瘤局部复发，外压并内侵造成混合型气管狭窄。另外，由于气管切开导管套管的形状与患者自身气管造口后走行形态不一致，造成导管套管末端与气管壁相切，部分切入气管侧壁、管口被大部分阻挡。因此通畅气道的主要方法是使用加长导管通过狭窄段，恢复气管通畅。

第一次手术以最简原则，采用了加长的气管切开导管更换术，但由于加长的气管切开导管超出狭窄段较短，在该导管固定稍有松动时即移位至狭窄段以上，可靠性欠佳，因此，在无更长气管切开导管的情况下，更换为长度更长的硅酮支架。为适应气管造口后气管的形状，使用CT三维重建精确测量气管上段至造口部位形态，并根据气管形态，裁剪再造硅酮支架形状，以优化硅酮支架的适形性。

相较于常规气管切开导管，硅酮支架由于缺少内外套管结构，容易形成痰痂堵塞导管，严重时有窒息风险。但对于难以获得足够长度气管切开导管以超出狭窄范围的情况，应属维持气管通畅的可选方法之一。对于痰痂堵塞的防范，可加强气管滴药、雾化吸入、定期复查气管镜、有呼吸困难及时就诊，以及准备较细内管紧急时插入或紧急时拔出支架等方法避免窒息。

因病变气管常有变形、支架形态难以完全适形，末端常对气管壁存在挤压和切割。较长时间后（本例为3月余）常会切入气管壁或刺激肉芽组织增生而堵塞管腔。避免此类情况可采用如下方法：①根据CT气管形状将支架适当修剪成形，使之适合气管的走行方向，减少支架末端对气管壁的剪切；②将支架末端剪开数个楔形小口，减小支架末端对管壁侧方压力并增加受力面积，减小局部压强、减少气管壁切入及肉芽组织增生。

病例点评

（1）气管切开导管套管末端位置的气管狭窄，可以使用延长管通过狭窄段恢复通气。

（2）气管造口后气管狭窄，气管切开导管套管形状难以适应气管形态或长度不足时，可使用适当成形的硅酮支架代替使用，但存在排痰障碍甚至窒息的风险，宜适当处理减少该类风险并做好预案。

（3）当直筒支架难以适应气管形状并形成侧壁切力时，可根据气管走行形态，适当裁剪气管支架，增强其适形性并对末端适当处理减少侧壁剪切。

参考文献

1. 赵胤，乔连铭，潘振祥，等．气管球囊扩张后气管切开抢救颈段气管狭窄致患者窒息的临床分析．中国介入影像与治疗学，2017，14（2）：124-126.

2. 张生军，王启荣，梁辉，等．喉气管狭窄的手术治疗．山东大学耳鼻喉眼学报，2017，31（2）：77-82.

3. 邓毅，陈尔东，吴元庆，等．喉气管狭窄 T 形管扩张术的临床应用和分析．中国耳鼻咽喉颅底外科杂志，2015，21（1）：69-70.

4. LARS HAGMEYER，ULRIKE OESTERLEE，MARCEL TREML，et al. Successful weaning and decannulation after interventional bronchoscopic recanalization of tracheal stenosis. Journal of Critical Care，2014，29（4）：695.

（张　涛　黄景陶）

病例 85 食管癌气管侵犯（中央型气道Ⅰ区，削瘤 +^{125}I 粒子植入）

基本信息

患者男性，69 岁。

主诉：吞咽困难 8 年，气促 1 月余。

现病史：患者于 8 年前无明显诱因出现吞咽困难，进行性加重，到北京某医院行相关检查后诊断为食管癌，行手术治疗（具体不详），术后未行放化疗，未常规复查。1 个月前无明显诱因出现咳嗽、咳白痰，痰不易咳出，伴气促，静息状态下即有，伴发热，体温最高 38 ℃，无畏寒、寒战，到当地医院抗感染治疗后，体温降至正常，咳嗽、咳痰、气促无明显好转。进一步行胸部 CT 示纵隔占位，气管上段占位，右肺下叶、中叶结节影。为行进一步诊治，门诊以"食管癌气管侵犯"收入我科。近期患者饮食差，睡眠差，大小便无明显异常，体重无明显变化。

既往史：有反复咳嗽、咳痰病史 30 年，对土霉素过敏，预防接种史不详。

个人史：吸烟指数 50 年支，已戒烟 30 年，否认饮酒史，否认冶游史。

家族史：父亲、母亲病故，死因不详，否认家族中肿瘤病史。

体格检查

体温 36.5 ℃，脉搏 80 次/分，呼吸 20 次/分，血压 130/7 5 mmHg。PS 评分 3 分，气促评分 3 分，神志清，消瘦，轻度喘息貌，胸廓无畸形，胸壁无压痛，双肺呼吸音减低，未闻及干、湿啰音。心率 80 次/分，律齐，腹软，无压痛及反跳痛，双下肢不肿。

辅助检查

外院 2017 年 6 月 10 日胸部 CT：上纵隔占位，气管上段管腔内新生物，胸腔胃，右肺下叶、中叶结节影。

初步诊断

原发性食管癌（鳞癌），食管癌术后，气管侵犯，肺转移？肺部感染，慢性阻塞性肺疾病。

入院诊断

原发性食管癌（鳞癌），食管癌术后，气管侵犯，肺结节性质待查，肺部感染，慢性阻塞性肺疾病，Ⅱ型呼吸衰竭，反流性食管炎，肝囊肿，甲状腺结节。

鉴别诊断

诊断较明确，但需排除气管原发的恶性肿瘤，可进一步行气管镜下活检病理诊断明确。

治疗

入院后完善检查：血气分析：pH 7.440，CO_2 53.0 mmHg，PaO_2 77.0 mmHg，HCO_3^- 36.0 mmol/L。超声心动图：主动脉瓣轻度反流，二尖瓣轻度反流，三尖瓣轻度反流，肺动脉高压（轻度）。肺功能：混合性通气功能障碍，气道可逆试验阴性。浅表淋巴结超声示左侧锁骨上窝淋巴结可见，大小 0.5 cm×0.3 cm，建议观察。腹部超声：肝囊肿。因患者喘憋较重，入院后于 2017 年 6 月 14 日紧急行气管镜：全麻下经口插入硬镜，经硬镜进软镜，中央型气道Ⅰ区可见管腔内新生物（图 85-1A），形状不规则，表面粗糙，肿瘤呈管内＋管壁型，管腔狭窄约 50%，狭窄长度约 1 cm，镜身（外径 5.9 mm），勉强挤过，给予硬镜铲切、圈套器套取、CO_2 冻取削瘤，肿瘤大部分削除，管腔较前明显增宽，狭窄约 10%（图 85-1B），隆突锐利，左右主支气管及分支各叶段支气管管腔通畅，黏膜光滑，未见新生物。术中出血，予冰盐水局部喷洒及氩气刀电凝止血后血止，术后无活动性出血。术后患者气促明显减轻，气促评分 2 分。

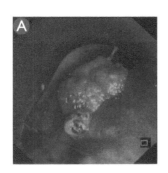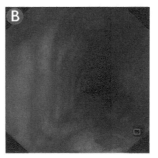

A：中央型气道Ⅰ区治疗前管腔内可以见新生物；B：中央型气道Ⅰ区治疗后管腔较前明显通畅。

图 85-1 支气管镜下表现

气管镜下治疗后复查胸部 CT 提示管壁仍有残留（图 85-2A），于 2017 年 6 月 26 日在 CT 引导下行放射性粒子植入术（图 85-2B），共植入 ^{125}I 粒子 5 枚（0.6mci），术后复扫显示所植入粒子均位于预定位置。粒子植入术后 9 个月复查胸部 CT 可见管壁肿瘤较前缩小（图 85-2C）。

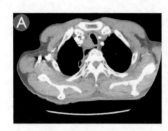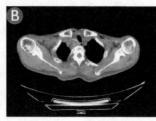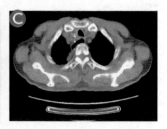

A：削瘤后复查 CT 管壁仍有肿物残留；B：粒子植入术；C：粒子植入术后 9 个月复查。

图 85-2　胸部 CT 表现

病例分析

管腔内肿瘤可经气管镜下治疗切除，改善气道阻塞，管腔外的肿瘤可行局部介入治疗，介入治疗的方法包括：肿瘤靶动脉栓塞、氩氦刀、粒子植入、微波、射频等，依据肿瘤部位及大小选择不同方案。

病例点评

^{125}I 粒子植入是一种内放射治疗，在气管镜直视下或 CT 引导下经皮肺穿刺将放射性粒子植入肿瘤内部进行治疗。^{125}I 放射性粒子植入肿瘤组织后，其组织有效穿透距离是 17 mm，可持续放射低剂量 γ 射线。γ 射线对 DNA 分子链具有直接作用，导致单链断裂、双键断裂，同时具有间接作用，使机体内水分子电离，产生自由基，引起组织细胞损伤。^{125}I 穿透力弱，易防护，不易在周围脏器内产生热点，减少了周围正常组织的损伤。与外放疗相比，放射性粒子具有明显的生物学优势：①肿瘤局部治疗的持续时间长；②放射治疗的剂量较低；③对周围正常组织的损伤小；④对肿瘤细胞的杀伤力强。通过植入放射性粒子

治疗纵隔肿瘤或中央型肺癌的疗效已得到肯定。患者为恶性肿瘤晚期，病变累及纵隔，位于管腔外，无手术指征，行局部粒子植入治疗创伤小且能减轻肿瘤负荷。

参考文献

钟成诚，钟龙，刘建国，等.支气管动脉灌注化疗＋栓塞术联合放射性 [125]I 粒子植入术治疗原发性肺癌的临床疗效观察.实用心脑肺血管病杂志，2015，23（4）：98-101.

（高永平　周云芝）

第七章 气管食管瘘

▋ 病例 86 气管食管瘘（中央型气道Ⅶ、Ⅷ区，小 Y 形金属覆膜支架封堵）

病历摘要

基本信息

患者男性，58 岁。

主诉：吞咽困难 16 个月，饮水呛咳 1 月余。

现病史：患者于 2016 年 6 月初无明显诱因出现进食硬质食物时有哽噎感，进流食尚可，2 个月后在当地医院行上消化道造影示考虑食管中段占位，于 2016 年 8 月 16 日行食管癌根治术，术后病理为食管中分化鳞状细胞癌，癌组织浸润食管壁全层。肿瘤体积 4.5 cm×3.0 cm×0.8cm，未见明确脉管内癌栓及神经侵犯。术后间断有呛咳，未进食，于 2016 年 8 月 26 日在当地医院行上消化道造影示食管吻合口瘘。予放置十二指肠营养管肠内营养支持、并行左侧胸腔闭式引流术。2016 年 10 月 24 日行胸部 CT 示食管癌术后，吻合口瘘引流术后改变，左侧胸腔局部积气、积液较前减少。左侧肺叶渗出改变，较前吸收。考虑瘘口愈合，于 2016 年 11 月 12 日在当地医院拔除左侧胸腔闭式引流管。此后分别于 2016 年 12 月 7 日、12 月 28 日、2017 年 1 月 18 日在外院行辅助化疗，方案"紫杉醇 240 mg d1+ 洛铂 50 mg d1 q21d"。半年后患者再次出现进食硬质食物哽噎感，无胸骨后疼痛，再次至当地医院就诊，复查胸部 CT 提示食管癌术后改变，吻合口较前增厚，纵隔多发稍肿大淋巴结；行胃镜示食管中段狭窄，病理示鳞状细胞癌，因存在骨髓抑制，予升白药物。于 2017 年 8 月 8 日起行胸部三维适形放疗，总剂量 48.6 Gy/180 cGy/27 f；2017 年 9 月 11 日复查胸部 CT：食管癌术后改变，吻合口增厚，考虑复发可能性大，较前相仿，请结合临床，纵隔淋巴结稍增大，较前相仿。左侧胸腔极少量积气、积液无改变，两肺炎症，两肺结节，左侧胸壁钙化，同前相仿。附见双侧甲状腺增大伴密度不均、双侧肾上腺结节样影。2017 年 9 月 13 日放疗结束，续贯一线化疗，方案："多西他赛 120 mg d1+ 奈达铂 150 mg d2 q21d"，同时予抑酸、补液等对症治疗，治疗期间，患者反复出现发热、刺激性咳嗽、咳较多黄白黏痰，痰中混有食物残渣和营养液，于 2017 年 9 月 25 日在外院行上消化道造影提示胸腔胃 - 气管瘘可能性大，嘱其禁食、禁水，予放置十二指肠营养管给予肠内营养，同时予静滴左氧氟沙星、硫酸依替米星等抗感染治疗。为进一步治疗于 2017 年 11 月 3 日收入肿瘤内科。

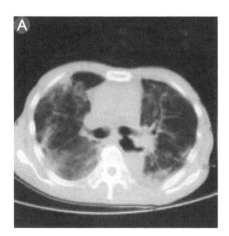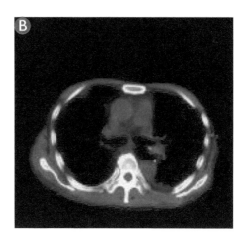

A：肺窗可见左主支气管与残胃相通，双肺感染；B：纵隔窗可见左主支气管与残胃相通。

图 86-1 外院胸部 CT

既往史：有高血压病史 10 余年。

药物过敏史：哌拉西林他唑巴坦、美罗西林他唑巴坦皮试阳性，榄香烯过敏史。

个人史 / 家族史：否认烟酒嗜好，认肿瘤家族史。

体格检查

入院后查体：KPS 评分 70 分，PS 评分 2 分，气促评分 2 分。消瘦体型，体位自主。全身皮肤无黄染，全身浅表淋巴结未触及肿大。鼻部可见营养管一枚，左侧胸壁可见长约 20 cm 手术瘢痕，双侧呼吸动度对称，双侧触觉语颤对称，双肺叩诊呈清音，双肺呼吸音粗，可闻及少量痰鸣音。心率 92 次 / 分，律齐，各瓣膜听诊区未闻及病理性杂音。腹软，全腹无压痛、反跳痛、肌紧张，肝脾肋下未触及。双下肢无水肿。

辅助检查

2016 年 8 月 5 日上消化道造影：食管中段（主动脉弓下方水平）有一个长约 7.7 cm 的充盈缺损，呈偏心性斑片状改变。局部食管腔狭窄，黏膜破坏，对比剂通过稍受阻，缓慢，病灶近端食管扩张。贲门通过正常。胃呈钩型，轮廓清晰，黏膜增粗，行走紊乱，蠕动度良好，未见充缺及龛影，幽门开放正常。十二指肠球部充盈良好，2 ~ 4 段未见异常。印象：考虑食管中段占位，建议进一步检查确诊。慢性胃炎。

2016 年 8 月 7 日动态心电图：窦性心律，频发房性期前收缩，频发多源性室性期前收缩，偶发间位性 ST-T 改变。最慢心率小于 40 次 / 分。

2016 年 8 月 12 日冠状动脉血管成像：①冠状动脉硬化，多发钙化、肺钙化及混合斑块形成伴管腔不同程度狭窄；②附见食管中段壁增厚。

2016 年 8 月 19 日病理诊断：食管中分化鳞癌，癌组织浸润食管壁全层。肿瘤体积 4.5 cm × 3.0 cm × 0.8 cm。未见明确管内癌栓及神经侵犯。单独送检（上、下切缘）均未见癌组织。各组淋巴结转移情况：食管旁淋巴结（1/3），（贲门周围及胃左）（0/3），（另送食管旁）淋巴结（0/0）。

2017 年 9 月 11 日复查胸部 CT：食管癌术后改变，吻合口增厚，考虑复发可能性大，较前相仿，请结合临床，纵隔淋巴结稍增大，较前相仿。左侧胸腔极少量积气、积液无改变，两肺炎症，两肺结节，左侧胸壁钙化，同前相仿。附见双侧甲状腺增大伴密度不均、双侧肾上腺结节样影。

初步诊断

左主支气管 - 胸腔胃瘘，食管癌（原发性食管中段鳞癌 pT4N3M1 Ⅳ 期），食管癌根治术后，辅助化疗（紫杉醇＋洛铂）3 周期后，吻合口复发，纵隔淋巴结肿大，外放疗，一线化疗（多西他赛＋奈达铂）1 周期后，双肺转移待明确，双侧肾上腺转移待定，高血压3级极高危，心律失常：频发房性、室性期前收缩，腔隙性脑梗死，胆囊结石，左侧肾上腺腺瘤。

确定诊断

左主支气管－胸腔胃瘘，食管癌（原发性食管中段鳞癌 pT4N3M1 Ⅳ期），食管癌根治术后，辅助化疗（紫杉醇＋洛铂）3周期后，吻合口复发，纵隔淋巴结肿大，外放疗，一线化疗（多西他赛＋奈达铂）1周期后，双肺转移待明确，双侧肾上腺转移待定，高血压3级极高危，心律失常：频发房性、室性期前收缩，腔隙性脑梗死，胆囊结石，左侧肾上腺腺瘤，低蛋白血症。

鉴别诊断

（1）放化疗后气管食管瘘：患者中年男性，有明确的食管癌根治术病史，术后出现吻合口复发，行放化疗，治疗期间出现饮水呛咳，故首先考虑该原因所致。

（2）癌性气管食管瘘：患者有食管癌根治术病史，术后出现吻合口复发，纵隔淋巴结转移等，外院曾行上消化道造影证实造影剂漏入左主支气管内，故不除外肿瘤侵蚀所致。

（3）良性溃疡病所致的气管食管瘘：良性溃疡多较小，较浅，因溃疡可至局部穿孔，但累及邻近脏器导致瘘口形成，近乎罕见。该患者胃镜下未见溃疡，故不支持该诊断。

治疗

治疗原则：封堵气管食管瘘，恢复经口进食、进水，利于营养支持治疗及肺部感染的控制。

入院查血常规：WBC 6.1×10^9/L，RBC 3.31×10^{12}/L，Hb 82 g/L，PLT 449×10^9/L，LYM% 11.7%，NEUT% 78.9%；生化：ALB 30.2 g/L，TP 65.8 g/L；尿常规：尿潜血弱阳性（±），酮体阳性（±）；凝血三项：APTT 45.5s，FIB 527 mg/dL。D-二聚体 0.95 µg/mL。行颈部CT：鼻咽、口咽及喉咽腔所示各段管壁光滑、完整，管腔形态尚可，未见明显狭窄、闭塞，周围软组织未见肿胀。腭垂、会厌、声带未见明显异常。双侧腮腺、颌下腺未见明显异常密度影。各层骨质结构显示完整。甲状腺双侧叶见不均匀密度，左侧叶见圆形高密度灶，直径 1.3 cm，颈部未见明显增大淋巴结影。胸部CT（图86-2）：食管癌术后；两侧胸廓对称；食管见置留管，食管下段扩张增粗，见壁不规则增厚，与左侧胸廓入口水平见与左侧胸腔相通，左侧胸腔积气，肺组织压缩10%，在气管隆突水平食管与左主支气管相通，在支气管隆突水平以下食管左侧壁见结节状突起，两肺可见多发粟粒结节及斑片影，食管下段进入腹腔后可见囊性扩张，内为气体，气管、支气管通畅。于 2017 年 11 月 7 日全麻下行气管镜（图 86-3），术中经口进软镜，会厌、声门结构正常，气管 Ⅰ～Ⅲ区管腔通畅，黏膜光滑，未见新生物，隆突锐利，右主支气管及分支各叶段支气管可见大量分泌物溢出，予保护性毛刷刷检送细菌性检查，充分吸引清除，气管Ⅶ、Ⅷ区交界处可见一约 1.0 cm×1.5 cm 大小瘘口，左主支气管分支各叶、段支气管管腔通畅，黏膜光滑，见少量白色分泌物，予充分吸引清除。治疗期间给予积极抗感染、止咳化痰、加强营养支持等对症治疗。

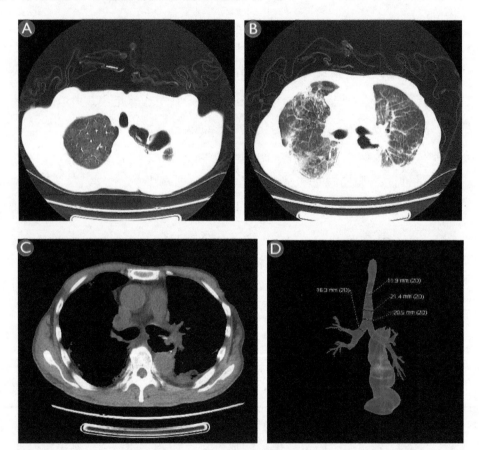

A：肺窗可见左侧气胸；B：肺窗可见左主支气管与残胃相通，两肺感染；C：纵隔窗可见左主支气管与残胃相通；D：三维重建下测量气管及支气管的直径。

图 86-2　胸部 CT

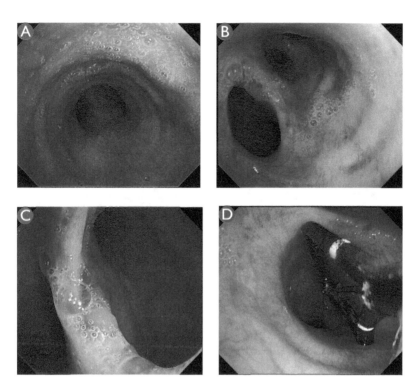

A：气管内；B：左主支气管内瘘口；C：自瘘口可进入残胃腔；D：测量左主支气管前后径。

图 86-3　气管镜

于 2017 年 11 月 21 日全麻下行气管镜下治疗，术中经口插入硬镜，经硬镜进软镜，会厌、声门结构正常，气管Ⅰ～Ⅲ区管腔通畅，黏膜光滑，未见新生物，隆突锐利，气管Ⅶ、Ⅷ区交界处可见一约 1 cm×1.5 cm 大小瘘口，左主支气管分支各叶、段支气管管腔通畅，黏膜光滑，见少量白色分泌物，予充分吸引清除。气管镜直视下在左主及左上叶、下叶支气管置入 Y 形金属覆膜支架 1 枚，（规格 14 ～ 40 mm 左主 /8 ～ 8 mm 左上叶 /8 ～ 10 mm 左下叶），右主支气管分支各叶、段支气管管腔通畅，黏膜正常，术中术后无活动性出

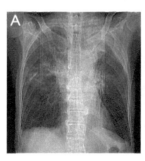

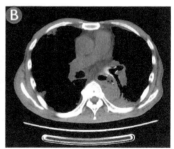

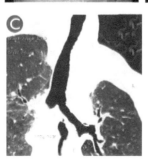

A：胸片可见左侧金属支架影；B：纵隔窗可见左主气管及左上下叶内金属支架影；C：三维重建下左主支气管及左上下叶内金属支架影，支架覆盖瘘口。

图 86-4　复查胸部 CT

血。术后复查上消化道造影示食道术后，胸腔胃改变，口服碘海醇后通过顺利，未见明确瘘道，未见支气管及胸膜腔内造影剂进入，提示封堵成功。复查CT 气管镜（图 86-4、图 86-5）示气管内支架位置及释放良好，无明显分泌物覆着。治疗后嘱其逐步恢复经口进食，暂不拔出空肠营养管，患者经口进食进水无呛咳，病情好转，于 2017 年 11 月 28 日出院。

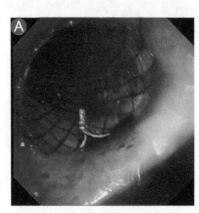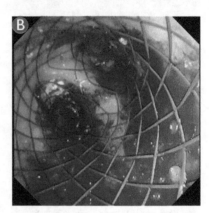

A：左主支气管内放置支架上缘；B：支架内左上下叶开口。

图 86-5　复查气管镜

复诊

出院后病情相对平稳，仍咳嗽，咳少量白痰，持续雾化吸入，有痰尚能咳出，无发热，无进食饮水呛咳，逐步恢复正常饮食后，10 天后将空肠营养管拔除。患者因咳嗽较前无加重，咳少量白痰，较易咳出，无发热，无呛咳，快走时感气短，无痰中带血，于 2018 年 1 月 8 日再次入院。

入院后完善相关检查，于 2018 年 1 月 10 日行气管镜检查及镜下治疗（图 86-6），术中全麻下经口进软镜，中央型气道Ⅰ～Ⅲ区管腔通畅，黏膜光滑，未见新生物。隆突锐利。右主支气管及其分支支气管管腔通畅，未见新生物。左主支气管内可见 Y 形金属覆膜支架，支架位置及释放良好，支架两端炎性反应 1 级，肉芽组织增生 0 级，支架内可见较多白色黏性分泌物 1 级，予保护性毛刷刷检送细菌学培养，并送 ROSE，ROSE 可疑曲霉感染，未见异型细胞，充分吸引清除。各叶段支气管管腔通畅，未见新生物。病情好转于当日出院。

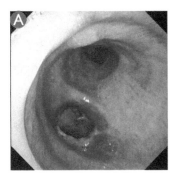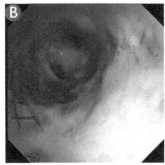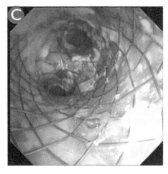

A：隆突；B：支架内较多痰栓；C：清理后支架内，支架完全覆盖瘘口。

图 86-6　气管镜（2018 年 1 月 10 日）

出院后返回，当地医院，予静滴伏立康唑抗真菌，续贯口服伏立康唑治疗 1 个月。患者咳嗽、咳痰症状明显减轻，持续雾化吸入，有痰较易咳出，无明显气短，经口进食进水无呛咳。于 2018 年 4 月 9 日再次返院复诊。行胸部 CT（图 86-7）示食管下段与胃吻合处管壁增厚，左侧壁见结节同前；食管 – 左侧胸膜瘘左主支气管支架术后，封堵良好，但上纵隔、中纵隔新见广泛积气，不除外合并少许感染可能；双肺多发感染较前吸收，左下肺微结节；纵隔淋巴结稍大同前，左侧胸腔少量积液同前。

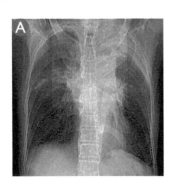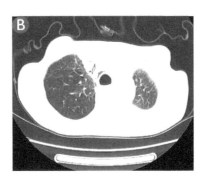
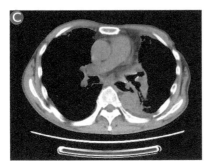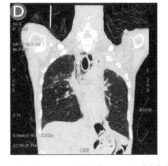

A：胸片见左侧支气管内金属支架影；B：肺窗可见纵隔积气；C：纵隔窗可见左侧支气管内金属支架影；D：三维重建可见纵隔积气。

图 86-7　胸部 CT（2018 年 4 月 9 日）

于 2018 年 4 月 11 日行气管镜下治疗（图 86-8），术中全麻下经口进软镜，中央型气道Ⅰ~Ⅲ区管腔通畅，黏膜光滑，未见新生物，隆突锐利，右主支气管及分支各叶段支气管管腔通畅，黏膜光滑。左主及左上叶、下叶支气管可见 Y 形金属覆膜支架 1 枚（规格：14 ~ 40 mm 左主 /8 ~ 8 mm 左上 /8 ~ 10 mm 左下）；支架上缘分泌物 2 级，炎性反应 2 级，肉芽组织增生 0 级，支架上缘予保护性毛刷刷检送细菌学检查；左上叶支架下缘分泌物 1 级；炎性反应 2 级，肉芽组织增生 1 级，左下叶支架下缘炎性反应 1 级，肉芽组织增生 0 级；支架内分泌物 1 级，予左上叶开口钳取肉芽及坏死组织，充分吸引清除支架内分泌物。右肺上、下叶分支各段支气管管腔通畅，黏膜光滑，未见新生物。行上消化道造影示：未见明显气管食管瘘征象。治疗后患者病情稳定，于 2018 年 4 月 12 日出院。

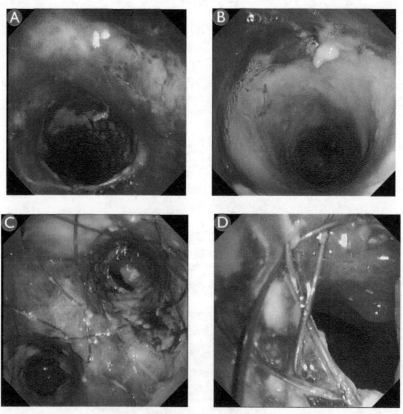

A：支架上缘；B：支架内大量痰栓；C：支架下缘；D：左下叶开口支架下缘。

图 86-8　气管镜（2018 年 4 月 11 日）

病例分析

　　食管癌患者本身癌细胞对周围组织的浸润和破坏及放疗对病灶周围组织的影响，使食管壁变薄甚至穿孔，均使气管食管瘘的危险性增加。晚期食管癌患者常并发气管食管瘘，一旦发生，吞咽困难、呛咳是最常见症状，肺部感染及纵隔感染也是较为常见的并发症。气管食管瘘一旦明确诊断，食物及唾液经食管瘘口进入气管，需立即进行治疗。患者禁食、胃肠减压治疗后，常需要静脉营养或十二指肠营养管置入、十二指肠造瘘术。患者不能经口进食严重降低其生活质量，生存期明显缩短。常死于严重的肺部感染、营养不良、致命性大出血。文献报道气管食管瘘的生存期约 59 天。近些年随着介入治疗技术的发展，目前可使用覆膜支架封堵法治疗气管食管瘘，该项治疗对身体损伤小，避免手术治疗对患者造成的再次伤害。内镜下金属支架置入治疗食管癌狭窄和气管食管瘘，可快速缓解患者症状，提高患者生存质量。支架置入在较短时间内改善患者的食管狭窄情况，堵塞瘘管开口，有效控制呛咳的发生。一般是食管内覆膜支架封堵或是气管内覆膜支架封堵。

　　胸腔胃－主支气管瘘为食管癌术后一种严重的并发症。近年来研究推测其发病原因可能与以下几个方面有关：第一，食管癌放疗剂量为 6000 ～ 7000 cGy，而胃的耐受剂量为 3000 ～ 4000 cGy。食管癌术后，胸腔胃走行于原食管床区，按食管癌的放疗剂量照射食管胃吻合口及其周边组织容易出现胃和气道损伤，导致胸腔胃－气道瘘的出现。第二，食管切除术中损伤到胃和气道壁的供血动脉，导致胃和气道壁缺血坏死，导致胸腔胃与气道直接相通。第三，局部肿瘤复发同时侵犯胸腔胃和气道后壁，导致胸腔胃－气道瘘。第四，外科术后局部感染，损害胃壁和气道壁导致胸腔胃－气道瘘。胸腔胃－气道瘘的内科保守治疗包括取端坐位或半坐位、禁食禁水减少食物及胃内容物进入肺内，止咳化痰药物应用，抗感染治疗及静脉营养支持。因瘘口位于胸腔胃内，胸腔胃形态特殊，蠕动力强，无法通过放置覆膜支架来封堵瘘口，故首选放置气管内覆膜支架封堵瘘口。

　　根据气道八分区原则，中央型气道是指气管、双侧主支气管和右中间段支气管，为了便于记忆和比较，将其分为 8 个区，主气管上 1/3 段 I 区、主气管中

1/3 段Ⅱ区、主气管下 1/3 段Ⅲ区、隆突Ⅳ区、右主支气管Ⅴ区、右中间段支气管Ⅵ区、左主支气管近 1/2 段Ⅶ区、左主支气管远 1/2 段Ⅷ区，其中瘘口位于Ⅰ区可选用直筒形支架，瘘口位于Ⅱ区、Ⅲ区、Ⅴ区、Ⅶ区可选择 L 形、Y 形（气管－双侧主支气管）覆膜支架、瘘口位于Ⅵ区、Ⅷ区选择小 Y 形支架封堵瘘口。一旦封堵成功，患者可恢复正常经口进食，生活质量得到明显地提高。

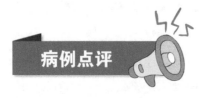

病例点评

（1）根据气道八分区原则，瘘口位于不同位置选择不同形状的支架封堵瘘口，可明显增加瘘口封堵成功率。

（2）该患者为食管癌术后，消化道侧的瘘口位于胸腔胃内，因而食管支架封堵无法进行，故首选气管内支架封堵瘘口。

（3）支架置入后可行上消化道造影明确瘘口的封堵情况，如能封堵成功，则可恢复患者经口进食，有利于营养支持。置气道支架后需给予雾化吸入，利于痰液引流。

（4）因外科手术等导致的气管食管瘘有愈合的可能，但一般需在 3 个月以上，且应增加营养，保证体重上升时方可到达。一旦考虑瘘口愈合，需将气管支架取出，气管镜直视下观察瘘口的愈合情况，并行上消化道造影确认无造影剂漏入气管、支气管腔内，方可确诊瘘口愈合，恢复正常进食。而放化疗和肿瘤所致的瘘口，愈合的概率极小。

（5）支架相关性感染常见致病菌为铜绿假单胞菌、耐药金黄色葡萄球菌、白色念珠菌。

参考文献

1. 马洪明，邹珩，张洁莉，等 . 食道双支架置入治疗气管食管瘘临床初探 . 基础医学与临床，2015，35（7）：968-972.

2. 姬会芝 . 支架置入对食管癌完全所致气管食管瘘 18 例患者生存质量的临床分析 .

临床合理用药，2017，10（5）：168-169.

　　3. 李宗明，路慧彬，任克伟，等. 双倒 Y 型气道覆膜内支架治疗胸腔胃 - 右主支气管瘘的疗效观察. 实用放射学杂志，2016，32（10）：1586-1588.

（邹　珩　张　楠）

病例 87 气管食管瘘（中央型气道Ⅲ、Ⅴ区，Y形金属覆膜支架置入）

病历摘要

基本信息

患者男性。

主诉：咳嗽、咳痰 3 个月伴发热 2 天。

现病史：3 个月前患者咳嗽、咳白色黏痰，进食后加重，无发热、畏寒、寒战，无盗汗及乏力，无心悸及心前区疼痛，无痰中带血，偶有食物咳出，饮食时有呛咳。于本院胸外科给予鼻肠管置入保守治疗，效果不佳。2 天前出现发热，体温最高达 39 ℃，伴畏寒，无寒战，咳嗽、咳黄白黏痰，每日约 100 mL。遂收入院治疗，入院后完善胸部 CT 检查提示食管癌术后表现，吻合口略厚，双肺感染性病变可能性大。

既往史：食管癌术后 2 年，为鳞状细胞癌，伴有肌层浸润，无淋巴结转移，未行放疗及化疗。磺胺类药物过敏。

个人史：吸烟史 20 年，每日 2 包香烟（40 支），饮酒史 30 余年，酒精饮用量每日约 100 g；无冶游史。

生育史：适龄结婚，生育 1 女。

家族史：父母已故，死因不详，否认肿瘤病史，兄弟姐妹体健。

体格检查

KPS 评分 80 分，PS 评分 2 分，体温 37.4 ℃，脉搏 89 次/分，呼吸 21 次/分，血压 131/68 mmHg，身高 170 cm，体重 67.5 kg。神志清，坐位，右侧鼻孔可见鼻肠管，锁骨上淋巴结未触及肿大，双肺呼吸音粗，双下肺可闻及湿啰音。心率 89 次/分，律齐，腹软，下肢不肿。病理征（−）。

辅助检查

2017 年 10 月 14 日胸部 CT 提示（图 87-1）：食管癌术后表现，吻合口略厚，气管后部与食管相通，双肺感染性病变可能性大。

2017 年 10 月 16 日血常规：N 9.77×10^9/L，CRP 111 mg/L；

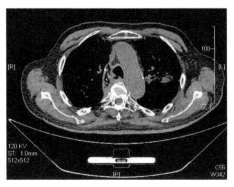

食管癌术后表现，吻合口略厚，气管后部与食管相通，双肺感染性病变可能性大。

图 87-1　胸部 CT

初步诊断

肺炎；食管鳞癌（T2N0M0，Ⅰb 期）术后；气管食管瘘可能大。

确定诊断

气管食管瘘；继发双肺感染；食管鳞癌（T2N0M0，Ⅰb 期）术后。

鉴别诊断

诊断明确无须鉴别。

治疗

治疗原则：明确是否有气管食管瘘，封堵瘘口，控制感染。

入院后完善辅助检查，考虑肺部感染可能性大，给予哌拉西林他唑巴坦抗感染治疗，患者症状未见明显好转；痰培养提示：白假丝酵母菌，洋葱伯克霍尔德菌；根据药敏，给予亚胺培南西司他丁抗感染治疗，白假丝酵母菌暂考虑定植菌，未给予抗感染治疗。经上述治疗 10 天后患者症状未见明显控制，仍有间断发热，患者咳嗽、咳痰较前未见明显减轻；于 2017 年 10 月 26 日给予完善气管镜检查，镜下可见气管、支气管内较多痰液，右侧为主，隆突上方（中央型气道Ⅲ区）1.5 cm 处及右主支气管开口正中（中央型气道Ⅴ区）各见一瘘口。继续给予保守治疗 10 天，患者症状仍无明显改善，复查胸部 CT（2017 年 11 月 6 日）提示肺部感染较前明显进展（图 87-2）。

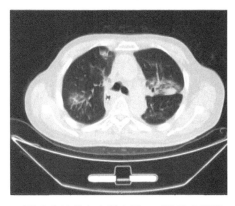

两肺多发片状密度增高影，两肺渗出影较前增多。

图 87-2　胸部 CT（2017 年 11 月 6 日）

经全院会诊讨论考虑气管食管瘘诊断明确，且导致肺部感染迁延不愈。鉴于患者已行食管癌术后，无法进一步置入食管支架，建议患者完善气管支架置入。经呼吸内科内部讨论，考虑到要覆盖中央型气道Ⅲ区及Ⅴ区两个瘘口（图87-3），建议患者行 Y 形支架置入。于 2017 年 11 月 27 日在全麻、硬镜下完成 Y 形金属覆膜支架置入。全麻下经口插入硬镜，经硬镜进入软镜，镜下可见隆突及右主开口处瘘口，于硬镜下置入 Y 形覆膜金属支架（图87-4）。

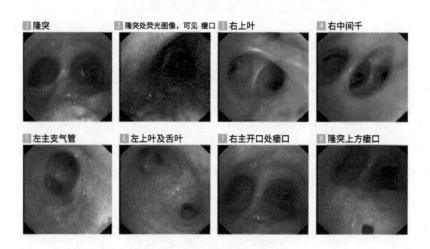

中央型气道Ⅲ区及Ⅴ区两个瘘口。

图 87-3　气管镜检查图像（术前支气管镜下表现）

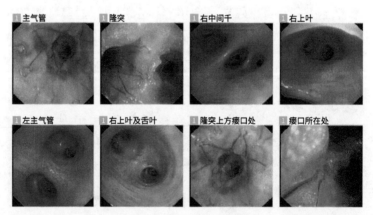

于主气管、左主支气管、右主支气管中置入 Y 形金属覆膜支架，支架将瘘口完全封堵，释放良好。

图 87-4　气管镜检查图像（支架置入术后图像）

复诊

置入支架后患者咳嗽症状较前缓解，KPS 评分 90 分，PS 评分 2 分，未再出现胸闷、憋气症状。咳嗽症状减轻；复查胸部CT（2018年12月20日）（图87-5）肺部感染较前好转，支架位置良好。继续随访，患者3个月后死于肿瘤破裂出血。

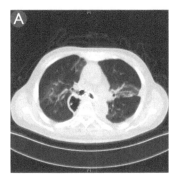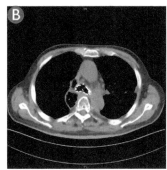

A（肺窗）、B（纵隔窗）：两肺渗出影较前明显好转，气管内支架位置良好。

图87-5　胸部CT所见（2018年12月20日）

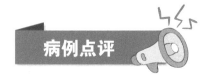

食管癌晚期浸润是气管食管瘘常见原因，因此而造成的严重感染，严重影响此种患者的预后；气管食管瘘以往多以食管支架置入为主，但食管癌患者由于肿瘤浸润，食管变形性较强，往往造成食管支架移位及继发性气管食管瘘，相对而言，气管由于有软骨环的支撑，内径相对固定（除外膜部的影响），为气管支架的置入创造良好条件。王洪武教授提出的中央型气道八分区方法，对气管食管瘘的针对性诊治具有划时代的意义；该患者中央型气道Ⅲ区及Ⅴ区均有瘘口，根据八分区方法要求，此种多发瘘口以Y形金属覆膜支架或Y形硅酮支架置入为主，考虑到患者食管癌晚期多发转移，生存期较短，仅给予缓解症状为主，我们选择了适形性较好的金属覆膜支架置入，最终达到封堵瘘口的目的，提高了晚期患者生存质量。

病例点评

充分评估患者病情，对食管癌术后出现肺部感染患者一定要及时完善胃镜及气管镜检查，早期发现气管食管瘘，及时给予处理。

对患者生存期应有大致的评判，对于生存期较长患者可能需要给予多方面支持治疗，对于生存期较短患者应充分评判患者及家属期望后再行完成支架置入，毕竟支架置入后面临患者分泌物清除困难情况，可能需要反复气管镜下清理气道，给晚期肿瘤患者造成不必要痛苦。

支架置入仅仅是对症治疗的手段，如能够提供条件，应同其他治疗方法联合治疗，提高疗效。

参考文献

1. 王洪武. 中央型气道八分区方法和恶性气道肿瘤的诊治策略. 临床荟萃, 2016, 31 (11)：1167-1169.

2. 王洪武, 李冬妹, 张楠等. 气管内覆膜金属支架置入治疗气管食管瘘. 中华结核和呼吸杂志, 2013, 36 (5)：390-392.

（崔世超　曹艺巍　林存智）

病例 88 气管食管瘘（中央型气道Ⅲ区，支架置入）

病历摘要

基本信息

患者男性，86 岁。

主诉：反复发热 1 个月，加重伴咳嗽、咳痰 3 天。

现病史：1 个月前因出现反复发热，体温最高 39.5 ℃，伴咳嗽、咳痰，外院行肺部 CT 示双下肺炎症，住院给予广谱抗生素联合抗感染治疗，症状略好转后出院。出院后仍有间断发热、咳嗽、咳痰，并述进食呛咳，以至于几乎不能进食，于 2017 年 1 月 9 日来本院就诊。入院症见喘憋、气促，胸闷、气短，活动后明显。饮食、睡眠可，二便正常。

既往史：2016 年 10 月 5 日出现吞咽困难，诊断为食道癌 T3N1M0 Ⅲa 期，给予置入 Ultraflex 覆膜支架，术后行放疗，剂量为 1.8 Gy/ 次，1 次 / 天，总剂量为 63 gy；2016 年 12 月 15 日食道再次出现狭窄，给予再次置入覆膜支架，因不能耐受放疗，故放弃后续治疗，否认其他疾病史。

个人史及家族史无特殊。

体格检查

KPS 评分 50 分，PS 评分 3 分，气促评分 3 分，消瘦，口唇无发绀，全身淋巴结未触及肿大，颈静脉无怒张，气管居中，胸廓对称无畸形，无三凹征，双肺呼吸音粗，双下肺可闻及湿啰音及痰鸣音，心率 73 次 / 分，律齐，无病理性杂音。

辅助检查

血常规：WBC 5.42×10^9/L，N% 76.94%，RBC 3.6×10^{12}/L，Hb 112 g/L，LYM% 14.4%。

生化：ALB 28 g/L，TP 58 g/L，前白蛋白 59 mg/L，肝肾功能大致正常。

肿瘤标志物：CEA 3.51 ng/mL，CA12-5 181.3 U/mL，CYFRA21-1 3.85 ng/mL，铁蛋白 848.7 ng/mL。

血气分析：pH 7.5，$PaCO_2$ 40.7 mmHg，PaO_2 81 mmHg。

痰培养：铜绿假单胞菌，热带念珠菌。

心电图：大致正常。

心脏彩超：节段性室壁运动异常，左室舒张功能降低，瓣膜退行性改变，EF 55%。

初诊肺 CT（外院）报告：双肺炎症。

初步诊断

肺炎（双侧），气管食管瘘？食道癌 T3N1M0 Ⅲa 期，放疗后（63 Gy），食管支架置入术后。

确定诊断

肺炎（双侧），气管食管瘘，食道癌进展期，放疗后食管支架置入术后。

治疗

治疗原则：明确是否有气管食管瘘，封堵瘘口，控制感染。

2017 年 1 月 10 日行支气管镜检查，镜下可见中央型气道Ⅲ区膜部存在 3 cm×3 cm 瘘口，瘘口距离隆突 2.5 cm，瘘口下可见到食管支架。双侧各叶段支气管炎性改变，可见大量黄白色分泌物及食物残渣（图 88-1）。

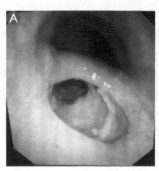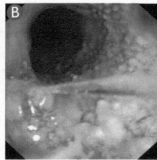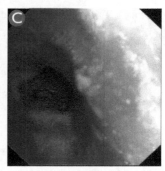

A：中央型气道Ⅲ区膜部 3 cm×3 cm 瘘口；B：瘘口下食管支架；C：黄白色分泌物及食物残渣。

图 88-1 支气管镜下表现（2017 年 1 月 10 日）

2017 年 1 月 11 日查肺部 CT，如图 88-2。

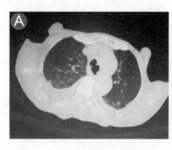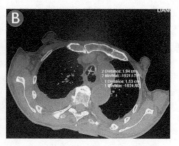

A：气管下段后壁缺损（肺窗）；B：气管下段后壁缺损（纵隔窗），
CT 测量管腔直径 1.93 cm×1.54 cm。

图 88-2 肺部 CT（2017 年 1 月 11 日）

选择置入支架治疗，具体操作过程如下：静脉麻醉下置喉罩行支气管镜检查，声带启闭正常，气管黏膜充血，气管距隆突 2.5 cm 处可见瘘口，3 cm×3 cm 大小，隆突锐利，左侧主支气管受外压、狭窄，余各叶段支气管黏膜充血，腺体无肥大。各管口可见少量食物残渣及分泌物，给予反复生理盐水灌洗，瘘口内可见坏死物覆盖，经支气管镜置导丝，18 mm 球囊扩张器扩张，结合球囊及镜下、肺 CT 三维重建综合评估，选择长 20 mm、60 mm、45 mm 金属直筒覆膜支架，在支气管镜引导下置入，过程顺利，支架位置及释放良好，完全覆盖瘘口，给予齿钳微调整，手术过程顺利，患者无不良反应（图 88-3）。

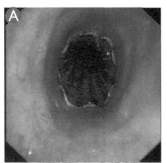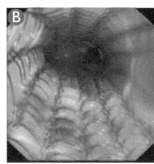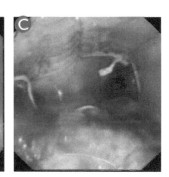

A：支架上缘；B：支架内；C：支架下缘。

图 88-3　支气管镜下情况

复诊

2017 年 1 月 28 日术后 6 天气道内分泌物潴留的严重程度 1 分；气道黏膜炎症反应的程度 1 分；未见肉芽生长（图 88-4）。

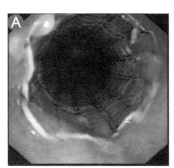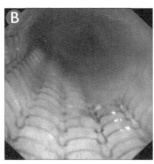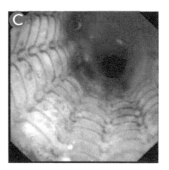

A：支架上缘，未见肉芽生长；B：支架内；C：支架下缘，未见肉芽生长。

图 88-4　支气管镜下情况（2017 年 1 月 28 日）

2017 年 2 月 15 日支架置入 25 天复查，气道内分泌物潴留的严重程度 1 分；气道黏膜炎症反应程度 1 分；未见肉芽生长（图 88-5）；2017 年 2 月 20 日术后 1 个月复查胸部 CT（图 88-6）。

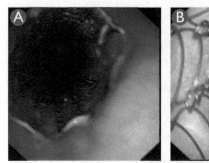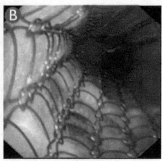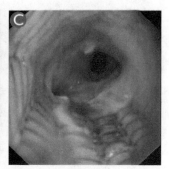

A：支架上缘，未见肉芽生长；B：支架内；C：支架下缘，未见肉芽生长。

图 88-5　支气管镜下情况（2017 年 2 月 15 日）

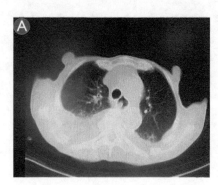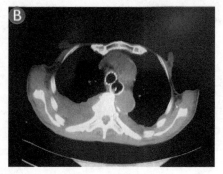

A：支架封堵良好（肺窗）；B：支架封堵良好（纵隔窗）。

图 88-6　胸部 CT 情况（2017 年 2 月 20 日）

病例分析

　　成人气管食管瘘（esophagorespiratory fistula，ERF）多为后天获得，这种病变的预后和处理主要取决于气管食管瘘的性质是良性还是恶性，其中恶性的主要原因是原发性食管癌。根据本患者既往史可知为食道癌进展期、放疗后、食管支架置入术后，瘘形成原因为恶性，但无论其病因如何，气管食管瘘是一种伴有严重肺部感染和营养消耗的致命性疾病，如果不及时治疗，病情可迅速恶化导致死亡。国外研究显示气管食管瘘患者确诊后中位生存期仅 8 周。本患者明确诊断后下一步可选择处理方式有：①外科治疗；②内科保守治疗；③内镜介入治疗；④生物胶。以上处理方式需要结合患者情况与患者家属充分沟通，了解家属期望。通过沟通我们得知家属期望患者能够进食且呼吸功能改善，在有生之年生活质量得到提高。从以上治疗手段分析，首先因患者高龄不能耐受外科手术处理，故放弃手术治疗；从家属的期望来看内科保守治疗不能使患者生活质量提高故也放弃；生物胶方面不能保证完全封堵，且有可能再通，故仅剩经内镜介入治疗一种方法最大程度符合家属及患者意愿。

接下来是支架选择。我们目前可选择的堵漏支架有金属支架即镍钛合金支架（有被膜）、非金属支架中的硅酮支架，但硅酮支架一般较细，且侧壁有钉突，一般只用于气道膜部瘘口封堵。如果瘘口位于侧壁则必须将钉突削除，否则难以堵瘘。置入金属被膜支架是主要治疗手段。那么如何选择适当的型号是接下来的主要问题，我们参考王洪武教授的经验采取了以下方法。

（1）根据瘘口位置选择支架形态：瘘口及病变管腔上下有超过 10 mm 正常管腔者可选用普通直管形支架。

（2）根据病变长度确定支架长度：支架长度以超过病变范围 20 mm 为宜。

（3）根据瘘口上下气道管径及狭窄程度确定支架直径：支架直径一般选择大于正常气道内径 2 mm 或等于气道前后径。

最终依据肺CT、三维重建、气管镜下测量计算所需支架准确长度、直径，我们确定了气管支架：Boston Ultraflex 镍钛合金覆膜气道支架，M00564900 型号：I-18-60 或者 I-20-60。为保证支架直径测量的准确性我们选用 Boston CRE 球囊，7 bar 18-55 mm，作为镜下置入支架前确定直径的最后方法，最终在共同努力下成功完成治疗。

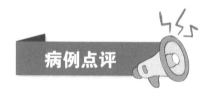

病例点评

第一，ERF 的诊断不难，临床上出现饮水呛咳、肺部感染等时应考虑诊断，通过气管镜、胃镜及食管造影等可确诊。危害主要是难以控制的肺部感染和由于禁食所致的营养不良。气管瘘的封堵中裸支架无法封堵瘘口，只有通过被膜金属支架或硅酮支架方能奏效。选择放置气管支架还是食管支架应根据患者病情而定。一般认为由食管癌引起的 ERF 伴有食管狭窄而无或轻度气管狭窄时，带膜食管支架应放于食管内，效果立竿见影；当食管和气管均有中至重度狭窄或瘘口较大时，则需在两侧同时放置支架；有些情况不适宜或无法应用食管支架，如食管癌已经手术切除（胸腔胃、结肠代食管或食管缩短）、已放置食管支架而出现气管狭窄或其他原因不适合食管支架置入的 ERF 患者，用带膜气管支架治疗，也可取得非常好的疗效。需要说明的是根据文献显示气管和食管两侧同时放置支架时，可使瘘口逐渐扩大，严重时可伴发大出血而死亡，应予重视，特别是瘘口较大的患者更易发生大咯血。

第二，ERF 的患者均伴有严重呼吸道感染，支架置入后气管内分泌物较多且排出困难，气管黏膜出现炎症反应，甚至形成肉芽肿。

参考文献

1. 王洪武，金发光，柯明耀 . 支气管镜介入治疗 . 2 版 . 北京：人民卫生出版社，2017.

2. BALAZS A，KUPCSULIK P K，GALAMBOS Z. Esophagorespiratory fistulas of tumorous origin. Non-operative management of 264 cases in a 20-year period. Eur J Cardiothorac Surg，2008，34（5）：1103-1107.

3. KIM K R，SHIN J H，SONG H Y，et al. Palliative treatment of malignant esophagopulmonary fistulas with covered expandable metallic stents. AJR Am J Roentgenol，2009，193（4）：278-282.

4. BLACK MON S H，SANTORA R，SCHWARZ P，et al. Utility of removable esophageal covered self-expanding metal stents for leak and fistula management. Ann orac Surg，2010，89（3）：936-937.

5. SHIN J H，SONG H Y，KO G Y，et al. Esophagorespiratory stula：long-term results of palliative treatment with covered expandable metallic stents in 61 patients. Radiology，2004，232（1）：252-259.

（姜文青 殷 彬 李 乐 杨晓萍）

第八章 气道残胃瘘

病例 89 食管癌侵犯支气管合并残胃支气管瘘（中央型气道Ⅶ区，削瘤＋支架）

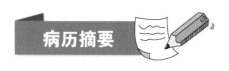
病历摘要

基本信息

患者男性，59 岁。

主诉：食管癌术后 3 个月，咯血 1 个月，呼吸困难进行性加重 1 天。

现病史：患者 3 个月前于天津某医院行"食管癌根治术＋空肠造瘘术"，术后好转出院；1 个月前无明显诱因出现咳嗽、咳痰，痰中带血，无胸闷、憋气，无发热，症状逐渐加重；9 天前回该院住院治疗，行气管镜检查发现左主支气管肿物，致左主支气管完全堵塞，行胃镜检查考虑有食管瘘（具体不详）。今晨出现严重呼吸困难，进行性加重，为行进一步治疗紧急转来天津市南开医院胸外科，急诊以"呼吸困难"收入院。患者发病以来，神志清，精神差、睡眠、饮食可，大小便可，体重稍有减轻。

既往史：脑梗病史 2 年余，规律服用阿司匹林肠溶片，现已停药 1 月余。

个人史：吸烟史 30 余年，20 支／日，已戒烟 3 月余；饮酒 10 余年，3 两／日。

婚育史：已婚，配偶及子女均体健。

家族史：否认家族遗传病史，否认肿瘤病史。

体格检查

入院后查体：体温 36.7 ℃，脉搏 134 次／分，呼吸 44 次／分，血压 146／75 mmHg，严重呼吸困难，气管居中，甲状腺无肿大。胸廓对称无畸形，右胸后外侧手术切口长约 20 cm，剑突下可见 5 cm 手术切口，左肺呼吸音消失。心音有力，心率 134 次／分，律齐，各瓣膜听诊区未闻及明显病理性杂音。全腹软，未见肠型及蠕动波，全腹无压痛、反跳痛及肌紧张，肠鸣音正常。双下肢不肿。脊柱四肢未见异常。肌力、肌张力、浅感觉均正常，肱二头肌肌腱、肱三头肌肌腱反射未引出，巴氏征、克氏征未引出。

辅助检查

2017 年 12 月 13 日 16：23 入院后行气管插管前心电监护示 SpO_2 32%。

17：27 气管插管呼吸机辅助通气后查血气分析：PaO_2 60.27 mmHg，$PaCO_2$ 34.5 mmHg，SaO_2 87.8%。

18：24 凝血功能：D- 二聚体 1.580 mg/L，纤维蛋白原浓度 5.92 g/L，凝血酶原时间国际标准化比值 1.04，活化部分凝血活酶时间 38.4 s，凝血酶时间 15.7 s，凝血酶原时间 11.6 s。

初步诊断

左主支气管肿物，左主支气管闭塞，左全肺不张，呼吸衰竭，肺炎，食管瘘？陈旧性脑梗死。

确定诊断

食管癌侵犯左主支气管致左主支气管闭塞，左全肺不张，呼吸衰竭，食管 – 胸膜 – 支气管瘘，食管癌根治切除食管胃胸顶吻合术后复发，肺部感染，空肠造瘘术后，陈旧性脑梗死，治疗过程。

治疗

治疗原则：通畅气道，解除气道堵塞，封堵瘘口。

（1）第一次急诊手术（2017 年 12 月 13 日）：入院时因食管癌侵犯左主支气管口致左主支气管闭塞，左全肺不张，病情危重，SpO_2 低至 32%，呼吸 41 次/分，严重呼吸困难，紧急给予气管插管、呼吸机支持，紧急术前准备后，急诊全麻下行"硬质气管镜探查 + 气管内肿物消融 + 气管支架置入术"。全麻下插入 14# 硬镜，见气管下端黏膜稍粗糙，隆突变钝，左主支气管内肿物完全阻塞管腔（图 89-1A）；右主支气管及各叶段支气管管壁光滑，管腔通畅，未见新生物。以球囊（12 mm）、电圈套器、冷冻及 APC 交替扩张、切除（图 89-1B）、冷冻（图 89-1C）、烧灼左主支气管内肿物，喷洒肾上腺素、血凝酶止血。打通左主支气管，并于左侧支气管腔内吸出大量痰液，吸痰后血氧饱和度显著上升至 99%。左主支气管内肿瘤段长约 4.5 cm，距左上叶开口约 1 cm。置入 Y 形硅酮支架：气管 15 mm × 25 mm，左右主支气管分别为 12 mm × 50 mm、12 mm × 10 mm（图 89-1D ~ 图 89-1F），支架位置及扩张满意。术后标本送病理。术程顺利。

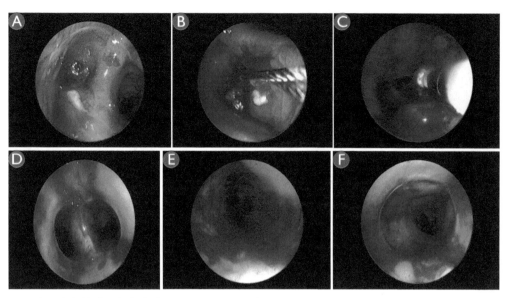

A：左主支气管被肿物完全堵塞；B：利用电圈套器切除肿瘤；C：利用冷冻治疗仪冻切肿瘤；
D：硅酮支架隆突位置；E：Y形硅酮支架左主支气管段；F：Y形硅酮支架右主支气管末端。

图 89-1　支气管镜下表现

术后病情稳定，给予抗感染、化痰、雾化吸入等对症支持治疗，病理回报：（左主支气管）鳞癌；免疫组化染色：CK7（−），TTF-1（−），CK5/6（＋），P63（−）。

2017 年 12 月 15 日行食管镜检查：局部麻醉下经鼻进镜，食管吻合口处可见金属缝钉（图 89-2A）。吻合口下方可见黏膜粗糙隆起。距鼻翼 27 ～ 28 cm 处可见一瘘口并形成一空腔，其内可见 3 ～ 4 个支气管开口（图 89-2B），5 mm 内镜先端不能进入。管胃通畅，黏膜光滑。于吻合口下方及瘘口旁咬检数块送病理。以一斑马导丝从消化道瘘口插入至一支气管内并暂留置。继续局部麻醉下行气管镜检查，见右上叶尖段后方亚段支气管（B1a）内可见斑马导丝进入气道（图 89-2C）。余未见异常变化。食管镜印象：食管癌术后复发，残胃支气管瘘。

病理回报：（食管）鳞状细胞癌；免疫组化染色：CK7（−），TTF-1（−），CK5/6（＋），P63（＋）。

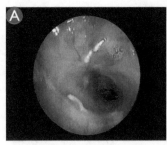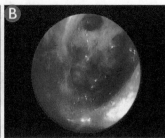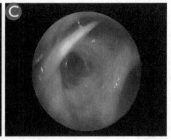

A：食管癌术后食管 - 胃吻合口处，可见金属缝钉图；B：残胃 - 支气管瘘残胃侧瘘口；C：残胃 -
支气管瘘支气管侧，斑马导丝从消化道瘘口插入，经右上叶尖段后方亚段支气管(B1a)内进入气道。

图 89-2　食管镜检查

（2）第二次手术：2017 年 12 月 22 日局部麻醉下行支气管塞封堵术。麻醉
满意后，经鼻进镜，见残胃瘘口外呈腔状缺损，其内可见 4 ~ 5 个管腔状腔隙
（图 89-3A），逐个以导丝探查。插入后从气管侧观察，其中两个腔隙插入导丝
后可由右上叶尖段靠后亚段口（B1a）进入气道；另 2 ~ 3 个腔隙插入导丝后，
逐段探查未见导丝进入气道。将导丝经鼻由食管导入瘘口，再由气道拉出，顺
导丝置入导管鞘，撤出导丝，交换超细活检钳由食管进入气管伸出，以活检钳
夹持一直径约 6 mm 的支气管封堵器（图 89-3B），逆行拉入右上叶尖段后方
亚段（B1a）支气管。置入后支气管塞边缘部分嵌入支气管壁。由气管内牵拉
该支气管塞感较大阻力，未能将之拉出。支气管塞封堵过程顺利，患者安返
病房。

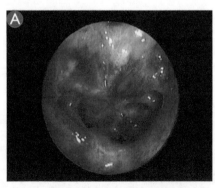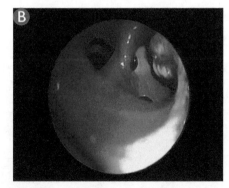

A：残胃 - 支气管瘘残胃侧瘘口；B：支气管塞（右上叶尖段靠后亚段口 B1a）。

图 89-3　支气管塞封堵术

（3）第三次手术：2017 年 12 月 26 日局部麻醉下行食管支架置入术。经口
进镜，距门齿 19 cm 可见食管上括约肌下缘，22 cm 可见吻合口缝钉，残胃距
门齿 25 ~ 27 cm 可见瘘口，内见支气管分支。远端胃腔通畅。导丝引导下置入

覆膜食管支架：南京微创，22 mm × 100 mm，上杯不覆膜，其余部位覆膜。支架位置扩张良好，全程贴壁，上口距门齿 20.5 cm，反复询问，患者无局部不适感，术毕（图 89-4）。手术过程中，患者生命体征平稳，无明显不适，术后安返病房。食管支架置入前、后 CT，见图 89-5。

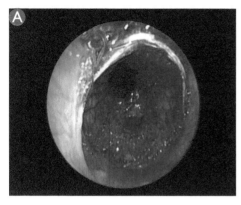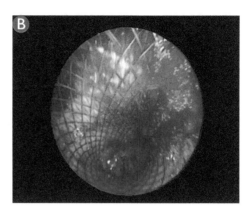

A：覆膜食管支架上端开口；B：覆膜食管支架腔内，支架外可见瘘口。

图 89-4　支气管镜下表现

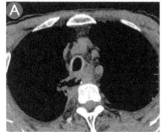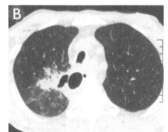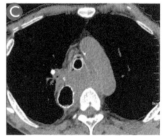

A：残胃 - 支气管瘘，食管支架置入前图；B：残胃 - 支气管瘘，食管支架置入术后图；
C：气管支架、支气管塞、食管支架置入术后图。

图 89-5　胸部 CT 表现

术后患者进食恢复正常，肺感染得到有效控制，复查上消化道造影提示食道支架通畅，食管瘘封堵满意，顺利出院。经此次治疗，患者呼吸困难消失，呼衰被纠正，肺感染得以控制，恢复进食，疗效满意。

复诊

术后 2 个月电话随访，患者进食良好，营养改善，无明显呛咳，吞咽时轻度咽部不适。体温持续正常，无明显咳嗽、咳痰。

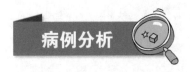
第一阶段，抢救性气管内肿瘤消融及支架置入：食管癌术后肿瘤复发侵及左主支气管口，致左主支气管完全堵塞，导致通气血流比例失调，严重低氧血症，呼吸衰竭，病情危重，紧急气管插管呼吸机支持维持生命，并迅速手术打通气道，恢复通气改善血氧，使患者脱离危险、顺利脱机。

第二、第三阶段，支气管塞封堵及食管支架封堵：待患者病情稳定后，进一步确定食管瘘情况（通过 CT+ 内镜检查），并反复推敲治疗方案，决定治疗方案（支气管塞＋食管支架置入），分步走，先行支气管塞置入，后行食管支架置入，其原因为：支气管塞置入需在食管侧瘘口内操作，如先放置食管支架，则支气管塞无法放置，同时支气管塞有脱落可能，需观察基本稳定后，再行食管支架置入。通过支气管塞联合食管支架置入，使食管瘘封堵效果更理想、更确切。

通过三步走的治疗方案，解除了气道梗阻，患者恢复正常呼吸，食管瘘得到有效封堵，患者恢复正常进食，明显改善了患者的生活质量、延长了生存时间。

病例点评

（1）一侧主支气管完全阻塞，常因通气血流比失调造成严重低氧血症，需尽快恢复患侧通气，纠正通气血流比失调。

（2）对于极危重情况下抢救性气道介入治疗，当患者以气道阻塞为主要威胁生命的问题，而心肺基础功能良好时，应果断通畅气道，因为手术的风险不会比保守治疗更严重。

（3）各种支架是治疗气管、食管瘘和狭窄的有效手段；可应用气道、消化道覆膜金属支架或气道硅酮支架的置入等方法堵瘘，具体应根据气道－消化道瘘的类型及具体情况确定，采取个体化精准治疗。

（4）食管癌根治切除、食管胃胸顶吻合术后，食管瘘位置高，高位食管支架容易出现咽部异物不适感，并影响正常吞咽活动。我们体会只要食管支架上缘位于食管上括约肌以下，多能较好耐受。

（5）单镜（气管镜）双腔（气管、食管）联合治疗，具有全面了解局部病变解剖关系、一次性统筹处理气管、食管病变的显著优势。

参考文献

1. 王国安，吴宏成，吴仕波，等. 支气管镜联合 X 线透视下带膜气管支架置入治疗气管食管瘘. 中国内镜杂志，2014，20（3）：282-285.

2. 章欢，李翠红，黄文瑜. 经胃镜下食管内支架置入术治疗食管癌伴狭窄或伴食管瘘的临床评价. 中国当代医药，2017，24（30）：40-42.

3. 张奥博，刘良发，路承，等. 喉气管狭窄合并气管食管瘘 I 期手术治疗. 中国耳鼻咽喉颅底外科杂志，2017，23（3）：217-221.

4. SHIGEYUKI MURONO, ERIKO ISHIKAWA, YOSUKE NAKANISHI, et al. Closure of tracheoesophageal fistula with prefabricated deltopectoral flap. Asian Journal of Surgery, 2016, 39（4）：243-246.

（张仲卫　黄景陶）

病例 90　支气管残端瘘（右上，VBN 评估下卵圆孔封堵器）

病历摘要

基本信息

患者男性，67 岁。

主诉：右上肺腺癌术后 17 个月，咳嗽、咳痰 3 个月。

现病史：患者于 2015 年 11 月体检发现右上肺占位，予右上肺切除手术治疗，术后病理提示腺癌，诊断为右上肺腺癌 T2N0M0 Ⅰb 期，术后恢复尚可。2016 年 12 月起患者出现反复咳嗽、咳痰，为黄脓痰，伴有低热、盗汗、乏力，自觉胸闷气急，活动后加重，无咯血，无胸痛等症状。于 2017 年 3 月 15 日在外院住院治疗，诊断为"右上脓胸、右上肺腺癌术后"。于本院行电子气管镜检查发现"右肺上叶残端支气管胸膜瘘，瘘口大小 5 ~ 6 mm"，门诊拟诊为"右肺上叶残端支气管胸膜瘘、右上叶脓胸，右侧胸腔置管引流后、右上肺癌术后、左上肺陈旧性结核"经我科全面评估后拟行全麻硬镜下气管 Y 形硅酮支架联合硅胶塞置入术、行右上支气管胸膜瘘封堵术，为进一步诊治收入病房。

既往史、个人史、婚姻及生育史、家族史无特殊。

体格检查

入院后查体：体温 37.1 ℃，脉搏 115 次 / 分，呼吸 20 次 / 分，血压 123/80 mmHg。发育正常，营养良好。右侧腋下胸腔闭式引流管通畅，固定良好，右侧胸廓轻度塌陷，右侧肋间隙缩窄，右侧语音震颤减弱，右肺呼吸音减弱。心脏、腹部及神经系统检查无异常。

辅助检查

血常规（2017 年 4 月 23 日）：WBC 6.09×10^9/L，NEUT% 62.6%，Hb 122 g/L。肝肾功能（2017 年 4 月 23 日）：CB 6.7 mmol/L，UREA 3.6 mmol/L，Na^+ 141 mmol/L，K^+ 4.1 mmol/L，ALB 43 g/L，Glu 4.8 mmol/L。

外院胸部 CT（2017 年 3 月 15 日）（图 90-1）：右肺上叶切除术后，术区积气、积液；右肺下叶及左肺上叶慢性炎症；纵隔多发淋巴结肿大，肝脏多发囊肿、左肾囊肿。正常心电图。

电子气管镜（2017 年 4 月 13 日）：右肺上叶残端支气管胸膜瘘、右上叶脓胸，胸腔置管引流后。

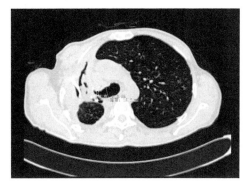

图 90-1　治疗前胸部 CT

初步诊断

右肺上叶残端支气管胸膜瘘，右上叶脓胸，胸腔置管引流后，右上肺腺癌术后 T2N0M0 Ⅰb 期，左上肺陈旧性结核。

确定诊断

右肺上叶残端支气管胸膜瘘，右上叶脓胸，胸腔置管引流后，右上肺腺癌术后 T2N0M0 Ⅰb 期，左上肺陈旧性结核。

鉴别诊断

（1）肺结核：患者肺癌术后，现有右肺上叶脓胸，伴有手术支气管残端瘘形成，因患者既往有肺结核病史，故肺结核播散至胸腔不能排除，需进一步病原学鉴定明确。

（2）肺癌复发：患者既往手术为肺癌根治术，现出现支气管残端瘘，肺癌复发浸润残端不能排除，可行气管镜下活检排查。

治疗

治疗原则：①抗感染及支持治疗；②确保右侧胸腔闭式引流管通畅，加强右侧胸腔冲洗治疗；③术前采用虚拟支气管镜系统评估，胸部 CT 数据导入 DirectPath 导航软件，重建气道，评估瘘口位置、大小及周边气道大小、角度情况；④择期行全麻下经支气管镜右上叶残段瘘口封堵术。

气管镜下封堵治疗：患者于 2017 年 4 月 25 日在全麻下行气管镜检查：电子支气管镜经喉罩插入顺利，气道黏膜充血，气管下段及左右主支气管通畅，右侧小隆突轻度增宽，右上叶为手术残端，右上叶开口直径约 8 ～ 9 mm，原右上叶前段残端吻合口尚好，原尖、后段开口处见支气管胸膜瘘口（图 90-2），瘘口大小 5 ～ 6 mm，用氩气刀局部凝瘘口，用异物钳于右上叶瘘口置入硅胶封堵塞，大小约 10 mm×8 mm×15 mm，封堵完全。14 号 storz 硬镜插入置于右主支气管腔内，修剪 Y 形硅酮支架直径 18 mm（T）×14 mm（R）×14 mm（L），长度 15 mm（T）×5 mm（R）×20 mm（L），手工缝合闭合硅酮支架右侧支残端，支架最终置入右主支气管，支架上端位于右主开口上方约 10 mm，支架下端贴合好，位于右中间段远端，距右中间段远端约 15 mm，右中间段远端管腔通畅，支架释放完全，完全封闭右上叶开口，气管及左侧各叶段支气管管腔通畅，未见狭窄。但术后因患者右主支气管管腔内径较大，支架与气道无法很好匹配，患者苏醒后出现呼吸困难，支气管镜证实硅酮支架移位（图 90-3），遂立即取出支架。仅用单纯硅胶封堵塞封堵右上叶瘘口后患者咳嗽、气短症状有所改善，但 2 天后患者自行咳出封堵塞，先后 2 次重新于右上叶瘘口置入封堵塞，皆于术后数天内咳出，封堵失败。我科联合心血管科讨论后决定采用心脏瓣膜封堵器封堵右上叶残端瘘口。将数据导入 DirectPath 虚拟支气管镜系统，重建气道，评估瘘口位置、大小及周边气道大小、角度情况 VBN 评估图片及 CT 三维重建（图 90-4、图 90-5）示：患者气管及右主支气管管腔内经较大气管隆突角度大。2017 年 5 月 4 日再次行硬支气管镜检查，气管镜下见右上叶为手术残端，右上叶开口直径 8 ~ 9 mm，原右上叶前段残端吻合口尚好，原尖、后段开口处见支气管胸膜瘘口，瘘口大小

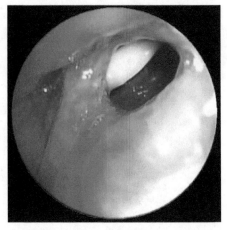

原右上叶前段残端吻合口尚好，原尖、后段开口处见支气管胸膜瘘口，大小 5 ~ 6 mm。

图 90-2　支气管镜下瘘口图片

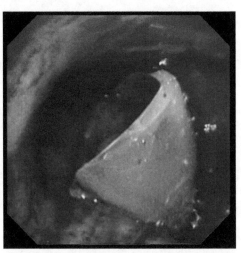

Y 形硅酮支架联合硅胶塞封堵右上叶瘘口，但由于该患者右侧主支气管管腔内径相对较大，右侧小隆突角度不匹配，支架与气道无法很好匹配，置入 Y 形硅酮支架后发生移位。

图 90-3　Y 形硅酮支架 + 硅胶塞镜下图片

5 ~ 6 mm，于瘘口内置入导丝，在导丝引导下于右上叶瘘口置入国产卵圆孔封堵器释放套管，调整释放器位置，于右上叶胸腔内充分释放卵圆孔左盘，在气管镜可视下见卵圆孔释放器腰部已位于瘘口内，回撤封堵器至阻力明显处，支气管镜可视下释放卵圆孔右盘充分，封堵器右盘位于右上叶支气管开口并完全

封堵右上叶，用异物钳夹住封堵器确定封堵器位置已固定好，无移位（图 90-6），开启 X 线透视进一步确定封堵器位置，无移位。2017 年 5 月 9 日，于气管镜下再次行气道清理术，封堵器闭合良好。术后患者右侧胸腔闭式引流瓶内气泡逐渐减少，术后 1 周复查 CT 右侧脓腔明显缩小，2017 年 5 月 13 日拔出患者胸腔引流管，顺利出院。

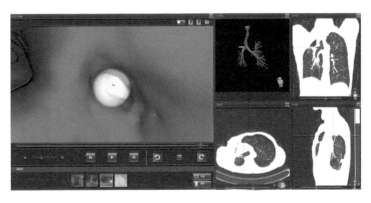

图 90-4　VBN 评估图片

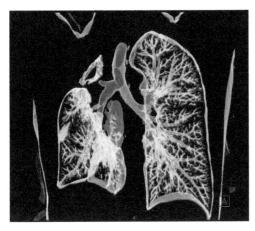

患者气管及右主支气管管腔内径较大，气管隆突角度大。

图 90-5　CT 三维重建

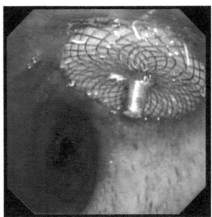

卵圆孔封堵器有左右盘间距小、右盘体积大的特点更符合该患者瘘口特性，最终封堵成功。

图 90-6　卵圆孔封堵器镜下图片

复诊

患者于 2017 年 6 月 9 日来门诊复诊，稍有咳嗽、咳痰症状，无发热、胸闷、气急、乏力等症状，胸部 CT（图 90-7）：右肺上叶切除术后，右上叶残端支气管胸膜瘘封堵术后改变、右积气积液较前好转。

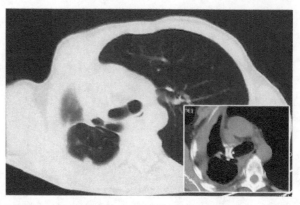

右肺上叶切除术后，右上叶残端支气管胸膜瘘封堵术后改变、右积气积液好转。

图 90-7　复查胸部 CT

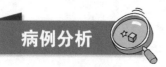

病例分析过程见图 90-8。

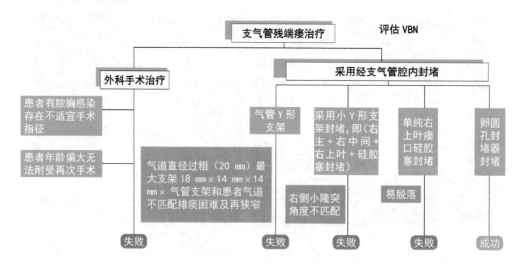

图 90-8　病例分析过程

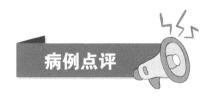

病例点评

（1）肺癌术后支气管残端瘘的发生率为 0.7% ~ 5.4%，肺癌术后支气管残端瘘的发生通常与手术后残端过长、张力过大有关，也与术后合并细菌感染、结核感染、真菌感染、放化疗等综合因素有关。

（2）对于支气管胸膜瘘的治疗，首先选择手术治疗，但有很多患者可能无法耐受手术治疗，有学者建议可根据瘘口大小不同而选择不同腔内封堵治疗方法，包括使用生物胶、硅胶塞、支架、金属封堵器进行封堵治疗。

（3）该患者电子气管镜检查发现：右上叶尖段可见支气管胸膜瘘口，瘘口较大，直径 5 ~ 6 mm。患者右上叶手术残端支气管胸膜瘘同时合并有右侧脓胸诊断明确，受患者身体条件及右肺脓胸感染等因素限制，无法再次行手术修补治疗，所以我们尝试了各种气管镜下腔内封堵的方法。我们通过虚拟支气管镜系统（VBN）评估，将胸部 CT 数据导入 DirectPath 导航软件，重建气道，评估瘘口位置、大小及周边气道大小、角度情况。我们发现该患者气道直径过粗（20 mm），而目前国内可采用的硅酮支架的规格最大为直径：18（T）mm×14（R）mm×14（L）mm，气管支架和患者气道不匹配、高龄患者 Y 形硅酮支架置入后排痰困难及再狭窄，所以无法进行气管支架置入。而通过 Y 形硅酮支架联合硅胶塞填塞的方法，可以较好地封堵瘘口，该患者的支气管胸膜瘘位于右肺上叶原尖、后段开口处，也曾予 Y 形硅酮支架联合硅胶塞封堵右上叶瘘口的方法治疗，但由于该患者右侧主支气管管腔内径相对较大，右侧小隆突角度不匹配，支架与气道无法很好匹配，置入 Y 形硅酮支架后发生移位，导致放置失败。同时单纯使用硅胶塞封堵在剧烈咳嗽后脱出，也失败了。

（4）通过 VBN 评估，由于该患者有气管直径及右侧主支气管管腔内径较大等特点，上述各种腔内封堵治疗失败。后与心血管介入科医师开展团队合作，借鉴了心脏介入采用的腔内封堵器进行封堵。腔内封堵器是治疗房间隔、室间隔缺损的一种微创治疗装置，成功率高达 95%。VBN 评估下采用卵圆孔封堵器封堵术后支气管残端瘘的方法，为难治性支气管胸膜瘘介入治疗提供了一种新的策略，在封堵器的选择上，房间隔封堵器、室间隔封堵器、卵圆孔封堵器各有不同。通过 VBN 评估结果，该患者支气管胸膜瘘有瘘口直径大、壁薄的特点，因卵圆孔封堵器有左右盘间距小、右盘体积大的特点更符合该患者瘘口的特性，最终封堵成功。该型封堵器在置入方式及封堵效果上有待进一步改进，期待专用于支气管残端瘘的封堵器械问世。

参考文献

1. LOIS M，NOPPEN M. Bronchopleural fistulas：an overview of the problem with special focus on endoscopic management. Chest，2005，128（6）：3955-3965.

2. DU Z D，HIJAZI Z M，KLEINMAN C S，et al. Comparison between transcatheter and surgical closure of secundum atrial septal defect in children and adults：results of a multicenter nonrandomized trial. J Am Coll Cardiol，2002，39：1836-1844.

3. ZHANG J，HU S，GAO B，et al. Interventional closure of postpneumonectomy bronchial pleural fistula with a self-expandable double umbrella-shaped occluder knitted with nitinol shape memory alloy. J Thorac Cardiovasc Surg，2007，134（2）：531-533.

（郁昊达　张必利　黄海东　白　冲）

病例 91　支气管残端瘘［右上叶，虚拟支气管镜导航（VBN）+ 改良 Y 形硅酮支架 + 自制硅胶塞］

病历摘要

基本信息

患者男性，44 岁。

主诉：反复痰中带血 5 个月，加重伴咯血 4 个月。

现病史：2016 年 12 月患者无明显诱因出现咳嗽，痰中带血，量少，无咳痰、胸痛及呼吸困难，无心悸、头晕及意识障碍。2016 年 11 月又出现间断咯血，在当地医院摄胸部 CT 示：右肺占位伴脓肿，考虑肺结核可能性大，遂至上海市某医院求治，在该院诊断为"右侧毁损肺"，于该院行"右肺下叶切除术"，同时予以抗结核治疗。术后右侧胸腔引流管持续引流出血性胸水 140 ~ 150 mL/d，血红蛋白下降至 60 g/L。

2017 年 1 月 18 日于该院行第二次"开胸手术止血并行右肺上叶、中叶切除术"，术后长期右侧胸腔闭式引流。右侧胸腔引流管血性胸水降至 50 ~ 60 mL/d，但二次术后 1 个月发现右侧胸腔闭式引流管持续有气泡逸出。外院支气管镜示右上叶残端支气管胸膜瘘，右侧脓胸，2017 年 4 月 19 日来本院门诊行气管镜检查，结果显示"右上叶尖段可见支气管胸膜瘘口，瘘口较大，直径 4 ~ 5 mm，边缘光滑"（图 91-1）。为进一步诊疗，于 2017 年 4 月 28 日入院。

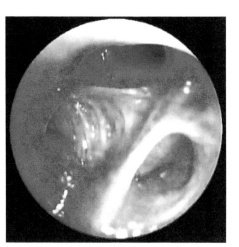

右上叶尖段可见支气管胸膜瘘口，瘘口较大，直径 4 ~ 5 mm，边缘光滑。

图 91-1　电子支气管镜（2017 年 4 月 19 日）

既往史：既往有肺结核病史 20 年，进行正规抗结核治疗 1 年。

个人史：生于原籍，无化学物质、放射性物质、有毒物质接触史，否认吸烟及饮酒史。

婚育史：患者适龄结婚，子女体健。

家族史：无特殊。

体格检查

入院后查体：神志清，精神尚可，体温36℃，脉搏80次/分，呼吸18次/分，血压120/70 mmHg，右侧胸廓轻度塌陷，胸壁可见一长约20 cm手术瘢痕，胸腔闭式引流管引流通畅。肋间隙缩窄，语音震颤减弱，叩诊呈鼓音，呼吸音减弱，左侧肺部查体未见异常，心脏、腹部及神经系统检查无异常。

辅助检查

血常规（2017年4月29日）：WBC 5.33×10^9/L，RBC 4.49×10^{12}/L，Hb 111 g/L，PLT 112×10^9/L。

血气分析（2017年5月1日）：pH 7.41，PaO_2 114.6 mmHg，$PaCO_2$ 41.4 mmHg。

腹部彩超（2017年5月1日）：肝、胆、胰、脾、双肾未见异常。

心电图（2017年4月1日）：窦性心律，大致正常心电图。

胸部CT（2017年4月29日）：右肺切除术后，右上叶尖段支气管与胸腔相通，考虑支气管胸膜瘘。右侧胸腔少量积气伴少量黏稠积液可能（图91-2）。

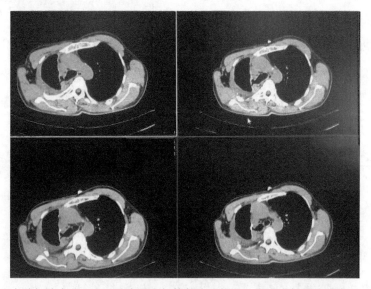

右肺切除术后，右上叶尖段支气管与胸腔相通，考虑支气管胸膜瘘。
右侧胸腔少量积气伴少量黏稠积液可能。

图91-2　胸部CT（2017年4月29日）

初步诊断

右全肺切除术后，右上肺支气管残端瘘，右侧脓胸，陈旧性肺结核。

确定诊断

右全肺切除术后，右上肺支气管残端瘘，右侧脓胸，陈旧性肺结核。

鉴别诊断

电子支气管镜下右上肺支气管残端瘘口可见，诊断明确，无须鉴别。

治疗

治疗原则：

保持右侧胸腔闭式引流通畅，定期冲洗及更换敷料，观察引流液性状；完善常规检查，复查胸部高分辨率 CT 检查了解肺部、胸腔及胸膜情况；抗感染、对症营养支持治疗；虚拟支气管镜导航软件（DirectPath）重建患者三维支气管树情况，进行经支气管封堵术前精准评估；择期行全麻硬质支气管镜下改良 Y 形硅酮支架联合硅胶塞封堵术。

术前将其胸部 CT 数据导入 DirectPath 导航软件，重建气道，评估瘘口位置、大小及周边气道大小、角度情况（图 91-3）。2017 年 5 月 3 日于本院行全麻硬质支气管镜下改良 Y 形硅酮支架联合硅胶塞封堵术。手术经过：全麻诱导顺利，14 号 Storz 硬镜插入顺利，气管下段及左右支气管通畅，右侧小隆突轻度增宽，右上叶、右中间段远端为手术残端，残端愈合好，右上叶尖段开口可见支气管胸膜瘘口，瘘口大小 6 mm，瘘口局部黏膜光滑，依据 VBN 所示瘘口三维立体结构，自制硅胶塞经手工修剪后大小 10 mm × 10 mm × 6 mm（图 91-4），用异物钳予右上叶瘘口置入硅胶封堵塞，封堵完全。推送硬镜插入段置于右主支气管开口上方，依据 VBN 所示气管及左右侧支气管三维立体机构，修剪 Y 形硅酮支架，直径 18（气管段）mm × 14（右主段）mm × 14（左主段）mm，长度 30（气管段）mm × 20（右主段）mm × 30（左主段）mm，手工缝合缩小硅酮支架右侧支残端见图 91-5，在硬镜下释放支架顺利，调整支架位置后使 Y 形硅酮支架上端位于隆突上 3 cm，支架右侧支位于右中间段远端，距离右中间段手术残端上方约 5 mm，支架左侧支位于左主支气管腔内上段，透过支架右主腔内右上叶硅胶塞封堵良好（图 91-6）。支架置入后 5 分钟见右侧胸腔引流瓶内未见气泡，呈负压状态。术后第 1 日患者诉血性胸水减少至 20 mL/d，右侧胸腔引流瓶内未见气泡，呈负压状态。2017 年 5 月 9 日（术后 6 天）复查气管镜：Y 形硅酮支架上端位于隆突上 3 cm，支架右侧支位于右中间段远端，距离右中间段手术残端上方约 5 cm，支架左侧支位于左支气管上端，透过支架右主腔内右上叶硅胶塞封堵良好，无移位。2017 年 5 月 12 日出院，出院时患者右侧胸腔呈负压状态，因胸腔冲洗液仍然为血性，故转回上海某结核专科医院继续治疗，该专科医院加强抗结核和全身治疗 2 周后出院。

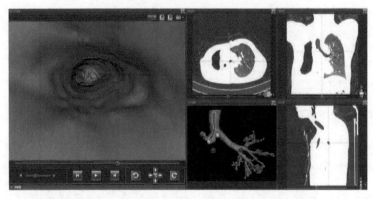

基于虚拟支气管镜导航的扩展应用，多维及腔内立体三维细节显现。

图 91-3　VBN Director Path1.0 系统截图

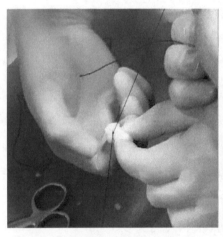

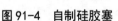

采用下颌硅胶垫片修剪，依据 VBN 测量数据，手工修剪后硅胶塞大小 10 mm × 10 mm × 6 mm。

图 91-4　自制硅胶塞

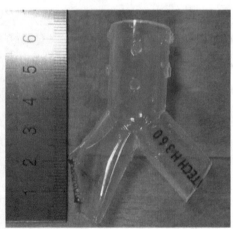

依据 VBN 数据，修剪 Y 形硅酮支架，直径: 18（气管）mm × 14（右主）mm × 14（左主）mm，长度: 30（气管段）mm × 20（右主段）mm × 30（左主段）mm，手工缝合缩小硅酮支架右侧支残端。

图 91-5　Y 形硅酮支架

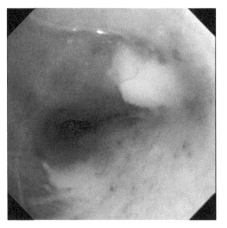

透过 Y 形硅酮支架右主支，见硅胶塞封堵完全。

图 91-6　封堵术后支气管镜下所见

复诊

2017 年 6 月 13 日（术后 40 天）：患者偶感胸闷，无咳嗽、咳痰、气喘及呼吸困难，无畏寒及发热。右侧胸腔闭式引流管未见气泡逸出来院复诊。体检：右肺呼吸音减弱。胸部 CT：右肺切除术后，右侧胸廓缩小，纵隔右移；气管下段和双侧主支气管可见硅酮支架在位（图 91-7）。

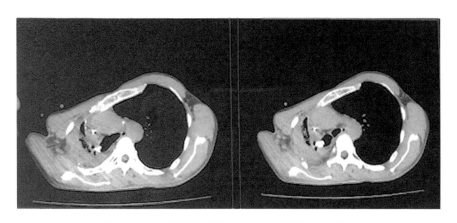

图 91-7　术后随访胸部 CT，右侧残腔进一步缩小

2017 年 7 月 17 日（术后 2 月余）：电子支气管镜见 Y 形硅酮支架上端位于隆突上 3 cm，透过支架右主腔内可见右上叶硅胶塞封堵良好，无移位，硅胶塞周围可见肉芽组织生长，完全封堵右上叶开口。故取出 Y 形硅酮支架，仅留置右上叶残端硅胶塞（图 91-8）。

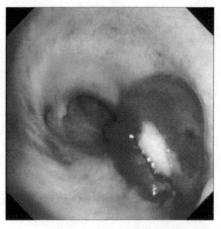

硬镜下取出改良 Y 形支架顺利，见硅胶封堵塞周边肉芽组织增生包绕硅胶塞，固定完全，无分泌物溢出。

图 91-8　支气管镜检查（2017 年 7 月 17 日）

2017 年 8 月 16 日（术后 3 月余）复查电子支气管镜，Y 形硅酮支架取出术后，右上叶硅胶塞封堵良好，无移位，硅胶塞周围可见肉芽组织生长，完全封堵右上叶开口（图 91-9）。

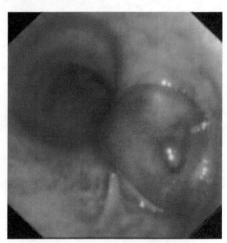

硅胶塞周边肉芽组织增生，固定完全。

图 91-9　复查支气管镜（2017 年 8 月 16 日）

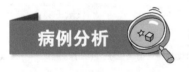

病例分析

　　患者历经两次右侧肺切除术，右全肺已切除但保留了右上叶及右中间段支气管，故右侧支气管留置残端较长，这是容易导致术后残端瘘的高危因素。出现右上叶支气管残端瘘后未及时封堵，导致右侧脓胸出现。患者二次手术后体质弱，右侧胸腔时有少量渗血，再次外科手术修补困难，只能考虑支气管镜下进行封堵，但镜下封堵尚存在一些困难：①右上叶残端封堵硅胶塞无法固定；②外院已尝试封堵，但封堵失败；③患者气管段直径粗而左主相对较细，患者右全肺已切除，如果单纯封堵右上叶残端，一旦封堵器脱落至左侧，极易导致严重并发症窒息的发生。故封堵的成功，不仅需精准评估瘘口大小、位置、角度和支气管树三维立体结构，还需兼顾封堵器不能脱落这一必须要求。故本团队首先借助 VBN 精准评估，确定硅胶塞的大小能够完全封堵瘘口，然后采用改良型气管 Y 形硅酮支架二重固定硅胶塞封堵瘘口，保证硅胶塞不移位，待硅胶塞周围固定肉芽生成，再将气管 Y 形硅酮支架移除。

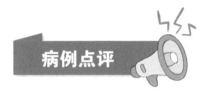

病例点评

该患者因右肺肺结核致右侧毁损肺行二次手术，右全肺切除。术后出现右侧胸腔闭式引流管气泡逸出，右侧脓血胸，首先要考虑右上叶支气管残端瘘。入院后胸部 CT 示：右上叶尖段支气管与胸腔相通。气管镜检查发现：右上叶尖段可见支气管胸膜瘘口，瘘口较大，直径 4 ~ 5 mm，边缘光滑。可明确诊断中央型。支气管胸膜瘘首先选择手术治疗，修整残端，缝合瘘口，并可加做胸廓成形术，以削除残腔，但患者近半年已行两次手术，右全肺已被切除，消瘦、贫血及全身情况差，不具备手术条件。因患者瘘口大，位置高，外院尝试各种经支气管封堵方法均失败，故需对瘘口及气道情况进行精准评估，鉴于此，本团队想到了虚拟支气管镜评估系统。VBN 不仅可以应用于外周结节的腔内活检，还可用以精准评估气道和瘘口情况。该患者瘘口位于右上叶尖段，瘘口较大，直径 4 ~ 5 mm。单纯使用硅胶塞封堵，有可能因为咳嗽反射，导致硅胶塞咳出进而导致治疗失败，一旦阻塞左主支气管，患者存在窒息的严重并发症可能。故本团队想到了双重封堵的方法，即联合使用改良 Y 形硅酮支架和自制硅胶塞封堵实施双重封堵，优势在于：①先用硅胶塞封堵瘘口，再用 Y 形硅酮支架固定支撑，可以避免因咳嗽反射导致硅胶塞咳出导致的治疗失败；②由于封堵材料均为硅胶，组织相容性较好。但缺点是：Y 形硅酮支架长期置放，会影响患者排痰，且支架两端可能出现的肉芽组织增生，对于只有单肺（左肺）的患者可能导致严重呼吸困难的发生。故术后本团队制定了详细的镜下随访方案，及时处理支架两端的肉芽，同时透过半透明的气管 Y 形硅酮支架观察右上叶残端自制硅胶塞，若硅胶塞周边出现肉芽组织增生将硅胶塞固定，则可以考虑将硅酮支架取出。该例患者在硬镜下双重封堵术后右侧胸腔闭式引流瓶气泡立即消失，胸腔呈负压状态，可见封堵疗效确切。通过术后 40 天的随访，CT示右侧脓腔进一步缩小，透过透明硅酮支架管壁，右上叶硅胶塞位置好，硅胶塞周边出现新鲜肉芽组织已将右上叶瘘口进一步封堵完全。患者在术后 2 个月左右的时间，镜下可见硅胶塞周边出现较多肉芽，故硬镜下取出了 Y 形气管硅酮支架，留置了硅胶塞。通过随访，本例患者达到了精准封堵，同时又无气道内留置支架类异物影响呼吸功能的目的。此方法可作为难治性术后支气管残端瘘的一种新的支气管镜下封堵策略，国内尚无报道，国外鲜有类似病例，但由于使用例数有限，观察时间不长，其远期疗效有待进一步的临床实践与验证。

参考文献

1. MANUEL LOIS，MARC COPPED. Anchorpeople fistulas： an overview of the problem with special focus on endoscopic management free to view. Chest，2005，128（6）：3955-3965.

2. MICHAEL S. HULL，DANIEL NADER，JEREMY FULLINGIM. The diagnosis and localization of a bronchopleural fistula using single proton emission conputer tomography（spect）imaging. Chest，2008，134（4）：a18001- c18001.

（杨志刚　任　杰　黄海东）

病例 92　支气管残端瘘（中央型气道Ⅶ区，Y 形支架置入）

基本信息

患者男性，60 岁。

主诉：左全肺切除术后 2 月余，咳嗽、咳痰伴咯血 1 周。

现病史：患者于入院前 2 月余无明显诱因出现憋喘，伴体力明显下降，伴低热，伴咳嗽、咳痰，痰中带鲜血，偶伴有少量咯血，遂就诊于天津某医院，诊断为左肺占位。2017 年 4 月 11 日行左全肺切除术，术后病理：左肺结核，支气管旁淋巴结结核，胸壁结核，纵隔淋巴结结核；术后顺利出院。联合抗结核治疗后因异烟肼导致神经症状，遂仅口服利福平抗结核治疗，术后 20 余天患者胸壁伤口处出现渗液，并逐渐增多，致左胸壁伤口完全裂开，遂再次就诊于该院。于 2017 年 6 月 9 日行左胸腔感染廓清术 + 胸腔纤维板切除 + 左胸壁伤口感染清创缝合术 + 胸腔闭式引流术，术后病理回报：胸腔检材为多量纤维素性渗出坏死组织，局灶嗜中性粒细胞浸润，伴肉芽组织形成及多核巨细胞反应，抗酸染色及六胺银染色均为阴性。予间断伤口换药，目前仍未拆线，伤口仍有红肿，未见明显渗出，1 周前患者开始出现咳嗽、咳痰，为脓性痰，伴咯血（开始为鲜血，后变为暗红色陈旧性血），遂于该院行气管镜检查提示左主支气管残端瘘，后经本院会诊，以"左主支气管残端瘘"由该院转入本院继续住院治疗。患者自发病以来，精神可，睡眠、饮食欠佳，大小便正常，体重无明显减轻。

既往史：既往糖尿病病史 10 余年，皮下注射门冬胰岛素早 8 IU、中 8 IU、晚 8 IU 及甘精胰岛素睡前 12 IU 控制血糖，空腹血糖控制在 8 ~ 12 mmol/L；硅沉着病病史 5 年余，未系统诊治；抑郁症病史 2 年余，口服药物治疗，具体不详，诉控制可。

个人史：曾有吸烟、饮酒史，现已戒烟、戒酒 2 月余。

婚育史：已婚，配偶及子女均体健。

家族史：否认家族遗传病史。

体格检查

体温 36.7 ℃，脉搏 103 次 / 分，呼吸 23 次 / 分，血压 134/84 mmHg。

胸廓对称，无畸形，左侧胸壁后外侧手术切口，长约 30 cm，可见缝合线未拆，伤口局部红肿，未见明显渗液，左肺呼吸音消失，左下肺叩诊实音，右肺呼吸音粗，可闻及散在湿啰音，心率 103 次 / 分，律齐，各瓣膜听诊区未闻及病理性杂音。

辅助检查

胸部 CT（2017 年 6 月 30 日，图 92-1）：左全肺切除术后，左侧脓气胸；右肺炎。

2017 年 6 月 30 日 14：14 血气分析：PaO$_2$ 81.375 mmHg，BE -2.3 mmol/L，CO$_2$ PaCO$_2$ 34.1 mmHg，pH 7.420。

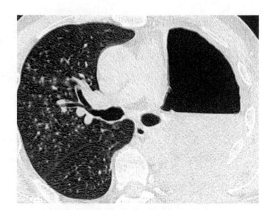

图 92-1　入院时左胸脓气胸

2017 年 7 月 1 日 9：24 凝血功能：D- 二聚体 2.020 mg/L，活化部分凝血活酶时间 26.9 s，凝血酶原时间 10.8 s。

初步诊断

左肺全切术后 - 左主支气管残端瘘，左侧脓气胸，右肺炎，左肺结核伴支气管、纵隔淋巴结结核、胸壁结核术后，2 型糖尿病，抑郁症，胆囊结石，低蛋白血症，左全肺切除术后，硅沉着病。

确定诊断

左肺全切术后 - 左主支气管残端瘘，左侧脓气胸，右肺炎，左肺结核伴支气管、纵隔淋巴结结核、胸壁结核术后，2 型糖尿病，抑郁症，胆囊结石，低蛋白血症，左全肺切除术后，硅沉着病。

鉴别诊断

患者术后病理诊断明确，考虑为胸腔感染、左主支气管残端瘘。

治疗

治疗原则：封堵支气管残端瘘，抗感染治疗。

入院后于 2017 年 6 月 30 日在超声定位下行左胸腔穿刺置管引流，并予抗感染、化痰等治疗，并予抗结核治疗（痰菌阴性），治疗期间患者咳嗽症状好转。于 2017 年 7 月 4 日行气管镜探查、支气管残端瘘烧灼术：术中见患者左主支气管远端闭合，可见左主支气管残端小瘘口（图 92-2A），直径约 1 mm，以 APC 烧灼瘘口周围管壁及肉芽组织（图 92-2B），烧灼后瘘口不可见（图 92-2C）。术后持续胸腔置管引流，患者咳嗽、咳痰，咯血症状明显好转，胸管无气体引出。

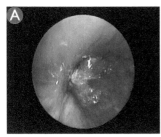
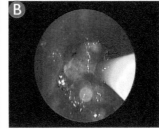
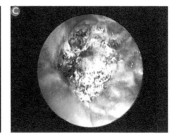

A：入院时左主支气管残端小瘘口；B：第一次烧灼左主支气管残端，刺激肉芽生长；C：第一次烧灼左主支气管残端后镜下表现。

图 92-2 支气管镜下表现

5 天后再次出现胸管气泡引出。于 2017 年 7 月 11 日再次行气管镜探查，见原瘘口较前次检查增大，可见活瓣样物附着瘘口周围，瘘口周围可见缝线及缝钉，考虑缝线及缝钉导致患者瘘口难以愈合，遂内镜下取出缝线及缝钉并再次行支气管残端瘘烧灼术，术后予抗感染、止血对症治疗。考虑单纯支气管残端瘘烧灼术刺激肉芽生长效果不理想，遂于 2017 年 7 月 18 日行硬镜下左主支气管残端封堵支架置入术：术中见患者左主支气管远端瘘口较前次检查稍大，导丝引导下置入 Y 形金属覆膜支架（图 92-3），气管段 20 mm×10 mm，左主支气管段 15 mm×30 mm 末端封闭、右主支气管段 14 mm×10 mm，支架位置及扩张良好，左主支气管支架贴壁良好。

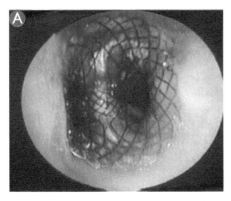
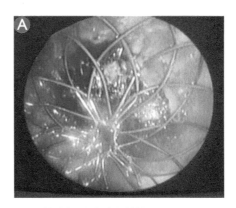

A：封堵支架气管段开口气管镜所见；B：封堵支架封堵端气管镜所见。

图 92-3 硬镜下左主支气管残端封堵支架置入术

术后胸管漏气基本消失，胸腔引流并每日生理盐水冲洗胸腔，患者咳嗽、咳痰症状明显好转，复查 CT 见左胸残腔快速、明显缩小。1 个月后患者左胸残腔缩小速度减缓，加用胸腔持续负压吸引（图 92-4），并间断胸腔注射糜蛋白酶（4000 U+0.9% 氯化钠注射液 20 mL），溶解蛋白，清除陈旧肉芽、刺激新生肉芽生长。

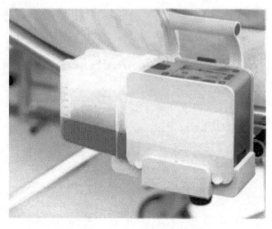

图 92-4　持续负压吸引装置

复诊

术后分别于术后第 2 天（图 92-5A）、第 22 天（图 92-5B）、第 3 个月（图 92-5C）、第 6 个月（图 92-5D）复查胸部 CT，支架位置良好，左胸残腔快速、明显缩小。

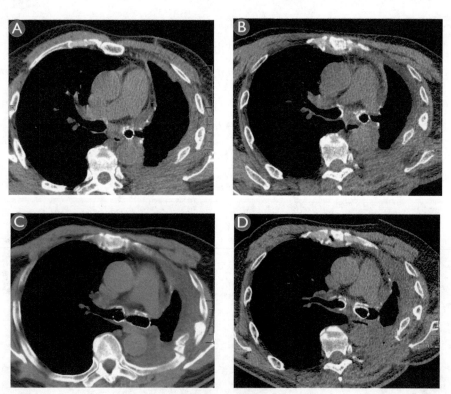

A：支架置入后 2 天；B：支架置入后 22 天；C：支架置入后 3 个月；D：支架置入后 6 个月。

图 92-5　支架置入术后 CT 表现

患者左全肺切除后左主支气管残端瘘，导致左侧脓气胸，感染中毒症状严重。大量脓液漏入气道，导致患者剧烈呛咳，严重影响生活质量及休息，产生巨大痛苦。感染蔓延至右肺，导致右肺感染，一旦右肺感染加重，极有可能出现呼吸衰竭而危及生命。综合上述情况该患者病情复杂而危重，如不能及时、有效治疗，极有可能短期内死亡。

引流是处理外科感染的首要原则，因此，在患者入院后立即对其进行了胸腔置管引流，排出脓性液体，减轻中毒、呛咳症状，为瘘口愈合创造一定条件。

阻断左胸内脓液移位、局限左胸内感染是进一步减轻呛咳症状、防止右肺感染的最有效原则。有报道对于小的瘘口，可以采用局部烧灼的方法，通过刺激肉芽组织增生促进愈合。但本例烧灼效果不佳，原因考虑为支气管残端管壁较薄，血运差，故愈合能力较差；之后我们采用金属覆膜支架封堵，其适形性及密闭性均较好，治疗效果也证明其封堵效果较好。

有效封堵瘘口后，由于左胸形成一个密闭的腔隙，感染逐渐控制，出现纵隔左移、胸廓下陷、膈肌上抬、脓腔壁纤维板增生等，脓腔快速缩小，呈现出较快愈合态势。

但不久后，由于纤维板不断增厚，脓腔周壁收缩余地减小，脓腔缩小逐渐减慢，甚至停滞。为加快脓腔闭合，我们加用了脓腔负压吸引。这是一种数字胸腔引流装置，能提供最大至 -20 cmH$_2$O 的持续负压吸引。在其作用下，脓腔进一步缩小，继续加快了愈合速度，瘘口也呈现出愈合趋势。

与此同时，我们间断胸腔注射糜蛋白酶（4000 U+0.9% 氯化钠注射液 20 mL），溶解蛋白，以清除陈旧肉芽组织、刺激新生肉芽组织生长。

通过堵瘘、负压、胸腔注药联合的综合治疗，患者咳嗽、咳痰明显缓解，无咯血，左胸残腔愈合时间明显缩短。患者的生活质量的改善促进了瘘口愈合及残腔闭合，防止了健侧肺感染。

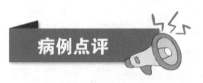

病例点评

（1）残端封闭的覆膜金属支架，是封堵肺切除术后支气管瘘的有效方法。

（2）封堵瘘口后的持续负压吸引，是清除感染液体、促进残腔闭合的有效辅助手段。

（3）脓腔内注药（糜蛋白酶）是清除陈旧肉芽及坏死组织，促进新鲜肉芽组织生长、促进脓腔愈合的有效辅助方法。

（4）封堵、负压吸引及注药联合应用，是治疗肺切除术后支气管残端瘘的有效综合治疗方案。

参考文献

1. 杨晓樽，杨晓军，谢天鹏，等. 大网膜胸腔内移植覆盖支气管残端治疗肺切除术后支气管胸膜瘘（附6例报道）. 中国肺癌杂志，2018，21（3）：235-238.

2. 麻恒翔，李玲，李海明，等. 两种支架封堵支气管残端瘘口的临床应用效果研究. 重庆医学，2018，47（10）：1413-1415.

3. 张莉，叶联华，王高伟，等. 房间隔封堵器封堵支气管胸膜瘘1例报告. 中国当代医药，2018，25（6）：145-147.

4. 李亚华，蒋天，韩新巍. 支气管胸膜瘘介入治疗及研究进展. 中华介入放射学电子杂志，2018，6（1）：81-84.

（黄景陶　张仲卫　张　涛）

第九章　支气管胸膜瘘

病例 93　支气管胸膜瘘（中央型气道Ⅵ区，OKI 单侧盲端金属覆膜支架封堵）

基本信息

患者男性，60 岁。

主诉：咳嗽、咳血痰 2 个月，加重伴气短 2 周。

现病史：患者 2017 年 7 月初无明显诱因出现咳嗽，咳少量白色黏液痰，无发热，无胸闷、胸痛，无气短、盗汗、乏力等，至当地医院就诊给予"青霉素"治疗 2 周，症状略缓解。后出现痰中带血丝，至外院就诊，行胸部 CT 示右肺下叶肿物，行气管镜示右肺下叶开口处病变，活检病理为鳞癌。于 2017 年 8 月 8 日在外院行胸腔镜下右肺中下叶切除＋淋巴结清扫术。术后病理为右肺中下叶鳞状细胞癌，侵及支气管全层达肺组织内（隆起型肿物大小 3.5 cm×1.5 cm×1.2 cm），癌组织大量坏死，散在灶状淋巴细胞、脉管及神经均未见确切累及，支气管断端及肺门脉管切缘均未见癌。术后分期 T2N0M0。术后给予抗感染、止咳化痰等对症治疗，伤口愈合不良。术后第 8 天（2017 年 8 月 16 日）复查 B 超示右侧胸腔积液，内见多发分隔，在 B 超引导下行胸腔穿刺置入胸腔引流管，自引流管内抽出黄色液体，外接引流袋每日持续引流胸水。2017 年 8 月 21 日复查 B 超示右侧胸腔积液，深约 4.4 cm。继续胸腔引流。2017 年 9 月初患者出现咳嗽加重，咳出少量黄色稀水样痰，自觉缓慢行走时感气短，症状逐渐加重，静息状态下感胸闷、气短。2017 年 9 月 10 日自右侧胸腔引流管内有气泡溢出，左侧卧位时咳嗽明显加重，咳出较多黄色稀水样痰，与引流液性质一致。复查胸部 CT 示右侧液气胸，行气管镜示右中间段支气管残端可见瘘口。因胸腔引流管堵塞，于2017年9月14日外院行胸腔闭式引流术，治疗后患者仍咳嗽，咳较多黄色稀痰，行走时感气短，右侧胸壁穿刺处疼痛明显，无发热，无胸闷，无明显消瘦，为进一步治疗于2017年9月15日收入本院。

既往史：体健。

个人史：吸烟史40余年，20支/日，偶尔饮酒，已戒1个月。

家族史：否认肿瘤家族史。

体格检查

入院后查体：KPS 70分，气促评分3分，疼痛评分0分，神志清，精神可，全身皮肤无黄染，全身浅表淋巴结未触及肿大，双眼斜视，咽无充血，双侧扁桃体不大，右侧胸壁可见手术瘢痕，右侧腋前线可见一胸腔引流管，双侧呼吸动度不对称，双侧触觉语颤不对称，右肺叩诊呈实音，左肺叩诊呈清音，右肺呼吸音消失，左肺呼吸音粗，未闻及干、湿啰音。心率100次/分，律齐，各瓣膜听诊区未闻及病理性杂音，腹软，无压痛、反跳痛、肌紧张，肝脾肋下未触及，双下肢不肿。神经系统检查未见明显异常。

辅助检查

胸部CT（2017年9月13日）（图93-1）示：胸廓不对称，纵隔、气管右移，右肺体积缩小，右肺中下叶手术后改变。右侧胸腔内见片状气体密度影及弧状水样密度影，边界不清。气管右后方见囊状气体密度影，直径约4 mm，纵隔内未见肿大淋巴结。甲状腺左侧叶见结节状高密度影。肝囊肿。

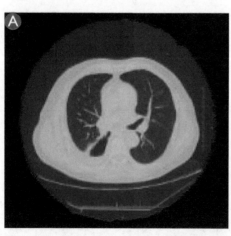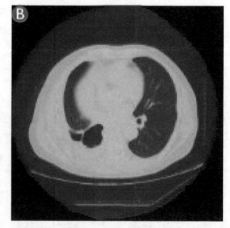

A：肺窗可见右中间段支气管残端瘘口；B：肺窗可见右侧胸腔内气液平面。

图93-1　胸部CT

头颅 CT（2017 年 8 月 2 日）：未见明显异常。

骨扫描（2017 年 8 月 2 日）：未见明确转移灶。

初步诊断

右中间段支气管残端胸膜瘘（中央型气道Ⅵ区），肺癌（原发性右肺下叶中央型肺鳞癌 T2N0M0 Ⅱa 期），右肺中下叶切除 + 淋巴结清扫术后，右侧脓胸，肺部感染。

确定诊断

右中间段支气管残端胸膜瘘（中央型气道Ⅵ区），肺癌（原发性右肺下叶中央型肺鳞癌 T2N0M0 Ⅱa 期），右肺中下叶切除 + 淋巴结清扫术后，右侧脓胸，肺部感染。

鉴别诊断

（1）右中间段支气管残端癌：患者有明确的肺癌病史，虽手术切缘未见肿瘤细胞，但术后出现中间段支气管残端瘘，且长期不能愈合，不能除外残端肿瘤受侵，导致手术残端不能愈合。入院后行气管镜检查观察支气管残端处黏膜情况，必要时可取活检明确。

（2）炎症：患者为恶性肿瘤患者存在右侧脓胸，反复右中间段支气管残端处炎性物质刺激，导致黏膜充血、水肿，伤口不能愈合。

（3）营养不良：患者恶性肿瘤，体重持续下降。右中间段支气管残端可能因长期营养不良导致手术愈合不良。待除外肿瘤、炎症所致可考虑该种原因。

（4）右中间段支气管结核：患者中年男性，有恶性肿瘤、营养不良病史，有发热、咳嗽、咳痰、纳差、消瘦，需警惕该病的可能，入院后查痰找结核杆菌，黏膜活检抗酸染色等，以除外该诊断。

治疗

治疗原则：封堵支气管残端瘘，阻断胸腔与肺内相通，利于感染控制。

入院后查血常规：WBC 15.3×10^9/L，RBC 3.63×10^{12}/L，HGB 118 g/L，PLT 296×10^9/L，N% 85.3%；ESR 53 mm/h；行胸部 CT 示右肺下叶支气管与右下肺一空洞病变相交通，符合支气管胸膜瘘改变。右侧胸腔少量积液。纵隔内未见肿大淋巴结。于 2017 年 9 月 19 日行气管镜（图 93-2）示中央型气道Ⅰ~Ⅲ区黏膜光滑，管腔通畅，未见新生物。隆突锐利，左主支气管及分支各叶、段支气管管腔通畅，黏膜光滑，未见新生物。右上叶支气管开口通畅，黏膜光滑，未见新生物。右中间段支气管残端瘘口，自瘘口可顺利进入胸腔，瘘口大小约 8 mm × 12 mm，表面被覆少量坏死物，钳取清除。胸膜腔内被覆大量纤维素样物质及脓苔，部分呈分隔样改变，表面有少量脓性分泌物。治疗期间给予抗感染、祛痰止咳，增强免疫及胸腔闭式引流管持续引流等对症治疗。每日自胸腔引流管内引流出黄色混浊胸水 20 ～ 30 mL，未见气泡溢出，考虑与引流管过细堵塞有关，于 2017 年 9 月 26 日更换为 24 号胸腔闭式引流管，自引流管内可见大量气泡冒出。于 2017 年 9 月 27 日全麻下行气管镜下治疗（图 93-3），术中经口插入硬镜，经硬镜进软镜，在右侧支气管内处置入 Y 形金属覆膜支架（规格：右主段 18 mm × 20 mm，右中间支段封堵 14 mm × 10 mm，右上叶段 10 mm × 8 mm），过程顺利，支架位置及释放良好。引流管未见气泡溢出。支架置入后给予 5% 碳酸氢钠 10 mL+0.9% 氯化钠注射液 30 mL 雾化吸入，每日 4 次，利于痰液引流。复查胸部 CT（图 93-4）示气管内支架位置及释放良好，右侧气胸较前减少。于 2017 年 9 月 29 日复查气管镜（图 93-5）示右主内见 Y 形金属覆膜单侧封堵支架（规格：18 mm × 20 mm 右主段 /14 mm × 10 mm 右中间段封堵 /10 mm × 8 mm 右上叶段），支架位置及释放良好，上缘无肉芽组织增生，炎性反应 0 级，支架内较多黏性分泌物 2 级，充分吸引清除，右上叶内支架下缘无肉芽组织增生，炎性反应 0 级。上叶各段开口通畅。治疗后患者仍咳嗽，可自行咳出少量白黏痰，气短明显减轻，病情好转，于 2017 年 10 月 2 日出院。

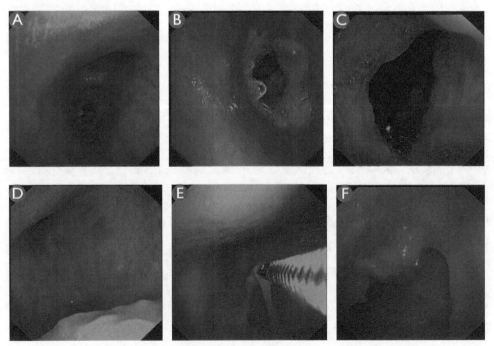

A：右主支气管；B：右中间段支气管残端瘘口；C：自瘘口可见胸腔；
D：胸腔内可见大量脓苔；E：活检钳剥离脓苔；F：剥离脓苔后。

图 93-2　气管镜检查（2017 年 9 月 19 日）

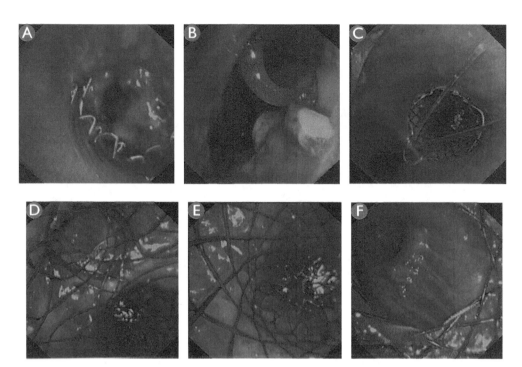

A：右中间段支气管残端瘘口；B：自瘘口可见胸腔引流管；C：放置支架上缘；
D：支架分叉处；E：瘘口处（支架盲端）；F：右上叶开口支架下缘。

图 93-3　气管镜下治疗（2017 年 9 月 27 日）

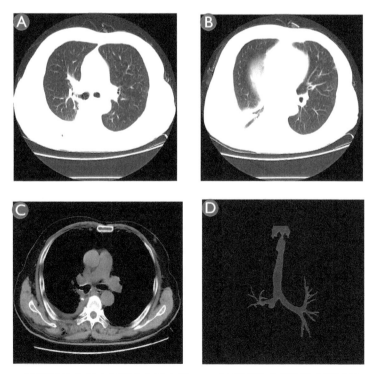

A：肺窗可见右侧支气管内金属支架；B：肺窗可见右侧胸腔内引流管；
C：纵隔窗可见右侧支气管内金属支架影；D：三维重建右侧支气管内支架影。

图 93-4　复查胸部 CT

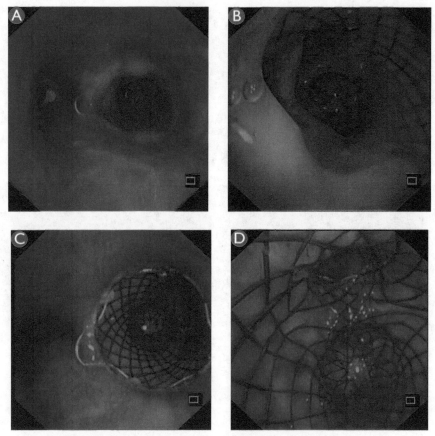

A：隆突处可见支架上缘；B：支架内可见痰栓；C：清理后支架上缘；
D：清理后支架分叉处，可见支架盲端完全覆盖瘘口。

图93-5　气管镜检查（2017年9月29日）

复诊

患者出院后病情稳定，继续雾化吸入，仍有咳嗽，可自行咳出少量白黏痰，无明显气短，无发热、胸痛等不适。于2017年11月19日再次返院复查。完善相关检查后于2017年11月20日全麻下行气管镜下治疗（图93-6），术中经口进软镜，会厌、声门结构正常。中央型气道Ⅰ～Ⅲ区黏膜光滑，管腔通畅，未见新生物，隆突锐利。左主支气管及其分支管腔通畅，未见新生物。右主支气管内见Y形金属覆膜单侧封堵支架（规格：18 mm×20 mm右主段/14 mm×10 mm右中间段单侧封堵/10 mm×8 mm右上叶段），支架位置及释放良好，上缘无肉芽组织增生，炎性反应0级，支架内大量黄白色黏稠分泌物2级，予保护性细胞刷刷检送细菌学培养，吸引、清除及CO_2冻取分泌物，右上叶内支架下缘无肉芽组织增生，炎性反应0级。右上叶各段开口通畅。术后生命体征平稳，病情好转出院。

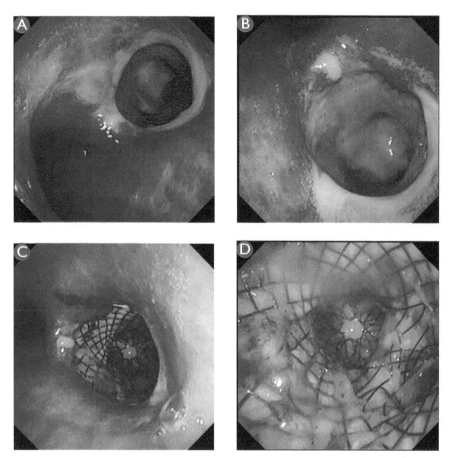

A：支架上缘（隆突）；B：支架内较多痰栓；C：清理后支架上缘；D：清理后支架内。

图 93-6　气管镜下治疗（2017 年 11 月 20 日）

出院后回当地医院继续行持续胸腔闭式引流，并向腔内注射生理盐水 30 mL 灌注冲洗，每周 3 次，一次 30 mL，每次均可引流出黄色混浊液体，偶有少许絮状物存在。2018 年 1 月初患者家属自诉胸腔内灌注冲洗后，引流液体为清亮色，未见明显絮状物存在。2018 年 1 月 10 日胸片检查示：右侧脓胸较前好转。于 2018 年 1 月 15 日在当地医院将胸腔闭式引流管拔除，拔除后患者偶有咳嗽、咳痰，为少许白痰尚易咳出，未出现发热、胸痛及喘憋，无明显气短。每次坚持 5% 碳酸氢钠 +0.9% 氯化钠注射液雾化吸入。

于 2018 年 4 月 23 日再次返院复诊。入院后完善相关检查，行胸部 CT 示左肺上叶渗出较前完全吸收，右侧支气管内见支架，右下叶支气管远端堵塞，少量右侧胸腔积液。胸部增强 CT（图 93-7）示左肺上叶渗出较前完全吸收，右侧支气管内见支架，右下叶支气管支架远端堵塞同前，引流管消失，胸腔游离气体消失，右侧胸腔积液较前减少，增强后未见明显强化，肝脏密度较前减低，考虑重度脂肪肝。于 2018 年 4 月 25 日行气管镜检查及镜下治疗（图 93-8），术中全麻下经口进软镜，会厌、声门结构正常，中央型气道Ⅰ～Ⅲ区黏膜光滑，管腔通畅，未见新生物，隆突锐利，左主支气管及分支各叶、段支气管管腔通畅，黏膜光滑，未见新生物。右主支气管内见 Y 形金属覆膜单侧封堵支架（规格：18 mm×20 mm 右主段 /14 mm×10 mm 右中间段封堵 /10 mm×8 mm 右上叶段），支架位置及释放良好，上缘肉芽组织增生 1 级，炎性反应 0 级，支架内较多白色黏性分泌物 1 级，予保护性毛刷刷检送细菌学培养，充分吸引清除，右上叶支架下缘肉芽组织增生 1 级，狭窄约 10%，予 CO_2 冻取肉芽组织，肉芽组织增生处 CO_2 冷冻冻融治疗，治疗后右上叶开口通畅，远端各段开口通畅。病情稳定于 2018 年 4 月 27 日出院。

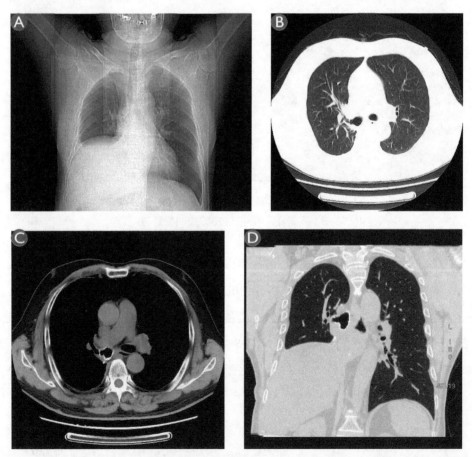

A：胸片可见右侧支气管内金属支架影；B：肺窗可见右侧支气管内金属支架影，右侧液气胸已消失，胸引管已去除；C：纵隔窗见右侧支架内金属支架影，右侧液气胸已消失；D：三维重建下可见右侧支气管内金属支架影。

图 93-7　胸部增强 CT（2018 年 4 月 23 日）

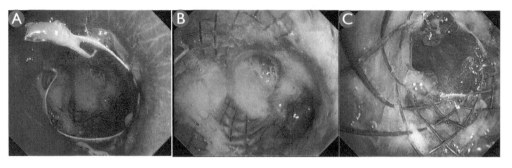

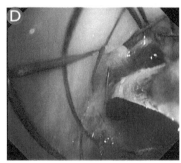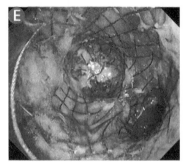

A：支架上缘；B：支架内较多分泌物；C：右上叶支架卜缘肉芽组织增生；
D：CO₂ 冻融肉芽；E：清理分泌物后支架内。

图 93-8　气管镜检查及镜下治疗（2018 年 4 月 25 日）

病例分析

　　支气管胸膜瘘是肺泡、各级支气管与胸膜腔之间相互交通而形成的瘘道，是肺癌切除术后最严重的并发症之一，病死率较高，有研究报道全肺切除术后支气管胸膜瘘的病死率高达 25.0% ~ 79.2%，是影响肺癌患者术后生存的重要危险因素。常见原因：①手术方式：全肺切除是支气管胸膜瘘发生的危险因素，支气管胸膜瘘发生率高达 8%，非全肺切除者支气管胸膜瘘的发生率 1.5%；②放疗、化疗：也是导致支气管胸膜瘘的高危因素，术前放疗者支气管胸膜瘘的发生率为 40%，非放疗者仅为 7.2%；③术后出现胸腔积液：支气管残端浸泡时间长，残端愈合不良，增加继发性感染的概率，可导致支气管胸膜瘘。

　　目前可选择的治疗方案如下。

　　（1）外科手术

　　以带蒂大网膜填充手术及肌瓣移植手术为主。一般而言，大网膜在抗感染性强、黏附性强及吸引能力强等方面具有优势，可以对瘘口进行严密封堵。大网膜血液供应丰富，通过对机体胸膜腔内的所有渗出液进行重复吸收，即可有效削除残腔。但该患者分别于 2015 年 9 月 16 日及 2016 年 11 月 2 日行右肺下叶、中叶切除，且第二次手术为剖胸手术，两次手术之间仅 1 个月，再行外科剖胸手术的风险及难度均较大，并发症多。

（2）气管镜下介入治疗

1）局部药物注射：注射硬化剂可对黏膜下的肉芽组织带来刺激，有助于加快肉芽组织增生速度，进而可有效封堵瘘口。一般而言，1 周左右局部组织增生达到顶峰。如果瘘口仍未闭合，则需要再次注射硬化剂。一般瘘口在 3 mm 以下的患者可在 1 ～ 2 次硬化剂注射后成功封堵。而对于瘘口大于 3 mm 的患者瘘口周围注射硬化剂的次数明显增多，但仍有较高的成功率。葛棣报道了 8 例手术后支气管胸膜瘘患者瘘口大小为 2 ～ 6 mm，平均为 3.5 mm。经注射硬化剂后，有 6 例患者获得痊愈，2 例失败。6 例治疗成功的患者平均注射次数为 2.3 次（1 ～ 5 次）。在经支气管镜注入硬化剂治疗的病例中未发生严重的并发症。三氯醋酸和生物蛋白胶在支气管胸膜瘘的治疗中也取得较好的疗效。我科曾尝试气管镜下注射硬化剂治疗支气管胸膜瘘，对于瘘口 < 3 mm，通过多次注射有一定的成功率，但总体成功率低。而注射生物蛋白胶后患者咳嗽较剧，需加用镇咳药物，避免因剧咳导致生物蛋白胶脱落。

目前有研究报道尝试使用生长因子局部注射促进瘘口愈合，取得较好的疗效，但仍处于尝试阶段。

2）注入自体血：当气管镜达到可疑的支气管处，经活检孔道送入三腔气囊导管，根据支气管内径大小注入不等量空气充盈气囊，使之完全将靶支气管封堵，1 ～ 3 分钟后观察引流瓶内气泡量和水柱高度有无变化（观察 2 分钟如气泡完全停止，水柱明显升高，说明瘘口位于靶支气管内）。将自体血 60 mL 加凝血酶 2 IU 和生理盐水 10 mL 稀释后用以封堵靶支气管，封堵后观察闭式胸腔引流瓶内有无气泡，如无说明封堵成功。该方法适合于瘘口位于远端支气管的患者。本病例患者可尝试该方法，因远端瘘口大小不详，故封堵成功率不确定。

3）硅胶假体封堵瘘口：将硅胶假体削成一个类似葫芦形状的，在气管镜直视下将硅胶假体置入瘘口内，粗头置于胸腔侧，利于固定，减少移位的发生率，增加封堵的成功率。研究报道 77 例患者应用硅胶假体封堵支气管胸膜瘘，有效率达 77.6%，其中 39.7% 完全停止漏气，37.9% 漏气减少。本病例患者病变位于残留的右中叶支气管远端，仅通过亚甲蓝确定瘘口位于右中叶外侧支，硅胶假体置入右中叶外侧段，无法卡住，导致咳嗽时使得封堵物质移位，封堵失败。

4）房间隔封堵器封堵瘘口：应用于心血管系统封堵治疗的房间隔缺损封堵器、血管封堵器等亦可应用于 BPF 封堵治疗。房间隔缺损封堵器由超弹性的镍钛合金丝编织而成，为"两盘一腰"结构，可反复回收、释放，有利于置入到最佳位置。封堵器圆盘直径较腰部直径大，可增加对瘘口的覆盖面积，提升封堵效果，同时可降低封堵器移位的发生率。此外，封堵器具有较好的生物相容性，可促进气管肉芽组织生长，进一步提升封堵效果及降低封堵器移位的发生率。Klotz 等利用房间隔缺损封堵器成功封堵 3 例肺切除术后 BPF，半年内复查支气管镜可见封堵器周围肉芽组织生长，并在平均 21.7 个月的随访中未见漏气复发。Fruchter 等利用房间隔缺损封堵器和血管封堵器封堵 31 例 BPF，最终成功封堵 30 例，术后 6 个月复查支气管镜可见封堵器表面覆盖肉芽组织，且在平均 17.6 个月（1 ~ 68 个月）的随访中未出现封堵器相关并发症。房间隔缺损封堵器、血管封堵器等先天性心脏病封堵器置入后无须取出，不会导致痰液排出障碍，但可能会出现瘘口扩大、致死性大咯血、镍钛合金丝断裂等封堵器相关并发症。将房间隔封堵器封堵主干型支气管胸膜瘘，短期效果立竿见影，成功率很高，随访 2 年未见长期不良反应，目前我科已有 10 余例患者行该方法封堵瘘口，初期疗效较好，部分患者后期因脓胸控制不佳，瘘口扩大，导致封堵器脱落。但本病例患者因瘘口位于中叶支气管远端，不适于用该类型封堵器封堵瘘口。

5）气管内金属覆膜支架置入封堵瘘口：应用覆膜支架覆盖瘘口达到封堵的目的。根据病变位于不同的部位，选择不同的支架类型。当病变位于中央型气道 V、Ⅶ区管腔者可选择无漏口全程覆膜的 L 形金属支架。病变位于右上叶、中央型气道Ⅵ区管腔者可选择定制一侧为单侧封堵（子弹头）的 Y 形金属覆膜支架覆盖瘘口，达到封堵瘘口的目的。

6）EBV 活瓣置入术：首先利于 Chartis 球囊导管探查胸膜瘘口位置，封堵靶支气管后，气体只能通过 Chartis 导管的中心内腔流出，把导管的另一端连接到 Chartis 主机上可以显示气流和压力。随着封堵时间的延长，气流逐渐消失，气道压力逐渐维持胸腔负压，确认靶支气管。于靶支气管内置入 EBV 活瓣封堵瘘口。各支气管间如存在侧支通气，则常导致探查失败。整体费用高。John M 研究报道应用单向活瓣封堵支气管胸膜瘘 40 例患者，其中 47.5% 的患者漏气完全停止，45% 患者漏气明显减少。

7）定制特殊形态封堵塞子封堵瘘口：因患者右中叶支气管残端较长，瘘口位于支气管残端的远处，瘘口细长。将专门定制的特殊形状的封堵器放置于残留的中叶支气管腔内封堵右中叶，封堵成功率相对较高。主要并发症有咳嗽、封堵器移位。

本病例患者瘘口位于中央型气道 Ⅵ 区，为手术残端，右上叶支气管管腔通畅，故选择单侧为盲端的 OKI 金属覆膜支架封堵瘘口。与患者家属沟通后同意放置，支架置入后自胸腔闭式引流管内未再有气泡溢出，提示瘘口封堵成功。

病例点评

（1）支气管胸膜瘘常见的原因有外科手术、结核、严重感染，放化疗，常伴发脓胸。患者常消耗严重、营养状况不良，预后不良，常常是人财两空。

（2）目前用于封堵瘘口的物质有自体血、硅胶假体、房间隔封堵器、室间隔封堵器、定制特殊形状的封堵器、覆膜支架、单向活瓣等，此外还有向瘘口处黏膜注射硬化剂、生长因子，瘘口处涂抹生物胶等方法。方法多种但成功率均达不到 100%。

（3）根据病变的部位（气管八分区法）、瘘口的大小选择不同的方法封堵瘘口，可明显提高封堵的成功率。

（4）瘘口封堵成功后，后期针对脓胸的治疗需积极，否则可因脓胸控制不良导致瘘口扩大或新发瘘口，一旦发生，封堵物质（如硅胶假体、定制的封堵器、房间隔封堵器等）有移位至胸腔内的风险，需取出。而封堵支架不会移位至胸腔内，但会再次出现液气胸。

（5）支气管胸膜瘘的愈合与脓胸的控制情况密切相关，当脓胸治愈后方有瘘口愈合的可能，在确认瘘口愈合后才能取出封堵支架。

参考文献

1. 贾长伶，邱海叶 . 肺癌患者术后发生支气管胸膜瘘的临床危险因素 . 国际护理学杂志，2013，32（10）：2278-2280.

2. 丁培堃，杨林 . 介入封堵治疗肺切除术后支气管胸膜瘘的研究进展 . 中国微创外科杂志，2017，17（8）：728-731.

3. NACHIRA D，CHIAPPETTA M，FUSOL L，et al. Analysis of risk factors in the development of bronchopleural fistula after major anatomic lung resection：experience of a single centre. ANZ J Surg，2018，88（4）：322-326.

4. LI S J，FAN J，ZHOU J，et al. Diabetes mellitus and risk of bronchopleural fistula after pulmonary resection：a meta-analysis. Ann Thorac Surg，2016，102（1）：328-339.

5. KLOTZ L V，GESIERICH W，SCHOTT-HILDEBRAND S，et al. Endobronchial closure of bronchopleural fistula using Amplatzer device. J Thorac Dis，2015，7（8）：1478-1482.

（邹　珩　王洪武）

病例 94　支气管胸膜瘘（右上，Y 形金属覆膜支架 + 房间隔封堵器）

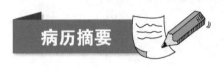

基本信息

患者男性，73 岁。

主诉：诊断右肺癌行右肺上叶切除 + 纵隔淋巴结清扫术后半年，反复发热伴咳嗽 3 个月。

现病史：2016 年 9 月患者外院体检胸部 CT 发现右上肺结节型占位，无咳嗽、咳痰，无发热、咯血，无胸闷、胸痛。在外院行右肺上叶切除 + 纵隔淋巴结清扫术，术后诊断右上肺腺癌 pT2bN0M0，Ⅱ b 期，术后化疗 4 次（顺铂 60 mg × 2 d + 培美曲塞 1.6 g × 1 d），后未随访复查。2017 年 3 月开始出现反复咳嗽，咳少量脓痰，间断有发热，无胸闷、呼吸费力。外院胸部 CT：两肺散在感染，右侧液气胸，可疑支气管胸膜瘘。2017 年 3 月 21 日外院行胸腔闭式引流，持续气泡溢出伴少量脓性胸腔积液。为求进一步诊治收住本院。

既往史：无特殊。

个人史：生于温州，否认糖尿病、高血压、慢性肝病病史，吸烟 40 余年，20 支 / 日，否认饮酒史。

婚育史：25 岁结婚，育有 1 子 1 女，配偶体健。

家族史：父母体健，否认家族肿瘤病史及遗传病史。

体格检查

入院后查体：患者神志清，精神弱，PS 评分 3 分。静息状态，鼻导管低流量吸氧下呼吸尚平稳。胸廓无畸形，两侧对称，右侧锁骨中线第 2 肋间见胸腔闭式引流管留置，行闭式引流，见少量脓性分泌物及大量气泡溢出，呼吸运动右侧减弱，右侧胸壁可扪及大量皮下气肿。右上肺呼吸音消失，未闻及哮鸣音，无胸膜摩擦音。腹软，腹壁无压痛、无反跳痛，未触及包块、未触及异常搏动。肝、脾肋下未触及。双下肢无水肿。

辅助检查

2017 年 3 月 25 日胸部增强 CT（图 94-1）：右肺上叶切除术后改变，右上叶支气管胸膜瘘，右侧包裹性液气胸，右侧中间段支气管狭窄，右中叶膨胀不全。2017 年 3 月 29 日支气管镜（图 94-2）：右上叶支气管远端见瘘口，瘘口长径约 8 mm，瘘口内可见胸腔闭式引流管，右中间段支气管外压性狭窄，气管镜下测量：右上叶支气管残端长 8 mm 左右。

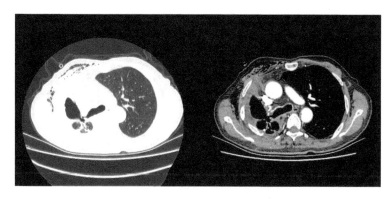

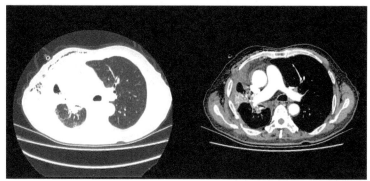

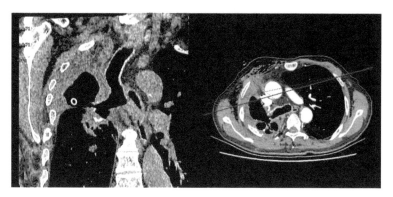

右肺上叶术切除后改变，右上叶支气管胸膜瘘，右侧包裹性液气胸，
右侧中间段支气管狭窄，右中叶膨胀不全。

图 94-1　2017 年 3 月 25 日胸部增强 CT

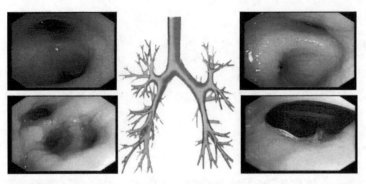

右上叶支气管远端见瘘口，瘘口长径约 8 mm，瘘口内可见胸腔闭式引流管，
右中间段支气管外压性狭窄，气管镜下测量：右上叶支气管残端长 8 mm 左右。

图 94-2　2017 年 3 月 29 日支气管镜

初步诊断

右上肺腺癌根治术后（pT2bN0M0 Ⅱ b 期）术后辅助化疗后，右上叶支气管胸膜瘘，感染性胸膜炎，肺部感染，右侧胸腔闭式引流状态，右侧皮下气肿。

确定诊断

右上肺腺癌根治术后（pT2bN0M0 Ⅱ b 期）术后辅助化疗后，右上叶支气管胸膜瘘，感染性胸膜炎，肺部感染，右侧胸腔闭式引流状态，右侧皮下气肿。

治疗

治疗原则：首先给予胸腔闭式引流，积极抗感染，并选择合适的方法进行支气管胸膜瘘口的闭合治疗。

患者于 2017 年 4 月 10 日在硬质气管镜联合可弯曲支气管镜下，行气道介入治疗（图 94-3），置入右总－右中间段－右上叶（子弹头盲端）Y 形金属覆膜支架，规格为：右总 16 mm×15 mm/ 右中间段 14 mm×18 mm/ 右上叶 8 mm×8 mm（盲端）。支架置入后即刻观察：右侧胸腔引流管停止气泡溢出。术后患者安返病房。支架封堵后 1 周，患者右侧胸腔闭式引流管开始重新出现持续少量的气泡溢出，并每日引流少量混浊胸液（20 ~ 50 mL/d）。右侧胸腔继续带管引流。术后 10 天复查胸部 CT（2017 年 4 月 21 日）（图 94-4）：右侧支气管 Y 形支架在位；右侧胸膜残腔稍缩小；皮下气肿完全消失。患者出院，右侧胸腔继续带管闭式引流，门诊随访。

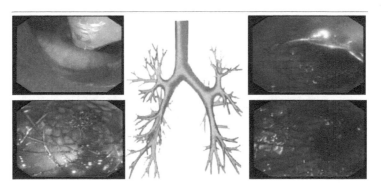

图94-3　2017年4月10日硬质支气管镜下置入Y形金属覆膜支架

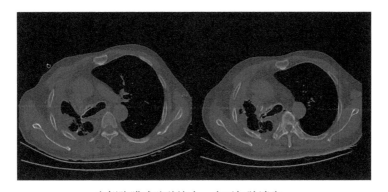

右侧胸膜残腔稍缩小，皮下气肿消失。

图94-4　2017年4月21日（支架置入后10天）胸部CT

复诊

术后2个月复查胸部CT（2017年6月7日）（图94-5）：右侧支气管Y形支架在位；右侧残腔进一步缩小。

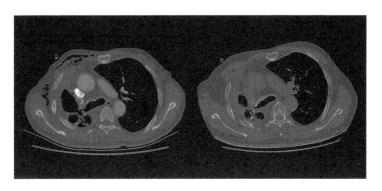

图94-5　2017年6月7日（支架置入后2个月）胸部CT

2017年6月14日胸腔闭式引流管意外脱出，患者一般情况良好，无发热，无咳嗽增多，无胸闷、呼吸困难。来院急诊，查胸部CT（图94-6）：胸部影像较前无明显变化。未予特殊处理，随访观察。

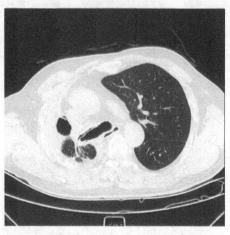

右侧支气管封堵金属支架在位。

图94-6　2017年6月14日胸部CT

2017年7月19日（金属支架置入3个月）复查，胸部CT（图94-7）发现右总-右中间段-右上叶Y形支架严重变形，右上叶瘘口封堵支架与支气管壁间缝隙明显增大。支气管镜：右总支气管处支架金属丝多处断裂，支架变形扭曲（图94-8）。予再次收住入院。

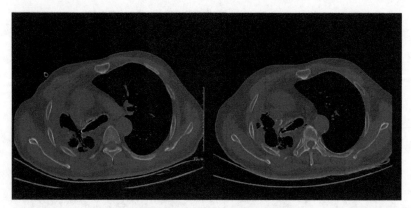

右总-右中间段-右上叶Y形支架严重变形，右上叶瘘口封堵支架与支气管壁间缝隙明显增大。

图94-7　2017年7月19日胸部CT

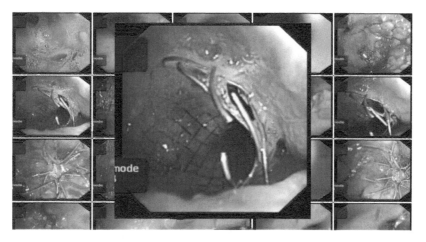

右总支气管处支架金属丝多处断裂，支架变形扭曲。

图 94-8　2017 年 7 月 19 日支气管镜

2017 年 7 月 20 日硬镜下行 Y 形金属覆膜支架取出术，支架取出后，见右上叶支气管瘘口周围少许肉芽组织增生，右中间段支气管稍扭曲，支气管镜可进入远端（图 94-9）。同期在硬质支气管镜下，予右上叶支气管胸膜瘘口处放置室间隔缺损封堵器封堵瘘口（图 94-10），封堵器型号：室间隔缺损封堵器 SQFDQ-IIi10；规格参数：碟面 Ø18 mm，碟距 5 mm，腰 Ø8 mm。手术过程顺利，术后患者无呼吸费力，无发热，无明显咳嗽、咳痰，生命体征稳定。术后 1 天胸片（图 94-11）检查提示右上叶支气管胸膜瘘封堵器在位。患者出院，门诊随访。

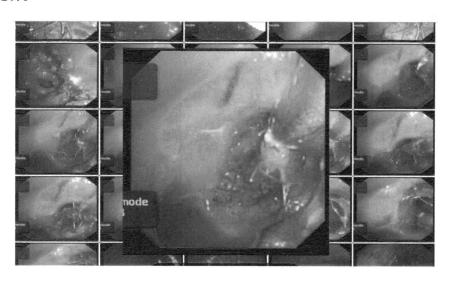

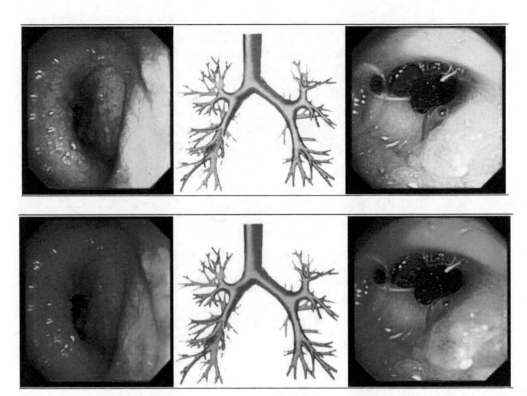

瘘口周围少许肉芽组织增生，右中间段支气管稍扭曲，支气管镜可进入远端。

图 94-9　2017 年 7 月 20 日硬镜下 Y 形金属覆膜支架取出前

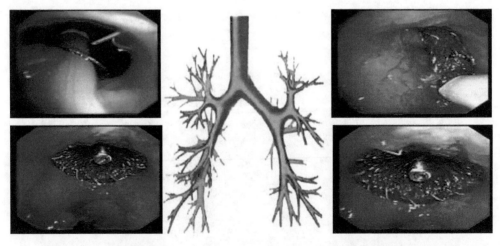

图 94-10　2017 年 7 月 20 日右上叶支气管胸膜瘘口放置室间隔缺损封堵器

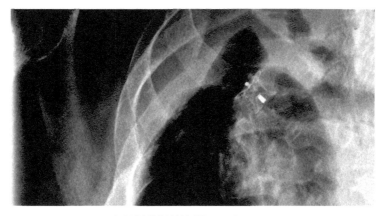

室间隔缺损封堵器置入后 1 天。

图 94-11　2017 年 7 月 21 日胸片

随访

室间隔缺损封堵器置入后患者定期随访，复查胸部 CT 与支气管镜（图 94-12、图 94-13）。2017 年 9 月 25 日胸部 CT 显示右上肺残腔逐渐缩小，支气管镜提示右上叶瘘口封堵器在位，与右上叶支气管口黏膜贴合紧密，封堵器边缘局部少许肉芽组织增生。2018 年 3 月 20 日胸部 CT 显示封堵器在位，右上肺残腔继续缩小；支气管镜显示右上叶瘘口封堵器在位，与右上叶支气管口黏膜贴合紧密，封堵器边缘局部肉芽组织较前减少。

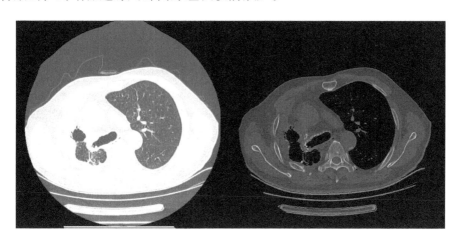

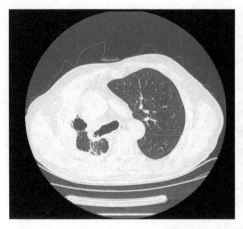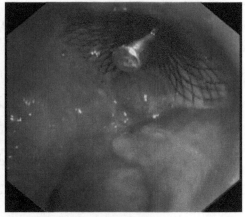

封堵器在位，右上肺残腔缩小；支气管镜显示右上叶瘘口封堵器在位，
与右上叶支气管口黏膜贴合紧密，封堵器边缘局部少许肉芽组织增生。

图 94-12　2017 年 9 月 25 日（封堵器置入后 2 个月）胸部 CT

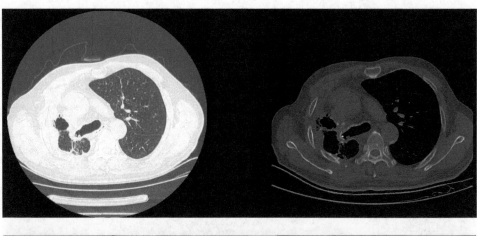

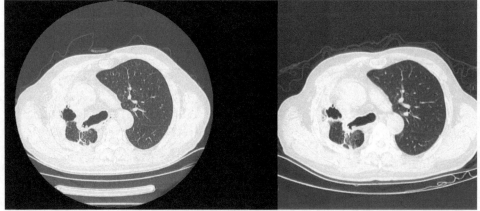

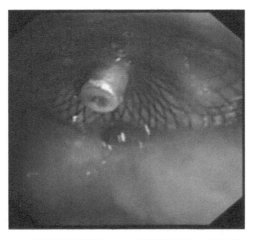

封堵器在位，右上肺残腔继续缩小；支气管镜显示右上叶瘘口封堵器在位，
与右上叶支气管口黏膜贴合紧密，封堵器边缘局部肉芽组织较前减少。

图 94-13　2018 年 3 月 20 日（封堵器置入后 6 个月）胸部 CT

病例分析

　　术后支气管胸膜瘘的处理需在胸腔闭式引流，积极抗感染的基础上，采取合适的方法进行封闭瘘口的治疗。原则上外科手术修补瘘口应为首选，但外科手术后迟发型支气管胸膜瘘行再次手术修补瘘口的效果较差，且迟发型支气管胸膜瘘患者往往存在反复感染、身体状况差，常常不能够耐受手术。可选择经支气管镜介入治疗。

　　本病例应该采取何种支气管镜介入支气管胸膜瘘封堵方法？我们分析了各种封堵方法的特点和适用瘘口类型，如支气管镜下瘘口局部注入医用生物胶的封堵方式，适用于直径 0.3 cm 以下的瘘口；瘘口引流支气管腔内置入单项活瓣气道支架，适用于支气管残端较长，容易固定单项活瓣气道支架者；硅胶塞封堵瘘口，同样适用于支气管残端较长，便于固定硅胶塞者；L 形子弹头覆膜支架封堵瘘口，适用于支气管分支盲端残端瘘，且支气管残端较长，如左总、右中叶、右下叶支气管残端瘘；Y 形单子弹头覆膜金属支架，适用于残留支气管较短，封堵支架需要固定，如右主支气管、右上叶支气管残端瘘者。因此，根据本病例患者支气管胸膜瘘的类型，我们选择了定制 Y 形单子弹头覆膜金属支架置入，封堵支气管胸膜瘘瘘口，早期取得了良好的疗效。

但随着金属支架存在气道腔内的时间延长，不断受外力作用，出现变形、金属丝断裂，立即行支气管镜下介入治疗，取出断裂、变形支架，以防止支架嵌顿造成气管堵塞，损伤支气管及邻近器官及大血管导致不良并发症。当取出封堵支架后，未闭合的瘘口如何处理又成了我们马上面临并需要及时解决的问题。再次分析本病例瘘口特点：瘘口相对较大（Ø8 mm）；右上叶支气管残端瘘，残端短（8 mm）；右上叶开口在右主支气管侧壁，管口可呈一平面；瘘口胸腔面易呈平面，周围空间大。故我们选择双碟型室间隔缺损封堵器置入，封堵瘘口。

病例点评

本病例的诊治过程中，分析 Y 形单子弹头覆膜金属支架变形、断裂的原因，我们认为，Y 形单子弹头覆膜金属支架固然有其优点，如右上叶子弹头盲端支与支架主体部分连为一体，可防止堵瘘支移位；支架整体覆膜，扩大了封堵范围，提高了封堵的严密性；支架依据 CT 三维成像测量而个体化定制，最大程度适型。但同时 Y 形单子弹头覆膜金属支架也存在如下缺点：支架的个体化定制是依据瘘口封堵前支气管形状、走行、分支夹角而设计，形状、角度固定，而瘘口封堵后，胸腔残腔缩小，容积改变，必然牵拉气管、支气管移位，导致支架无法适型，使得支架在气道内各方向受力不均，随着时间的延长，金属支架金属丝老化，便容易变形、断裂，甚至有嵌顿阻塞气道的风险。

再次封堵瘘口治疗时，我们选择了室间隔缺损封堵器置入瘘口完成封堵。双碟型室间隔缺损封堵器适用于 1～3 级段支气管以上的大气道支气管残端瘘，并具有以下优点：可供选择的规格多，便于依据瘘口的特点选择合适的规格；固定良好，不易移位；腰部及碟盘均内置 PET 阻流膜，对液体及气体均有良好的隔绝作用，并且利用腰部填塞瘘口，结合两侧碟盘覆盖，封堵严密；为镍钛合金丝编制而成，具有良好的记忆性和生物相容性；超弹性，适型良好。因此本病例的瘘口封堵取得了良好的疗效和更优的顺应性。

在室间隔缺损封堵器的应用中我们体会到，选择的病例其瘘口应具备瘘口两侧应各成一个相对平面，有足够的空间让封堵器支架释放后碟盘成型的特点；选择的封堵器规格，其碟面直径应为瘘口直径的 1.5 ~ 2.0 倍，腰部直径应等于瘘口直径，碟距稍短于瘘口至胸腔入口的距离，有利于形成一定的张力贴合瘘口周围组织形成封堵。值得注意的是，假如瘘口所处的支气管过长、过窄，将会导致近端支架受限于支气管腔，不能形成碟盘，而呈纺锤形，不能贴合瘘口周围支气管壁，使得封堵不严，并容易移位，甚至从瘘口脱入胸腔。Fruchter 等使用 Amplatzer 封堵器共治疗 11 例支气管胸膜瘘，其中 1 例患者由于封堵器大小不合适，脱落至胸腔内。

最后，支气管胸膜瘘治疗原则：胸腔引流 + 控制感染是基础；外科手术修补是首选；无法进行外科手术修补时，需根据瘘的个体化特征，进行个体化支气管镜介入封堵治疗。

参考文献

BERTHEUIL N，CUSUMANO C，MEAL C，et al. Skin Perforator flap pedicled by intercostal muscle for repair of a tracheobronchoesophageal fistula. Ann Thorac Surg，2017，103（6）：e571-e573.

（金旭如　陈成水）

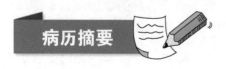

病历摘要

基本信息

患者男性，79 岁。

主诉：肺癌术后持续胸腔漏气 1 月余。

现病史：患者于 2017 年 3 月 18 日行"右下肺癌根治术"，保留右中肺，术后病理示：右肺下叶中分化鳞状细胞癌，pT2aN0M0。术后患者右侧胸腔持续漏气，经保守治疗 3 周余，漏气未缓解，2017 年 4 月 11 日带胸管（12Fr 舒贝康引流管）出院。2017 年 4 月 20 日患者引流瓶无气泡溢出，当地医院复查胸部 CT 示：右侧胸腔引流管脱落至皮下，右上肺萎陷伴右侧液气胸。拔除原引流管，于右侧锁骨中线第 2 肋间重新穿刺置管，置管后胸瓶持续有气泡溢出，2017 年 4 月 28 日当地医院气管镜报告示：右肺下叶支气管残端瘘；为行支气管镜下封堵瘘口收入院。发病以来，患者精神状态良好，体力状况良好，食欲良好，睡眠一般，体重减轻约 3 kg，大小便正常。

既往史：体健。

个人史：吸烟 40 余年，20 支 / 天，饮白酒 40 余年，4 两 / 天。

婚育史：适龄结婚，育有 3 子，配偶及 3 子体健。

家族史：否认家族性遗传病、肿瘤病史。

体格检查

入院查体：体温 36.4 ℃，脉搏 70 次 / 分，呼吸 18 次 / 分，血压 130/70 mmHg。发育正常，营养中等，自主体位，右胸手术切口愈合良好，右胸第 2 肋间锁骨中线引流管在位、通畅，说话及咳嗽时可见引流瓶明显气泡溢出，右侧语颤减低，叩诊呈鼓音，右上肺呼吸音低，双肺未闻及明显干、湿啰音。心率 70 次 / 分，律齐，各瓣膜区未闻及病理性杂音，腹软，无压痛、反跳痛、肌紧张，未触及包块，肝脾肋下未触及，双下肢不肿。

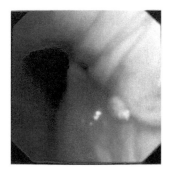

右下肺切除术后改变，右侧胸膜腔内见无肺纹理区，右侧胸膜光整，胸腔未见明显液性密度影，冠状位 CT 右侧肺尖部可见胸膜粘连带，疑似胸膜瘘口，左侧胸膜下多发肺气肿表现。

图 95-1　2017 年 5 月 4 日胸部 CT 冠状位

电子支气管镜检查（外院 2017 年 4 月 28 日）示：右肺下叶支气管残端瘘。

电子气管镜检查（2017 年 5 月 4 日）示：右肺中叶手术吻合口针尖样大小疑似瘘口，偶见小气泡附着瘘口，右中叶开口可见（图 95-2）。

初步诊断

右下肺支气管残端瘘？胸腔闭式引流术后，肺癌（右下肺鳞癌 pT2aN0M0 Ⅰa 期），右下肺切除术后。

辅助检查

血常规（2017 年 5 月 4 日）：WBC 4.77×10^9/L，NEUT% 60.2%，Hb 113 g/L，PLT 163×10^9/L。凝血功能（2017 年 5 月 4 日）：凝血酶原时间 14.5 s，凝血酶原时间国际标准化比值 1.1，凝血酶时间 15 s，纤维蛋白原 4.77 g/L，活化凝血活酶时间 40.2 s。心电图（2017 年 5 月 4 日）：窦性心律，正常心电图。

胸部 CT（2017 年 5 月 4 日）示：右侧胸膜腔内见无肺纹理区，右侧胸腔内见少量液性密度影，右侧皮下气肿，左肺肺气肿，纵隔淋巴结稍大（图 95-1）。

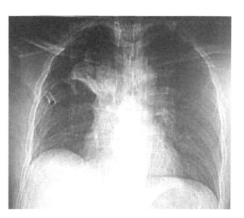

手术吻合口远端近中叶开口处可见针尖样大小疑似瘘口，但无气泡溢出。

图 95-2　2017 年 5 月 4 日气管镜

确定诊断

右下肺支气管残端瘘，右侧自发性气胸？胸腔闭式引流术后，肺癌（右下肺鳞癌 pT2aN0M0 Ⅰa 期），右下肺切除术后。

鉴别诊断

（1）支气管残端瘘：常继发于外科肺术切除后，可有高热、刺激性咳嗽、咳胸水样痰及呼吸困难等症状，胸腔持续漏气伴皮下气肿，胸液如巧克力色或深褐色，可通过胸部 X 线、胸部 CT、胸腔注入亚甲蓝或气管镜、支气管造影等检查明确诊断。

（2）自发性气胸：患者老年男性，有长期吸烟史，胸部CT示肺气肿改变，术后余肺愈合不良，肺大泡破裂致气胸可能，可行气管镜检查，必要时胸腔镜探查明确诊断。

治疗

治疗原则：继续胸腔闭式引流治疗，定期更换敷料，避免胸腔感染。完善常规检查，复查胸部CT检查了解肺部、胸腔及胸膜情况。电子气管镜检查了解右下肺支气管残端情况，观察有无瘘口。虚拟支气管镜导航软件（DirectPath）重建出患者三维支气管树进行评估。必要时行胸腔镜探查或开胸探查明确诊断。

患者入院后完善常规检查无明显异常，复查胸部CT示：右侧液气胸，右侧皮下气肿，左肺肺气肿，纵隔淋巴结稍大。电子支气管镜示：手术吻合口远端近中叶开口处可见针尖样大小疑似瘘口。患者胸瓶内无脓液溢出，临床及实验室检查均无明显感染征象，且无咳胸水样痰症状，提示残端瘘可能性小，将胸部CT扫描DICOM数据导入DirectPath导航软件，重建出患者三维支气管树，未发现术后残端瘘口（图95-3），右上叶尖段可见脏壁层胸膜粘连，疑似存在胸膜破口，结合患者有长期吸烟史，胸部CT显示两肺存在多发胸膜下肺气肿表现，不除外右上叶肺大疱破裂可能。会诊意见反馈给胸外科，胸外科于2017年5月8日行全麻下"胸腔镜探查术"，探查显示胸腔广泛粘连，肺表面纤维板完全包裹，右肺上叶肺尖部见一破口，直径约1 cm，可见持续漏气，原右肺下叶支气管残端部被纤维板致密包裹，未见瘘口；转开胸手术，剥除部分纤维板，将右肺上叶肺尖部游离后缝合修补。最终纠正诊断为右侧自发性气胸（右上叶肺大疱破裂），肺大疱破裂致支气管胸膜瘘。术后患者恢复良好，2017年5月11日复查胸片示气胸愈合（图95-4），2017年5月12日顺利拔除胸腔引流管，顺利出院。

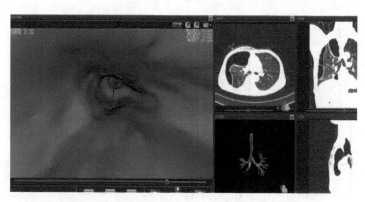

右下肺手术残端未发现瘘口，右上肺局部与壁层胸膜粘连。

图95-3　VBN评估图像

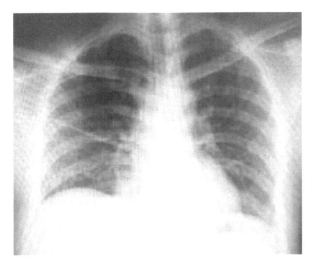

右下肺切除术后，右侧胸腔引流术中，双肺纹理稍多，未见异常密度影，肋膈角锐利。

图 95-4　2017 年 5 月 11 日胸片（拔除胸管前）

复诊

患者出院后 3 个月电话随访，患者一般状况良好，无咳嗽、胸闷等不适，当地医院复查胸部 CT 未再次出现右侧气胸。

病例分析

病例分析过程见图 95-5。

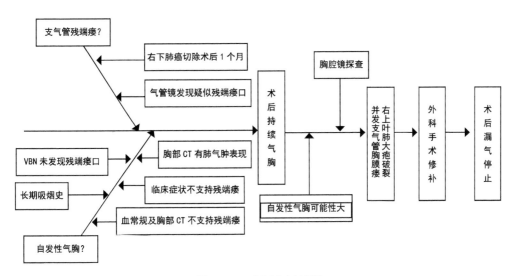

图 95-5　病例分析过程

支气管胸膜瘘（BPF）是外科肺切除术后常见并发症，常发生在术后1周至3个月之间，主要集中在术后8～12天；文献报道术后BPF的发生率为1%～4%。BPF的典型临床症状是高热、刺激性咳嗽、咳胸水样痰及皮下气肿；胸腔闭式引流瓶可见持续气泡冒出，胸液的颜色如巧克力或深褐色；伴有不同程度感染及呼吸功能衰竭症状；血常规检查异常。BPF首要的诊断方法是电子支气管镜检查，通过观察瘘口情况可以区分感染、坏死或者肿瘤复发，镜下还可以进行直接干预治疗，但气管镜诊断BPF也存在假阴性结果。多层螺旋CT扫描是疑诊为BPF患者首选的影像学检查方法，不仅可以直接发现大的瘘口，支气管残端附近的腔外气泡及胸腔气液平面的改变也提示可能存在小的BPF，这些征象有时甚至会出现在临床症状出现之前。其他诊断方法包括X线检查、支气管造影及向胸腔内或通过气管镜向支气管残端注入亚甲蓝等；近年来有报道吸入一氧化二氮和高浓度氧气，然后通过测量胸腔一氧化二氮和氧气的含量用于诊断BPF；核素气雾剂扫描也可以用在细小、难诊断的BPF。目前多层螺旋CT扫描的高级后处理技术包括容积再现重建（volume reconstruction，VR）、多平面重组重建（multi plane reconstruction，MPR）及DirectPath导航软件也可以用来诊断BPF，不仅能清晰显示瘘口，还能准确测量气道管径及观察残端病变。术后早期发生的BPF主要是中央型BPF，原因常和手术技术相关，常规气管镜检查容易诊断。虽然该患者在外院支气管镜发现右中间段残端存在针尖样瘘口可能，但无确凿证据。且患者体温正常，血常规正常，胸部CT示右侧胸膜腔光整，引流瓶内无脓液溢出，无感染征象；且无咳胸水样痰症状，临床症状提示残端瘘可能性小。我们将该患者胸部CT扫描DICOM数据导入DirectPath导航软件，重建出三维支气管树，也未发现术后残端瘘口，但发现右上肺局部与壁层胸膜粘连，结合患者有长期吸烟史，胸部CT显示两肺存在多发胸膜下肺气肿表现，不排除右下肺癌术后导致右上肺肺大疱牵拉破裂致气胸可能。通过进一步外科全麻下"胸腔镜探查术"，明确发现右肺上叶肺尖部见一破口，直径约1cm，见持续漏气；原右肺下叶支气管残端部被纤维板致密包裹，未见瘘口，从而证实了我们术前高度考虑的右上肺肺大疱破裂致 BPF 的诊断。

　　该患者经过两次电子支气管镜检查均未明确诊断及排除术后残端瘘，最终经外科胸腔镜检查确诊。术后 BPF 的诊断和定位有时是困难的，可能需要反复的影像学及有创性检查，包括电子气管镜检查、胸腔镜检查，甚至开胸探查。术后危重症及伴有呼吸衰竭的 BPF 患者往往无法耐受有创检查，临床很容易漏诊及误诊，造成病情延误，增加患者死亡风险。我们利用肺部高分辨率 CT 结合虚拟支气管镜导航系统（DirectPath 1.0）生成的肺部三维图像开展综合评估，这是一种创新、安全及无创的方法，为明确诊断提供了极大的帮助，对于较大直径的 BPF，还能测量瘘口大小及准确定位，为 BPF 患者气管镜下介入治疗及外科手术治疗提供精确数据。我们认为，目前 DirectPath 导航软件可以作为一种补充性检查，协助常规气管镜检查诊断和定位 BPF，为瘘口判断困难的患者提供了一种新的诊治思路，有很大应用前景。本例患者若能进一步联合外科术前经支气管 Chartis 系统开展全面评估，则可在术前进一步精准明确 BPF 的具体位置，但因本例患者经济较差，故未予尝试，但此方法也不失为一种微创的判断腔内瘘口的方法，值得在今后的临床工作中尝试。

参考文献

　　1. 韩巴特尔，赵德惠，郭占林. 肺癌术后支气管胸膜瘘的防治进展. 内蒙古医科大学学报，2012，34（1）：100-104.

　　2. GAUR P，DUNNE R，COLSON Y L，et al. Bronchopleural fistula and the role of contemporary imaging. J Thorac Cardiovasc Surg，2013，148（1）：341-347.

（刘欣欣　沈夏平　杨立信　黄海东）

病例 96 支气管异物（右下叶基底段，钳取 +CO_2 冷冻）

病历摘要

基本信息

患者女性，15 岁。

主诉：反复间断咯血一年余。

现病史：患者一年前疑似误吸鸡骨头后开始出现呛咳伴咯血。于当地诊所予以抗感染、止血治疗后好转。但一年来患者咯血症状反复间断出现，最多时咯血量约 200 mL。2018 年 7 月 24 日患者就诊于当地县医院并行胸部 CT 检查提示右下肺阴影伴不规则钙化影。后患者转至徐州市某医院行局部麻醉下支气管镜检查见右下叶基底支异物嵌顿。为求进一步诊治于 2018 年 7 月 29 日入住笔者所在医院胸外一科。患者发病以来精神尚可，饮食、睡眠及二便均正常，体重较前无明显变化。

既往史：患者出生时因难产致脑瘫，出现认知及言语沟通功能障碍，否认其他病史。

个人史、婚育史：无特殊。

家族史：否认家族遗传病史，无与患者类似疾病者。

体格检查

入院查体：体温 36.5 ℃，脉搏 86 次 / 分，呼吸 20 次 / 分，血压 98/60 mmHg。神志清晰，精神尚可，营养中等，步入病房，查体合作。全身皮肤、黏膜未见黄染及出血点，浅表淋巴结未触及。听诊右下肺呼吸音略低，余肺呼吸音粗，未闻及明显干、湿啰音及哮鸣音。心律齐，各瓣膜区未闻及明显病理性杂音。生理反射存在，病理反射未引出。

辅助检查

2018 年 7 月 24 日胸部 CT 可见右下肺斑片状、块状密度不均一影其内见两处不规则钙化影（图 96-1）。2018 年 7 月 26 日局部麻醉支气管镜检查发现右下基底支气管管腔内异物嵌顿，伴有肉芽肿样组织增生。2018 年 7 月 30 日血常规提示：WBC 5.9×10^9/L、RBC 3.08×10^{12}/L、HGB 80 g/L、HCT 26.5%、PLT 356×10^9/L。余化验基本正常。

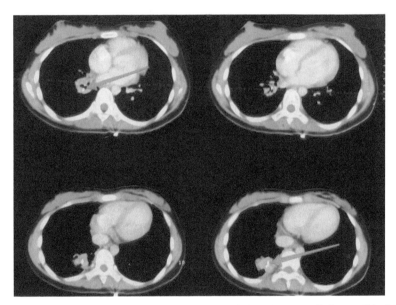

2018 年 7 月 24 日胸部 CT 示右下肺斑片状、块状密度不均一影，箭头示两处钙化影。

图 96-1　胸部 CT 表现

初步诊断

支气管异物（右下叶基底段），右下阻塞性肺炎，中度贫血，脑瘫。

确定诊断

支气管异物（右下叶基底段），右下阻塞性肺炎，中度贫血，脑瘫。

鉴别诊断

患者诊断明确，无须鉴别。

治疗

治疗原则：取异物，解除气道阻塞、通畅气道、改善症状。

该患者入院后完善相关检查，相关结果提示中度贫血，考虑其与长时间咯血有关，但血小板数及凝血功能基本正常。胸部 CT 显示异物有两处，分别位于右 B10 支管口及其远端肺组织内，深部异物取出存在风险，难度也较大。

2018 年 8 月 1 日患者于本院第一次在全麻下经喉罩插入 Olympus 1T260 型软式支气管镜检查见：右下支气管黏膜红肿明显，右 B10 支管口见异物（鸡骨头）嵌顿，其周围伴肉芽肿样组织不完全包裹（图 96-2A），直接采用鳄鱼齿型异物钳成功取出。异物取出后远端管腔内大量淡黄色脓液不断溢出，予以收集送检相关病原学检查，并对肉芽肿样组织钳夹送病理。过程中局部有少许渗血，予以冰生理盐水滴注并充分吸除分泌物。继续进镜，右 B10 支远端管腔结构破坏，管壁软化塌陷伴肉芽肿增生，可见有低位异物（鸡骨头）纵向插入深部（图 96-2B）。用异物钳反复钳取困难，改用活检钳清理周边肉芽肿样组织，并

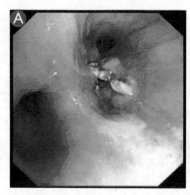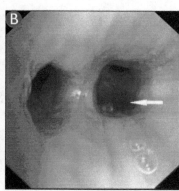

A：2018 年 8 月 1 日支气管镜下见右 B10 支管口异物阻塞；B：2018 年 8 月 8 日复查支气管镜见异物取出后右 B10 支管口通畅。

图 96-2 支气管镜下表现

用冰生理盐水局部止血满意。继续用异物钳钳取，异物松动，但钳碎成多块。如此重复钳取碎块、止血、清晰暴露视野、再钳取碎块，直至最后的碎块被夹除（图 96-3），内镜直视下无碎块显示。改用北京库兰 K320 型冷冻治疗仪对病灶管壁多点冻融循环治疗，退镜前在右 B10 支管腔内滴注地塞米松 5 mg。患者术程中监测生命体征、血氧饱和度均平稳、正常。

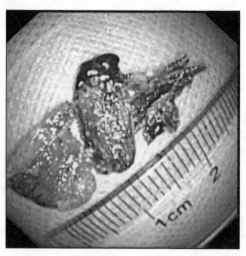

图 96-3 内镜下取出的异物（鸡骨头）

2018 年 8 月 3 日患者右下支气管新生物活检病理报告考虑炎性肉芽组织（图 96-4）。2018 年 8 月 4 日患者复查胸部 CT 显示右下支气管及肺组织内均无钙化影残留（图 96-5）。

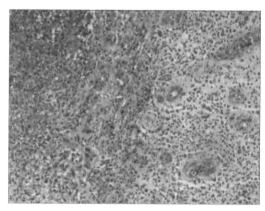

肉芽组织伴大量淋巴细胞、浆细胞及中性粒细胞浸润。

图 96-4　右下支气管新生物活检病理报告（HE 染色 ×10）。

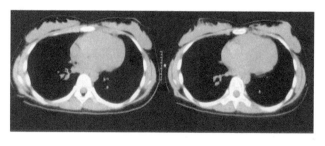

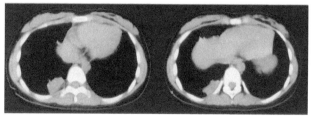

右下肺斑片状、块状密度不均一影，原位置钙化影消失。

图 96-5　2018 年 8 月 4 日复查胸部 CT

复诊

2018 年 8 月 8 日患者再次在全麻下复查支气管镜，镜下显示右下 B10 支管口较前通畅（图 96-6），其远端管壁结构仍显示不清，但均未见有异物。局部继续给予 CO_2 冷冻治疗。继续给予患者相应的临床药物治疗并嘱其定期随访，但患者及家属于 2018 年 8 月 9 日自动要求出院。

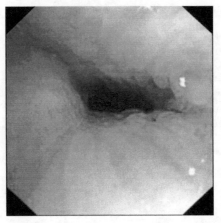

2018 年 8 月 8 日复查支气管镜见右 B10 支远端异物取出后无异物残留。

图 96-6　支气管镜下表现

病例分析

　　支气管内异物既往被认为是小儿常见的临床问题，但近年来国内外报道显示其于成人发生也并非少见。特别是存在慢性呼吸系统、精神系统疾病及长期酗酒、有不良饮食习惯、既往有手术或外伤史等相关因素者则更为多见。根据吸入异物的种类、大小、形状，其发病可轻可重，甚至可危及生命。尽早诊断并取出异物是减少并发症和降低死亡风险的关键。其诊断主要依据相关异物吸入史。临床表现依据病程分期：早期异物吸入后可有剧烈的呛咳、憋气、痰血或不同程度咯血，异物较大时引起呼吸困难，甚至窒息死亡；无症状期时间长短不一，与异物种类、大小及感染程度等有关，由于症状不典型易误诊、漏诊；当异物刺激和感染引起炎性反应时，分泌物增多，咳嗽加重，出现相关呼吸道炎症和发热等症状；并发症期主要表现为肺炎、肺不张、肺气肿、支气管扩张、肺脓肿等。体格检查时听诊可闻及哮鸣音，合并感染时可有湿啰音，出现肺气肿、肺不张时局部呼吸音减低或消失。胸部影像学如透视、X 光片对诊断有一定帮助，但吸入的有机物在 X 光透视下不显影。胸部 CT，特别是三维重建可显示异物的轮廓、大小、部位，也可以显示其周围肺组织情况及异物毗邻关系。可弯曲支气管镜检查为诊断支气管异物金标准之一，可直接明确异物的大小、形态、性状及所处位置。

支气管异物依据患者相关吸入史及临床表现、影像学检查，其诊断并不困难。有效的内镜下发现并安全取出是成功的关键。临床上依据吸入异物的种类、大小、位置，吸入时间的长短，以及患者本身耐受情况等应个体化考虑：治疗前须详细询问患者异物吸入史及时间，认真阅片并了解异物毗邻的肺组织及血管情况；认真评估内镜下取异物可能出现的问题与风险；适当地给予抗感染、化痰、扩张支气管等药物治疗，并做好心理疏导，完善谈话及知情同意书签字等；根据患者具体情况选择局部麻醉或是全麻，内镜及异物钳的种类及型号，备好应急预案。有些异物因吸入时间过长，周围可能包裹有肉芽组织，且其本身质地可能变脆而软，取出过程中不仅有出血风险，而且异物易碎，不容易一次取尽。应联合热消融（激光、APC、高频电、微波、电圈套器等）、CO_2冷冻等，必要时分次取出，并定期随访。

针对本例患者因其出生时难产而导致脑瘫，出现智力落后及与家人言语沟通方面障碍，不能第一时间提供异物误吸史。患者虽反复间断出现咯血症状，但当地诊所诊断支气管异物方面经验不足，同时欠缺有效的检查设备，导致患者异物误吸后长期得不到确诊。

该患者异物吸入时间长达一年之久，出现大量肉芽肿组织包裹，且异物低位嵌顿，位置较深几近肺底部而临近胸膜，已造成肺组织破坏、化脓。患者反复咯血致中度贫血，且患有脑瘫不能进行术中有效的配合，以上几点均增加异物取出难度。究其支气管异物成功取出的因素有：①多学科合作，包括临床科室、影像科、麻醉科、内镜室的医护人员术前详细的病情评估、预案的制定；②认真阅片，充分了解异物的种类、数量、大小、形状及周围毗邻结构等；③医师具备熟练的内镜操作技巧和足够的耐心，全麻状态增加了检查的舒适度和安全性，有经验的护士配合必不可少。

本例患者首诊在笔者所在医院胸外科，考虑患者年轻且为良性疾病而未直接行右下肺手术切除，多学科模式下会诊后最终选择内镜介入微创方法治疗，最终效果令人满意。提示多学科诊疗模式在临床诊治中的重要性，而介入肺脏病专科、特别是支气管镜技术的发展与应用在支气管异物诊治中的地位优势显著。

病例点评

（1）支气管异物不仅在儿童人群中多见，成人发病率也较高。依据患者相关吸入史、临床表现及影像学检查，诊断并不困难。

（2）支气管镜技术在异物诊治方面优势明显，术前多学科的评估与预案的制定，术中关键在于熟练的镜下操作及护理配合，术后要处理相关并发症、遵医嘱随访。

参考文献

1. 周足力，杨锋，李运，等. 成人支气管内异物的诊断与治疗. 中国微创外科杂志，2018，18（6）：491-493.

2. 贾卫红，李建英，卜丽娜. 成人气管支气管异物 2222 例临床 Meta 分析. 中华肺部疾病杂志（电子版），2018，11（2）：195-199.

3. 中华医学会耳鼻咽喉头颈外科学分会小儿学组. 中国儿童气管支气管异物诊断与治疗专家共识. 中华耳鼻咽喉头颈外科杂志，2018，53（5）：325-338.

4. KOCHER G J，GSTREIN N，JAROSZEWSKI D E，et al. Nuss procedure for repair of pectus excavatum after failed Ravitch procedure in adults：indications and caveats. J Thorac Dis，2016，8（8）：1981-1985.

5. MAAGAARD M，TANG M，RINGGAARD S，et al. Normalized cardiopulmonary exercise function in patients with pectus excavatum three years after operation. Ann Thorac Surg，2013，96（1）：272-278.

6. LIN L，LV L，WANG Y，et al. The clinical features of foreign body aspiration into the lower airway in geriatric patients. Clinical interventions in aging，2014，9：1613-1618.

（查显奎　吕莉萍）

病例 97　气管异物（手术缝线）（中央型气道 Ⅲ 区，氩气刀 + 活检钳）

病历摘要

基本信息

患儿女性，3 岁。

主诉：肺动脉吊带矫治术后 18 个月，咳嗽、气喘半年，发现气管狭窄 20 余天。

现病史：患者 18 个月前因气喘行检查后诊断为"先天性肺动脉吊带；卵圆孔未闭"，在外院行"肺动脉吊带矫治术 + 卵圆孔未闭修补术"（具体术式不详），术后气喘有所缓解。半年前患儿再次出现气喘并伴有咳嗽，活动时可闻及哨鸣音，无发热，呼吸困难不明显，对症处理后症状可稍有缓解，但反复出现并逐渐加重。20 天前就诊于外院，行支气管镜检查发现气管下段黏膜肿胀，管腔狭窄，并可疑异物存在，术中未能取出气管异物，给予抗感染、化痰等治疗 6 天后出院。出院后气喘进一步加重，后为进一步诊疗，门诊以"气管异物；肺动脉吊带术后"收入院。

既往史：平素体质不佳。否认肝炎、结核等传染病史，否认外伤、输血史。一岁以前预防接种按时进行，一岁后停种。曾有过敏，过敏原不详。

个人史：无特殊。

家族史：父母亲体健。否认家族中有遗传病、传染病史。

体格检查

入院后查体：体温 36.6 ℃，脉搏 110 次 / 分，呼吸 30 次 / 分，体重 12.5 kg。发育正常，营养差，神志清，精神可，呼吸尚平稳，吸气相三凹征阴性。胸部皮肤可见一长约 9 cm × 1 cm 手术瘢痕，全身皮肤无黄染、皮疹及出血点，浅表淋巴结未触及肿大。头颅外观无畸形，头发分布均匀，眼睑无水肿，结膜无充血，巩膜无黄染，双侧瞳孔等大、等圆，直径约 3 mm，对光反射灵敏。口唇红润无发绀，口腔黏膜无溃疡，咽部稍充血，双侧扁桃体无肿大。颈软无抵抗、颈静脉无怒张。气管居中，甲状腺不大。胸廓无畸形，双侧呼吸动度一

第四篇

气道内异物

致，语颤对称，双肺叩诊呈清音，两肺呼吸音粗糙，可闻及喘鸣音，未闻及湿啰音。心率 110 次 / 分，律齐，心音有力，各瓣膜听诊区未闻及病理性杂音。腹软，无压痛及反跳痛，双下肢不肿，病理征（－）。

辅助检查

入院后检查：血常规：WBC 5.35×10^9/L，Hb 120 g/L，NEUT% 29.1%，LYM% 51.8%，PLT 267×10^9/L，Hb 125 g/L。尿常规：潜血（＋）。肝功、肾功、电解质、CRP、hs-CRP 正常。凝血系列：D- 二聚体 1.386 µg/mL，FDP 13.68 µg/mL，凝血酶原时间 13.1s，凝血酶原活动度 73.6%，余正常。PCT 正常。β -HCG 正常。催乳素 33.35 ng/mL。梅毒、艾滋、肝炎系列阴性。T-SPOT-TB 阴性。血沉 5.0 mm/h。免疫球蛋白补体系列：IgG 4.28 g/L，IgA 0.33 g/L，κ- 轻链 0.79 g/L，λ - 轻链 0.71 g/L，补体 C1 抑制因子 0.40 g/L。呼吸道病毒系列检测均阴性。痰培养 2 次阴性。

动脉血气分析正常。呼气 NO 浓度均值 21 ppb。潮气呼吸分析测试：中度阻塞性通气功能障碍。心电图正常。心脏彩超：肺动脉吊带矫治术后，左肺动脉内径细，血流加速。

胸部 CT（2017 年 10 月 23 日）：隆突上方气管管腔内密度不均匀，左、右侧主支气管管腔仍可见，双肺纹理增多，心影形态及位置在正常范围内，双侧膈面光滑，肋膈角锐利（图 97-1A ～图 97-1D）。三维重建结果提示：前胸壁见手术瘢痕影，胸骨呈术后改变；约胸 5 ～胸 6 椎体水平气管狭窄，最窄处气管前后径约 0.38 cm，左右径约 0.44 cm；气管内未见异常影；双肺视野清晰，肺纹理走行自然，增强未见异常强化影。双肺门影不大。气管及纵隔位置居中，上腔静脉后气管前间隙及隆突周围未见明显肿大淋巴结影，心影形态大小未见明显异常，两侧胸膜腔内未见积液征象（图 97-1E）。

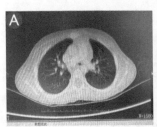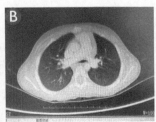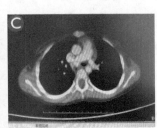

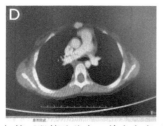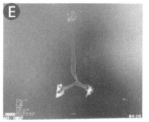

A：气管下段管腔狭窄，其内密度不均匀；B：隆突前后径变短，右主支气管管口狭窄；C：纵隔窗腔内未见明确阻塞性病变；D：隆突上未见明确阻塞；E：气管三维重建结果显示气管下段显著狭窄。

图 97-1　胸部 CT 三维重建

初步诊断

中央型气道Ⅲ区狭窄（肉芽组织增生），气管异物（手术缝线），肺动脉吊带矫治术后，卵圆孔未闭修补术后。

确定诊断

中央型气道Ⅲ区狭窄（肉芽组织增生），气管异物（手术缝线），肺动脉吊带矫治术后，卵圆孔未闭修补术后。

鉴别诊断

患儿有肺动脉吊带手术史；院外支气管镜检查发现病变位于气管，根据影像表现，其上刚好为肺动脉走形跨越区域；中央型气道Ⅲ区黏膜肿胀、管腔狭窄，呈外压性改变，管腔内可见黑色线团样物阻塞，局部可见肉芽组织增生。根据镜下形态特点，首先考虑异物（缝线）伴肉芽组织增生，外科手术治疗中是否涉及气管未明，但结合患儿手术史及既往无误吸病史，首先考虑缝线向气管内排异。

治疗

治疗原则：解除气道狭窄、通畅气道、改善症状。

2017 年 10 月 26 日行支气管镜下介入治疗（图 97-2）：全麻下插入喉罩，经喉罩置入外径 4.9 mm 软镜（通过连接软管孔进入），术中心电监护。支气管镜进入后，见中央型气道Ⅲ区显著狭窄，呈外压性改变，黏膜肿胀明显（图 97-2A），吸引后可见一黑色缝线样结构，阻塞气管下段，致气管狭窄，狭窄程度约 90%（图 97-2B），气管镜可勉强自左侧部位挤入，触之出血（图 97-2C），给予冲洗吸引、退镜等待血氧饱和度上升至 90% 以上进行操作。再次进镜吸引后见经支气管镜挤入通过管腔后管腔有所扩大，并可清晰窥见缝线结构

（图 97-2D），因气道阻塞严重，患儿氧耐受差，遂考虑使用电圈套切的方法套扎缝线，但进行切割超过 60 s 后缝线未见脱落（图 97-2E），氧饱和度迅速下降，立即取出电圈，给氧观察，血氧饱和度最低降至 46%。继续给氧观察，待血氧饱和度上升至 95% 以上后，使用活检钳钳夹，发现缝线张力大，不能钳出（图 97-2F）。退镜给予充足氧储备，血氧饱和度稳定于 98% 以上 5 分钟后，再次进镜，于缝线打结部位给予氩气刀烧灼（氩气刀烧灼时给麻醉剂连接空气管道），采取短时烧灼方法以避免损伤周围气道（图 97-2 g），烧灼后再使用活检钳进行钳夹，钳夹出长约 1 cm 两条线状异物后，支气管镜可进入气管远端，见隆突变扁、增宽，左主支气管近端略狭窄（图 97-2H），远端支气管通畅（图 97-2I），右主支气管管口狭窄，远端通畅。可见异物根部位于气管右侧壁，并可见一线结（图 97-2J），再次氩气刀烧灼线结部位（图 97-3K），用活检钳钳出，钳出后支气管镜可较顺利进入右主支气管。在异物基底部再次钳夹时又发现蓝色缝线（图 97-2L），再次氩气刀烧灼（图 97-2M），烧灼后管腔脱出半游离的蓝色缝线（图 97-2N），活检钳钳夹出 2 条卷曲、缠绕打结的蓝色缝线，最长约 2.5 cm，取出后再未见缝线，局部黏膜轻度损伤性改变，管腔较前明显扩大，但气管下段仍呈外压性狭窄（图 97-2O），清理各支气管管腔后退镜。取出的多条缝线见图 97-2P。

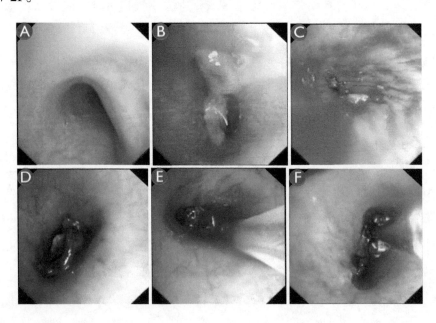

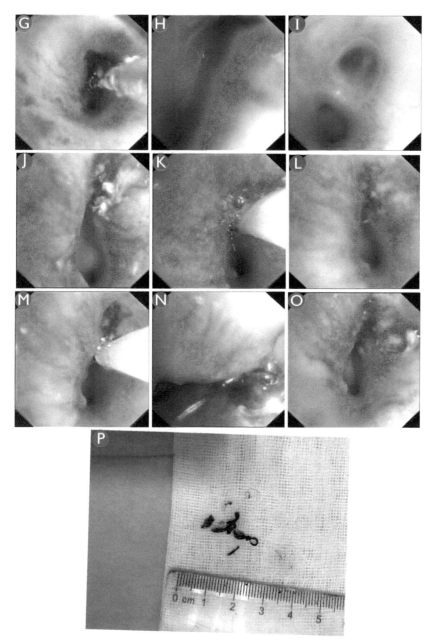

A：气管下段显著狭窄，呈外压性改变，黏膜肿胀明显；B：吸引后可见一黑色缝线样结构，阻
塞气管下段，致气管狭窄，狭窄程度约90%；C：气管镜可勉强自左侧部位挤入，触之出血；
D：经支气管镜挤入通过管腔后管腔有所扩大，并可清晰窥见缝线结构；E：使用电圈套切的方
法套扎缝线60 s，缝线仍未脱落；F：使用活检钳钳夹，发现缝线张力大，不能钳出；G：缝线部
位氩气刀短时烧灼；H：活检钳钳夹出长约1 cm两条线状异物后，支气管镜可进入气管远端，见
隆突变扁、增宽，左主支气管近端略狭窄；I：左侧远端支气管通畅；J：异物根部位于气管右侧壁，
并可见一线结；K：氩气刀烧灼线结部位；L：在异物基底部再次钳夹时又发现蓝色缝线；M：再
次氩气刀烧灼；N：烧灼脱出半游离的蓝色缝线；O：将烧灼后的缝线取出后见局部黏膜轻度损
伤性改变，管腔较前明显扩大，右主管口仍不易窥及；P：取出的多条缝线。

图97-2 支气管镜下治疗经过

由于患儿仅 3 岁，遂建议在儿童医院及心脏外科进行随访观察。

病例分析

肺动脉吊带（pulmonary artery sling，PAS）是一种罕见的先天性心血管畸形，又名迷走左肺动脉，是左肺动脉异常起源于右肺动脉的后方，呈半环形跨过右主支气管向左穿行于食道前和气管后到达左肺门，常合并气管下段、右主支气管和食管不同程度的压迫。此外，动脉导管或韧带向左后方与降主动脉相连，此结构和异常的左肺动脉一起形成的血管环可压迫左主支气管。50% 患儿还可能合并其他先天性心脏病，如房间隔缺损、动脉导管未闭、室间隔缺损等，此外还可能伴有其他器官畸形如肛门闭锁、先天性巨结肠、胆道闭锁等。本例患儿为肺动脉吊带合并卵圆孔未闭，未发现其他器官畸形。在小儿科，因气道狭窄引起的通气障碍是本病最突出的表现，气管内分泌物的滞留可引起肺不张和肺炎，阵发性呼吸困难和反复肺部感染是患儿就诊的最常见原因。如无外科治疗，该病病死率达 90%。患儿于此次发病前 18 个月行肺动脉吊带矫治手术（术式不详），术后呼吸道症状明显缓解，但术后 1 年左右再次出现咳嗽、喘息症状，后逐渐加重，在本地儿童医院支气管镜检查发现气管下段缝线样异物，活检钳钳夹未能取出遂来笔者所在医院就诊。

根据支气管镜下表现诊断为异物伴有肉芽组织增生，患儿吸入缝线样异物可能性不大，结合患者肺动脉吊带手术病史，考虑缝线气管内排异。后经镜下治疗取出 2 种不同类型手术用缝线且可见打结部分，证实术前诊断思路正确。

病例点评

异物是儿童气道阻塞的常见病因，发病率高，多以外来异物为主，内源性异物较为少见。本例患儿为先天性肺血管畸形患者在手术后出现气管内异物，由于肺动脉吊带本身可导致气道狭窄，从术前胸部常规 CT 并未发现气道严重狭窄，但三维重建结果显示气管下段显著狭窄，为术前正确评估提供了可靠依据。本例患儿镜下狭窄程度较三维重建结果程度更为严重，右主管口压迫更为明显，在治疗前后右主支气管管口均不易窥及。且患儿仅 3 岁，气管直径较小，气道狭窄严重，无法使用治疗镜操作。加之笔者所在医院无小儿专用支气管镜，考虑到治疗的风险，因而选用了外径为 4.9 mm 的 Olympus BF-260 型支气管镜进行操作。由于异物为缝线，考虑与手术有关，院外活检钳不能取出，说明缝线部分仍在管壁内，无法使用冷冻的方法。由于患儿气道狭窄严重，氧耐受差，为保证术中供氧，因此首先选用了电圈套器，但操作证明，电圈套器难以对手术缝线（丝线）起效。在活检钳钳夹张力较大，无法使用活检钳直接钳夹取出的情况下，选用了氩气刀治疗，为维持供氧和保证治疗中正常通气，采用了麻醉机（压缩空气）进行通气，使用氩气刀对缝线根部进行烧灼治疗，再使用活检钳钳夹的方法取出多条 2 种不同类型缝线（黑色丝线及蓝色塑料线），顺利完成了本次操作。

参考文献

1. 周干，张光莉，张慧，等 . 先天性肺动脉吊带 38 例临床特点及预后分析 . 临床儿科杂志，2017，25（7）：755-756.

2. 郭张科，李晓峰 . 儿童肺动脉吊带合并气管狭窄的诊疗新进展 . 临床小儿外科杂志，2018，17（4）：307-311.

3. 刘鹏，张建良，刘建滨，等 . 多排螺旋 CT 气道、血管三维重建评估先天性左肺动脉吊带患儿气道狭窄的作用探讨 . 临床小儿外科杂志，2018，17（1）：47-50.

4. 冯致余，杨彦亮，郭锐，等 . 肺动脉吊带合并气管狭窄的外科治疗 . 山东大学学报（医学版）.2017，55（8）：48-51，56.

（李王平）

病例 98　支气管异物（左主，圈套 +CO₂ 冷冻）

病历摘要

基本信息

患者男性，67 岁。

主诉：咳嗽、咳痰 2 周，间断发热伴咯血 1 周。

现病史：患者于 2 周前在保姆喂食时出现剧烈呛咳，当时有明显呼吸困难，但一过性剧烈咳嗽后症状缓解，因未与直系亲属居住在一起，症状缓解后保姆未予以重视。后反复出现咳嗽，并逐渐出现咳痰，为黄色痰，不易咳出；近 1 周间断出现咯血，为痰中带血丝，伴间断发热，最高 38.5 ℃，无明显胸痛及呼吸困难。其子女探视时决定进一步送至医院就诊，遂于 2017 年 11 月 27 日入本院我科门诊就诊。

既往史：有脑梗死病史 5 年，高血压病史 10 余年。否认其他特殊病史。

个人史：吸烟史 40 年，20 支 / 日，戒烟 5 年，偶尔饮酒，其他无特殊。

婚育史：无特殊。

家族史：患者父母及兄弟姐妹无肿瘤病史，无与患者类似疾病者。

体格检查

体温 37.3 ℃，脉搏 95 次 / 分，呼吸 21 次 / 分，血压 145/85 mmHg，神志清，语欠利，精神可，巩膜、皮肤无黄染，浅表淋巴结不大，右肺呼吸音清，左肺呼吸音弱；双肺未闻及明显的干、湿啰音，未闻及胸膜摩擦音。心率 100 次 / 分，律齐，各瓣膜区未闻及病理性杂音；腹软，无压痛及反跳痛，肝脾不大，双下肢不肿，病理征（ – ）。

辅助检查

2017 年 11 月 27 日胸部 CT（图 98-1）：①左主支气管异物；②纵隔内多发淋巴结肿大并钙化。

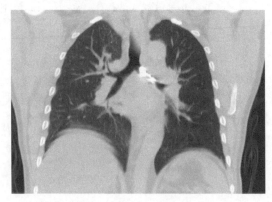

胸部冠状位可见左主支气管内密度增高影，考虑异物可能性大。

图 98-1　胸部 CT 表现

初步诊断

左主支气管异物，脑梗后遗症期，高血压病（Ⅲ级，很高危组）。

确定诊断

左主支气管异物，脑梗后遗症期，高血压病（Ⅲ级，很高危组）。

鉴别诊断

支气管镜下诊断明确，无须鉴别。

治疗

治疗原则：解除气道异物阻塞、通畅引流，缓解阻塞性炎症及黏膜刺激性渗血。

完善术前准备后，于 2017 年 11 月 28 日门诊行支气管镜下异物取出术：局部麻醉及镇静下，经支气管镜顺利圈套取出异物，为假牙一排，共 5 颗（图 98-2）。同时行增生肉芽的冷冻处理（图 98-3）。

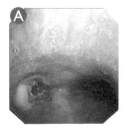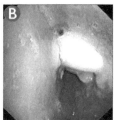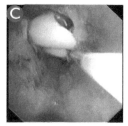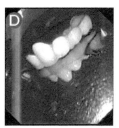

A：支气管镜下见左主支气管内白色异物；B：支气管镜下左主内见牙齿样物；C：应用圈套器套器异物；D：取出的假牙。

图 98-2　支气管镜下表现

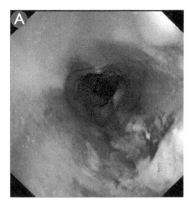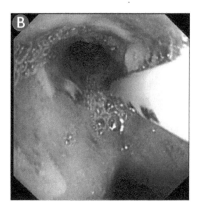

A：套取后可见管腔通畅，可见增生的肉芽组织；B：应用 CO_2 冷冻冻融肉芽组织。

图 98-3　支气管镜下冷冻增生肉芽组织

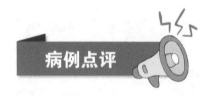

病例分析

对于脑梗后遗症期及长期卧床患者出现呛咳时应特别注意排除气道异物。当此类患者出现反复咳嗽伴发热时考虑存在肺部感染，还要进一步查找导致感染反复发生的原因，尤其是误吸及异物性炎症。当然，及时行胸部影像学检查非常重要。该患者有脑梗死后遗症病史，发病特点典型，胸部 CT 提示左主支气管异物。

病例点评

气管、支气管异物是呼吸科常见急症之一，多发生于 5 岁以下儿童及存在脑血管意外后遗症的老年人。而若对某些异物误诊失治，可能产生严重并发症，甚至危及生命。

回顾我们近三年诊治的 30 余例支气管异物，发现误入气道的异物种类五花八门，如大豆、食物骨头、假牙、辣椒、果核、贝壳、瓜子壳、鱼刺等。异物呛进气道，会引起支气管阻塞，患者可出现咳嗽、发烧、咯血、肺部炎症，严重时可发生窒息，危及生命。在电子支气管镜问世之前，大部分需外科手术切除阻塞的肺段，当然大气道异物也可以全麻硬质气管镜取出。自从有了电子支气管镜，医生可以通过人体自然腔道在局部麻醉、镇静、镇痛下微创将异物取出，避免了外科全麻手术，获益显著。

不同异物可以出现不同症状，如植物性异物花生米、豆类，因含有游离脂酸、油酸，对黏膜刺激较大，常出现高热、咳嗽、咯脓痰等急性支气管炎症状；金属异物，对局部刺激较小，如不发生阻塞，可存留在支气管中数月甚至数年而无症状；而骨性锐利物质及锋利金属物等，则有可能刺穿气道或刺破周围血管而出现严重并发症。

一旦怀疑异物误进入气道，应立即行支气管镜诊查，及时移除异物。

参考文献

1. 张杰 . 介入性呼吸内镜技术 . 北京：人民卫生出版社，2012：214-259.

2. 金发光，王洪武，李时悦 . 实用介入呼吸病学 . 西安：交通大学出版社，2018：169-171.

（马礼兵）